# 実践 漢方ガイド

日常診療に活かすエキス製剤の使い方

**監修**

中野　哲　大垣女子短期大学学長，元大垣市民病院院長
森　博美　大垣市民病院薬剤部調剤科長

医学書院

## 実践 漢方ガイド
### 日常診療に活かすエキス製剤の使い方

| 発　　行 | 2010年6月1日　第1版第1刷© |
|---|---|
| 監修者 | 中野　哲・森　博美 |
| 発行者 | 株式会社　医学書院 |
| | 代表取締役　金原　優 |
| | 〒113-8719　東京都文京区本郷1-28-23 |
| 組　　版 | ビーコム |
| 印刷・製本 | 三美印刷 |

本書の複製権・翻訳権・上映権・譲渡権・公衆送信権（送信可能化権を含む）は㈱医学書院が保有します．

ISBN978-4-260-01045-0

JCOPY 〈㈳出版者著作権管理機構　委託出版物〉
本書の無断複写は著作権法上での例外を除き禁じられています．複写される場合は，そのつど事前に，㈳出版者著作権管理機構（電話 03-3513-6969，FAX 03-3513-6979，info@jcopy.or.jp）の許諾を得てください．

# 執筆者一覧

● 監修

| | |
|---|---|
| 中野　哲 | （大垣女子短期大学学長，元大垣市民病院院長） |
| 森　博美 | （大垣市民病院薬剤部調剤科長） |

● 編集

| | |
|---|---|
| 近藤富雄 | （平野総合病院顧問兼小児科部長，前大垣市民病院副院長，小児科） |
| 田内宣生 | （大垣市民病院副院長，小児循環器新生児科） |
| 磯谷正敏 | （大垣市民病院副院長，外科） |
| 熊田　卓 | （大垣市民病院消化器科部長） |

● 執筆者（執筆順）

| | |
|---|---|
| 中野　哲 | （大垣女子短期大学学長，元大垣市民病院院長） |
| 近藤富雄 | （平野総合病院顧問兼小児科部長，前大垣市民病院副院長，小児科） |
| 田内宣生 | （大垣市民病院副院長，小児循環器新生児科） |
| 熊田　卓 | （大垣市民病院消化器科部長） |
| 磯谷正敏 | （大垣市民病院副院長，外科） |
| 鈴木賢司 | （大垣市民病院総合内科部長） |
| 大橋徳巳 | （大垣市民病院糖尿病腎臓内科医長） |
| 伊藤充彰 | （大垣市民病院産婦人科医長） |
| 丹羽眞理子 | （明舞中央病院麻酔科，元大垣市民病院麻酔科医長） |
| 清島眞理子 | （岐阜大学医学部皮膚病態学分野教授，前大垣市民病院皮膚科部長） |
| 高木　肇 | （大垣市民病院皮膚科部長） |
| 大西将美 | （大垣市民病院頭頸部・耳鼻咽喉科医長） |
| 山口　均 | （大垣市民病院救命救急センター長） |
| 長縄吉幸 | （大垣市民病院歯科口腔外科部長） |
| 森　博美 | （大垣市民病院薬剤部調剤科長） |
| 田中孝治 | （大垣市民病院薬剤部調剤科係長） |

# 推薦のことば

『実践　漢方ガイド―日常診療に活かすエキス製剤の使い方』を
漢方初心者の医師，薬剤師に薦める

　私が日頃より尊敬する中野哲先生(名古屋大学医学部昭和34年卒，元大垣市民病院院長)が監修者となっておられる『実践　漢方ガイド―日常診療に活かすエキス製剤の使い方』が出版されることとなった．先生は私が日本東洋医学会理事・東海支部長(平成13～21年)在任当時以来，同支部岐阜県部会長として，県部会の発展に尽力されている．また，本年6月に私が会頭として開催する第61回日本東洋医学会学術総会においても，シンポジウム5「機能性消化器障害(FGID)の漢方治療」の座長をお務めいただくこととなっている．

　大垣市民病院は岐阜県でも最大規模の病院であり，西濃地区の中核病院となっているが，同病院では，中野先生と今回の監修者でもある薬剤部調剤科長の森博美先生が中心となり，30年以上，140回以上にわたり，医師だけでなく，薬剤師，看護師などコメディカルも加わった漢方勉強会が開催されてきた．この漢方勉強会のメンバーが企画，編集，執筆を行い，上梓に至ったのが本書である．

　本書を拝読するに，漢方医学の歴史と基本的概念，漢方医学の診断と治療，中野先生の年来の持説である，東洋医学と西洋医学の相補的結合が「総論」として執筆されている．「臨床編」としては，症状別の漢方薬の使い方，疾患別の漢方薬の使い方が記載されており，発熱，頭痛，上腹部不定愁訴など症状によっても，また，循環器，呼吸器などの臓器の区分による本態性高血圧，インフルエンザ，アトピー性皮膚炎など疾患別によっても検索可能となっている．症状別のパートでは，症状別に漢方適用を示したチャートがあり，漢方診療だけでなく，西洋医学も含んだ診断チャートとなっており，初心者でも気軽に取り組むことができる．

　本書のもう1つの特色である「方剤編」には，方剤関連図があり，方剤と生薬を"体を温める，冷やす"で大別し，虚証，実証に対するおおよその適応が示されており，細部にわたる漢方方剤の注意点，解説がある．

　本書には執筆者のメンバーの多年にわたる勉強会，臨床の場でのエッセンスが集積されており，また，漢方医学の初心者でも臨床現場で手軽に利用できるよう配慮されており，ここに推薦の一文を記した次第である．

平成22年5月

第61回日本東洋医学会学術総会会頭
愛知学院大学心身科学部長／健康科学科教授

佐藤　祐造

# 序にかえて

　日本は現在，世界一の長寿国となっている．海に囲まれ春夏秋冬の四季をもつという自然環境に恵まれていることや，国民皆保険制度をはじめとする医療制度などさまざまなことがその要因にあげられている．しかし長寿国になったわが国でも臓器医学すなわち西洋医学のみでは対処できなくなっており，心身一元論からなる漢方医学に熱い眼差しが注がれるようになっている．

　さて現在，漢方医学を自由に駆使している医師は西洋医学を学んだ後，何らかの理由で漢方医学の有用性を理解し，その道の専門家である師匠のもとで難解な漢方医学を勉強し，研鑽を積んできた方々が多いと思われる．西洋医学のみで教育を受けてきた医師が実地臨床家になって漢方医学の有用性を知っても，この学問を個人レベルで勉強し理解するにはハードルが高すぎる感があった．われわれは30年以上にわたり，同志が集まり，書物から学んだり，専門家の講演を聞いたりして自己流に漢方医学を勉強してきたが，難解な解釈や，時にドグマティックな論法などに出くわして戸惑うことも多かった．しかしこの勉強会でわれわれが感じ取ったことは，長い経験によって裏づけされ，集約された妙なる生薬の配合のすばらしさであった．

　医学を実践する医師と薬学の専門家である薬剤師がこのすばらしい漢方医学の実践にあたって，従来の「証」から方剤を選ぶだけでなく，生薬や方剤を組み合わせてつくりだした先人の叡智を理解することから効きそうな病態を考えてはどうかと考え，さまざまな方剤の出自や，方剤の相互関係を明示することを試みてきた．また，臨床の場でこのすばらしい漢方薬の適応が間違ってはいけないとの思いなども加わって，検討を重ねてきた．こうして今回，漢方医学の専門家でもないわれわれがあえて浅学非才を顧みず本書の出版を企画した次第である．

　このわれわれの意図を理解し，本を作る機会を与えていただいた医学書院に深甚の謝意を申し上げたい．さらに漢方に詳しい山上勉氏には本書の「臨床編」に貴重なご意見をいただいたこと，また，当漢方勉強会が発足当時から現在の141回まで維持でき，本書が完成できたのも歴代の大垣市民病院長のご支援があったからと深く感謝を申し上げたい．

　本書が病院や薬局で活躍されている医師，薬剤師，看護師などの方々の漢方方剤の選択や服薬指導の一助となれば望外の喜びである．

平成22年4月

著者を代表して
中野　哲，森　博美

# 本書の利用の手引き

# 「臨床編」の利用の手引き

### ● 症状の部（p29～）

1つの症状に対して，解説文と方剤の一覧表を左側に，症状→検査→診断名と漢方薬の適応を表したチャートを右側に，見開き2ページとした．

**症状**
日常よく遭遇し，漢方薬が比較的有用と思われる症状を選んだ．

**概要**
症状の主な病態と鑑別診断を記載した．

**漢方薬の適応と使い方**
漢方薬の適応を示し，方剤の種類や使い方を記載した．

**用いられる漢方薬の一覧表**
- 多くの文献で用いられている漢方薬を中心にまとめた．ただし，これ以外にも適応する方剤があると思われるため，他の成書も参照されたい．
- 体質を大まかに，体力あり（実証），体力ふつう（中間証），体力なし（虚証）の3つに分類し，それぞれの証で繁用されている順に方剤をあげた．
- 体力に関係なく用いるものがあれば最下段に示した．
- 第1選択薬とされている方剤があれば表示した．

**引用文献**
雑誌文献のみをここに記載し，書籍は"症状の部"の最後（p84）にまとめて列挙した．

## 1 症状別の漢方薬の使い方

### 症状別　全身症状 ❶
# 発熱（成人）

**■ 概要**

成人の発熱は，急性感染症が最も多いが，そのほかに悪性腫瘍，自己免疫疾患などでも発現する．高温環境下の作業や運動，夏季の熱暑で高齢者などでは，熱中症などのうつ熱がある．脳卒中や頭部外傷のときには，体温中枢の障害により高熱をきたす場合がある．

発熱時には，まず全身状態を把握して，すぐに処置が必要かどうかを判断する．発熱の程度，発熱期間，生活歴，薬剤使用歴，流行中の疾患の把握などとともに，随伴症状と必要な検査所見などから原因疾患を診断する．

**■ 漢方薬の適応と使い方**

発熱そのものに対する処置は，特に急ぐ必要はなく，まず原因疾患の緊急を要する症状に対する処置を優先する．

発熱に対する漢方薬は，一般的な対症療法である解熱鎮痛剤とは異なり，身体を温めて治癒を早めることを期待する．したがって漢方薬服用により，一時的に発熱は高まるが，その後解熱することが多い．服用法は，1回の頓用で解熱する場合が多いが，発熱が続けば解熱するまで数回服用する．

**■ 成人の発熱に用いられる漢方薬**

| 体力あり（実証） | 27 麻黄湯 | 1回量・用法 2.5～5.0 g/ 頓用 | 解説 p209 図 p208 |
|---|---|---|---|
| | 発熱，悪寒，関節症状，疾病の初期，無汗 | | |
| | 34 白虎加人参湯 | 1回量・用法 3.0～6.0 g/ 頓用 | 解説 p314 図 p312 |
| | 高熱，口渇，発汗，多尿，顔面のほてり，皮膚瘙痒感 | | |
| 体力ふつう（中間証） | 1 葛根湯　☆実証にも適応 | 1回量・用法 2.5～5.0 g/ 頓用 | 解説 p215 図 p208 |
| | 無汗状態で発熱，悪寒，肩こり，頭痛や下痢を伴う | | |
| 体力なし（虚証） | 127 麻黄附子細辛湯 | 1日量・用法 7.5 g/分3 | 解説 p213 図 p208 |
| | 発汗，微熱，悪寒，全身倦怠，頭痛，虚弱者や高齢者 | | |
| | 70 香蘇散 | 1日量・用法 7.5 g/分3 | 解説 p305 図 p297 |
| | 微熱，胃腸虚弱，食欲不振，不安，不眠，頭痛 | | |

引用文献
東野英明：自律神経異常に起因する疾病とその対策．日本良導絡自律神経学会雑誌 51：94-104, 2006

**ツムラの製剤番号**

**使用目標と留意点をまとめた．**

**方剤の詳細をすぐ調べられる，本書「方剤編」の参照ページ．**

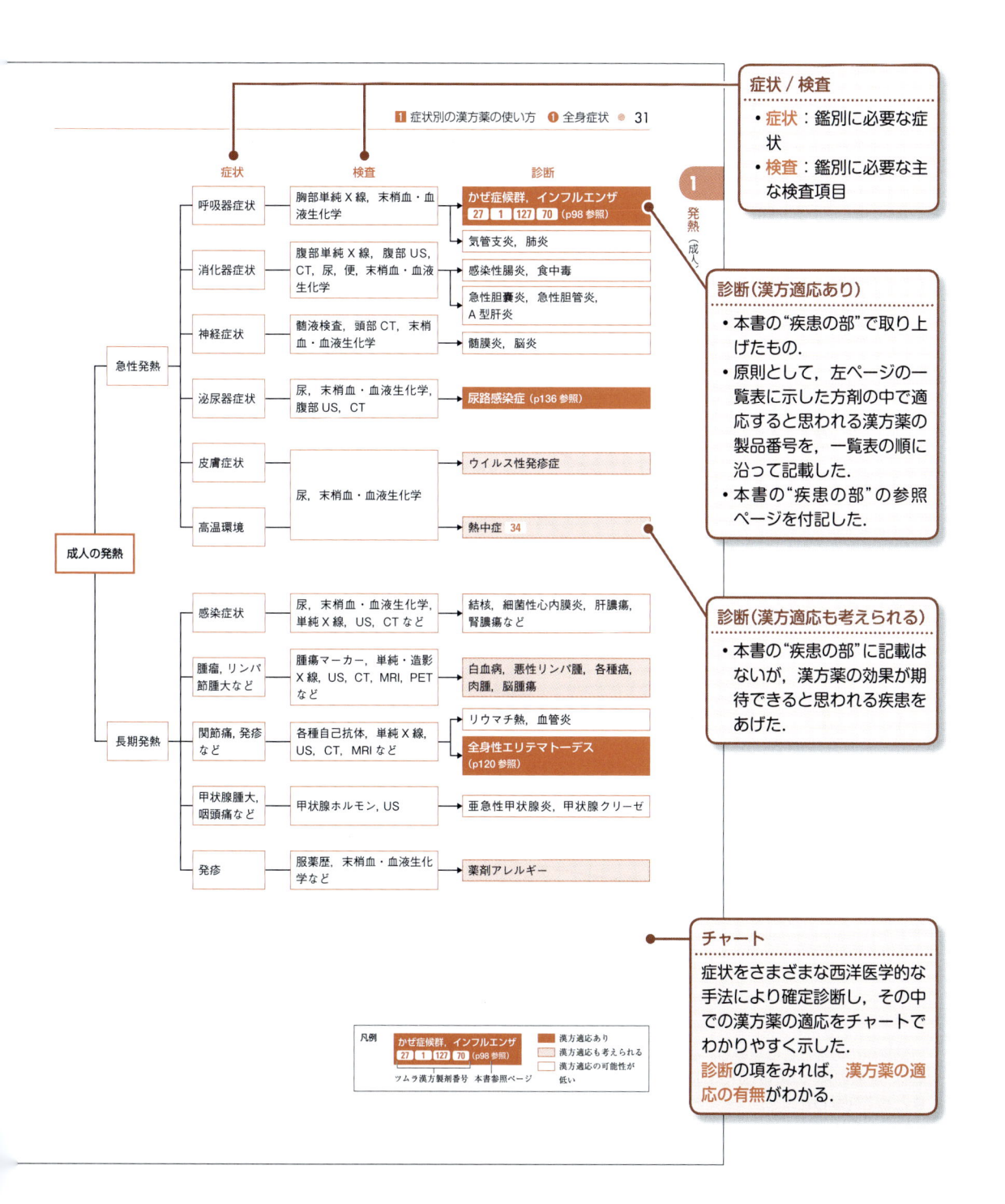

1 症状別の漢方薬の使い方 ❶ 全身症状 • 31

| | | 症状 | 検査 | 診断 |
|---|---|---|---|---|
| 成人の発熱 | 急性発熱 | 呼吸器症状 | 胸部単純X線，末梢血・血液生化学 | **かぜ症候群，インフルエンザ** 27 1 127 70 (p98参照) |
| | | | | 気管支炎，肺炎 |
| | | 消化器症状 | 腹部単純X線，腹部US，CT，尿，便，末梢血・血液生化学 | 感染性腸炎，食中毒 |
| | | | | 急性胆嚢炎，急性胆管炎，A型肝炎 |
| | | 神経症状 | 髄液検査，頭部CT，末梢血・血液生化学 | 髄膜炎，脳炎 |
| | | 泌尿器症状 | 尿，末梢血・血液生化学，腹部US，CT | **尿路感染症** (p136参照) |
| | | 皮膚症状 | | ウイルス性発疹症 |
| | | 高温環境 | 尿，末梢血・血液生化学 | 熱中症 34 |
| | 長期発熱 | 感染症状 | 尿，末梢血・血液生化学，単純X線，US，CTなど | 結核，細菌性心内膜炎，肝膿瘍，腎膿瘍など |
| | | 腫瘤，リンパ節腫大など | 腫瘍マーカー，単純・造影X線，US，CT，MRI，PETなど | 白血病，悪性リンパ腫，各種癌，肉腫，脳腫瘍 |
| | | 関節痛，発疹など | 各種自己抗体，単純X線，US，CT，MRIなど | リウマチ熱，血管炎 |
| | | | | **全身性エリテマトーデス** (p120参照) |
| | | 甲状腺腫大，咽頭痛など | 甲状腺ホルモン，US | 亜急性甲状腺炎，甲状腺クリーゼ |
| | | 発疹 | 服薬歴，末梢血・血液生化学など | 薬剤アレルギー |

**1 発熱（成人）**

**症状／検査**
- **症状**：鑑別に必要な症状
- **検査**：鑑別に必要な主な検査項目

**診断（漢方適応あり）**
- 本書の"疾患の部"で取り上げたもの．
- 原則として，左ページの一覧表に示した方剤の中で適応すると思われる漢方薬の製品番号を，一覧表の順に沿って記載した．
- 本書の"疾患の部"の参照ページを付記した．

**診断（漢方適応も考えられる）**
- 本書の"疾患の部"に記載はないが，漢方薬の効果が期待できると思われる疾患をあげた．

凡例：**かぜ症候群，インフルエンザ** 27 1 127 70 (p98参照) ／ ツムラ漢方製剤番号／本書参照ページ／漢方適応あり／漢方適応も考えられる／漢方適応の可能性が低い

**チャート**
症状をさまざまな西洋医学的な手法により確定診断し，その中での漢方薬の適応をチャートでわかりやすく示した．
**診断**の項をみれば，漢方薬の適応の有無がわかる．

## ● 疾患の部（p85〜）

　１つの疾患に対して原則１ページでまとめた．病態や一般的治療法は西洋医学的な観点から最新の内容を，また漢方薬の適応と使い方は，その疾患の中での適応をわかりやすく解説した．一覧表では代表的な方剤を取り上げたが，症状や体質によっては別の方剤の適応が考えられるため，他の成書も参照されたい．

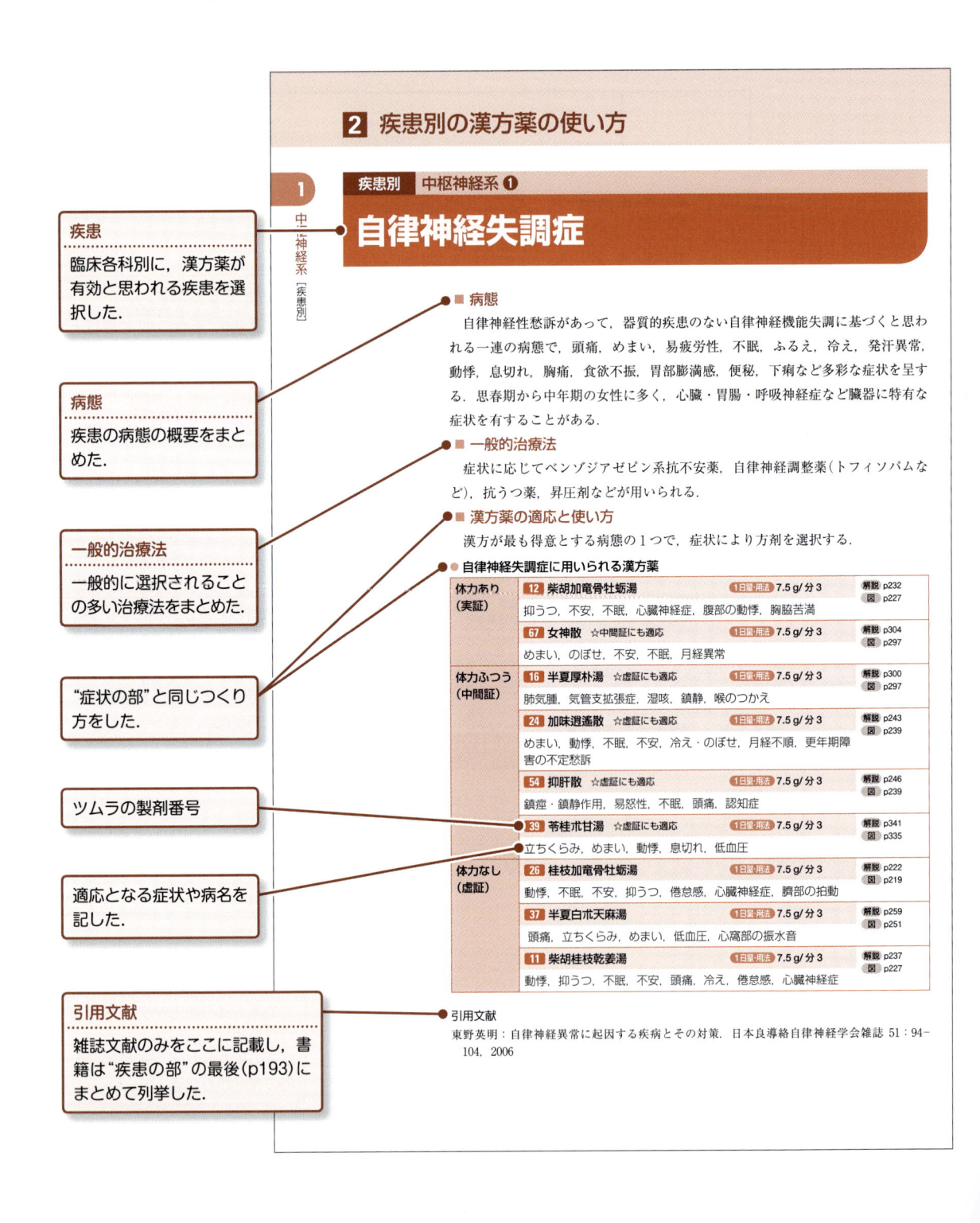

## 2 疾患別の漢方薬の使い方

### 1 疾患別　中枢神経系 ❶
# 自律神経失調症

中枢神経系［疾患別］

- **疾患**: 臨床各科別に，漢方薬が有効と思われる疾患を選択した．

#### ■ 病態
　自律神経性愁訴があって，器質的疾患のない自律神経機能失調に基づくと思われる一連の病態で，頭痛，めまい，易疲労性，不眠，ふるえ，冷え，発汗異常，動悸，息切れ，胸痛，食欲不振，胃部膨満感，便秘，下痢など多彩な症状を呈する．思春期から中年期の女性に多く，心臓・胃腸・呼吸神経症など臓器に特有な症状を有することがある．

- **病態**: 疾患の病態の概要をまとめた．

#### ■ 一般的治療法
　症状に応じてベンゾジアゼピン系抗不安薬，自律神経調整薬（トフィソパムなど），抗うつ薬，昇圧剤などが用いられる．

- **一般的治療法**: 一般的に選択されることの多い治療法をまとめた．

#### ■ 漢方薬の適応と使い方
　漢方が最も得意とする病態の１つで，症状により方剤を選択する．

- "症状の部"と同じつくり方をした．

#### ● 自律神経失調症に用いられる漢方薬

| 体力 | 番号 方剤名 | 1日量・用法 | 解説／図 |
|---|---|---|---|
| 体力あり（実証） | **12** 柴胡加竜骨牡蛎湯<br>抑うつ，不安，不眠，心臓神経症，腹部の動悸，胸脇苦満 | 7.5 g／分3 | 解説 p232／図 p227 |
| | **67** 女神散　☆中間証にも適応<br>めまい，のぼせ，不安，不眠，月経異常 | 7.5 g／分3 | 解説 p304／図 p297 |
| 体力ふつう（中間証） | **16** 半夏厚朴湯　☆虚証にも適応<br>肺気腫，気管支拡張症，湿咳，鎮静，喉のつかえ | 7.5 g／分3 | 解説 p300／図 p297 |
| | **24** 加味逍遙散　☆虚証にも適応<br>めまい，動悸，不眠，不安，冷え・のぼせ，月経不順，更年期障害の不定愁訴 | 7.5 g／分3 | 解説 p243／図 p239 |
| | **54** 抑肝散　☆虚証にも適応<br>鎮痙・鎮静作用，易怒性，不眠，頭痛，認知症 | 7.5 g／分3 | 解説 p246／図 p239 |
| | **39** 苓桂朮甘湯　☆虚証にも適応<br>立ちくらみ，めまい，動悸，息切れ，低血圧 | 7.5 g／分3 | 解説 p341／図 p335 |
| 体力なし（虚証） | **26** 桂枝加竜骨牡蛎湯<br>動悸，不眠，不安，抑うつ，倦怠感，心臓神経症，臍部の拍動 | 7.5 g／分3 | 解説 p222／図 p219 |
| | **37** 半夏白朮天麻湯<br>頭痛，立ちくらみ，めまい，低血圧，心窩部の振水音 | 7.5 g／分3 | 解説 p259／図 p251 |
| | **11** 柴胡桂枝乾姜湯<br>動悸，抑うつ，不眠，不安，頭痛，冷え，倦怠感，心臓神経症 | 7.5 g／分3 | 解説 p237／図 p227 |

- **ツムラの製剤番号**
- **適応となる症状や病名を記した．**

#### ● 引用文献
東野英明：自律神経異常に起因する疾病とその対策．日本良導絡自律神経学会雑誌 51：94-104, 2006

- **引用文献**: 雑誌文献のみをここに記載し，書籍は"疾患の部"の最後（p193）にまとめて列挙した．

# 「方剤編」(p207〜)の利用の手引き

## ● 方剤の系統図

　方剤群別に，方剤の関係を構成生薬に基づいて系統図を表した．これを用いて，まず各方剤群の主薬の薬効（表1，p14）や副作用を把握してほしい．系統図から，方剤名が一見似通っていなくても同じ群であると認識できれば，併用時の重複投薬を防げる．方剤の薬性や，方剤間の生薬の加減も読みとってほしい．

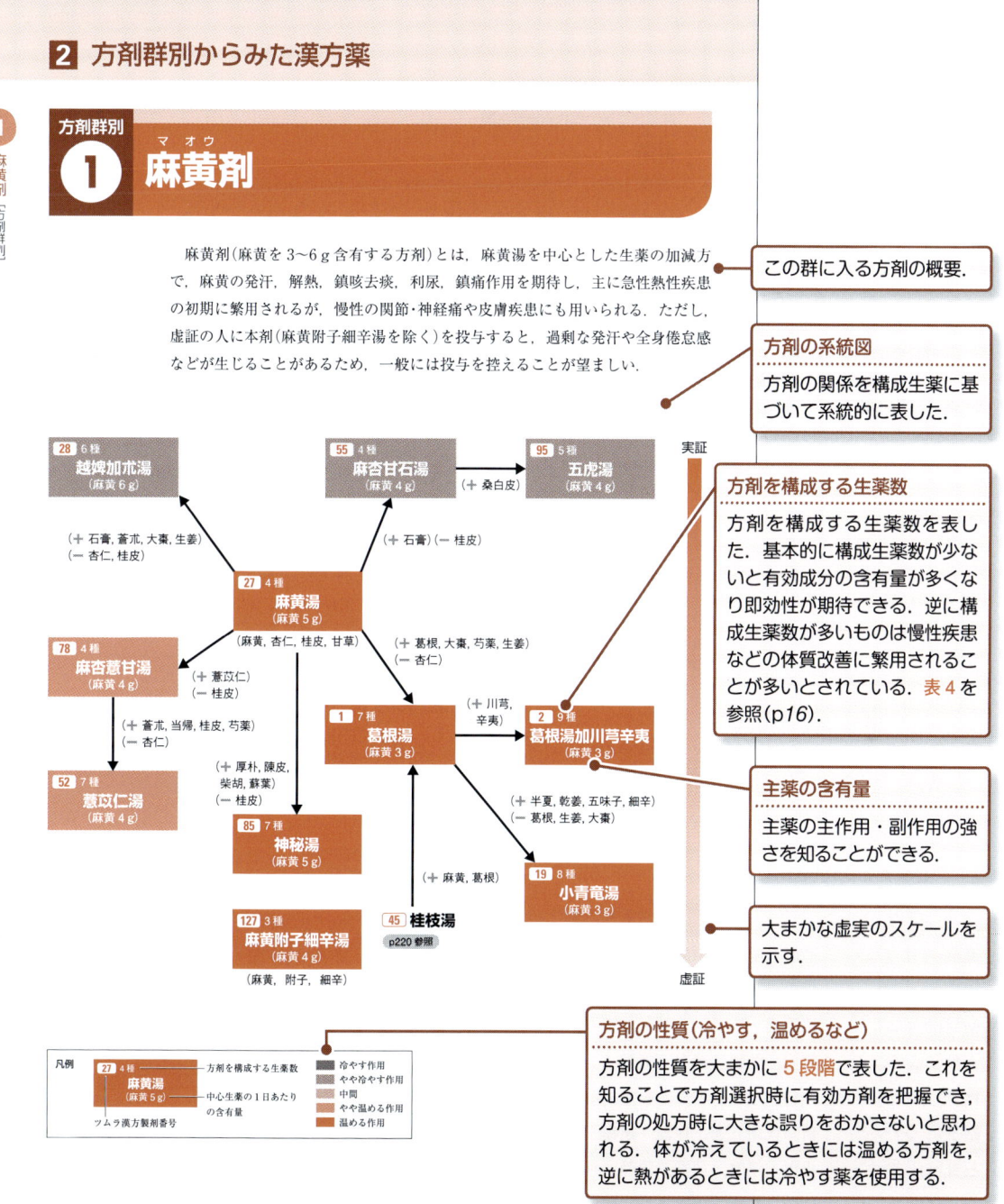

---

### 2　方剤群別からみた漢方薬

**方剤群別 1　麻黄剤（マオウ）**

　麻黄剤（麻黄を3〜6g含有する方剤）とは，麻黄湯を中心とした生薬の加減方で，麻黄の発汗，解熱，鎮咳去痰，利尿，鎮痛作用を期待し，主に急性熱性疾患の初期に繁用されるが，慢性の関節・神経痛や皮膚疾患にも用いられる．ただし，虚証の人に本剤（麻黄附子細辛湯を除く）を投与すると，過剰な発汗や全身倦怠感などが生じることがあるため，一般には投与を控えることが望ましい．

**→ この群に入る方剤の概要．**

**方剤の系統図**
方剤の関係を構成生薬に基づいて系統的に表した．

（系統図）
- 28　6種　越婢加朮湯（麻黄6g）　（＋石膏，蒼朮，大棗，生姜）（－杏仁，桂皮）
- 55　4種　麻杏甘石湯（麻黄4g）　（＋石膏）（－桂皮）　→　95　5種　五虎湯（麻黄4g）　（＋桑白皮）
- 27　4種　麻黄湯（麻黄5g）　（麻黄，杏仁，桂皮，甘草）
- 78　4種　麻杏薏甘湯（麻黄4g）　（＋薏苡仁）（－桂皮）
- 52　7種　薏苡仁湯（麻黄4g）　（＋蒼朮，当帰，桂皮，芍薬）（－杏仁）
- 1　7種　葛根湯（麻黄3g）　（＋葛根，大棗，芍薬，生姜）（－杏仁）
- 2　9種　葛根湯加川芎辛夷（麻黄3g）　（＋川芎，辛夷）
- 85　7種　神秘湯（麻黄5g）　（＋厚朴，陳皮，柴胡，蘇葉）（－桂皮）
- 127　3種　麻黄附子細辛湯（麻黄4g）　（麻黄，附子，細辛）
- 45　桂枝湯　p220参照　（＋麻黄，葛根）
- 19　8種　小青竜湯（麻黄3g）　（＋半夏，乾姜，五味子，細辛）（－葛根，生姜，大棗）

実証　←→　虚証

**方剤を構成する生薬数**
方剤を構成する生薬数を表した．基本的に構成生薬数が少ないと有効成分の含有量が多くなり即効性が期待できる．逆に構成生薬数が多いものは慢性疾患などの体質改善に繁用されることが多いとされている．表4を参照（p16）．

**主薬の含有量**
主薬の主作用・副作用の強さを知ることができる．

**大まかな虚実のスケールを示す．**

**方剤の性質（冷やす，温めるなど）**
方剤の性質を大まかに5段階で表した．これを知ることで方剤選択時に有効方剤を把握でき，方剤の処方時に大きな誤りをおかさないと思われる．体が冷えているときには温める方剤を，逆に熱があるときには冷やす薬を使用する．

【凡例】
27　4種　麻黄湯（麻黄5g）
- 方剤を構成する生薬数
- 中心生薬の1日あたりの含有量
- ツムラ漢方製剤番号

凡例（性質）：
- 冷やす作用
- やや冷やす作用
- 中間
- やや温める作用
- 温める作用

＊紙面の都合により，方剤の位置はあくまで目安である．

## ● 重要生薬
群の主薬となる重要な生薬の解説.

**古典による分類**
中国古典の薬物学書である「神農本草経」では，365種の生薬を以下のように分類している．
- **上薬**(120種)：生命を養う薬で，無毒であるため長期間服用してもよいもの．
- **中薬**(120種)：体力を養う薬で，使い方によっては無毒にも有毒にもなるもの．
- **下薬**(125種)：病気の治療薬で，副作用が出やすいため長期間の服用は避けるもの．

**配合作用**
配合する相手により効果が異なるため，方剤の作用を理解する鍵となる．

**薬理作用**
- **主作用**：主に動物実験の薬理作用を示す．
- **副作用**：ヒトでの主な副作用を示す．

---

麻黄剤に用いられる重要生薬

### 麻黄（マオウ）

| 基原(科名) | *Ephedra sinica* STAPF またはその他同属植物の地上茎（マオウ科） |
|---|---|
| 古典による分類 | 神農本草経　中薬 |
| 有効成分 | $\ell$-エフェドリン，$\ell$-メチルエフェドリン，$d$-シュードエフェドリンなど |
| 漢方的な作用 | 発汗，解熱，鎮痛，鎮咳，去痰，利尿作用など<br>①**発汗・解熱作用**：発熱に効果を示す．<br>②**鎮咳・抗喘息作用**：喘鳴と咳嗽を治す．<br>③**利水作用\***：急性の浮腫や関節腫脹を改善する効果を示す． |
| 薬性 | 温，水 |
| 配合作用 | 麻黄＋桂皮＝強力な発汗作用によって感冒などの熱性疾患を治す．<br>麻黄＋杏仁＝咳嗽，喘息を治す作用や利尿作用を示す．<br>麻黄＋乾姜＝水毒に冷えが加わったときの喘鳴と咳嗽を治す．<br>麻黄＋附子＝熱感のない甚だしい悪寒を伴う感冒などを治す．<br>麻黄＋細辛＝身体を温め，発汗力を上昇させ，悪寒の強い感冒や咳嗽を治す．<br>麻黄＋石膏＝止汗作用や清熱作用を示し，口渇を治す．<br>麻黄＋蒼朮＝体表の湿を除き，関節痛，神経痛，筋肉痛を治す． |
| 薬理作用 | **主作用** ①発汗・解熱作用，②鎮咳作用，③気管支拡張作用，④中枢神経興奮作用，⑤末梢血管収縮作用，⑥血圧上昇作用，⑦交感神経興奮作用，⑧抗炎症作用，⑨抗アレルギー作用など<br>**副作用** 不眠，動悸，頻脈，発汗過多，胃腸障害など |
| その他 | **併用注意** 西洋薬中のエフェドリン類（メチエフ®散や総合感冒薬などに含有するもの）との併用による過量投与に注意する． |

＊利水作用：利尿作用以外に，消化管の余分な水分も除き，身体全体の水分代謝を促進する作用のことをいう．

### 表1　主薬となる生薬と主な薬効

| 生薬名 | 漢方的薬効 |
|---|---|
| 麻黄（マオウ） | 発汗，解熱，鎮痛，鎮咳去痰，利尿 |
| 桂皮（ケイヒ） | 健胃，整腸，発汗，解熱，鎮痛，強壮，降気 |
| 柴胡（サイコ） | 抗炎症・抗アレルギー，解熱，鎮痛，鎮静，解毒 |
| 人参（ニンジン） | 健胃，強壮，補血，補気 |
| 地黄（ジオウ） | 強壮，補腎，増血，止血，鎮痛，鎮静 |
| 附子（ブシ） | 新陳代謝亢進，保温，鎮痛，強心 |
| 石膏（セッコウ） | 止渇，清熱，消炎，鎮静，利水 |
| 半夏（ハンゲ） | 制吐，健胃，鎮咳去痰，理気，降気 |

## ● 方剤解説

ツムラ製品の添付文書等（引用文献は p363）を参考とした．実際に処方・調剤・服薬指導するときには，最新の添付文書で，効能または効果，用法・用量，禁忌や慎重投与などの注意事項を確認すること．

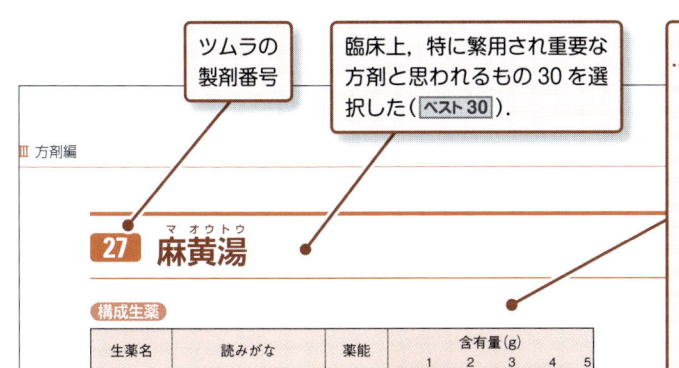

ツムラの製剤番号

臨床上，特に繁用され重要な方剤と思われるもの 30 を選択した（ベスト30）．

構成生薬
- 構成生薬の種類と分量は，ツムラの添付文書の「組成」を参照した．
- 生薬の薬能を気・血・水で表した（表2）．
- 生薬の薬性を大寒，寒，涼，平，微温，温，熱の7つに分類し，含有する生薬のグラム数に応じて棒グラフで示した．大寒から熱の順に縦に並べ，方剤が体を冷やす薬か，温める薬かがひと目でわかる（表3）．
- ただし，本グラフから読み取れる方剤の性質（冷やす，温めるなど）と成書による陰陽が一致しないケースがときにあり，それらはすべて成書に合わせた．よって厳密なものではなく，あくまでも方剤選択時の参考程度としていただきたい．
- 全体にみて気へ作用する方剤とか，血へ作用する方剤とかを，大まかにとらえることができる．
- 生薬には，1つの作用ではなく，気を調節して水毒を改善させるというように，2者に関わっているものもある．その場合には作用の強いほうを記載し，同等であれば両者を記した．

Ⅲ 方剤編

### 27 麻黄湯（マオウトウ）

**構成生薬**

| 生薬名 | 読みがな | 薬能 | 含有量(g) 1 2 3 4 5 |
|---|---|---|---|
| 甘草 | カンゾウ | 気水 | |
| 桂皮 | ケイヒ | 気 | |
| 杏仁 | キョウニン | 水 | |
| 麻黄 | マオウ | 水 | |

麻黄湯は温剤と気剤の割合が多く，体を温め，気と水の変調を是正する方剤であることがわかる．

**概要** 陽実証．麻黄と桂皮の配合により強い発汗作用を有し，麻黄中のエフェドリンによる気管支拡張作用，……味が4種と少ないため作用は強……

**使用目標** 比較的体力のある人……熱（高熱の場……が多い），頭痛，腰痛，四肢の関……自然発汗がな……脈が浮緊*の場合に用いる．

**効能または効果** 悪寒，発熱，頭痛，腰痛，自然に汗の出ないものの次の諸症：感冒，インフルエンザ（初期のもの），関節リウマチ，喘息，乳児の鼻閉塞，……困難

**用法・用量** 1日 7.5 g を 2〜3 回，食前または食間に経口投与する．

**慎重投与** 病後の衰弱期，著しく体力の衰えている患者，著しく胃腸虚弱な患者，食欲不振・悪心・嘔吐のある患者，発汗傾向の著しい患者，狭心症・心筋梗塞など循環器系の障害のある患者またはその既往歴のある患者，重症高血圧症の患者，高度の腎障害のある患者，排尿障害のある患者，甲状腺機能亢進症の患……

**注意事項** 麻黄，甘草を含むため，「注意を要する生薬一覧」p204 を参照すること．

**相互作用** 麻黄，甘草を含むため，「相互作用」の項 p201 を参照すること．

**副作用** 偽アルドステロン症，ミオパチー，過敏症，自律神経症状，消化器……状，泌尿器症状

**応用疾患** かぜ症候群に伴う鼻閉，インフルエンザ，小児ウイルス感染症……期），慢性ウイルス性肝炎，四肢・関節痛，扁桃炎など

**薬理作用** ウイルス増殖抑制作用，抗炎症作用

---

**概要**：方剤を陰陽虚実でまず大まかに分類し，次いでその特徴を簡潔にまとめ，さらに主な構成生薬の作用などを示した．

**使用目標**：添付文書の「効能または効果」の欄のみでは方剤の選択・決定には情報が不十分と思われるため，本項を設けた．なお，方剤の鑑別に利用しやすいように「概要」と「使用目標」の中で，特に重要な事柄を太字で表した．

**効能または効果**：添付文書の記載をそのまま引用した．

**用法・用量**：添付文書の記載をそのまま引用した．その他の用法がある場合には（ ）で記した．

**禁忌**と**慎重投与**：添付文書より抜粋した．

**注意事項**と**相互作用**：構成生薬の中で特に注意するものを記載した．

**副作用**：添付文書に記載されているものを簡潔にまとめた．なお，重大な副作用を色文字で示した．

**応用疾患**：『EBM 漢方 第2版』（寺澤捷年，他編集，医歯薬出版，2007），日本東洋医学会の『漢方治療におけるEBM（中間報告）2002』および『漢方治療におけるエビデンスレポート 2005』に記載されている疾患をあげた．特にエビデンスレベルが高い疾患を 太字 で表した．本書の"疾患の部"に取り上げたものも記載し，それらにはアンダーラインを付した．なお［効能または効果］と重複する病名もあるが，臨床効果の認められるものを記載した．

**薬理作用**：添付文書・インタビューフォームに記載されているものを引用した．多くのデータは動物実験によるものであり，必ずしもヒトに応用できるとは限らない．

表2 気・血・水に分類される代表的な生薬

| | 病態 | 方剤群 | 代表的な生薬 |
|---|---|---|---|
| 気 | 気虚 | 補気剤 | 人参, 黄耆, 山薬, 大棗, 甘草, 山茱萸, 膠飴など |
| | 気滞 | 理気剤 | 厚朴, 紫蘇葉, 香附子, 枳実, 陳皮など |
| | 気逆 | 降気剤 | 桂枝(桂皮), 紫蘇葉, 半夏, 黄連, 呉茱萸など |
| 血 | 血虚 | 補血剤 | 熟地黄, 芍薬, 当帰, 阿膠, 何首烏など |
| | 瘀血 | 駆瘀血剤 | 牡丹皮, 桃仁, 芍薬, 川芎, 大黄, 紅花, 山梔子, 当帰など |
| 水 | 水滞(水毒) | 利水剤 | 茯苓, 猪苓, 沢瀉, 蒼朮, 白朮, 防已, 生姜など |

表3 生薬の薬性の本書における色分け

| 薬性 | 色分け | 代表的な生薬 | 作用 |
|---|---|---|---|
| 大寒 | | 石膏 | 身体を冷やし, 消炎・解熱・鎮痛作用を現す |
| 寒 | | 黄連, 大黄, 黄芩など | |
| 涼(微寒) | | 粳米, 薄荷, 竹筎など | |
| 平 | | 甘草, 茯苓, 猪苓など | 中立 |
| 微温 | | 地黄, 黄耆, 人参など | 身体を温め, 新陳代謝を亢進させる |
| 温 | | 麻黄, 桂皮, 当帰など | |
| 熱 | | 附子, 呉茱萸, 乾姜 | |

表4 ツムラの漢方方剤(内服128種)における構成生薬数

| 構成生薬数 | 方剤数 | 代表的な方剤名 |
|---|---|---|
| 2 | 3 | 芍薬甘草湯, 大黄甘草湯, 桔梗湯 |
| 3 | 8 | 小半夏加茯苓湯, 調胃承気湯, 麻黄附子細辛湯など |
| 4 | 12 | 黄連解毒湯, 苓桂朮甘湯, 麻杏甘石湯, 大建中湯など |
| 5 | 18 | 半夏厚朴湯, 五苓散, 桂枝茯苓丸, 真武湯, 桂枝湯など |
| 6 | 16 | 防已黄耆湯, 当帰芍薬散, 麦門冬湯, 六味丸など |
| 7 | 15 | 葛根湯, 小柴胡湯, 柴胡桂枝乾姜湯, 半夏瀉心湯など |
| 8 | 5 | 八味地黄丸, 大柴胡湯, 小青竜湯, 六君子湯, 温清飲 |
| 9 | 16 | 柴胡桂枝湯, 当帰四逆加呉茱萸生姜湯, 竜胆瀉肝湯など |
| 10 | 12 | 加味逍遙散, 補中益気湯, 十全大補湯, 牛車腎気丸など |
| 11 | 3 | 釣藤散, 五淋散, 胃苓湯 |
| 12 | 9 | 半夏白朮天麻湯, 人参養栄湯, 柴苓湯, 温経湯など |
| 13 | 3 | 消風散, 竹筎温胆湯, 滋陰至宝湯 |
| 14 | 1 | 加味帰脾湯 |
| 15以上 | 7 | 柴胡清肝湯(15), 荊芥連翹湯(17), 防風通聖散(18)など* |

*:( )は構成生薬数を示す

# 目次

- 「臨床編」の利用の手引き —— *10*
- 「方剤編」の利用の手引き —— *13*

## I 総論
中野 哲

**❶ 漢方医学の歴史と基本的概念** —— 3
- ⓐ 東洋医学の流入と漢方医学への変遷 —— 3
- ⓑ 漢方医学の基礎概念 —— 4

**❷ 漢方医学による診断と治療** —— 11
- ⓐ 診断について —— 12
- ⓑ 治療について —— 17

**❸ 東洋医学と西洋医学の相補的結合，東西の医学の結合を目指して** —— 23
- ⓐ 古くて新しい漢方医学 —— 23
- ⓑ 東西医学結合を目指して —— 24
- ⓒ Care の医学，予防医学としての漢方医学 —— 25

引用文献 —— 26

**Column**
- ❶ 戦後日本の漢方医学界のあゆみを知るには —— 4
- ❷ 陰陽と虚実の違い —— 6
- ❸ 五臓の概念 —— 9
- ❹ 証の把握は難しい —— 13
- ❺ 小児は陽証，高齢者は虚証が多い —— 18
- ❻ EBM と臨床医学 —— 19
- ❼ 生薬とは —— 21
- ❽ 漢方薬の名前の由来 —— 22

## II 臨床 編

### 1 症状別の漢方薬の使い方 —— 29

- **❶ 全身症状** —— 近藤富雄 30
  発熱(成人) 30／発熱(小児) 32／発疹(成人) 34／発疹(小児) 36／浮腫(成人) 38／
  浮腫(小児) 40／冷え 42／ほてり 44／疲労倦怠感 46／寝汗・盗汗(ねあせ) 48／
  のぼせ 50
- **❷ 神経系の症状** —— 田内宣生 52
  頭痛 52／めまい 54／けいれん 56／肩こり 58
- **❸ 循環器系の症状** —— 田内宣生 60
  動悸 60／息切れ 62／胸痛 64
- **❹ 呼吸器系の症状** —— 近藤富雄 66
  咳嗽 66／喘鳴および呼吸困難 68
- **❺ 消化器系の症状** —— 熊田 卓*，磯谷正敏** 70
  悪心・嘔吐* 70／上腹部不定愁訴* 72／食欲不振* 74／腹痛** 76／下痢* 78／
  便秘** 80／腹部膨満** 82

引用文献 —— 84

### 2 疾患別の漢方薬の使い方 —— 85

- **❶ 中枢神経系** —— 田内宣生*，鈴木賢司** 86
  自律神経失調症* 86／うつ病・神経症(パニック障害など)** 87／不眠症** 88／
  認知症** 89／てんかん** 90／片頭痛* 91
- **❷ 循環器系** —— 田内宣生 92
  本態性高血圧 92／本態性低血圧・起立性低血圧 93／
  虚血性心疾患(冠動脈疾患) 94／慢性心不全 95／不整脈 96
- **❸ 呼吸器系** —— 近藤富雄 97
  かぜ症候群 97／インフルエンザ 99／気管支喘息 100／慢性気管支炎 102／
  慢性閉塞性肺疾患(COPD) 103
- **❹ 消化器系** —— 熊田 卓*，磯谷正敏** 104
  逆流性食道炎* 104／慢性胃炎・機能性ディスペプシア(FD)* 105／
  消化性潰瘍* 106／過敏性(結)腸症候群(IBS)* 107／潰瘍性大腸炎** 108／
  クローン病** 109／慢性肝炎* 110／肝硬変* 111／胆嚢炎・胆管炎** 112／
  胆石症** 113／胆嚢ジスキネジア** 114／慢性膵炎** 115／吃逆(しゃっくり)* 116
- **❺ 血液内科系** —— 鈴木賢司*，近藤富雄** 117
  貧血* 117／特発性血小板減少性紫斑病** 118

❻ **自己免疫系** —— 鈴木賢司 119

　　膠原病 119／全身性エリテマトーデス 120／シェーグレン症候群 121

❼ **代謝・内分泌系** —— 大橋徳巳*，鈴木賢司** 122

　　糖尿病* 122／肥満症* 123／脂質異常症* 124／やせ（るいそう）* 125／
　　甲状腺機能異常** 126／痛風** 127

❽ **小児科系** —— 近藤富雄*，田内宣生** 128

　　虚弱体質* 128／起立性調節障害** 130／ウイルス感染症* 132／夜尿症* 133／
　　夜泣き（夜啼症），夜驚症* 134

❾ **腎・泌尿器系** —— 大橋徳巳*，磯谷正敏**，伊藤充彰*** 135

　　慢性腎疾患（糸球体腎炎・ネフローゼ症候群）* 135／
　　尿路感染症（慢性膀胱炎を含む）** 136／尿路結石症** 137／前立腺肥大症** 138／
　　男性更年期障害** 139／男性不妊症*** 140／尿路不定愁訴* 141

❿ **外科系** —— 磯谷正敏 142

　　腸閉塞（イレウス）142／痔疾患 143／癌術後の体力・免疫力低下 144／
　　癌治療に伴う副作用 145

⓫ **産婦人科系** —— 伊藤充彰 146

　　月経異常（月経不順）146／月経困難症と月経前症候群 147／不妊症 148／
　　不育症・習慣性流産 149／妊娠悪阻 150／切迫流・早産 151／
　　妊娠高血圧症候群 152／妊娠中の感冒・便秘・貧血 153／産褥期の異常 154／
　　更年期障害 155

⓬ **整形外科系** —— 丹羽眞理子*，磯谷正敏**，熊田　卓*** 156

　　関節リウマチ* 156／腰痛症** 158／坐骨神経痛* 159／変形性膝関節症** 160／
　　肩関節周囲炎** 161／四肢・関節痛** 162／こむらがえり*** 163

⓭ **皮膚科系** —— 清島眞理子*，高木　肇**，丹羽眞理子*** 164

　　アトピー性皮膚炎* 164／慢性湿疹** 165／じん麻疹* 166／酒さ* 167／
　　円形脱毛症* 168／皮膚瘙痒症* 169／凍瘡（しもやけ）* 170／帯状疱疹*** 171

⓮ **耳鼻科系** —— 大西将美 172

　　アレルギー性鼻炎 172／慢性副鼻腔炎 173／扁桃炎 174／メニエール病 175／
　　咽喉頭異常感症 176／中耳炎 177／難聴（感音難聴）178／鼻出血 179／耳鳴 180／
　　嗄声 181

⓯ **眼科系** —— 山口　均 182

　　ドライアイ 182／眼精疲労 183／白内障 184／緑内障 185／眼底出血 186

⓰ **歯科・口腔外科系** —— 長縄吉幸 187

　　口内炎・舌炎 187／舌痛症 188／歯周病 189／口腔乾燥症 190／顎関節症 191／
　　抜歯後疼痛・非定型歯痛 192

**引用文献** —— 193

# III 方剤編

**1 漢方薬の投与方法と注意事項** ── 森　博美 197

**2 方剤群別からみた漢方薬** ── 森　博美，田中孝治 207

- ❶ **麻黄剤** ── 208
  麻黄湯 209／越婢加朮湯 210／麻杏甘石湯 211／五虎湯 212／麻黄附子細辛湯 213／
  麻杏薏甘湯 213／薏苡仁湯 214／葛根湯 215／葛根湯加川芎辛夷 216／
  小青竜湯 217／神秘湯 218

- ❷ **桂枝湯類** ── 219
  桂枝湯 220／桂枝加朮附湯 221／桂枝加竜骨牡蛎湯 222／桂枝加芍薬湯 222／
  桂枝加芍薬大黄湯 223／当帰四逆加呉茱萸生姜湯 224／当帰建中湯 225／
  小建中湯 225／黄耆建中湯 226

- ❸ **柴胡剤と関連方剤** ── 227
  小柴胡湯 229／小柴胡湯加桔梗石膏 230／大柴胡湯 231／柴胡加竜骨牡蛎湯 232／
  四逆散 233／柴朴湯 234／柴苓湯 235／柴胡桂枝湯 236／柴胡桂枝乾姜湯 237／
  柴陥湯 238

- ❹ **柴胡を含む方剤（柴胡剤を除く）** ── 239
  十味敗毒湯 240／柴胡清肝湯 241／神秘湯 242／乙字湯 242／加味逍遙散 243／
  滋陰至宝湯 244／荊芥連翹湯 245／抑肝散 246／抑肝散加陳皮半夏 247／
  補中益気湯 248／竹茹温胆湯 249／加味帰脾湯 250

- ❺ **人参湯類と参耆剤** ── 251
  - ① **人参湯類** ── 253
    人参湯 253／桂枝人参湯 254／茯苓飲 255／大建中湯 255／四君子湯 256／
    六君子湯 257／啓脾湯 258
  - ② **参耆剤** ── 259
    半夏白朮天麻湯 259／補中益気湯 260／清心蓮子飲 260／清暑益気湯 261／
    十全大補湯 262／帰脾湯 263

- ❻ **地黄剤** ── 264
  - ① **四物湯類（補血剤）** ── 266
    七物降下湯 266／四物湯 266／芎帰膠艾湯 267／滋陰降火湯 268／当帰飲子 269／
    十全大補湯 269／人参養栄湯 270
  - ② **八味地黄丸類（補腎剤）** ── 271
    八味地黄丸 271／牛車腎気丸 272／六味丸 273

- ❼ **附子剤** —— 274
    - 真武湯 276／大防風湯 277／桂枝加朮附湯 278／麻黄附子細辛湯 278／
    - 八味地黄丸 278／牛車腎気丸 278
- ❽ **瀉心湯類と関連方剤** —— 279
    - 三黄瀉心湯 280／黄連解毒湯 281／温清飲 282／半夏瀉心湯 282／黄連湯 283／
    - 柴陥湯 284／女神散 284／清上防風湯 284／柴胡清肝湯 285／荊芥連翹湯 285
- ❾ **承気湯類と関連方剤** —— 286
    - 大承気湯 287／調胃承気湯 287／潤腸湯 288／大黄甘草湯 289／麻子仁丸 289／
    - 桃核承気湯 290／防風通聖散 290
- ❿ **麦門冬を含む方剤** —— 292
    - 釣藤散 293／辛夷清肺湯 294／麦門冬湯 294／清心蓮子飲 295／滋陰降火湯 295／
    - 炙甘草湯 295／竹茹温胆湯 296／滋陰至宝湯 296／清暑益気湯 296／温経湯 296／
    - 清肺湯 296
- ⓫ **厚朴・香附子・蘇葉を含む主な方剤** —— 297
    - 柴朴湯 299／二朮湯 299／半夏厚朴湯 300／平胃散 300／参蘇飲 301／
    - 川芎茶調散 302／五積散 303／女神散 304／当帰湯 305／香蘇散 305
- ⓬ **大黄剤** —— 307
- ⓭ **半夏剤** —— 309
- ⓮ **石膏剤** —— 311
- ⓯ **清熱剤** —— 312
    - 三物黄芩湯 314／白虎加人参湯 314／竜胆瀉肝湯 315／五淋散 316／
    - 治頭瘡一方 317／茵蔯蒿湯 317／消風散 318／辛夷清肺湯 319／清肺湯 320／
    - 温清飲 321／排膿散及湯 322
- ⓰ **気剤** —— 323
- ⓱ **駆瘀血剤** —— 324
    - 桃核承気湯 327／大黄牡丹皮湯 328／通導散 329／桂枝茯苓丸 330／
    - 桂枝茯苓丸加薏苡仁 331／治打撲一方 331／当帰芍薬散 332／女神散 333／
    - 加味逍遙散 333／温経湯 333
- ⓲ **利水剤** —— 335
    - ① **全身型** —— 335
        - 五苓散 338／茵蔯五苓散 339／猪苓湯 339／猪苓湯合四物湯 340／苓桂朮甘湯 341／
        - 苓姜朮甘湯 341／真武湯 342
    - ② **心下型** —— 343
        - 胃苓湯 344／小半夏加茯苓湯 344／二陳湯 345／六君子湯 346／茯苓飲 346／
        - 茯苓飲合半夏厚朴湯 346／人参湯 346
    - ③ **関節型・胸内型** —— 348
        - 二朮湯 349／防已黄耆湯 350／木防已湯 351／小青竜湯 351／苓甘姜味辛夏仁湯 352

⓳ **主に頓服的に用いられる方剤** —— 353

芍薬甘草湯 354／立効散 355／桔梗湯 355／小半夏加茯苓湯 356

⓴ **その他の方剤** —— 357

升麻葛根湯 358／酸棗仁湯 358／甘麦大棗湯 359／疎経活血湯 360／呉茱萸湯 361／安中散 361

引用・参考文献 —— 363

| 重要生薬 | 麻黄 209／桂皮（桂枝）220／柴胡 228／黄芩 228／人参 252／黄耆 253／地黄 265／附子 275／黄連 280／麦門冬 293／厚朴 298／香附子 298／蘇葉 299／大黄 308／半夏 310／石膏 313／知母 313／桃仁 325／牡丹皮 325／芍薬 326／当帰 327／茯苓 336／沢瀉 336／蒼朮 337／［参考］白朮 337 |

## 付録

**1** 漢方薬の寒熱分類一覧 —— 森　博美　366
**2** 生薬一覧（五十音順） —— 森　博美　367
**3** ツムラ漢方製剤一覧〈本書の参照ページ付き〉 —— 375

● 索引 —— 383

# I

# 総論

# ❶ 漢方医学の歴史と基本的概念

## ⓐ 東洋医学の流入と漢方医学への変遷

### 1）医学の起源

　現代医学の起源は西洋医学である．歴史的にみると中国医学，エジプト医学，インド医学，ギリシャ医学，ローマ医学など古代から中世にかけて各地域で医学が生まれたが，ヨーロッパで勃興したルネッサンスによって人間について問われることがきっかけになり，宗教医学の呪縛から逃れ，自然科学を基盤とする近代医学へと発展してきたのが現在の医学の源流である．すなわち，現代医学の起源は再現性，客観性，普遍性などの科学的手法を取り入れたヨーロッパにあると考えられる．この複雑系に属する人間を割り切って科学的分析の対象とするためにはデカルトの心身二元論の思想が必要であり，これが近代医学の進歩につながった．しかし，心身一如である人間にとっては多くの問題が残されたままである．

### 2）中国医学の三大古典

　一方，中国医学は漢代に『黄帝内経（素問）』，『黄帝内経（霊枢）』，『神農本草経』，『傷寒雑病論』など，医学に関する書物が次々に著されている．日本で最古の医書は808年の『大同類聚方』とされているが，現存するものでは984年の『医心方』である．これはほとんど中国の医書より引用され，膨大な資料より取捨選択して新しい文章で再編成されたものであるが，理論より実際を重視したり，複雑なものを単純化するなど，すでに中国の医学とは異なっている．その頃，遣唐使が廃止され，日本では独自の文明が花開いて発展していき，医学も日本特有の漢方医学へと進展を遂げたと考えられている．

　2000年も前に中国医学の基礎理論と鍼灸が主な内容の『黄帝内経』が書かれており，それから少し後の後漢期に，やはり著者不明であるが365品の薬物を上・中・下の3種に分類し，その薬性，薬効などを論じた中国薬学の祖といわれる『神農本草経』が著され，さらに3世紀に張仲景の著になる『傷寒雑病論』（『傷寒論』と『金匱要略』）があることはまさに驚きである．こうして中国医学は，鍼灸は『黄帝内経』，薬物治療は『傷寒雑病論』を基盤としてそれらは互いに交流することなく発展してきたが，金・元時代に両体系を一本化する試みがなされたとされている．

### 3）陰陽論と臓腑学説

　『黄帝内経』の理論は自然界と人間とのかかわりを基とし，陰陽論，すなわち人は自然界の中で陰陽双方の性質をあわせもちながら，調和を保っており，人体も

気・血・水の循環が自然界と調和しているという思想から発している．この気・血・水の生成と運行とを人間の臓腑に割り当てたのが臓腑学説である．腎に人間のもとになる精が宿り，これが上に上がって心に至って生命が誕生して心が動き始め，これが全身に行き渡る．これを支えるのが脾であり，その濃いものは肝に送られて血となり，薄いものは肺に送られて外からの大気と合するとの考えである．こうした気血の循行は五臓とそれと対をなす六腑との連携で行われ，三焦や心包の通路も設けられているという．これらは西洋解剖学でいう臓器とは異なることは多くの専門書に記載されている．

### 4）日本の漢方医学

日本に中国医学が伝来したのは753年に来日した唐の鑑真和尚によるとされているが，一般に普及したのは室町から安土桃山時代であるといわれている．

日本の医学が大きく変貌したのは16世紀以降で，現在の後世派とよばれている学派は明国に留学した田代三喜を祖とするものであり，当時は『和剤局方』，『万病回春』などで勉強していた．後世派に遅れること約100年後に古方派が興り，漢方医学の近代化に貢献したといわれている．すなわち17世紀後半に出現したこの派は『傷寒論』を最大に評価し，特に吉益東洞は，病気はすべて1つの毒に由来するとの万病一毒説を提唱した．陰陽五行説も否定し，『傷寒論』を改変して証の概念も日本的なものを提唱するなどした．そのほかに，和田東郭らによる両派の折衷派も現れている．

こうして中国医学を源流とした漢方医学は日本で独特の発展を遂げ定着した．一方，江戸時代にオランダを介して入ってきた西洋医学が徐々に浸透し，明治維新後，ヨーロッパからの多分野の科学の導入とともにドイツ医学が流入し，1895年，明治政府により医師免許証は西洋医学を学んだ者にのみ授与されることが決定された．以後，漢方医学は急速に衰退していった．しかし，1910年に和田啓十郎の『医界之鉄椎』，1927年には湯本求真の『皇漢医学』の本が著され，西洋医学全盛の時代にあっても漢方の優れた部分を理解している医師らによって，現在まで受け継がれたのである．

## b 漢方医学の基礎概念

日本の漢方医学の基礎理論は前述したごとく，中国の漢代の『黄帝内経』や『傷

> **Column 1　戦後日本の漢方医学界のあゆみを知るには**
>
> 第二次世界大戦後の1950年に日本東洋医学会が創設され，現在では約8,300人の正会員を擁するまでになっている．
> 2000年，第50回日本東洋医学会，第10回国際東洋医学会が開催された際には，日本東洋医学会によって『日本東洋医学会 50年史』が編纂された．

寒論』,『金匱要略』などが原点となり伝承されてきた．一般に現在の漢方医学は，『傷寒論』,『金匱要略』を基盤とする古方派と，明代の中国医学などを基盤とする後世派に大別されている．

日本伝来から約1200年の間に古方派・後世派・折衷派といった中国古典に対する解釈の差を内包しながら，日本で独特の進歩を遂げたものが漢方医学である．漢方医学を学ぼうとする場合は，一般には古方派から勉強するのがよいとされている．

漢方医学の基本的な特徴としては，①心身一元論的な立場に立つ，いわゆる心身一如という概念である，②患者の訴える自覚症状を重視する，③心身の調和を図ることを第一義とする，④患者の個体差を重視する，などがあげられている．

最大の特徴は「証」の概念である．漢方医学では西洋医学の診断にあたる証の決定で直ちに有効薬剤が決定されるという特徴があり，この過程に漢方医学特有の概念が用いられている．したがって漢方医学の実践にあたっては，その基礎概念を十分に理解することが肝要で，さらに長い歴史の中で経験的に積み上げられた理論によって，妙なる薬効を発揮するように複数の生薬を組み合わせた漢方薬（方剤）についての知識も必要である．

## 1）陰陽・虚実・寒熱・表裏

これらの概念は病態を解釈するにあたっての相対的かつ，相互依存的な概念であり，特に明らかに独立したものではない．

### (1) 陰陽

陰陽とはそもそも，天と地，男と女など，森羅万象を二分する古代中国哲学に端を発すると考えられている．体表を「陽」，裏を「陰」，上半身を「陽」，下半身を「陰」，背中を「陽」，腹側を「陰」と，身体の部位を分ける．また，病気の部位も表し，日の当たる部位（頭や顔など）が「陽」で，腹側が「陰」，身体の上下・内外についても陰陽を区別している．また，新陳代謝が亢進し，躍動感が溢れている場合は「陽」，新陳代謝が衰え，弱々しい場合は「陰」とされる．さらに急性疾患の初期は「陽」，遷延化してくると「陰」となり，レスポンスの弱い高齢者では最初から「陰」の証を呈する．症状が明確に出ている場合は「陽」で，不明確な場合は「陰」，昼間に症状が出るのは「陽」で，夜間にみられるのは「陰」，顔や背中に症状があれば「陽」で，腹部の症状は「陰」といい，大まかな病態の把握にも使う表現である．

総じて，疾患によって生体の恒常性が乱された際に，生体の修復反応の性質が総じて熱性・活動性・発揚性のものを「陽証」といい，寒性・非活動性・沈降性のものを「陰証」と表現する．これを闘病する人間として捉えると，闘病反応が積極的な時期を「陽証」，沈滞気味な時期を「陰証」とし，それぞれを新陳代謝の亢進状態と沈滞状態と解釈することもできる．

### (2) 虚実

虚実は体力（体格）と疾患に対する反応の仕方からみる2つの意味があるとされ

> 陰陽 ➡ 陰陽は他の概念とも関連する．例えば，気は「陽」，血は「陰」，熱は「陽」，寒は「陰」である．

ている．

　筋骨隆々の人は「実」であり，痩せて弱々しそうな人は「虚」である．また，疾患に対する反応で，激しく闘う姿勢にあるのが「実」で，弱々しいのが「虚」であるとされる．

　生体が外乱因子によって歪みを受けたとき，その修復反応が高反応的か低反応的かによって虚実を考える．寺澤によると，「実」とは hypertonus, hyperactivity に通じるものであり，「虚」は hypotonus や hypoactivity に通じるものである．換言すれば頑強な体格，体力をもっているのが「実証」で，虚弱な体格，体力のない人が「虚証」，闘病反応が強いものが「実証」で，弱いものが「虚証」となる．

　また，この虚実という物差しは慢性疾患と急性疾患でも使い分ける．体質・体格的な虚実は慢性疾患では方剤の選択の際に指標となるが，急性疾患の場合は，疾患に対する反応については実証のものは闘病反応が強いが，外邪\*が強い場合は体力が消耗して虚証になることもあるという．したがって場合によっては「実にして虚」，「虚にして実」という状態になることもあり，解釈が難解になる．

\*かぜ，インフルエンザなど体の外から病気の原因となるもの．

### (3) 寒熱

　「熱」は炎症に類した病態といえ，「寒」は西洋医学では疾患概念が見当たらない．陰証は「寒」が主であり，陽証は「熱」が主とされる．寒熱は陰陽の認識の一部を構成する要素で，もっぱら局所的な病状の認識法として用いられる言葉であるという．

　外邪によってホメオスターシスが乱された際に生体が呈する病状が熱性（熱感，充血，局所温度の上昇）であるか，寒性（冷感，冷え，血流低下，局所温度の低下）であるかによって分ける．

寒熱 ➡ 陰陽・虚実に比べて寒熱・表裏は幾分わかりやすい概念であると思われる．

### (4) 表裏

　表裏とは基本的には生体の部位を示すものであり，体表部付近を「表」，身体の深部，特に消化管付近を「裏」とするものである．この概念は身体の部位を示す解剖学的な側面から用いられる場合と，闘病反応の形式を「表証，裏証」の対立の中で捉えるという2つの面があるとされている．

　解剖学的な意味をもった概念からみれば四本足の動物の背中は太陽に当たり，腹側は陰になることから，前者は表，後者は裏と考えられる．具体的には「表」である体表部付近に病変がある場合は頭痛，発熱，悪寒や四肢の関節痛，筋肉痛などを訴え，「裏」は身体の深部の消化管付近の症状，すなわち下痢や便秘，腹満などがあげられる．一方，これらに属さない部位として「半表半裏」があり，症状は

---

**Column 2　陰陽と虚実の違い**

　陰陽は身体全体の修復反応の性質を示し，虚実は体格と反応の仕方であると考えれば局所的な問題であるという説明も可能である．両概念にオーバーラップした部分があり，その完全な理解には多くの臨床経験が必要であろう．

胸脇苦満，悪心，嘔吐，口苦などがある．

## 2）気・血・水

　気・血・水の概念も，自然界と人間のかかわりを想定した陰陽論に端を発しており，調和を保つ人体は気・血・水の循環が重要であるという『黄帝内経』が基盤になったものである．

　この気・血・水は生命を維持する三要素として，気は生命活動を営む根源的エネルギー，血は生体の物質的側面を支える赤色の液体，水は無色の液体と位置づけられている．血と水は気の制御を受けているとの概念に立っている．したがって漢方医学では精神的要素と身体的要素は統一的な機能体，すなわち心身一如と認識している．

　もし西洋医学的な観点からみるのであれば，気＝精神・神経系，血＝血液循環，水＝水・電解質代謝というような対比は可能であるが，すべてをこれで論ずることは必ずしも十分でないと思われる．

　漢方医学では気の概念を最も重視している．気とは目に見えないが重要な働きのあるもの，生命のエネルギーのようなものと考えられており，日本語の「元気」「病気」などの言葉とも親和性をもつ．血は，血液とその循環などの機能も含めた概念である．また，水は血液以外の体液とその機能を含めた概念である．この気・血・水の概念と主な病態を図1に示す．

### (1) 気の異常

　気は，生命活動の根源的なエネルギーであり，気の異常は心と身体を結ぶ機能の異常と捉えられている．その病態は気虚，気うつ（停滞），気逆（上衝）に分類される．これは西洋医学における神経症，心身症などの概念とは異なっている．

　気虚とは精神活動の低下で全身倦怠感，疲労感，気力の低下や循環無力症，性欲低下など生命体としての活力低下として表現され，西洋医学では虚脱という概念に相当する．他覚的には舌の圧痕，腹部は小腹不仁*といわれる所見がみられることが多いとされている．

*小腹不仁：下腹部において正中部の腹壁の力が抜けているような所見．

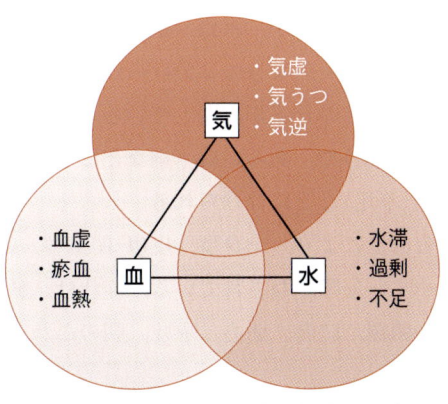

**図1　東洋医学における気・血・水の概念と異常を示す病態**

- 気：気虚，気うつ，気逆
- 血：血虚，瘀血，血熱
- 水：水滞，過剰，不足

気うつは生命活動の根源的エネルギーである気の循環に停滞をきたした病態とされ，抑うつ感などの症状が出るが，喉のつかえ感や閉塞感，胸中苦悶感，腹部膨満感，四肢の腫脹を伴うしびれ感など，その気の停滞した部位により様々な症状が出る．時に疼痛を伴うこともあり，症状は時間的に消長し，愁訴の部位が移り変わることが多い．

気逆は気の循環の失調で身体中心から末梢へ，上半身から下半身へとめぐるべき気が逆流したために生ずるとされている．のぼせ，顔面紅潮，発作性動悸，四肢の冷えなどの症状を訴えることが多い．

### (2) 血の異常

血が正常であれば気の働きで量が保たれ，全身をめぐるとされており，この流れが障害されるのが血の異常とされている．

血虚は血液量が不足したり，血液循環機能が低下したりする病態である．症状は，めまい，顔色不良，動悸など西洋医学的な貧血に類するもの，ほかに眼精疲労，こむらがえり，皮膚の乾燥や荒れ，爪の割れ，頭髪が抜ける，手足のしびれ，月経異常などがある．腹部所見では腹直筋の攣急などがあげられている．

瘀血（おけつ）は，血液の流れが障害された場合で，西洋医学的には血液循環障害による局所的な微小循環障害であると考えられる．瘀血は気・血・水のいずれの異常とも関連してみられることが多く，その原因として内外のストレスが関与していることが多いと考えられている．自覚的には不眠，精神不穏など全身的な症状以外に，顔面の発作的紅潮や腰や筋肉の痛みなどの局所的な症状や痔疾，女性では月経異常などがある．他覚的には，眼の周りのくま，舌質や歯肉の暗赤紫化などがみられ，腹診では特有の下腹部の圧痛点*が知られている．

*特有の下腹部の圧痛点⇒p18 の図 4 参照.

血熱は手足などの熱感でじっとしていられないような状態である．手足がほてって布団から外へ出さないと眠れない患者もいるが，これは血の異常として捉えている．

### (3) 水の異常

水は気・血の量と循環が保たれていれば滞ることはないとされている．すなわち水滞という病態は気・血の異常の存在があって水の停滞，偏在が起きる．

水滞は水の停滞によって生ずるが，水毒，痰飲とも表現される．水分の停滞部位によって全身的なものと局所的なものに分けられ，また水の多寡による分泌異常，すなわち鼻汁や喀痰などの分泌が亢進している場合や，唾液分泌過多や尿量の増加などの分泌異常（過剰）や，あるいは下痢などによって尿量が減るような水分が減少している状態（不足）などに分けられる．

水滞は水の偏在する部位により，全身型，皮膚・関節型，胸内型，心下型など，西洋医学でも理解しやすい分類がなされている．症状は，動悸，めまい，立ちくらみ，車酔い，耳鳴，頭痛，口渇，悪心，嘔吐，朝のこわばりなど多様なものがあげられる．

## 3）五臓

　漢方医学では腎虚，脾虚などの臓器の名前が出てくることが多いが，これらの臓器は西洋解剖学の腎臓・脾臓とは必ずしも一致しない概念である．江戸期に近代医学の翻訳の際に，五臓の名称を便宜的に当てはめた結果であろう．

　古代中国人は中が充実しているのを臓，中空になっているのを腑とし，臓は陰，腑は陽に位置づけた．一般に五臓六腑というが，五臓は肺，心，脾，腎，肝であり，腑は膀胱，胆，胃，小腸，大腸，三焦を指す．三焦は一定の形と部位を示さず，体温を発生し，食物を消化し，気化する機能として捉えるもので，西洋医学での膵臓ではないかとの考えもあるが，脾を消化管の働き，あるいは膵臓だとする考えもある．

　五臓の概念は脾や，三焦以外はおおむね現在の解剖学上の肝臓，心臓，肺臓，腎臓などと類似しているように思われる．しかし，現在の西洋医学での解剖や生理機能では考えにくい機能も想定されている．

　五臓の概念には，細胞の集まりが組織・臓器を構成するという臓器医学（西洋医学）の概念では不可解と思われるような機能も含まれている．肝での神経過敏，イライラなどの症状，心での焦燥感，集中力低下，脾での脱力感，四肢のだるさ，抑うつなど，肺での憂い，悲しみ，腎での健忘，根気のなさ，恐れ，驚きなど，西洋医学では脳の働きとしての中枢神経系の症状にあたるものが，東洋医学ではすべてこの五臓の機能の中にあると考えられてきた．すなわち，東洋医学では精神活動の中枢とされる脳の概念がなかったこともあり，五臓に感情や精神活

---

**Column 3　五臓の概念**

　古代の中国では，自然界は木，火，土，金，水という性質の全く異なる5つの基本要素で構成されており，自然界の現象はすべてこれら5つの基本要素の運動，変化によって説明できるとする五行学説があった．すなわち，自然界が大宇宙であるとすれば人間は小宇宙であり，人間の生命活動も五行学説で説明できるとの考えである．これに基づいて以下に示すような五臓の概念がつくられた．

- 肝：精神活動を安定化し，栄養素の代謝と解毒を司り，血を貯蔵して全身に栄養を供給し，骨格筋の緊張を維持し，運動や平衡を制御する．
- 心：意識レベルを保ち，意識的活動を統括し，覚醒・睡眠のリズムを調節し，血液を循環させ，熱の発生を盛んにし，汗を分泌し，体温を調節する．
- 脾：食物を消化・吸収し，気を生成し，血の流通を滑らかにし，血管からの漏出を防ぎ，筋肉の形成と維持を行う．
- 肺：呼吸により空気を摂取し，全身の気の流れを統括し，血と水を生成し，皮膚の機能を制御し，その防衛力を保持する．
- 腎：成長，発育，生殖能を司り，骨・歯牙を形成・維持し，泌尿機能を司り，水分代謝を調整し，呼吸能を維持し，思考力，判断力，集中力を維持する．

動が包含されている．日本語の「肝銘」，「肝要」，「胆力」などはこれらの概念に基づいた言葉の名残であろう．

現在では脳などの中枢神経系は自律神経系，内分泌系，免疫系，あるいは神経伝達物質，ホルモン，サイトカインなどを介して全身の各臓器と密接な関係を有していると考えられているが，広い視野からみるとこの両医学の距離はもっと短縮できるかもしれない．したがって，五臓の概念が現代では合わないとすることは早計で，虚心坦懐に古代中国から続いている概念を理解することは必要かもしれない．基礎医学がなかった時代に，古代の哲学的思想や経験で積み上げられたこの医学の芯のところに真実が眠っている可能性があり，現在でも漢方医学的診療を行う際にはこの五臓の概念を参考にすることが臨床医学の理解に役立つ可能性がある．

### 4）六病位

『傷寒論』では，熱病は時間的経過によって変化していくとして，6つの病期に分けている（傷寒六経）．すなわち，陽を太陽病，少陽病，陽明病の3つに，陰を太陰病，少陰病，厥陰病の3つに分けて三陰三陽とする病期のステージ分類である．これらの病期に想定される病気の部位と証および主にみられる症状を示したのが表1である．

この概念は処方理論と結びついており，太陽病は病変が表面にあるとの考えで表・熱証として頭痛，肩こり，発熱，悪寒などがあり，この場合には桂枝湯，麻黄湯などが有効とされる．少陽病では病変がもう少し中に入り，半表半裏との考えで食欲不振，口苦など胃腸の調子が悪くなり，熱もまだあるなどの症状があり，腹診では胸脇苦満や心下痞硬がみられ，柴胡剤の適応とされている．陽明病は病変が裏にあり，裏・熱証と表現され，便秘，腹満などの症状がみられ，白虎湯，承気湯などが適応となる．三陰といわれる病期はすべて裏・寒証に属するが，

表1　東洋医学における六病位と主たる病変部位と症状

三陽

| 病期別分類 | 部位，性状 | 主な徴候 |
|---|---|---|
| 太陽病 | 表・熱証 | 頭痛，発熱，悪寒，関節痛，脈浮など |
| 少陽病 | 半表半裏・熱証 | 悪心・嘔吐，食欲不振，胸脇苦満，脈弦など |
| 陽明病 | 裏・熱証 | 腹満，便秘，口渇，脈実など |

三陰

| 病期別分類 | 部位，性状 | 主な徴候 |
|---|---|---|
| 太陰病 | 裏・寒証 | 腹満，嘔吐，下痢，腹痛，食欲不振，脈弱など |
| 少陰病 | 裏・寒証 | 全身倦怠，手足の冷え，胸内苦満，脈沈など |
| 厥陰病 | 裏・寒証 | 全身の冷え，胸内苦満，下痢，脈微弱など |

（寺澤捷年：症例から学ぶ和漢診療学，第2版．医学書院，1998，長谷川弥人，他：漢方製剤 活用の手引き─証の把握と処方鑑別のために．臨床情報センター，1998を参考にまとめた）

はっきりと区別がしにくい．太陰病は腹満，嘔吐，下痢，腹痛などの腹部症状がみられ，少陰病はそれからさらに病が進み，全身倦怠感を訴え，脈も微弱となり，厥陰病では四肢は冷たくなるとされている．これら3つの陰のステージの病に用いられる薬剤は補剤が主体になり，人参湯や真武湯など温性の方剤が有用とされる．

このように『傷寒論』では，太陽から厥陰に至る流れで，高い熱は次第に下がってくるが，熱のある時期は実の状態でまだ体力があり，体表に病症があって裏にはダメージが至っていない．すなわち上半身・肺・胃・胆など腑の病症である．陰の時期になると脾・肝・腎など実質臓器が侵され，身体が冷え抵抗力もなくなって，身体の下方へ病状が移行するという考え方である．六病位の病変の考えは『黄帝内経（素問）』の概念に由来するものであり，それに対応する有効な方剤が『傷寒論』に記載されている．

この六病位の考え方は漢方治療を的確に行うには極めて重要である．なぜなら漢方薬はいろいろな生薬が組み合わされており，生薬のそれぞれの薬効を十分に理解して処方する必要があるからである．桂枝，麻黄などの生薬は体表を発汗させる作用が重視されているが，病が体表にある（太陽病）診断ができないと薬効は期待できないか，あるいは逆に副作用が出る可能性があるからである．感冒を例にとると，病初期の悪寒や発熱がある場合，すなわち太陽病の際は麻黄湯や葛根湯を用い，数日後に熱は下がったものの食欲不振，全身倦怠感などがあり，少陽病の病気に入ったと考えられる場合は柴胡桂枝湯や小柴胡湯が用いられるのである．すなわち同じ疾患でも病期によって用いる薬剤が異なる．これは体型，体質とは無関係に投与される一般の感冒薬を用いて治療する西洋医学に対して，患者個々の特性と病期とを考慮に入れて選択される漢方治療の特徴であるといえる．

西洋医学は近代になって発達した解剖学や生理学など分析を主体とする科学的アプローチによって，病態を引き起こした原因を追求し，現在の病態を理解してそれに対応できる治療を選択するというプロセスをとる医学であり，広く世界に受け継がれ，多くの業績をあげてきた．西洋医学は患者のある時期での病態解明であり，それに応じて治療が加えられるので，static な医学といえる．一方，東洋医学は独特の概念を用いて病変が何処にあるのかを見定め，それが患者の条件でどのように進行していくかをみることから dynamic な医学ともいえそうである．

## ❷ 漢方医学による診断と治療

西洋医学がいろいろな客観性のある科学的知識，技術を用いて診断を下し，それによって治療法が決定されるのに比し，漢方医学は患者の個人的特徴を重視しながら特有な概念や方法で診断し，有効薬剤を決定する．この漢方特有の診断法

として重視されてきたのが「証」の決定である．

## a 診断について

### 1）漢方医学特有の診断,「証（しょう）」

　寺澤は「証」の定義として「患者が現時点で現している症状を気血水・陰陽・虚実・寒熱・表裏・五臓・六病位などの基本概念を通して認識し，さらに病態の特異性を示す症候を捉えた結果を総合して得られる診断であり，治療の指示である」としている．すなわち，望診・聞診・問診・切診などの漢方医学特有の診察をもとに「証」を決定することが重要で，「証」が決定されれば直ちに薬剤も選択されることになる．したがって，「証」の決定は西洋医学における診断のみでなく，有効処方の選択にも及ぶことになる．

　なお，漢方薬（方剤）にも独自の「証」が決まっており，最終的には個々の症例に合った薬剤を選ぶことに「証」が利用されるのである．

　具体的に証を捉える過程として第一段階では，全体的に患者の体質，病態の分類・把握，第二段階では，病態に合った特定の薬剤の使用目標を立て，第三段階で，適応方剤が決定される．すなわち，最初に「実証」「虚証」など患者の状況を大まかに分類し，次いで「瀉剤*」と「補剤*」のいずれかの方剤を考え，さらに「葛根湯の証」「大建中湯の証」など，どの薬剤が病態の改善に合うかという予想を立てて最終的に決定するもので，大分類・中分類・最終分類という見方もされる．

*瀉剤と補剤：体内に入ってきた外部を排除する役割をもつ方剤を瀉剤といい，逆に体力を補う方剤を補剤という．

　このように「証」は一言でいい表すことができないほど多くの概念を含んでいる．西洋医学では病態の細かな分析や病因の探究にいろいろな検査を行い，それにしたがって治療が選択されるのに比べ，漢方医学ではどのような体質・体型をもった患者にどのような病態が起きているか，その病態を是正するための最良の方剤選択までを「証」という概念により判断することになっている．漢方医学と西洋医学の一連の診断治療に関する流れを図2に示す．

　患者を診断するのに西洋医学では年齢，性や個人の特性に関係なく，どのような病態であるかを，各種検査法を駆使して行い，それに応じた治療法が選択されるが，東洋医学（日本での漢方医学）ではまず個々の特性によって「証」という概念で患者を分類し，直ちに有効と思われる薬剤を選択する．最初はまず大まかに瀉剤か補剤のどちらが必要かが決定され，その後，さらに有効薬剤が選択されるという経過をとる．この図は両医学の診断から治療へのアプローチの違いを表したものであり，漢方医学における診療における「証」の重要性が示されている．

　なお，近年，この「証」の決定に現代病名や検査まで含める（山田光胤）とか，心理的側面を重視する考え（喜多敏明）などの考えも出されており，その概念は時代とともに大きく変貌してきている．

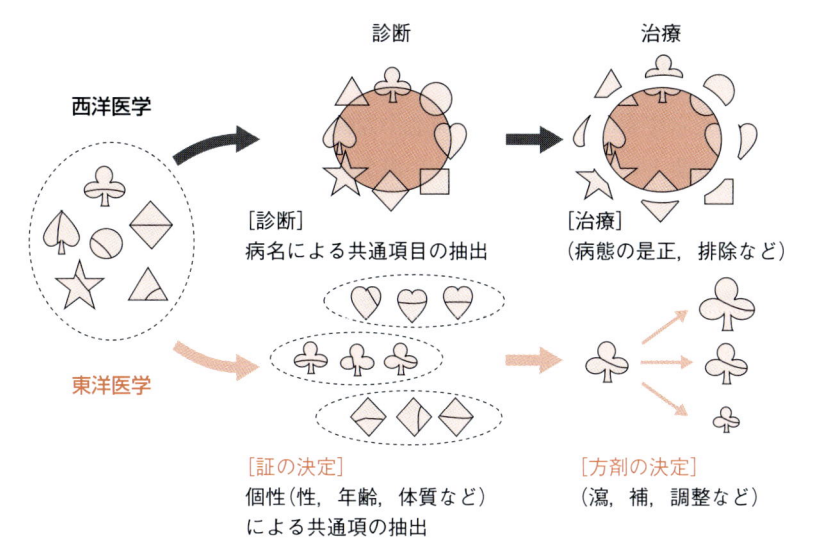

**図 2　東洋医学と西洋医学の診断と治療のプロセス**
(中野　哲：東西医学の結合を考える．日東医誌 56：769-778，2005 より引用)

## 2）漢方医学による診断のプロセス

　漢方医学による診断は，現在のような診断法がなかった 2000 年以上も前の中国医学にその源流を求めることができる．その当時は時間もゆっくりと流れ，患者の訴えをよく聴いて，心身に現れている異常所見を経験と漢方医学特有の概念を用いて細かな観察によって把握しようとの基本姿勢があったと思われる．すなわち，医師は人間の五感をフルに利用して情報を集め，患者の内部に起きている異常な状態を推察するというのが基本姿勢である．

　漢方医学には四診とよばれる望診・聞診・問診・切診の診察法があり，これは

> **Column 4　証の把握は難しい**
>
> 　西洋医学を学んできた医師にこの「証」をわかりやすくする努力が漢方医学の先人たちによって行われてきており，寺澤は前述したように診察時の愁訴や望診，聞診，問診，切診などの情報を採り入れ，それをスコア化した診断基準を掲げている．気虚，気うつ，気逆，血虚，瘀血，水滞などが正確に診断できれば，漢方医学は初心者にとって極めて近い存在となる．ただ，漢方医学の診断に重視されている脈診，舌診，腹診などの所見がすべてスコア化されていないので，経験を積みながら補っていく必要があろう．
>
> 　西洋医学的診断は血液検査，各種画像診断などの基本を学べばわかりやすいもので客観性があるが，証の把握には医師側の経験に依存する部分も多く，主観的になりやすいという傾向がある．この点が西洋医学の一般臨床医にとっては難解な部分であろう．証を科学的アプローチ，すなわち客観的に把握できる手法についての検討が行われてきている．

西洋医学と基本的には変わるものではない．しかし大きく異なっているところがある．

診療にあたって常に気・血・水の概念，五臓の概念，六病位の概念，陰陽・虚実・寒熱・表裏という西洋医学にはない概念を駆使して「証」を決定していることである．

### (1) 望診(ぼうしん)

望診は西洋医学的診断法での視診にあたるもので，患者の外面を視覚的に情報収集するもので，四診の中でも重視されている．

まず，体格や体型，表情，顔色，皮膚の艶など外見上の観察が重要で，さらに唇や歯ぐきの色調や舌の状態，爪の性状や色調，毛髪の状態，眼光などを観察する．

例えば，肥満と水太りを間違えず，顔面の紅潮でも実証と虚証いずれかといった鑑別や，気・血・水の診断を行う．特に漢方医学に特有で重要な概念である瘀血は，その徴候を見落とさないことが重要であり，皮膚や粘膜の紫斑，静脈の怒張，くも状血管腫，手掌紅斑や鮫肌などが重視されている．

なお，舌の観察は陰陽虚実を判断するのに極めて有用であるとされ，特に舌診とよばれている．舌の厚薄，舌苔の有無・程度・範囲，色調，舌の湿潤の程度の観察，さらには舌辺にみられる圧痕や，舌裏の静脈怒張の有無など，詳細に観察することによって，微妙な病態を把握，推測でき，有効薬剤が推定できるとされている．白苔があれば病邪が半表半裏にあるとみなされ小柴胡剤などの適応，もし黄苔ならば大柴胡湯で，あまりみられないが黒苔がある場合は下剤の適応とされている．

しかし，舌を観察すると，同じ人でも時間帯で変化し異なることも多い．食生活や環境が著しく改善されている現在では，脈診ほどの有用性があるか疑問視する意見もあるが，舌も身体の一部である以上，診断のプロセスの中で舌を含めて口腔は細かく観察する必要があろう．

「心そこにあらざれば，みるものも見えず」のたとえのように，患者の証の把握には全神経を集中し，どんな些細な情報も漏らさずに集める努力をする必要があろう．

### (2) 聞診(ぶんしん)

聞診は聴覚と嗅覚を駆使して情報収集をはかるものであり，診察にあたり患者の応答する声の大きさ・音声から力強さ・弱々しさなどから陰陽虚実を決定するための参考にする．口臭，体臭などから体調を探ることもある．呼吸音や咳の乾性・湿性，腹診での心下部振水音，腹中雷鳴などの聴取も証の判定に有用な手がかりになる．いずれにしてもこの聞診は漢方医の経験が大きなウエートを占める分野である．

### (3) 問診(もんしん)

W. Osler も "Listen to the patient, he is telling the diagnosis" と述べているよ

うに，問診の重要性は古今東西，ところと時代を超えて変わらない医学の基本である．医師と患者の出会いの場で行われるものであり，その後の医療行為の遂行にも基盤となるものである．既往歴の聴取も忘れてはならない．既往症は患者本人が忘れていることも多いからである．

問診で西洋医学とは異なっている面がある．例えば患者が訴える寒気（chillness）である．漢方医学では，身体を温かくしていても寒気がする悪寒と，風に当たったときに感ずる悪風が区別されており，発汗についても，その時間帯や発汗部位を知る必要がある．発熱にしても高い熱か微熱かは当然聞かなければならないが，往来寒熱という概念，すなわち寒くなったり熱くなったりすることがあるのか，部位も全身なのか手足煩熱といわれるような手足のみがほてるようなものなのかを聞く．また，頭痛，胸痛，腹痛，腰痛などの症状も身体の他の部分の微妙な変化とともに参考にすべきである．見落とされやすいのは四肢の観察である．寒がりやで四肢末端が冷たい人は陰証であるが，上熱下寒といわれるのぼせのある人は陽証とされる．

われわれは問診表（図 3）を診察前の待ち時間を利用して記入してもらって，おおよその陰陽虚実の判断の目安にしている．これは問診で忘れてはならない項目を経験的に選んだものである．

### (4) 切診（せっしん）

望診とともに重視されているのが，この切診であり，脈診と腹診がある．漢方医の中でもこの脈診を重視する人と後述する腹診を重視する人とがみられ，漢方医学の多面性をのぞきみる思いがする．

#### ①脈診

この脈診は西洋医学のように脈拍数・緊張度・整不整をみるだけではなく，漢方医学特有の診かたがある．具体的な脈拍のとり方は人差し指，中指，薬指の 3 本の指をそろえて用い，脈の浮沈・虚実・遅速・大小・緊緩・滑渋（滑らかな脈か，突っ張ったような脈か）などをみる．人差し指にあたる寸口，中指の関上，薬指にあたる尺中で性状を捉える．脈診の体得には長年の経験が必要である．

#### ②腹診

腹診は日本で最も発達したものである．特徴的な所見を理解しておくと，方剤の鑑別に大いに参考になる．証の診断で迷っても，はっきりした腹診所見によって患者に有効な薬剤を投与したとの報告は多く，この腹証で有効な薬剤が選択される可能性が大きいと多くの教科書で強調されている．

腹診は西洋医学では患者はベッドに仰向きになって両膝を曲げ，腹壁が弛緩した状態にしておいて，患者と会話しながら患者が訴える痛点から遠い部位から順序立てて触診していく．一方，漢方医学では両下肢を伸ばし自然な形で，腹部の緊張を取った状態で腹診を行う．その方法は望診，問診，聞診などであらかじめ患者の病態を想定しながら，掌で軽くなでるようにして触れていく．柔らかく触れて，腹壁の厚薄，皮下脂肪の多寡，腹筋の緊張の部位と程度を調べ，腹壁に温

| 陰陽虚実診断カード | | 記入日 H． ． ． No._____ |
|---|---|---|

| ID　　　外来　入院　　氏名　　　　　　　　　様　　　歳 男・女 |
|---|

〈陰陽（寒熱）〉

| 陽（熱） | 中 | 陰（寒） |
|---|---|---|
| 熱性で炎症反応が強い | 普通 | 寒性で炎症反応が弱い |
| 暑がりで薄着を好む | 普通 | 寒がりで厚着を好む |
| 顔面が紅潮，眼球の充血 | 普通 | 背部・腰部・首の周囲を寒がる |
| 平常体温が高い | 普通 | 四肢末端が冷える（冷え症） |
| 脈が速い | 普通 | 脈が遅い |
| 冷たい食物を好む | 普通 | 熱い食物を好む |

〈虚実〉

| 実 | 中 | 虚 |
|---|---|---|
| がっちり筋肉質 | 普通 | すんなりか細い |
| 肥満 | 普通 | 痩せ |
| 肩がいかる | 普通 | なで肩 |
| 首や指が太い | 普通 | 首や指が細い |
| 腹壁が厚く，弾力がある | 普通 | 腹壁が薄く柔らかい |
| 顔の造作が太く大きい | 普通 | 顔の造作が薄く細い |
| 顎が角張っている | 普通 | 顎が細く面長 |
| 顔色は赤みが多い | 普通 | 顔色は白い，蒼白い |
| 大きく開いた眼で力がある | 普通 | 細い疲れた眼差し |
| 声は太く大きく力強い | 普通 | 声は細く小さく弱い |
| 言葉がはっきりしている | 普通 | 言葉が不明瞭，濁る |
| しっかり歩く | 普通 | 歩き方が弱々しい |
| 胃腸が丈夫 | 普通 | 胃腸が弱い |
| 便秘がち | 普通 | 下痢しやすい，弛緩性便秘 |
| 下剤をかけるとさっぱりする | 普通 | 下剤をかけるとがっくりくる |
| かぜをひきにくい | 普通 | かぜをひきやすい |
| 解熱剤で発汗しやすい | 普通 | 解熱剤で発汗しにくい，発汗過多 |
| 苦いものも平気 | 普通 | 甘い食物を好む |
| 働いてもすぐに疲れがとれる | 普通 | 疲れやすく回復が遅い |
| 抵抗力が強い | 普通 | 抵抗力が弱い |
| 積極的気質 | 普通 | 消極的気質 |
| 自己肯定的 | 普通 | 自己否定的 |

判定の目安

各項目の左側が＋1，普通が0，右側が−1としてその合計でもって下記のように判定する

| 陽：＋2以上 | 中：＋1〜−1 | 陰：−2以下 |
|---|---|---|
| 実：＋5以上 | 中：＋4〜−4 | 虚：−5以下 |

図3　陰陽虚実診断カード（大垣市民病院）

度差がある場合はその部位と範囲をみる．腹筋の弾力，厚さ，圧したときの抵抗感，皮下脂肪の付き方などから腹力を想定することも重要である．

　腹部には漢方医学特有の名称がついている．心窩部にあたるところは「心下部」

とよばれ，臍の直上は臍上，それより下は臍下部であり，季肋部を胸脇，季肋下を脇下，上腹部を大腹，下腹部を小腹という．

例えば，**心下痞硬**は触診で心窩部に抵抗感がみられた場合であり，熱性疾患の場合では陽証で，病変が半表半裏にある少陽病にあたり，瀉心湯類や柴胡剤の適応となる．しかし虚証の場合は人参湯の適応とされている．この所見はないものの，自覚症状として心窩部につかえ感がある場合は，**心下痞**とか**心下満**とよばれ，時に振水音を聞く場合は虚証の所見として六君子湯や人参湯の適応とされている．

実証であって心窩部から肋骨弓に沿っての重圧感，圧痛のある**胸脇苦満**の所見は，柴胡剤の適応とされている．腹直筋が上腹部から下腹部まで張っているような所見は**腹皮拘急**（腹直筋攣急）といって虚証にみられる場合が多く，小建中湯，黄耆建中湯，桂枝芍薬湯などの適応とされている．**小腹不仁**とは，下腹部において正中部の腹壁の力が抜けているような所見がみられた場合であり，老人に多くみられる所見で八味地黄丸や牛車腎気丸，六味丸などの適応とされている．主に左下腹部に圧痛がある場合は**小腹急結**，臍下部の抵抗・圧痛は**小腹硬満**とそれぞれ表現され，桃核承気湯や大黄牡丹皮湯などの駆瘀血剤の適応になるとされている（図4）．

腹診にも経験が必要である．

## b 治療について

### 1）漢方医学の治療の原則と薬効判定

『神農本草経』では，生薬は上薬・中薬・下薬に分けられている．上薬とは生命を育み，長期間飲んでも健康が保たれるものであり，人参，甘草，茯苓，沢瀉，黄連，大棗，などの120種がある．中薬は病気になった際に病を治し，元気になる生薬であり，乾姜，麻黄，葛根，芍薬，牡丹，当帰，などの120種がある．下薬は病気の治療に用いられるが，長期投与は避ける生薬で，附子，大黄，半夏，桔梗，山椒などの125種があると記載されている．

これらの薬剤に対する評価は西洋医学では薬効が優れていれば，たとえ副作用があってもよい薬とされ，副作用に注意しながら投与することになる．しかし，漢方薬の場合はその薬効が優れていても副作用のあるものはよい薬とはされず，逆にたとえ薬効が優れていなくても副作用のないものが良薬として上薬にランクされている．

漢方医学では，証の決定が治療薬の選択に結びついており，薬剤効果の判定も証と直結している．患者が陽証か陰証かを判断し，さらに気・血・水の概念から病態の基本を把握し，陰陽，虚実，寒熱，表裏などから病態の程度や部位を，さらには六病位の概念から病期を想定し，瀉剤にするか補剤にするか大まかに分類し，経験的に有用とされている薬剤を決定していくというプロセスを経る．そし

## 2 漢方医学による診断と治療

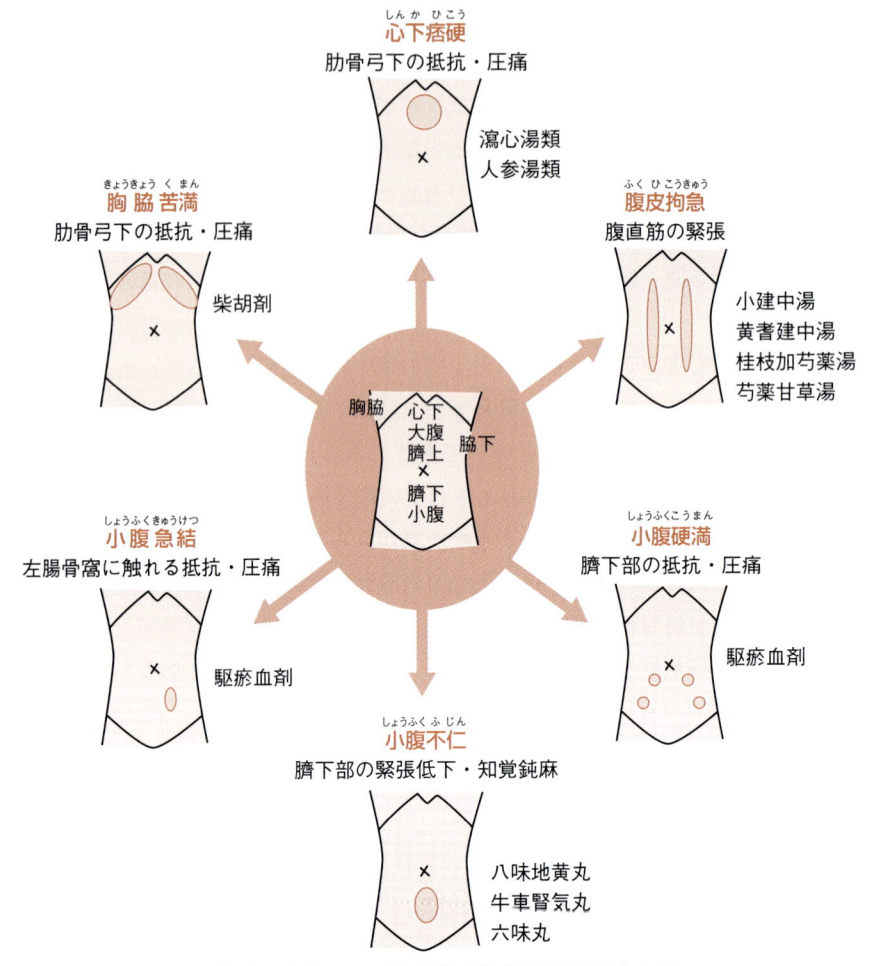

**心下痞硬（しんかひこう）**
肋骨弓下の抵抗・圧痛
瀉心湯類
人参湯類

**胸脇苦満（きょうきょうくまん）**
肋骨弓下の抵抗・圧痛
柴胡剤

**腹皮拘急（ふくひこうきゅう）**
腹直筋の緊張
小建中湯
黄耆建中湯
桂枝加芍薬湯
芍薬甘草湯

中央：胸脇／脇下／心下／大腹／臍上／臍下／小腹

**小腹急結（しょうふくきゅうけつ）**
左腸骨窩に触れる抵抗・圧痛
駆瘀血剤

**小腹硬満（しょうふくこうまん）**
臍下部の抵抗・圧痛
駆瘀血剤

**小腹不仁（しょうふくふじん）**
臍下部の緊張低下・知覚鈍麻
八味地黄丸
牛車腎気丸
六味丸

**図4** 腹部の漢方医学的な名称および代表的な腹部所見と適応方剤

てこれが的確であったかどうかの治療効果の判断材料になる．薬効が不十分であった場合は，証に合わない薬剤が選択された場合と，薬剤自体に効果がなかった場合とに分けて考える必要がある．

一般に漢方医学では自・他覚症状の改善が薬効の主な判断材料になる．すなわち，薬効の判定に患者本人の症状の改善が重視され，治療効果の判定に患者が加わることになる．いわゆるプラセボ効果も薬効の中に入り込む可能性がある．し

---

**Column 5　小児は陽証，高齢者は虚証が多い**

舌診，脈診，腹診などの所見は必ずしも明確に把握できるとは限らないので経験が必要である．患者側の年齢や性別によって症状の訴え方や話す要領も異なり，自覚症状の表現は曖昧でもあり，判断に迷うことが多い．なお，小児は陽証が多いとか，高齢者は虚証が多いなど，一般的な傾向を知っておくことも必要だろう．

かし，西洋医学での薬効の判定は患者の症状の改善以外に，血液所見や画像所見などの他覚的所見を重視する．このような客観的な指標を重視すると，患者自身の良くなった・悪くなったという主観的評価は軽視される傾向が生じてくる．

津谷は漢方医学に魅力を感じるのはその臨床的有効性のみでなく，そこに備わっている自律・患者の自己決定の要素も大きいと論じている．岡部も，そもそも漢方医学は心身一如のシステム医学であり，RCT（randomized control trial）の対極にあるため，EBM（evidence based medicine）よりNBM（narrative based medicine）に近い医学と喝破し，エビデンスを測定する基準としては医療倫理上から考えて，心身のQOLを加味した新しいものが必要であると論じている．したがって，西洋医学の疾患に漢方薬を用いた一次元のRCTでは正当な評価は得られず，多次元で複雑な医学である漢方医学を科学的な説得力のある医学にすることが今後の問題であろうとしている．

今後，漢方医学はEBMの概念や意味について十分理解し，参考にしながらも，複雑系の人間を要素還元的な科学的アプローチでどこまで解釈できるかということを考慮して，独自の概念を包含したエビデンスの作り方を確立しなければならない．

### Column 6　EBMと臨床医学

西洋医学の薬効の判定には，二重盲検法によるエビデンスが強いとされてきた．しかし，いわゆる集団に効くことと個人に効くことは異なる次元であるという統計学者の指摘があるように，エビデンスの強さがそのまま眼前の患者に有効であるという証拠はないとされている．

薬効を論ずる際には，EBMについて触れなければならない．EBMとは「入手可能な範囲で最も信頼できる根拠（evidence）を把握したうえで，理に適った医療を行うための一連の行動指針」であり，検索した文献の結論に対してバイアスや偶然性が影響している可能性の有無・程度を判断する能力が必要であって，それには臨床疫学と生物統計学の知識を習得したうえで的確な判断をすることが肝要である．このように考えてみるとEBMという概念をあくまで個々のケースに対応しなくてはならない臨床医学と直結させることには慎重であるべきであると思われる．すなわち，個々の患者に接して診療する臨床医学と，集団を問題にする臨床疫学とでは対象が違っており，アプローチには違いがあるので，両者には溝があるのも当然であろう．しかし実際には優れた臨床医ならば，眼前の患者の診療に対しながら疫学や医学統計について常に考慮をしており，日進月歩の医学情報の習得に心がけているものである．このような意味においてEBMという概念は，今まで優秀な臨床医が無意識に行ってきた臨床行為のあり方を再認識させてくれるきっかけにはなったが，特別に新しい概念とはいえないと思われる．

なお，EBMの行き過ぎに対して，すでに提唱者自らがNBMの重要性を強調し始めている．

## 2) 処方の実践

### (1) 随証治療

　漢方医学の治療法は，まず証を決定して，それから処方を決めるという随証治療が原則である．虚証には体力を補う補法，体液が枯渇している状況では潤法で，湿っている場合では燥法など病態を是正する方法がとられ，半表半裏といわれる場合は和法という治療法が行われる．

　病気は外部から進入してきた病邪と体内の変調によって起こったものと考えられており，外因と内因からなる病邪はいずれも体外に排除し，内部環境を是正することが基本的な治療概念である．このような思考のもと，大まかに補うのか排除するのか，すなわち補剤か瀉剤か，を第一に判断する．

　虚証の患者には原則として補中益気湯とか十全大補湯などの補剤を投与し，かぜなどの急性期で実証の患者には麻黄湯，虚証の人には麻黄附子細辛湯などを処方するなど，病勢，病期以外に患者の状態を加味した方剤の選択が必要である．また，病態が複雑であったり，わかりにくい場合，例えば虚実が不明とか混在している場合は，まず虚の治療をしてから後で実を攻めるような先虚後実とか，表裏に病変のある場合は表を治して後に裏を攻めるという先表後裏という原則がある．一方で，表裏を同時に治療する場合があることも記載されている．すなわち迷った際の優先順位も決められている．

　手法としては発汗・嘔吐・下痢をさせる方法（汗法・吐法・下法）などさまざまある．さらに，気・血・水のいずれに働きかける薬能があるかをみる分類では，気剤，駆瘀血剤，利水剤などがある．気虚には補中益気湯や四君子湯，気逆には桂枝加竜骨牡蛎湯，気うつには半夏厚朴湯などの気剤がよく用いられる．瘀血には桂枝茯苓丸などの駆瘀血剤が，水毒には五苓散などの利水剤が代表的なものである．

　誤った処方をした場合，副作用が出ることはいうまでもない．近年，漢方薬と西洋薬の併用が行われるようになっているが，それぞれの作用機序を十分に理解したうえで慎重に行うべきである．

### (2) 薬物学からの方剤選択

　漢方治療を誤らずに行うには，生薬や方剤の十分な知識が必要である．具体的には，ある方剤の主薬となっている生薬の性質を知り，さらに主薬を同じくする方剤が，どのような意図のもとに他の生薬を含有しているかがわかっていなければならない．例えば麻黄は気管支拡張作用，発汗作用，利尿作用などを有する．これを主薬とする方剤群を麻黄剤とすると，その中心的な方剤は麻黄湯であり，そこから派生して麻杏甘石湯や葛根湯，小青竜湯などが種々の生薬の加減によって作られている．

　方剤に含まれている生薬の性状を把握しておくことで，その絶妙な生薬の組み合わせから効きそうな病態を想定できる．例えば杏仁は鎮咳作用，解熱作用など

があり，桂枝には解熱作用，抗炎症作用，鎮静・鎮痙，末梢血管拡張作用，抗菌作用などがある．生薬は多くの作用を有しており，生薬の組み合わせは単なる総和として作用するのみではなく，それぞれの生薬の作用が強化されたり，あるいは減弱したりするので，Aの作用を引き立て，副作用を軽減するためにBを加えるなど，漢方薬には長年の経験から組み合わされているものが多い．

漢方薬の構成生薬を理解すれば，従来とは異なった観点から方剤を選ぶことが可能となってくる．すなわち，証を判断して薬剤を選択するという姿勢から，逆に薬剤成分を吟味し，方剤の内容を熟知することによって有効と思われる病態を想定して方剤を考えることができよう．

例えば瘀血の徴候を表している患者に，虚実の大まかな鑑別をしながら血液循環を促す生薬が入っている薬剤を考えるなど，生薬の薬理作用から最良の方剤を考えることができる．証を有効薬剤選択の金科玉条とするのではなく，薬物学からみてある病態に有効と思われる方剤を当てはめるという思考，方法を導入することが必要であろう．従来の，証の決定⇒有効薬剤の決定という流れから，薬物学⇒有効と思われる病態の選択という，従来とは逆の発想のほうが，漢方医学にそれほど精通していない臨床医にも使用できる可能性があるのではないだろうか．

このように，漢方薬が多くの生薬の組み合わせによって作られている以上，方剤の構成生成分の理解は極めて重要になる．例えば芍薬甘草湯とか大黄甘草湯などのようにわずか2種類の生薬の場合は，症状のみで証をあまり考慮せずに薬効を推定し投与できるし，人参，白朮，甘草，乾姜の4つの生薬から構成されている人参湯などの場合は，それぞれの薬効が期待できる病態を推測できる．しかし小柴胡湯とか十全大補湯など多くの生薬から構成されている漢方薬は，長い歴史を経て考え出されたものであるだけに，全体の薬効の増強，あるいは副作用阻止など，その組み合わせの意図をいろいろの角度から考える必要があるだろう．

生薬の組み合わせを含む薬剤の性状，特性を十分に理解しておれば，患者の状況を分析し，その病態に合いそうな方剤をあまり「証」に捉われず探したり，あるいはこの方剤はこのような病態に有効に作用するはずであるとの考え方ができるようになると思われる．

なお，漢方治療におけるわかりにくい概念の1つに「瞑眩(めんげん)」がある．薬の服用後，予期しない症状が突発し，それを機会に病気が好転する場合とされているが，薬の副作用や誤治との鑑別は非常に難しい．むしろ副作用と考えたほうがよいとの意見もある．「瞑眩(めんげん)」を起こしやすい生薬としては，附子や大黄がある．附

> **Column 7　生薬とは**
>
> 漢方方剤の特色は，天然の植物の種子，葉，根茎や根などに簡単な操作を加えたものを，刻んで用いていることである．数は少ないが貝殻，昆虫なども使用されている．これらは生薬(しょうやく)と総称されている．

子は新陳代謝を亢進させ，心悸亢進，頭痛を起こすことがあり，大黄は瀉下作用が強く，虚証の人に腹痛を起こすことが知られている．これらの生薬が入っている漢方薬を用いる場合には注意すべきある．

### (3) 服用方法

漢方薬を食前・食間に服用するように指示することが多いのは，本来は生薬を煎じて飲むことからである．しかし附子など胃粘膜障害を起こしやすいものでは，胃腸が弱い患者には食後に飲むほうがよい．食前の服用を忘れやすい患者には，食後の服用を指導することも必要である．また，感冒などの急性疾患の場合，葛根湯などは1日に3回のみでなく，症状によっては回数を増やすこともある．また五苓散や大建中湯などでは，経口投与ができない例では注腸で投与することも行われている．

### (4) 漢方薬の保険収載

日本では西洋医学による保険診療が行われており，一般の臨床医が漢方薬を処方する場合は，西洋医学の病名をつける必要があり，漢方製剤の運用には工夫が必要である．すなわち今の日本では，保険診療制度上の関係もあって，一般臨床医によって慢性肝炎なら小柴胡湯，感冒なら葛根湯といった方剤が投与され，漢方医学が誇る概念は考慮されない場合も多い．さらに感冒を例にとっても，漢方医では悪寒や頭痛のある初期は体型，体質に応じて麻黄湯や葛根湯，あるいは麻黄附子細辛湯を用い，少し長引く場合は小柴胡湯，柴胡桂枝湯などが用いられ，鼻汁，くしゃみなどが多いと小青竜湯，から咳には麦門冬湯を用いるなどの病期・病態に応じた方剤が用意されている．患者に合った漢方薬を投与すれば病態

---

#### Column 8　漢方薬の名前の由来

漢方薬は長い歴史の中から経験的に優れた生薬の組み合わせが考えられたものである．難しいのが漢方薬の名前であろう．例えば方剤の名前については，小柴胡湯と大柴胡湯，小建中湯と大建中湯など各方剤名の前に「大」「小」がついていると，含まれている薬物の多寡によるものと錯覚する場合がある．方剤名の由来もさまざまなので，注意が必要である．

小柴胡湯は柴胡，黄芩，生姜，人参，半夏，大棗，甘草の7種類の生薬が配合されているが，大柴胡湯は柴胡，黄芩，生姜，半夏，大棗，芍薬，大黄，枳実の8種類からなっている．小建中湯は桂枝加芍薬湯に膠飴を加えたもので6種類の生薬からなっているが，大建中湯は人参，山椒，乾姜に膠飴を加えたもので4種類のみの生薬からなっている．

方剤中の主薬の生薬名に由来する葛根湯，構成生薬のすべての名を並べる苓桂朮甘湯，大黄甘草湯，構成生薬の数に由来する六味丸，四物湯，合方した方剤に由来する猪苓湯合四物湯，柴苓湯．消化器系を意味する「中」を整えたり，補うなどの方剤の働きに由来する安中散や補中益気湯．イメージを表すような女神散や神秘湯．中国の歴史に由来する小青竜湯，六君子湯などがある．

の改善も速やかで,医療費も低く抑えることができることが報告されてきており,漢方医学の特性を取り入れた診療報酬体制が整うことが期待される.

## 3 東洋医学と西洋医学の相補的結合,東西の医学の結合を目指して

### a 古くて新しい漢方医学

　現代の臨床医学が「サイエンスとアート」とか,「不完全なサイエンス」とよばれていることは,現在の臨床医学の不完全性を表している.これは一般臨床家が,自然科学としての医学を信奉するあまり患者の心や病の動きを考慮に入れないままの診療では不十分であることを示している.このような背景のもと,WHOをはじめとして,世界中で伝統医学への再検討が始まっており,現在CAM(complementary and alternative medicine)は世界的に大きな潮流となってきている.日本においても漢方医学と西洋医学の長所を互いに取り入れようと東西医学結合の流れが出てきている.

　漢方医学には,現代においても参考にすべき多くの概念や知識が集積されていると思われる.陰陽・虚実・寒熱・表裏などで患者の体型,体質を考慮に入れた考え方,病態を気・血・水を中心とするホメオスターシスの歪みを基本として捉え是正するのを治療の基本とした考え方,六病位という病期のステージ分類を個々の方剤に取り入れる考え方などは,西洋医学にはみられないものである.

　一般の実地臨床医家としては,漢方医学を含む東洋医学の基本理念や,患者に接する際の基本姿勢には多くの利点が含まれていることを認め,この日本で成熟してきた漢方医学を学び,診療の現場で利用すべきと思われる.ただ,地球規模で環境も大きく変貌した現代において,長い歴史があるということのみで古い時代の方剤を無批判に使用することには慎重でなければならないと思う.

　最近は臓器別を超えて横断的に診療する総合内科や心療内科が設けられるようになったが,そのような診療科や,婦人科や老年科などで漢方薬が繁用されるようになってきている.さらに他の臨床科でも十全大補湯や補中益気湯が用いられ,末期癌患者の免疫能を上げるとも報告されている.

　ただ,厳にいましめなければならないのは,外科的な治療が必要な例を漢方薬で代替して治療しようとしたり,あるいは逆に,慢性的・機能的疾患を外科的対象にしてはいけないことであり,あらゆる疾患に対応できる医師となるには,東西の両医学を学ぶ必要があろう.

　2001年,日本東洋医学会で医療用漢方製剤の保険診療における有効性を内外に示す必要性からEBM委員会が結成され,1986年の新薬剤基準実施以降の漢方製剤を使用した一定規模以上の研究報告が検索され,比較的高いエビデンスがある95の方剤が抽出された.そして日本東洋医学会が検討し,診療別領域のエ

表2 東洋医学と西洋医学の比較

| | 東洋医学<br>(心身一元論に基づく全身医学) | 西洋医学<br>(心身二元論に基づく臓器医学) |
|---|---|---|
| 得意分野 | 機能的慢性疾患,未病の状態 | 器質的疾患,救急疾患 |
| 診断方法 | 症状,身体症候の把握(証の決定) | 症状から各種検査法を選択,診断 |
| 治療法 | 診断(証の把握)と治療は one step | 診断後治療の選択をする two step |
| EBM | 個の医学で EBM になじまない | 集団の医学で EBM は可能 |
| NBM | NBM に近い | NBM の心がけが必要 |
| bioethics | 日常的に行われる可能性大 | 常に心がけが必要 |
| tailor made 医学 | 個の医学で可能性大 | 新しく個の概念を入れる必要 |

(中野　哲:漢方医学の EBM と Narrative Based Medicine. 漢方と最新治療 15:213-219, 2006 より引用)

ビデンスレポートが発表されている.

こうして現代の医学の欠点を補完する意味で,客観的に治療効果が認められた漢方医学の検討が始まっている.

今や,日本で独特の発達をしてきた漢方医学のよさが証明され,西洋医学の欠点を補うべき存在としても明らかになり,両医学の相補的なアプローチが必要になってきている.

## b 東西医学結合を目指して

ここにおいて,改めて東西の両医学をながめてみると,西洋医学の心身二元論,東洋医学の心身一元論の基本概念の相違に気づく(表2).

西洋医学と日本で発展した東洋医学である漢方医学とを対比してみると,前者が各種検査法を駆使し,診断をつけて治療する two step で救急疾患や器質的疾患に多くの貢献をしてきているのに対し,漢方医学は西洋医学の診断にあたる証を確定し,直ちに有効薬剤を決定するという one step で主に機能的疾患などの治療に実績を上げてきている.疫学を得意分野とする EBM の概念,個の対応を得意とする NBM の概念は表2に示すように両医学では差がみられ,これは臨床医学として重視されている医の倫理(bioethics)についてのスタンスにも差異がみられるように思われる.

西洋医学は analytic medicine といわれ,罹患臓器を推定し,分析的アプローチで病態を突き詰め,それを改善,是正する姿勢に優れ,事実,すばらしい成果を上げてきた.しかしあまりにも局所の病変に捉われやすい傾向をもっているので,近年の全身性の病態をもつ代謝性疾患や多くの臓器障害をもつ高齢者,機能性疾患の多い女性などの病態を治療するのがやや不得意になっている感がある.holistic medicine とされる漢方医学と大きく異なるところである.

西洋医学が「疾患中心的」な医学になっているとすれば,東洋医学は医師が五感をフルに使って特有の診断により罹患している患者の状況を全体的に把握して,

心の悩みも含めてそれらを是正しようとするいわゆる「患者中心的」な医学になっているように思われる．

近年の遺伝子学の発達により患者の個体差に対する科学的アプローチが導入され，テーラーメイド（tailor made），オーダーメイド（order made）の医学が論ぜられるようになってきている．ここにおいてあたかも東洋医学の対極にあるような西洋医学が「個」の概念をもつようになってきた．こうして，同じ疾患の集団から共通のものを抽出し，詳細に分析し，統計的手法で正常群から異常なものを同定し，それによって最良の治療法を考えるというmassの医学と，病人側の情報を特有な手法で医療に直結させる帰納的アプローチを得意とする個の医学の両医学の結合の可能性が出てきている．

心身二元論と心身一元論，臓器医学と全身医学，西洋医学と東洋医学（漢方医学），EBMとNBMなどはすべて対立した概念ではなく，それらの長短を理解したうえで，患者のより多面的な病態の把握と，より有効な治療法を選択することで，真の東西医学の結合は可能となろう．こうなれば漢方薬が臨床の場でもっと身近な存在になればそれをもっと利用できるようになると思われる．

## C Careの医学，予防医学としての漢方医学

一般に西洋医学は急性疾患や，器質的疾患，外科的疾患が得意分野であり，多くの病態，病気を抱える高齢者や心の悩みを抱え機能的障害の多い患者への対応は不十分であったと思われる．現在は，これらの患者に対しては病気を治すというcureの医学の立場から，疾患を抱えながらQOLを維持しながら生きる人を支援するというcareの医学への転換も必要な時代になってきていると思われる．

今後の臨床医は，漢方医学の長所，短所を十分に理解し，よいところは積極的に実際の医療に導入する姿勢が必要であろう．特に今や世界一の長寿国になったわが国では，高齢者に対する治療費が膨大になってきていることが問題になっている．この増加を続ける医療費の抑制を考えるうえでも現在の医療全般について再検討する時期がきていると思われる．

また，最近は国民の健康に対する関心が深くなり，予防医学への意識が広がってきている．国民は日常の健康維持のための努力とともに，感冒早期の葛根湯による治療のように病気の早期治療に関心が広がってきている．

漢方医学には，西洋医学にはない未病＊という概念があり，病気の前段階の早期に病態を是正しようとする思想が埋め込まれており，これからの予防医学に期待できると思われる．

＊未病：病気が発病する前や病気の初期状態のこと．

本格的に西洋医学がわが国に導入されて約140年経過し，今，科学的アプローチのみの臨床医学に多くの欠点が指摘されるようになっている．一方では西洋医学にはない特有の概念や診断方法などで，患者へのアプローチで臨床実績をあげてきた漢方医学についても，客観性，不偏性を求める動きが出てきており，ここ

において両医学の長短を補完しあうような CAM が模索されてきている．

今後，一般臨床医家は，西洋医学のみでなく，漢方医学についての造詣を深め，新しい臨床医学の修得に努めなければならないと思われる．

### 総論の引用文献

秋葉哲生：活用自在の処方解説．ライフ・サイエンス，2009
秋葉哲生：洋漢統合処方からみた漢方製剤保険診療マニュアル，ポケット版．ライフ・サイエンス，2000
大塚敬節：漢方診療三十年．創元社，2001
岡部哲郎：漢方治療のエビデンス．薬事 51：37-40，2009
岡部哲郎：NBM の観点からみた漢方と医療倫理．漢方と最新治療 16：43-46，2007
菊谷豊彦：保険診療における漢方製剤運用法．メディカルトリビューン，1993
桑木崇秀：新版 漢方診療ハンドブック．創元社，1995
(特集)漢方医学と西洋医学の融合に向けて．漢方医学 32：1-70，2008
津谷喜一郎：集団に効くことと個人に効くこと―「効き目」のコミュニュケーション．日東医誌 48：569-598，1998
丁　宗鐵，菊谷健彦：漢方製剤(健保適用)の使い方．山口　徹，北原光夫，福井次矢(総編集)：今日の治療指針．医学書院，2010
寺澤捷年，他(編)：漢方診療，二頁の秘訣．金原出版，2004
寺澤捷年：症例から学ぶ和漢診療学．第 2 版．医学書院，1998
寺澤捷年：東洋医学における EBM の構築．日東医誌 55：1-12，2004
トリシャ・グリーンハル，他(編)，斉藤清二，他(監訳)：ナラティブ・ベイスト・メディスン―臨床における物語りと対話．金剛出版，2004
中野　哲：漢方医学の EBM と Narrative Based Medicine．漢方と最新治療 15：213-219，2006
中野　哲：東西医学の結合を考える．日東医誌 56：769-778，2005
日本医師会(編)：漢方治療の ABC．医学書院，1992
(財)日本漢方医学研究所(編)：新版漢方医学．日本漢方医学研究所，1990
日本東洋医学会：漢方治療におけるエビデンスレポート．日東医誌 56(別冊)，2005
日本東洋医学会学術教育委員会(編)：入門漢方医学．南江堂，2002
日本東洋医学会：日本東洋医学会 50 年史．日本東洋医学会，2000
長谷川弥人，他：漢方製剤 活用の手引き―証の把握と処方鑑別のために．臨床情報センター，1998
福富久之：運命の分析．筑波大学，1998，pp175-203
松田邦夫，稲木一元，他：臨床医のための漢方[基礎編]．カレントテラピー，1987
松本克彦：今日の医療用漢方製剤．第 2 版．メディカルユーコン，2005
山田光胤：漢方を学ぶ人のために．南江堂，2002
ロバート・H・フレッチャー，他著，福井次矢(監訳)：臨床疫学― EBM 実践のための必須知識．メディカル・サイエンス・インターナショナル，2000

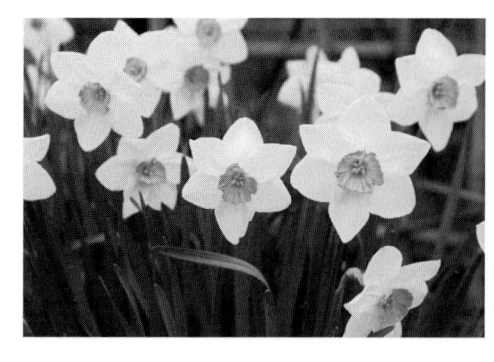

**身近な有毒植物① スイセン(ヒガンバナ科)**
観賞用として多くの品種があり，公園の花壇などに植えられていることが多い．毒成分はリコリン，セキサニン，ガランタミンなどのアルロイドやシュウ酸カルシウムで全草，特に地下の球根に多い．誤って経口摂取すると悪心・嘔吐，腹痛，下痢などの胃腸障害と，頭痛などが生ずる．

# II

# 臨床 編

# 1 症状別の漢方薬の使い方

❶ **全身症状** —— 30
　発熱(成人) 30／発熱(小児) 32／発疹(成人) 34／発疹(小児) 36／浮腫(成人) 38／浮腫(小児) 40／冷え 42／ほてり 44／疲労倦怠感 46／寝汗・盗汗(ねあせ) 48／のぼせ 50

❷ **神経系の症状** —— 52
　頭痛 52／めまい 54／けいれん 56／肩こり 58

❸ **循環器系の症状** —— 60
　動悸 60／息切れ 62／胸痛 64

❹ **呼吸器系の症状** —— 66
　咳嗽 66／喘鳴および呼吸困難 68

❺ **消化器系の症状** —— 70
　悪心・嘔吐 70／上腹部不定愁訴 72／食欲不振 74／腹痛 76／下痢 78／便秘 80／腹部膨満 82

# 1 症状別の漢方薬の使い方

**症状別　全身症状 ❶**

# 発熱（成人）

## ■ 概要

成人の発熱は，急性感染症が最も多いが，そのほかに悪性腫瘍，自己免疫疾患などでも発現する．高温環境下の作業や運動，夏季の熱暑で高齢者などでは，熱中症などのうつ熱がある．脳卒中や頭部外傷のときには，体温中枢の障害により高熱をきたす場合がある．

発熱時には，まず全身状態を把握して，すぐに処置が必要かどうかを判断する．発熱の程度，発熱期間，生活歴，薬剤使用歴，流行中の疾患の把握などとともに，随伴症状と必要な検査所見などから原因疾患を診断する．

## ■ 漢方薬の適応と使い方

発熱そのものに対する処置は，特に急ぐ必要はなく，まず原因疾患の緊急を要する症状に対する処置を優先する．

発熱に対する漢方薬は，一般的な対症療法である解熱鎮痛剤とは異なり，身体を温めて治癒を早めることを期待する．したがって漢方薬服用により，一時的に発熱は高まるが，その後解熱することが多い．服用法は，1回の頓用で解熱する場合が多いが，発熱が続けば解熱するまで数回服用する．

### ● 成人の発熱に用いられる漢方薬

| 体力 | 処方 | 1回量・用法 | 解説・図 |
|---|---|---|---|
| 体力あり（実証） | **27 麻黄湯**<br>発熱，悪寒，関節症状，疾病の初期，無汗 | 2.5～5.0 g/ 頓用 | 解説 p209<br>図 p208 |
| | **34 白虎加人参湯**<br>高熱，口渇，発汗，多尿，顔面のほてり，皮膚瘙痒感 | 3.0～6.0 g/ 頓用 | 解説 p314<br>図 p312 |
| 体力ふつう（中間証） | **1 葛根湯**　☆実証にも適応<br>無汗状態で発熱，悪寒，肩こり，頭痛や下痢を伴う | 2.5～5.0 g/ 頓用 | 解説 p215<br>図 p208 |
| 体力なし（虚証） | **127 麻黄附子細辛湯**<br>発汗，微熱，悪寒，全身倦怠，頭痛，虚弱者や高齢者 | 1日量・用法 7.5 g/ 分3 | 解説 p213<br>図 p208 |
| | **70 香蘇散**<br>微熱，胃腸虚弱，食欲不振，不安，不眠，頭痛 | 1日量・用法 7.5 g/ 分3 | 解説 p305<br>図 p297 |

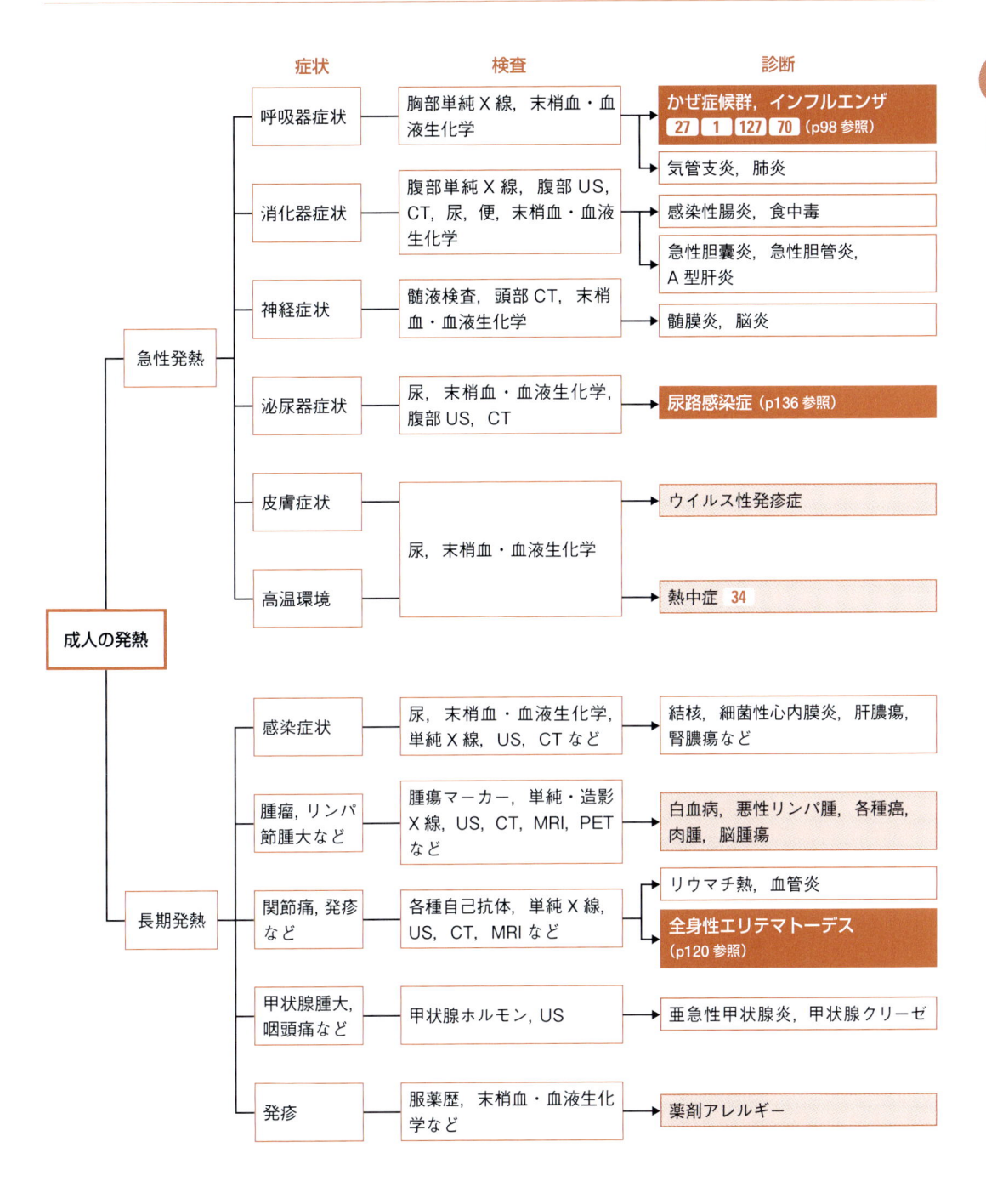

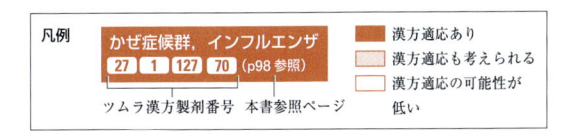

# 発熱（成人）

## 成人の発熱

### 急性発熱

| 症状 | 検査 | 診断 |
|---|---|---|
| 呼吸器症状 | 胸部単純X線，末梢血・血液生化学 | かぜ症候群，インフルエンザ 27 1 127 70 （p98 参照） / 気管支炎，肺炎 |
| 消化器症状 | 腹部単純X線，腹部US，CT，尿，便，末梢血・血液生化学 | 感染性腸炎，食中毒 / 急性胆嚢炎，急性胆管炎，A型肝炎 |
| 神経症状 | 髄液検査，頭部CT，末梢血・血液生化学 | 髄膜炎，脳炎 |
| 泌尿器症状 | 尿，末梢血・血液生化学，腹部US，CT | 尿路感染症（p136 参照） |
| 皮膚症状 | 尿，末梢血・血液生化学 | ウイルス性発疹症 |
| 高温環境 | | 熱中症 34 |

### 長期発熱

| 症状 | 検査 | 診断 |
|---|---|---|
| 感染症状 | 尿，末梢血・血液生化学，単純X線，US，CTなど | 結核，細菌性心内膜炎，肝膿瘍，腎膿瘍など |
| 腫瘍，リンパ節腫大など | 腫瘍マーカー，単純・造影X線，US，CT，MRI，PETなど | 白血病，悪性リンパ腫，各種癌，肉腫，脳腫瘍 |
| 関節痛，発疹など | 各種自己抗体，単純X線，US，CT，MRIなど | リウマチ熱，血管炎 / 全身性エリテマトーデス（p120 参照） |
| 甲状腺腫大，咽頭痛など | 甲状腺ホルモン，US | 亜急性甲状腺炎，甲状腺クリーゼ |
| 発疹 | 服薬歴，末梢血・血液生化学など | 薬剤アレルギー |

凡例：かぜ症候群，インフルエンザ 27 1 127 70 （p98 参照） ツムラ漢方製剤番号　本書参照ページ

- 漢方適応あり
- 漢方適応も考えられる
- 漢方適応の可能性が低い

## 発熱(小児)

症状別　全身症状 ❷

### ■ 概要

　発熱は，小児の日常診療で遭遇する最も頻度の高い全身症状である．急性感染症による発熱が最も多いが，時には自己免疫疾患，悪性腫瘍なども存在する．そのほかには不適当な環境下での生活，熱放散障害，体温中枢異常などがある．これらに脱水を伴えば，体温はさらに高くなる．

　発熱時には，まず全身状態を把握して緊急性を判断し，年齢を考慮して，付随する症状などから診断のアプローチを行う．小児では，発熱により脱水を伴ってさらに高熱になる場合が多く，診断・治療に注意が必要である．

### ■ 漢方薬の適応と使い方

　発熱そのものに対する処置は，特に急ぐ必要はなく，緊急を要する症状に対する処置を優先する．一般には，解熱剤(アセトアミノフェンなど)が，坐剤や経口剤として頓用で投与される．しかしウイルス感染症などによる発熱は生体の防御反応であり，解熱剤によりかえって治癒を遷延させる場合もある．

　漢方医学的には，身体を温めて治癒を早めることを期待する．したがって，服用により一次的に発熱反応が高まり，その後解熱することが多い．服用法は，1回の頓用で解熱する場合が多いが，発熱が続けば解熱するまで数回服用する．

#### ● 小児の発熱に用いられる漢方薬

| 体力 | 処方 | | 1回量・用法 | 解説・図 |
|---|---|---|---|---|
| 体力あり（実証） | 27 麻黄湯 | | 1回量・用法 0.05〜0.1 g/kg/ 頓用 | 解説 p209／図 p208 |
| | 発熱，悪寒，関節症状，疾病の初期，無汗 | | | |
| 体力ふつう（中間証） | 1 葛根湯 | ☆実証にも適応 | 1回量・用法 0.1 g/kg/ 頓用 | 解説 p215／図 p208 |
| | 無汗状態で発熱，悪寒，項部張り，頭痛，時に下痢を伴う | | | |
| | 9 小柴胡湯 | | 1日量・用法 0.05〜0.1 g/kg/ 分3 | 解説 p229／図 p227 |
| | 発熱と悪寒を繰り返す，微熱，舌に白苔，口が苦い，ねばねばする | | | |
| 体力なし（虚証） | 10 柴胡桂枝湯 | ☆中間証にも適応 | 1日量・用法 0.05〜0.1 g/kg/ 分3 | 解説 p236／図 p227 |
| | 微熱，食欲不振，倦怠感，頭痛 | | | |
| | 11 柴胡桂枝乾姜湯 | | 1日量・用法 0.05〜0.1 g/kg/ 分3 | 解説 p237／図 p227 |
| | 微熱，食欲不振，倦怠感，精神症状 | | | |

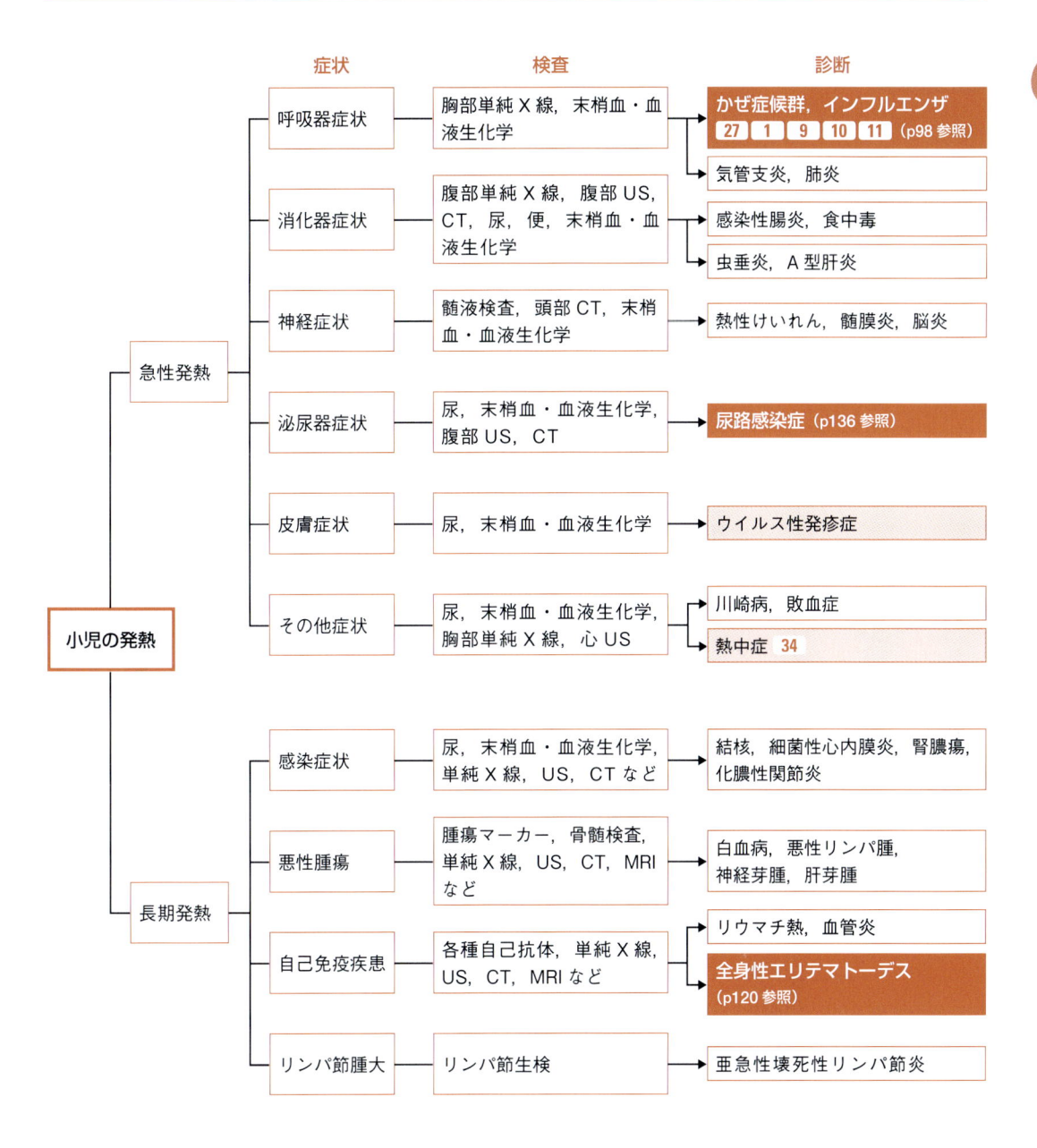

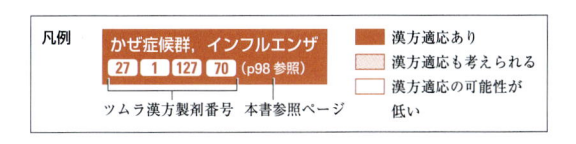

## 1 症状別の漢方薬の使い方　❶ 全身症状

### 発熱（小児）

| | 症状 | 検査 | 診断 |
|---|---|---|---|
| **小児の発熱** | | | |
| 急性発熱 | 呼吸器症状 | 胸部単純X線，末梢血・血液生化学 | **かぜ症候群，インフルエンザ** 27 1 9 10 11（p98参照）／気管支炎，肺炎 |
| | 消化器症状 | 腹部単純X線，腹部US，CT，尿，便，末梢血・血液生化学 | 感染性腸炎，食中毒／虫垂炎，A型肝炎 |
| | 神経症状 | 髄液検査，頭部CT，末梢血・血液生化学 | 熱性けいれん，髄膜炎，脳炎 |
| | 泌尿器症状 | 尿，末梢血・血液生化学，腹部US，CT | **尿路感染症**（p136参照） |
| | 皮膚症状 | 尿，末梢血・血液生化学 | **ウイルス性発疹症** |
| | その他症状 | 尿，末梢血・血液生化学，胸部単純X線，心US | 川崎病，敗血症／**熱中症** 34 |
| 長期発熱 | 感染症状 | 尿，末梢血・血液生化学，単純X線，US，CTなど | 結核，細菌性心内膜炎，腎膿瘍，化膿性関節炎 |
| | 悪性腫瘍 | 腫瘍マーカー，骨髄検査，単純X線，US，CT，MRIなど | 白血病，悪性リンパ腫，神経芽腫，肝芽腫 |
| | 自己免疫疾患 | 各種自己抗体，単純X線，US，CT，MRIなど | リウマチ熱，血管炎／**全身性エリテマトーデス**（p120参照） |
| | リンパ節腫大 | リンパ節生検 | 亜急性壊死性リンパ節炎 |

凡例：**かぜ症候群，インフルエンザ** 27 1 127 70（p98参照）　ツムラ漢方製剤番号　本書参照ページ

■ 漢方適応あり　■ 漢方適応も考えられる　□ 漢方適応の可能性が低い

## 症状別 全身症状 ❸

# 発疹（成人）

### ■ 概要
発疹をきたす疾患は数多くあり，原因や病態もそれぞれ異なるが，発疹の部位，分布，性状，痒みの有無，粘膜診の有無や，これらの持続期間，発疹以外の随伴症状，全身状態などから，鑑別に必要な検査などを行い総合的に診断する．

### ■ 漢方薬の適応と使い方
一般的治療に抵抗性を示す発疹や，副作用などで薬剤投与が制限される慢性難治性疾患に対して，漢方薬が有効な場合がある．特に慢性じん麻疹，凍瘡，痤瘡，手掌角化症，老人性皮膚瘙痒症，アトピー性皮膚炎などでは，効果が期待できる．皮膚科的な各種疾患は p164 以降を参照．

#### ● 成人の発疹に用いられる漢方薬

| 体力区分 | 処方 | 適応 | 1日量・用法 | 解説/図 |
|---|---|---|---|---|
| 体力あり（実証） | 6 十味敗毒湯 ☆中間証にも適応 | 化膿性皮膚疾患，滲出液が少ない発疹，慢性じん麻疹，アトピー性皮膚炎 | 7.5 g/分3 | 解説 p240／図 p239 |
| | 15 黄連解毒湯 ☆中間証にも適応 | のぼせ，顔面紅潮，イライラ，不安，不眠，出血傾向 | 7.5 g/分3 | 解説 p281／図 p279 |
| | 22 消風散 ☆中間証にも適応 | 慢性湿疹，アトピー性皮膚炎，口渇 ☆分泌物が多く瘙痒が強い例に繁用 | 7.5 g/分3 | 解説 p318／図 p312 |
| | 135 茵蔯蒿湯 | じん麻疹，瘙痒，黄疸，口渇，尿量減少，便秘 | 7.5 g/分3 | 解説 p317／図 p312 |
| 体力ふつう（中間証） | 57 温清飲 | 患部が赤く乾燥し，強い瘙痒，不安，不眠，のぼせ，更年期障害 | 7.5 g/分3 | 解説 p321／図 p312 |
| 体力なし（虚証） | 20 防已黄耆湯 | 水太り体質，膿皮症，じん麻疹，浮腫，多汗，疲労倦怠感 | 7.5 g/分3 | 解説 p350／図 p348 |
| | 86 当帰飲子 | 乾燥した慢性湿疹，強い瘙痒，冷え，眼の乾燥，高齢者 | 7.5 g/分3 | 解説 p269／図 p264 |
| | 106 温経湯 | 手掌角化症，凍瘡，月経異常，不眠，冷え，手掌のほてり，口唇乾燥 | 7.5 g/分3 | 解説 p333／図 p324 |

引用文献

筒井清広，他：アトピー性皮膚炎，脂漏性湿疹，貨幣状湿疹，慢性湿疹に対する消風散の臨床効果．漢方医学 18：309-314，1994

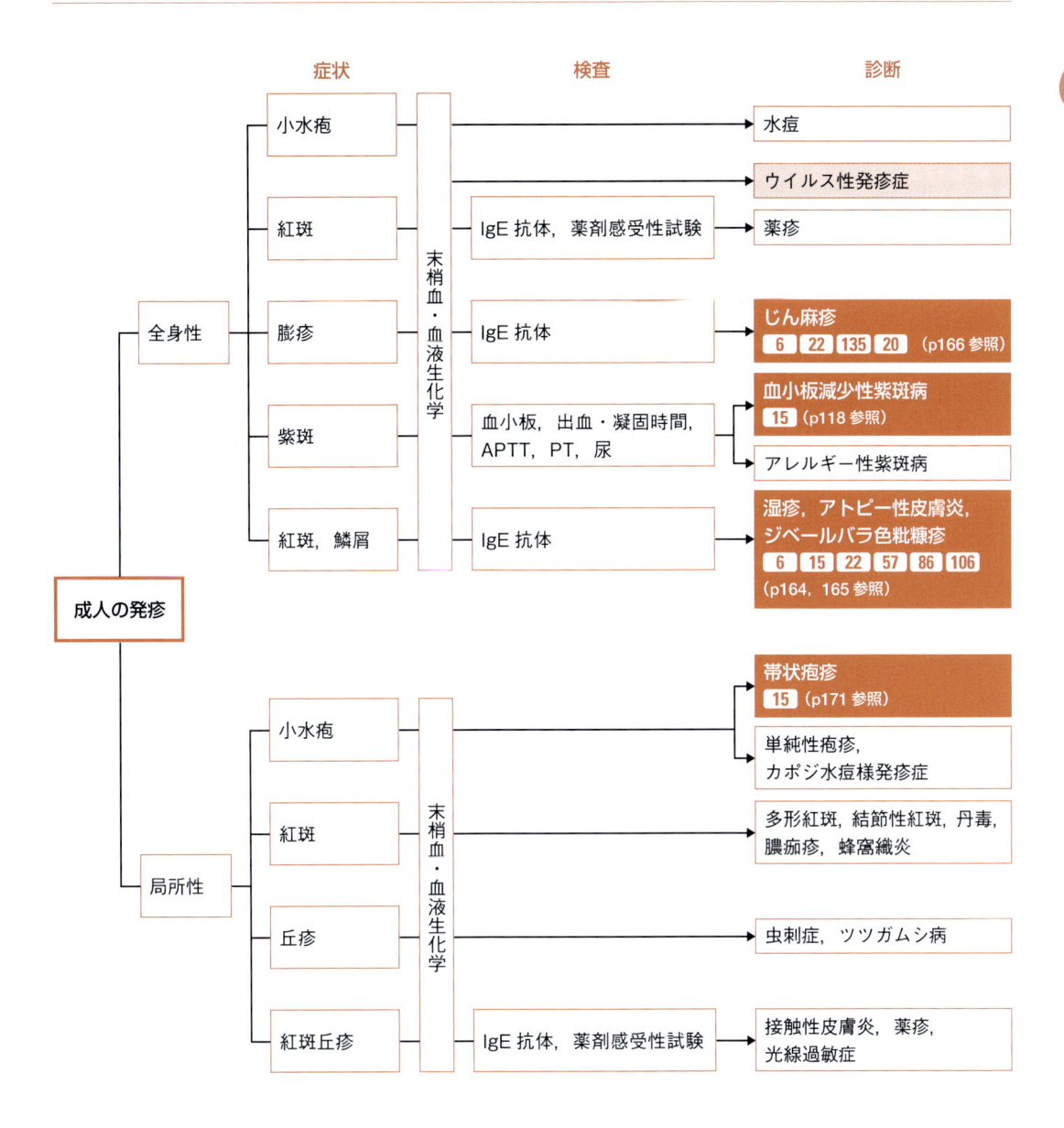

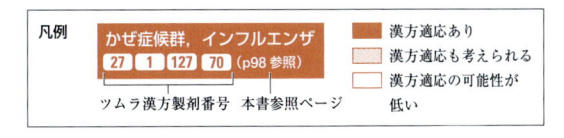

## 成人の発疹

| | 症状 | 検査 | 診断 |
|---|---|---|---|
| 全身性 | 小水疱 | 末梢血・血液生化学 | 水痘 |
| | | | ウイルス性発疹症 |
| | 紅斑 | IgE抗体，薬剤感受性試験 | 薬疹 |
| | 膨疹 | IgE抗体 | じん麻疹 **6 22 135 20**（p166参照） |
| | 紫斑 | 血小板，出血・凝固時間，APTT，PT，尿 | 血小板減少性紫斑病 **15**（p118参照） / アレルギー性紫斑病 |
| | 紅斑，鱗屑 | IgE抗体 | 湿疹，アトピー性皮膚炎，ジベールバラ色粃糠疹 **6 15 22 57 86 106**（p164，165参照） |
| 局所性 | 小水疱 | 末梢血・血液生化学 | 帯状疱疹 **15**（p171参照） / 単純性疱疹，カポジ水痘様発疹症 |
| | 紅斑 | | 多形紅斑，結節性紅斑，丹毒，膿痂疹，蜂窩織炎 |
| | 丘疹 | | 虫刺症，ツツガムシ病 |
| | 紅斑丘疹 | IgE抗体，薬剤感受性試験 | 接触性皮膚炎，薬疹，光線過敏症 |

**凡例**
かぜ症候群，インフルエンザ
**27 1 127 70**（p98参照）
ツムラ漢方製剤番号　本書参照ページ

- 漢方適応あり
- 漢方適応も考えられる
- 漢方適応の可能性が低い

症状別　全身症状 ❹

# 発疹（小児）

## ■ 概要

小児で発疹をきたす例は急性疾患，慢性疾患ともに多く，日常診療上重要な症状である．発疹は紅斑，丘疹，湿疹，水疱，出血斑，膨疹などに分類される．皮膚症状の特徴と全身症状などの組み合わせから診断する．

小児の急性発疹では，ウイルス感染症による発疹が最も多く，このときには通常発熱などの全身症状を伴う．慢性反復性発疹では，アトピー性皮膚炎，慢性じん麻疹などのアレルギー疾患が多い．

## ■ 漢方薬の適応と使い方

急性発疹に対する治療は，皮膚の化膿性疾患，湿疹，じん麻疹以外は，特に必要はない．随伴する全身症状に対する治療が中心になる．

小児の慢性発疹でアレルギー疾患による場合には，漢方薬とともに，抗ヒスタミン薬，抗アレルギー薬，外用剤も併用される場合が多い．

皮膚科的な各種疾患は p164 以降を参照．

### ● 小児の発疹に用いられる漢方薬

| 体力 | 処方 | 1日量・用法 | 参照 |
|---|---|---|---|
| 体力あり（実証） | **6 十味敗毒湯** ☆中間証にも適応<br>化膿性皮膚疾患，滲出液が少ない発疹，アトピー性皮膚炎 | 0.15 g/kg/分3 | 解説 p240<br>図 p239 |
| | **22 消風散** ☆中間証にも適応<br>慢性湿疹，アトピー性皮膚炎，口渇，分泌物が多く瘙痒が強い例に繁用 | 0.15 g/kg/分3 | 解説 p318<br>図 p312 |
| | **101 升麻葛根湯** ☆中間証にも適応<br>頭痛，発熱，咽頭痛，軽度の悪寒，身体痛 | 0.15 g/kg/分3 | 解説 p358<br>図 p357 |
| 体力ふつう（中間証） | **57 温清飲**<br>患部が赤く乾燥し，強い瘙痒，熱感，口渇，不安，不眠 | 0.15 g/kg/分3 | 解説 p321<br>図 p312 |
| | **80 柴胡清肝湯**<br>湿疹，慢性扁桃炎，夜泣き，不眠，疳の強い小児 | 0.15 g/kg/分3 | 解説 p241<br>図 p239 |
| 体力なし（虚証） | **38 当帰四逆加呉茱萸生姜湯**<br>凍瘡，冷え，腹痛，頭痛，腰痛，疲労倦怠感 | 0.15 g/kg/分3 | 解説 p224<br>図 p219 |
| | **86 当帰飲子**<br>乾燥した慢性湿疹，強い瘙痒，冷え，冬季・夜間に悪化する場合 | 0.15 g/kg/分3 | 解説 p269<br>図 p264 |

### 引用文献

筒井清広，他：アトピー性皮膚炎，脂漏性湿疹，貨幣状湿疹，慢性湿疹に対する消風散の臨床効果．漢方医学 18：309-314，1994

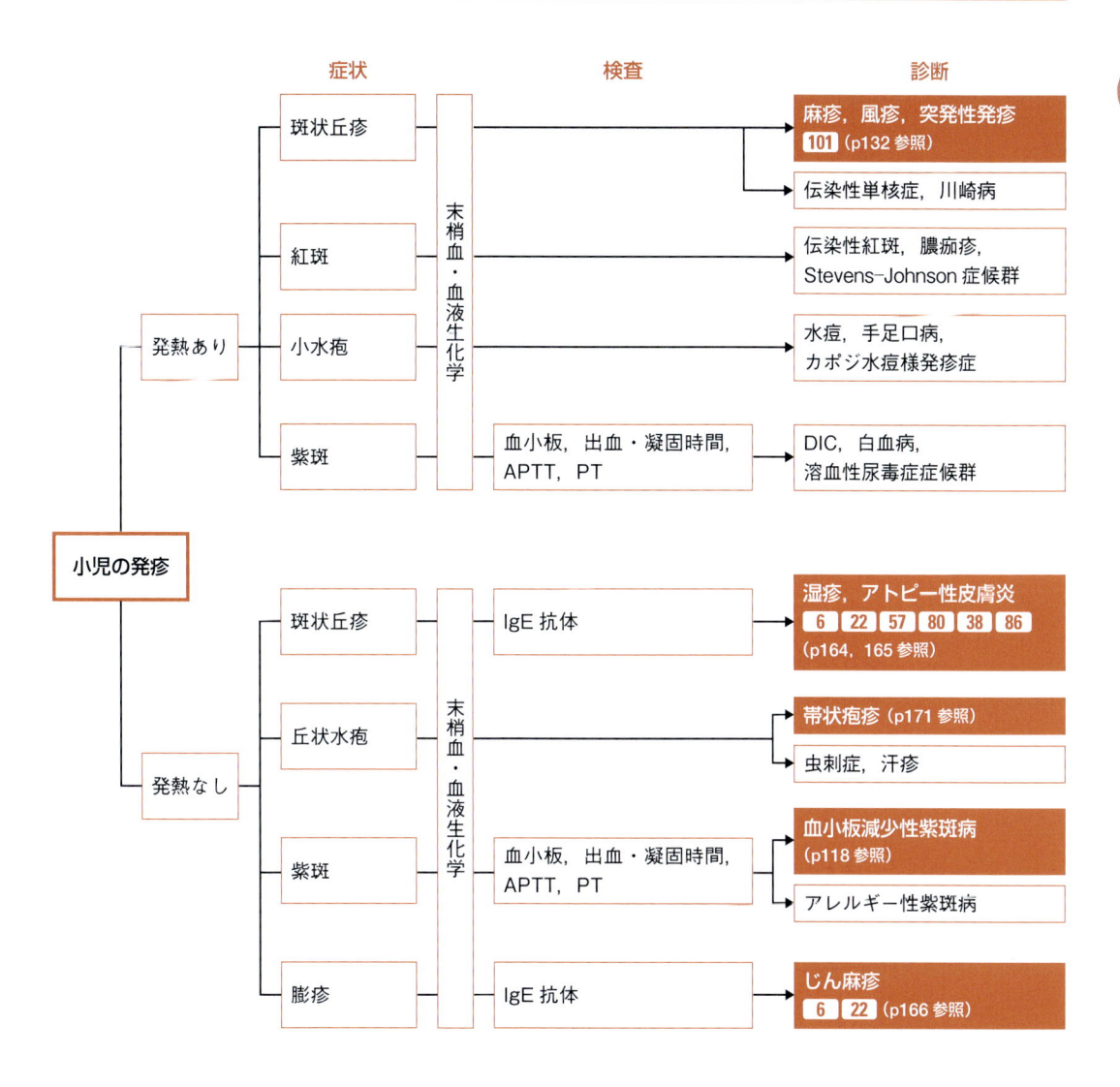

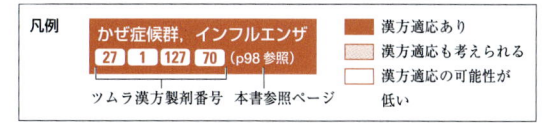

## 発疹（小児）

**小児の発疹**

### 発熱あり

| 症状 | 検査 | | 診断 |
|---|---|---|---|
| 斑状丘疹 | 末梢血・血液生化学 | → | **麻疹，風疹，突発性発疹** 101 （p132 参照） |
| | | → | 伝染性単核症，川崎病 |
| 紅斑 | | → | 伝染性紅斑，膿痂疹，Stevens-Johnson 症候群 |
| 小水疱 | | → | 水痘，手足口病，カポジ水痘様発疹症 |
| 紫斑 | 血小板，出血・凝固時間，APTT, PT | → | DIC, 白血病，溶血性尿毒症症候群 |

### 発熱なし

| 症状 | 検査 | | 診断 |
|---|---|---|---|
| 斑状丘疹 | IgE 抗体 | → | **湿疹，アトピー性皮膚炎** 6 22 57 80 38 86 （p164, 165 参照） |
| 丘状水疱 | 末梢血・血液生化学 | → | **帯状疱疹**（p171 参照） |
| | | → | 虫刺症，汗疹 |
| 紫斑 | 血小板，出血・凝固時間，APTT, PT | → | **血小板減少性紫斑病**（p118 参照） |
| | | → | アレルギー性紫斑病 |
| 膨疹 | IgE 抗体 | → | **じん麻疹** 6 22 （p166 参照） |

**凡例**
かぜ症候群，インフルエンザ
27 1 127 70 （p98 参照）
ツムラ漢方製剤番号　本書参照ページ

■ 漢方適応あり
▨ 漢方適応も考えられる
□ 漢方適応の可能性が低い

## 症状別 全身症状 ❺

# 浮腫（成人）

### ■ 概要

浮腫は，低栄養，塩分の過剰摂取や，筋肉疲労による血行不良，妊娠中の女性などで一過性に出現する．全身性浮腫をきたす疾患には，心不全，腎疾患（ネフローゼ症候群，腎炎など），肝硬変などがある．局所性浮腫は，静脈還流，リンパ循環の限局性障害，毛細血管の透過性亢進などにより出現する．

浮腫の診断には，病歴聴取とともに，浮腫の部位と範囲，持続期間，指圧痕の有無，尿所見，随伴症状などから診断していく．

### ■ 漢方薬の適応と使い方

漢方薬は，原疾患に対する補助的治療として，亜急性期や慢性期に使用される場合が多い．浮腫があれば，水分代謝の異常による水滞（水毒）として，利水剤が使用される．甘草を含む方剤は，まれに低カリウム血症，血圧上昇，浮腫の悪化などの偽アルドステロン症，ミオパチーを起こすことがあり，特に利尿剤使用中には注意する．

腎疾患については p135 参照．

#### ● 成人の浮腫に用いられる漢方薬

| 体力 | 方剤 | | 1日量・用法 | 解説/図 |
|---|---|---|---|---|
| 体力あり（実証） | 62 防風通聖散 | 肥満，便秘，高血圧，顔面紅潮，化膿傾向，"太鼓腹" | 7.5 g/分3 | 解説 p290 図 p286 |
| | 12 柴胡加竜骨牡蛎湯 | 便秘，尿量減少，頭痛，不安，不眠，イライラ，胸脇苦満 | 7.5 g/分3 | 解説 p232 図 p227 |
| 体力ふつう（中間証） | 17 五苓散 | 口渇，尿量減少，頭痛，胃腸炎（嘔吐，下痢），尿毒症 | 7.5 g/分3 | 解説 p338 図 p335 |
| | 114 柴苓湯 | 口渇，尿量減少，ネフローゼ症候群，胃腸炎（嘔吐，下痢） | 9.0 g/分3 | 解説 p235 図 p227 |
| | 36 木防已湯 | 尿量減少，息切れ，動悸，心臓喘息，心下痞硬 | 7.5 g/分3 | 解説 p351 図 p348 |
| 体力なし（虚証） | 7 八味地黄丸 ☆中間証にも適応 | 口渇，尿量減少，下肢の冷え，夜間頻尿，疲労倦怠感，高齢者 | 7.5 g/分3 | 解説 p271 図 p264 |
| | 107 牛車腎気丸 | 下肢の浮腫・冷え，しびれ，口渇，尿量減少，高齢者 | 7.5 g/分3 | 解説 p272 図 p264 |
| | 20 防已黄耆湯 | 多汗，尿量減少，関節痛，色白で"水太り"，疲労倦怠感 | 7.5 g/分3 | 解説 p350 図 p348 |

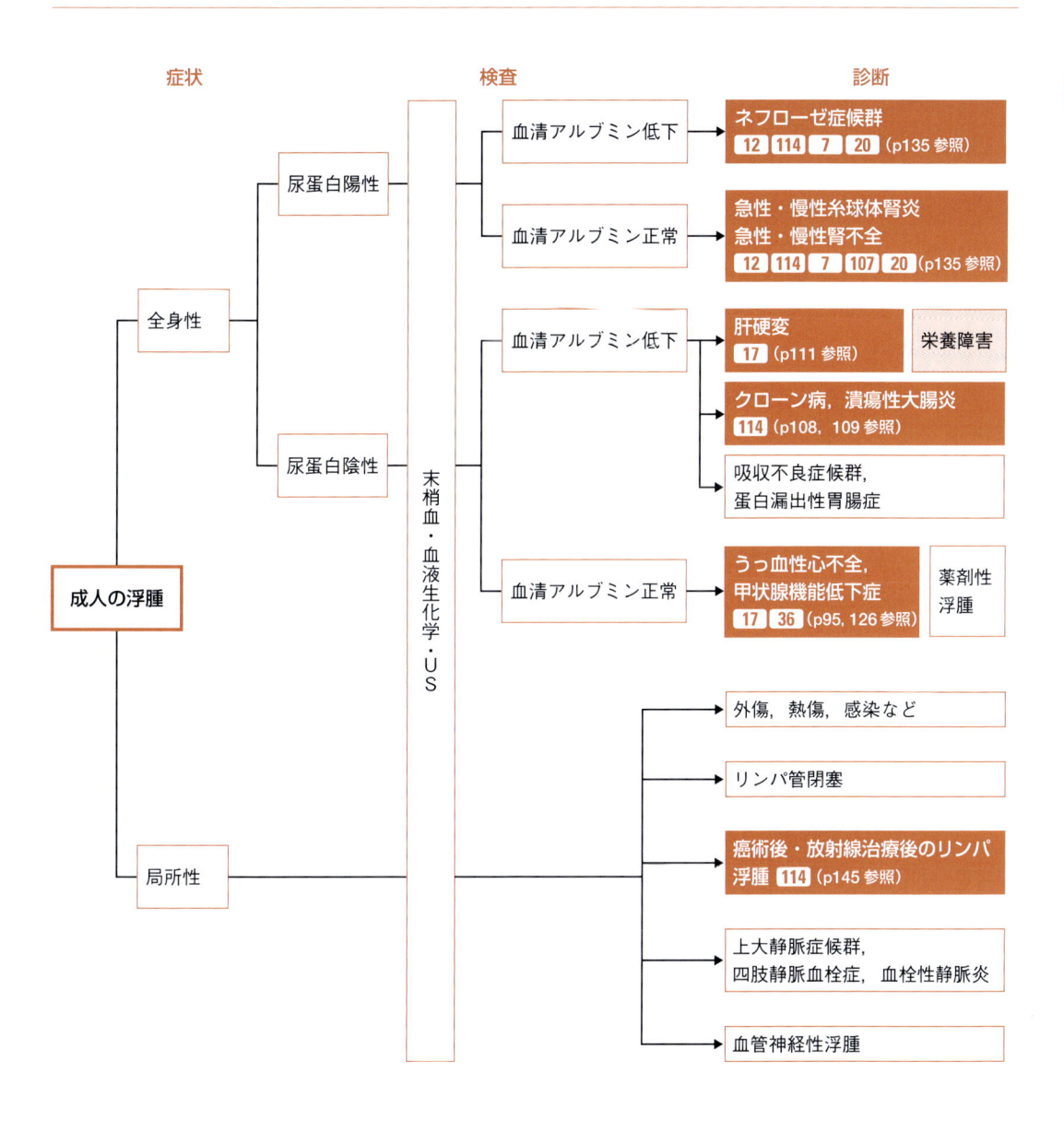

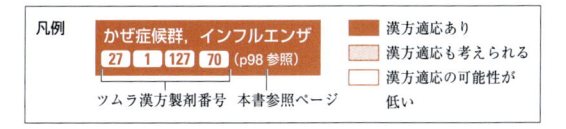

# 浮腫（成人）

**症状**

成人の浮腫
- 全身性
  - 尿蛋白陽性
  - 尿蛋白陰性
- 局所性

**検査**：末梢血・血液生化学・US

**診断**

全身性・尿蛋白陽性：
- 血清アルブミン低下 → ネフローゼ症候群　12　114　7　20　（p135 参照）
- 血清アルブミン正常 → 急性・慢性糸球体腎炎，急性・慢性腎不全　12　114　7　107　20　（p135 参照）

全身性・尿蛋白陰性：
- 血清アルブミン低下 →
  - 肝硬変　17　（p111 参照）
  - 栄養障害
  - クローン病，潰瘍性大腸炎　114　（p108, 109 参照）
  - 吸収不良症候群，蛋白漏出性胃腸症
- 血清アルブミン正常 →
  - うっ血性心不全，甲状腺機能低下症　17　36　（p95, 126 参照）
  - 薬剤性浮腫

局所性：
- 外傷，熱傷，感染など
- リンパ管閉塞
- 癌術後・放射線治療後のリンパ浮腫　114　（p145 参照）
- 上大静脈症候群，四肢静脈血栓症，血栓性静脈炎
- 血管神経性浮腫

**凡例**
かぜ症候群，インフルエンザ　27　1　127　70　（p98 参照）
ツムラ漢方製剤番号／本書参照ページ

- 漢方適応あり
- 漢方適応も考えられる
- 漢方適応の可能性が低い

# 浮腫(小児)

症状別 全身症状 ❻

## ■ 概要

　小児の浮腫は，体重増加，眼瞼腫脹，下肢の指圧痕，腰背部の腫脹，尿量減少などにより診断される．全身性浮腫は，腎疾患(ネフローゼ症候群，腎炎など)による場合が最も多く，心不全でも出現する．局所性浮腫は，アレルギー性紫斑病や川崎病などで出現し，四肢にみられることが多い．

　浮腫の診断には，部位と範囲，持続期間，指圧痕の有無，尿所見，随伴症状などから考察していく．

## ■ 漢方薬の適応と使い方

　漢方薬は，浮腫をきたす原疾患の補助的治療として使用される場合が多い．ステロイドで治療中の症例には，漢方薬の併用により薬効の増強作用，副作用軽減作用や再燃・再発予防効果などが期待できる．また慢性疾患では，QOL の向上をはかることも漢方薬の役割となる．浮腫がある時期には，利水剤を中心に使用し，さらに駆瘀血剤，柴胡剤なども使用される．

### ● 小児の浮腫に用いられる漢方薬

| 体力 | 漢方薬 | 1日量・用法 | 解説・図 |
|---|---|---|---|
| 体力ふつう (中間証) | **17 五苓散**<br>口渇，尿量減少，頭痛，胃腸炎(嘔吐，下痢)，尿毒症 | 0.15 g/kg/ 分3 | 解説 p338<br>図 p335 |
| | **114 柴苓湯**<br>口渇，尿量減少，ネフローゼ症候群，胃腸炎(嘔吐，下痢) | 0.18 g/kg/ 分3 | 解説 p235<br>図 p227 |
| | **87 六味丸** ☆虚証にも適応<br>口渇，尿量減少，疲労倦怠感，夜尿症 | 0.15 g/kg/ 分3 | 解説 p273<br>図 p264 |
| 体力なし (虚証) | **7 八味地黄丸** ☆中間証にも適応<br>浮腫，口渇，尿量減少，疲労倦怠感，皮膚乾燥 | 0.15 g/kg/ 分3 | 解説 p271<br>図 p264 |
| | **20 防已黄耆湯**<br>多汗，関節痛，色白で"水太り" | 0.15 g/kg/ 分3 | 解説 p350<br>図 p348 |

引用文献
1) 津留　徳：浮腫．小児科診療 66：1887-1891, 2003
2) 門脇純一：腎疾患と漢方．小児医学 20：58-73, 1987

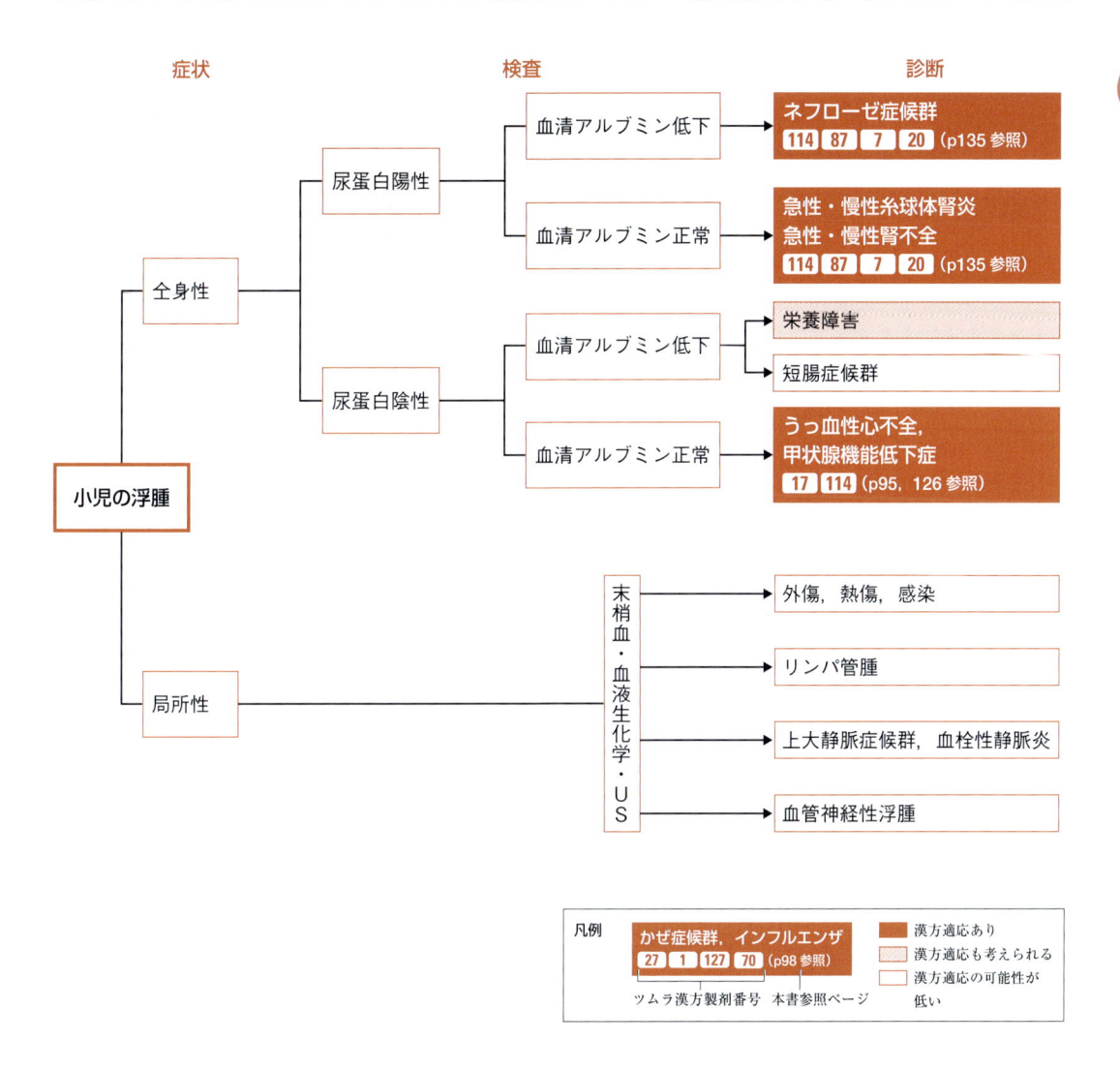

浮腫（小児）

| 症状 | | 検査 | | 診断 |
|---|---|---|---|---|
| 小児の浮腫 | 全身性 | 尿蛋白陽性 | 血清アルブミン低下 | **ネフローゼ症候群** 114 87 7 20 (p135参照) |
| | | | 血清アルブミン正常 | **急性・慢性糸球体腎炎 急性・慢性腎不全** 114 87 7 20 (p135参照) |
| | | 尿蛋白陰性 | 血清アルブミン低下 | 栄養障害 / 短腸症候群 |
| | | | 血清アルブミン正常 | **うっ血性心不全, 甲状腺機能低下症** 17 114 (p95, 126参照) |
| | 局所性 | 末梢血・血液生化学・US | | 外傷, 熱傷, 感染 / リンパ管腫 / 上大静脈症候群, 血栓性静脈炎 / 血管神経性浮腫 |

凡例：
かぜ症候群, インフルエンザ　27　1　127　70 (p98参照)
ツムラ漢方製剤番号　本書参照ページ

■ 漢方適応あり
■ 漢方適応も考えられる
□ 漢方適応の可能性が低い

症状別 全身症状 ❼

# 冷え

## ■ 概要

冷えは，種々の原因による皮膚の温度感覚の異常があり，自律神経機能の失調による血管運動障害から末梢循環不全が起こり出現することが多い．特に女性では，更年期に冷えと種々の症状を訴える．冷えをきたす疾患には，甲状腺機能低下症，自己免疫疾患や，糖尿病性末梢神経障害，閉塞性動脈硬化症などの血管障害が存在する可能性があるが体質的なものもみられる．

## ■ 漢方薬の適応と使い方

冷えとそれに関連した種々の症状の治療には，漢方薬が第1選択となる．冷えを改善することで，女性の月経不順や月経困難症をはじめ，他のさまざまな症状も改善され，かぜもひきにくくなり，QOLの向上も期待できる場合が多い．冷えは，主に体力がない虚証に多くみられる症状であるが，中間証で冷えとのぼせを繰り返す場合もある．

漢方薬を服用開始後，早ければ2～4週で何らかの改善がみられるが，3～6か月で徐々に冷えが改善されることが多い．その後1～2年継続して服用するとよい．

### ● 冷えに用いられる漢方薬

| 体力 | 漢方薬 | 用法・用量 | 解説・図 |
|---|---|---|---|
| 体力ふつう（中間証） | **25 桂枝茯苓丸** ☆実証にも適応<br>のぼせ，足の冷え，月経不順，月経困難症，頭痛，肩こり | 1日量・用法 7.5 g/分3 | 解説 p330<br>図 p324 |
| 体力なし（虚証） | **23 当帰芍薬散**<br>四肢の冷え，色白，貧血，頭痛，腹痛，めまい，倦怠感，動悸，月経不順，更年期障害<br>☆胃腸虚弱者で，胸やけ，腹部不快感を伴う場合は，六君子湯などを併用 | 1日量・用法 7.5 g/分3 | 解説 p332<br>図 p324 |
| | **38 当帰四逆加呉茱萸生姜湯**<br>寒冷に敏感，四肢の冷え，凍瘡，頭痛，下腹痛，腰痛 | 1日量・用法 7.5 g/分3 | 解説 p224<br>図 p219 |
| | **107 牛車腎気丸**<br>高齢者の冷え，夜間頻尿，夕方のむくみ，朝の口内乾燥感，腰痛，脱力，性機能障害 | 1日量・用法 7.5 g/分3 | 解説 p272<br>図 p264 |
| | **30 真武湯**<br>全身の冷え，倦怠感，腹痛，下痢，めまい，動悸 | 1日量・用法 7.5 g/分3 | 解説 p276<br>図 p274 |

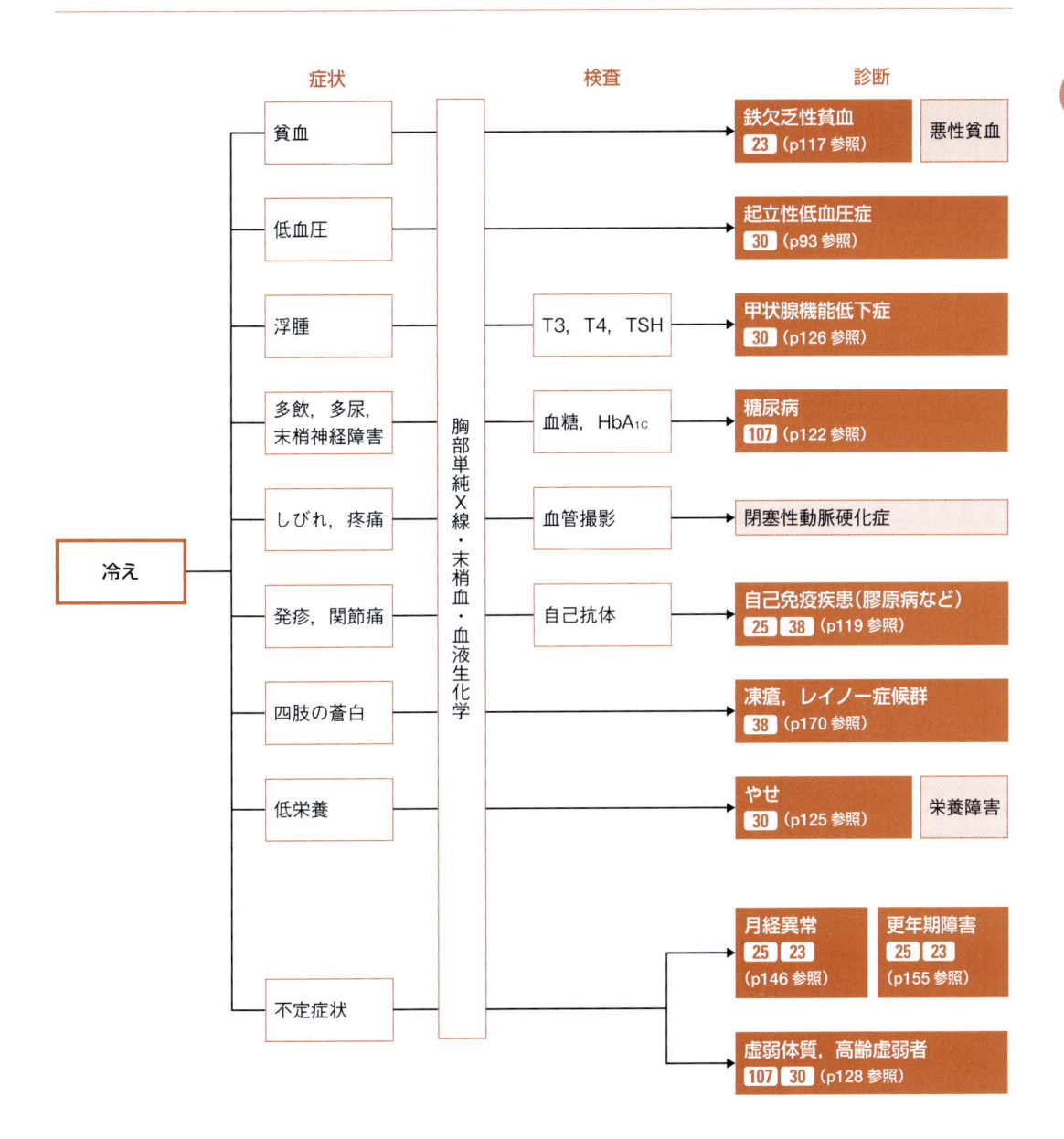

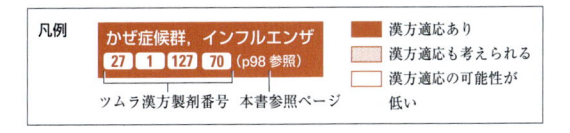

# 冷え

| 症状 | 検査 | 診断 |
|---|---|---|
| 貧血 | 胸部単純X線・末梢血・血液生化学 | **鉄欠乏性貧血** 23 (p117 参照) ／ 悪性貧血 |
| 低血圧 | | **起立性低血圧症** 30 (p93 参照) |
| 浮腫 | T3, T4, TSH | **甲状腺機能低下症** 30 (p126 参照) |
| 多飲，多尿，末梢神経障害 | 血糖，HbA₁c | **糖尿病** 107 (p122 参照) |
| しびれ，疼痛 | 血管撮影 | 閉塞性動脈硬化症 |
| 発疹，関節痛 | 自己抗体 | **自己免疫疾患（膠原病など）** 25 38 (p119 参照) |
| 四肢の蒼白 | | **凍瘡，レイノー症候群** 38 (p170 参照) |
| 低栄養 | | **やせ** 30 (p125 参照) ／ 栄養障害 |
| 不定症状 | | **月経異常** 25 23 (p146 参照) ／ **更年期障害** 25 23 (p155 参照) ／ **虚弱体質，高齢虚弱者** 107 30 (p128 参照) |

凡例：
**かぜ症候群，インフルエンザ** 27 1 127 70 (p98 参照)
ツムラ漢方製剤番号　本書参照ページ

- 漢方適応あり
- 漢方適応も考えられる
- 漢方適応の可能性が低い

症状別　全身症状 ❽

# ほてり

■ 概要

　ほてりは，頬部，手掌部，足掌部などの特定部位に自覚する強い熱感であり，皮膚の紅潮と発汗を伴うことも多い．更年期女性の約80％に生じるとされ，突然出現する場合にはホットフラッシュとよばれる．1日の後半で，暑い季節や熱い飲食物の摂取後，緊張したときなどに出現しやすい．性機能低下によるホルモンバランスの崩れが，自律神経の調節機能を悪化させ，血管収縮の調整不良となって，ほてりが出現すると考えられている．

　のぼせは，出現部位が身体上部に限定されるが，発症病態や誘因，好発年齢などはほてりとほぼ同様である．のぼせは p50 を参照．

　ほてりの一般的治療は，不足したエストロゲンを補うホルモン補充療法（HRT）が行われている．しかしHRTは，乳癌や子宮体癌などの発癌の可能性があり，慎重に行うべきである．

■ 漢方薬の適応と使い方

　HRTの長期連用を必要とする場合には，副作用が少ない漢方治療がまず優先される．効果不十分の場合には，両者の併用によって，単独治療より有効性を増す場合もある．

　ほてりに使用される漢方薬は，女性の更年期障害において用いられることが多い．更年期障害については p155 を参照．

● ほてりに用いられる漢方薬

| 体力あり（実証） | 34 白虎加人参湯 | | 1日量・用法 9.0 g/分3 | 解説 p314　図 p312 |
|---|---|---|---|---|
| | 全身のほてり，激しい口渇，多尿，多汗，皮膚瘙痒感 | | | |
| | 15 黄連解毒湯 | ☆中間証にも適応 | 1日量・用法 7.5 g/分3 | 解説 p281　図 p279 |
| | 全身のほてり，のぼせ，イライラ，不眠，鼻出血 | | | |
| 体力ふつう（中間証） | 25 桂枝茯苓丸 | ☆実証にも適応 | 1日量・用法 7.5 g/分3 | 解説 p330　図 p324 |
| | 顔面のほてり，月経不順，月経困難症，頭痛，肩こり，耳鳴 | | | |
| | 121 三物黄芩湯 | ☆実証にも適応 | 1日量・用法 7.5 g/分3 | 解説 p314　図 p312 |
| | 夜間の手足のほてり，不眠，口渇，皮膚乾燥 | | | |
| 体力なし（虚証） | 24 加味逍遙散 | ☆中間証にも適応 | 1日量・用法 7.5 g/分3 | 解説 p243　図 p239 |
| | 顔面ほてりと手足の冷え，肩こり，不安感，不眠，種々の神経症状，更年期障害 | | | |

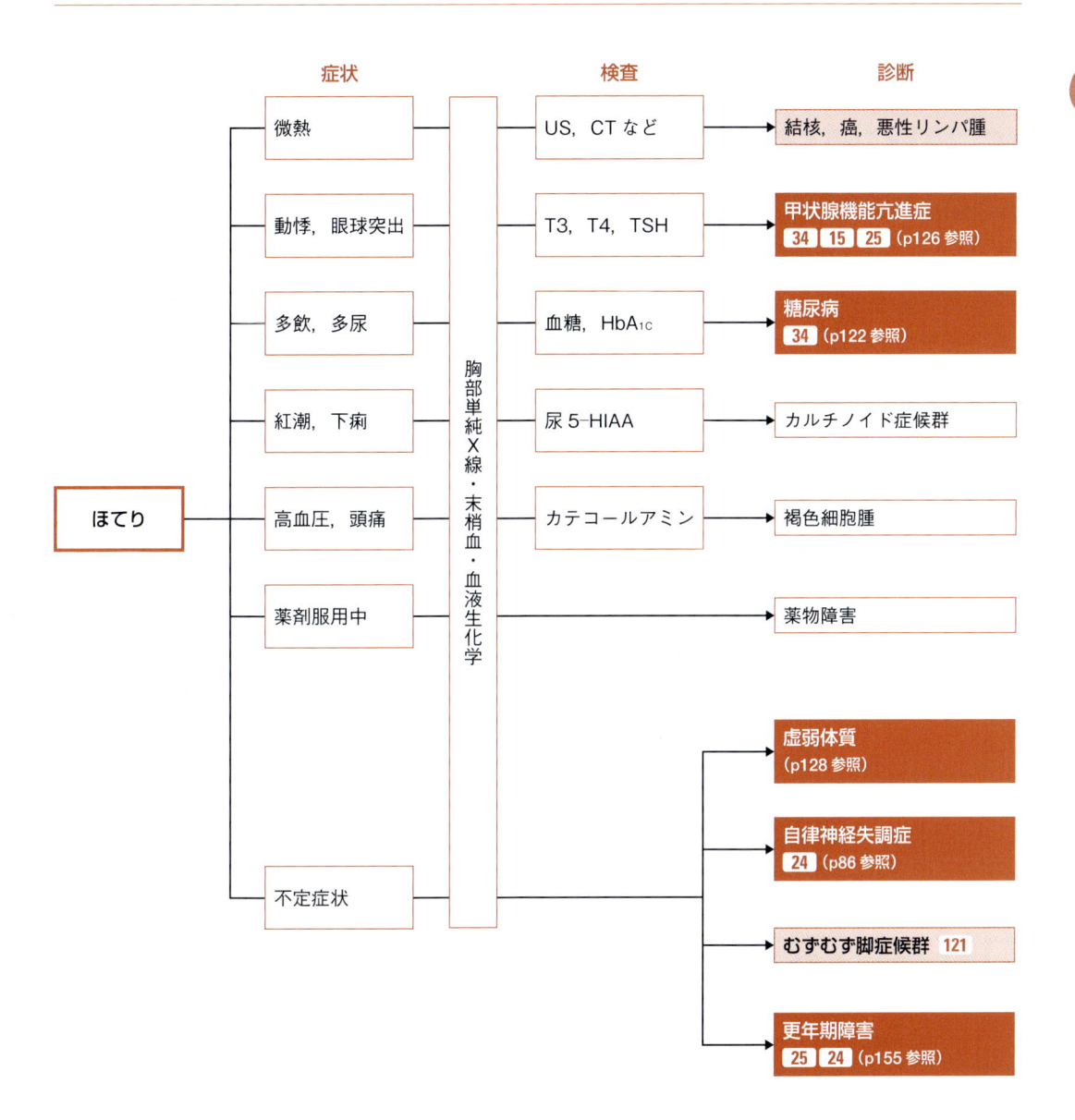

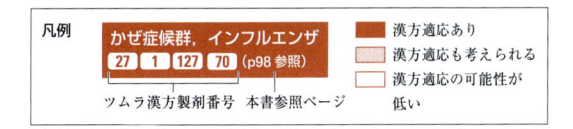

1 症状別の漢方薬の使い方　1 全身症状　45

ほてり

| 症状 | | 検査 | 診断 |
|---|---|---|---|
| ほてり → | 微熱 | US, CT など | 結核，癌，悪性リンパ腫 |
| | 動悸，眼球突出 | T3, T4, TSH | **甲状腺機能亢進症** 34 15 25 （p126 参照） |
| | 多飲，多尿 | 血糖，HbA1c | **糖尿病** 34 （p122 参照） |
| | 紅潮，下痢 | 尿 5-HIAA | カルチノイド症候群 |
| | 高血圧，頭痛 | カテコールアミン | 褐色細胞腫 |
| | 薬剤服用中 | | 薬物障害 |
| | 不定症状 | | **虚弱体質**（p128 参照） |
| | | | **自律神経失調症** 24 （p86 参照） |
| | | | むずむず脚症候群 121 |
| | | | **更年期障害** 25 24 （p155 参照） |

(検査共通: 胸部単純X線・末梢血・血液生化学)

凡例：
かぜ症候群，インフルエンザ　27 1 127 70 （p98 参照）
ツムラ漢方製剤番号　本書参照ページ

■ 漢方適応あり
■ 漢方適応も考えられる
□ 漢方適応の可能性が低い

## 症状別 全身症状 ❾

# 疲労倦怠感

### ■ 概要

疲労倦怠感は，一般には過労，不眠，栄養障害，精神的ストレスや，女性の更年期などで起こる．しかし各種疾患の一症状としても多くみられ，慢性疲労症候群などを含め鑑別が必要である．疲労倦怠感が続くと，仕事，勉学などへの意欲と活動性の低下や，QOL も低下し，症状が進行することも多い．

疲労倦怠感に対しては，労働の軽減，休息・睡眠，栄養などの日常生活の改善とともに，原疾患に対する治療を行う．ストレスが原因となる心身症の場合には，心理療法（カウンセリング）が必要な場合もある．

### ■ 漢方薬の適応と使い方

漢方医学では，いわゆる元気の消耗と捉えて，気虚，血虚という病態が考えられている．漢方薬は，原疾患の治療薬と併用して用いると有効な場合が多い．器質的疾患などが否定されれば，自律神経失調による不定愁訴として，漢方薬はよい適応になる．方剤は補気剤や補血剤が中心となる．

#### ● 疲労倦怠感に用いられる漢方薬

| 体力なし（虚証） | 処方 | 1日量・用法 | 解説/図 |
|---|---|---|---|
| | 41 補中益気湯<br>胃腸虚弱，食欲不振，気力低下，微熱，体力低下 | 7.5 g/分3 | 解説 p248<br>図 p239 |
| | 48 十全大補湯<br>食欲不振，貧血，手足の冷え，寝汗，免疫力の低下状態 | 7.5 g/分3 | 解説 p262<br>図 p251 |
| | 99 小建中湯<br>虚弱体質（小児で繁用），食欲不振，腹痛，便秘，寝汗，体力低下 | 7.5〜15.0 g/分3 | 解説 p225<br>図 p219 |
| | 108 人参養栄湯<br>虚弱体質，食欲不振，手足の冷え，不眠，不安，寝汗，健忘，咳嗽，体力低下 | 9.0 g/分3 | 解説 p270<br>図 p264 |
| | 7 八味地黄丸　☆中間証にも適応<br>腰痛，夜間頻尿，口渇，冷え，しびれ，小腹不仁 | 7.5 g/分3 | 解説 p271<br>図 p264 |
| | 23 当帰芍薬散<br>貧血，動悸，手足の冷え，顔面蒼白，月経異常，更年期障害 | 7.5 g/分3 | 解説 p332<br>図 p324 |
| | 30 真武湯<br>著しい冷え，下痢（水様性），めまい，立ちくらみ，動悸 | 7.5 g/分3 | 解説 p276<br>図 p274 |
| | 136 清暑益気湯<br>夏負け，夏やせ，食欲不振，下痢，尿量減少，手足の熱感 | 7.5 g/分3 | 解説 p261<br>図 p251 |

引用文献

岡 孝和，他：補中益気湯の抗うつ作用に関する検討．日本東洋心身医学研究会雑誌 7：89-94，1992

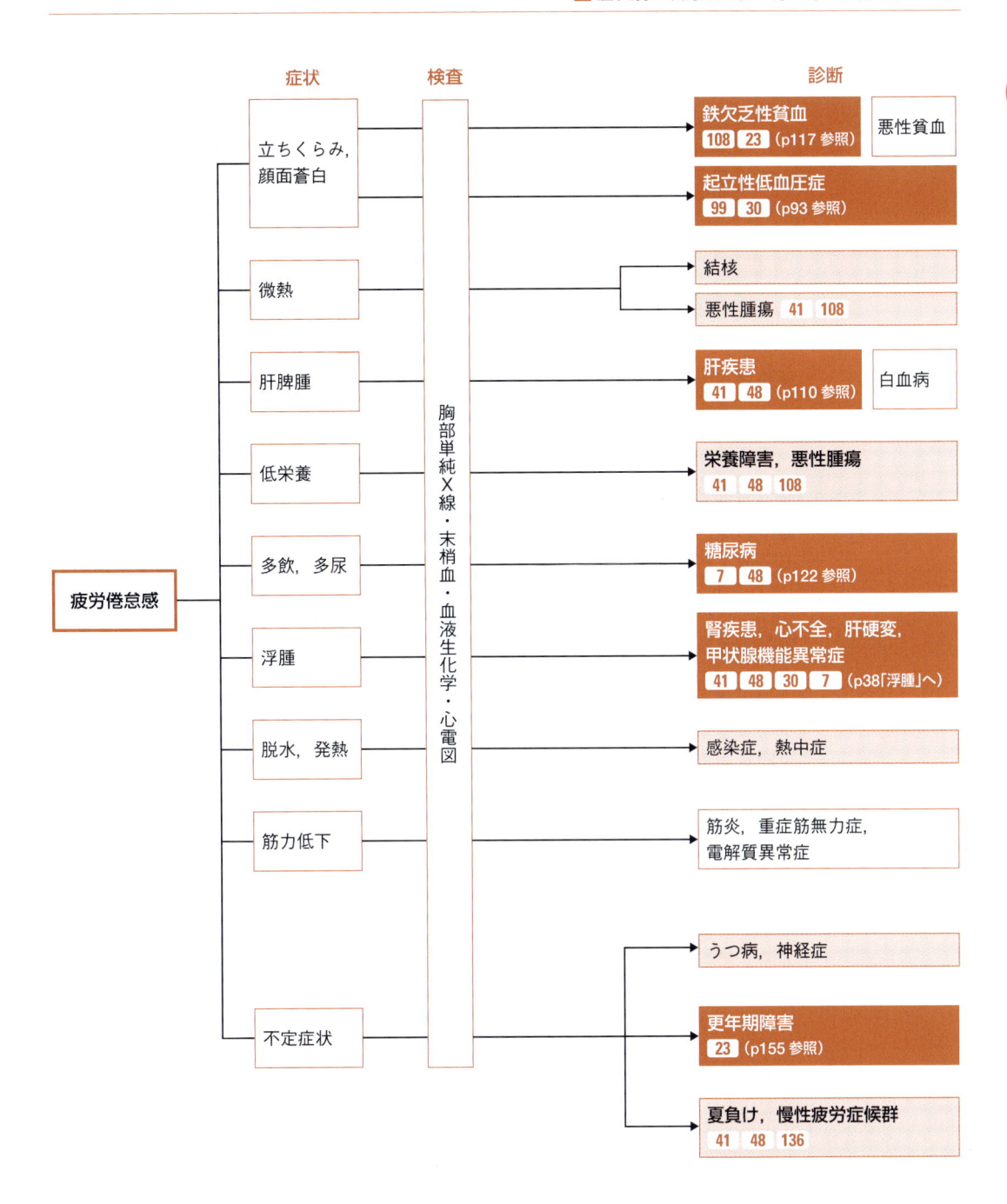

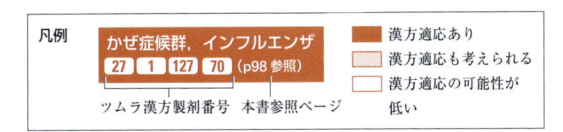

## 1 症状別の漢方薬の使い方　❶ 全身症状

### 疲労倦怠感

| 症状 | 検査 | 診断 |
|---|---|---|
| 立ちくらみ, 顔面蒼白 | 胸部単純X線・末梢血・血液生化学・心電図 | 鉄欠乏性貧血　108　23　(p117参照) ／ 悪性貧血 |
| | | 起立性低血圧症　99　30　(p93参照) |
| 微熱 | | 結核 ／ 悪性腫瘍　41　108 |
| 肝脾腫 | | 肝疾患　41　48　(p110参照) ／ 白血病 |
| 低栄養 | | 栄養障害, 悪性腫瘍　41　48　108 |
| 多飲, 多尿 | | 糖尿病　7　48　(p122参照) |
| 浮腫 | | 腎疾患, 心不全, 肝硬変, 甲状腺機能異常症　41　48　30　7　(p38「浮腫」へ) |
| 脱水, 発熱 | | 感染症, 熱中症 |
| 筋力低下 | | 筋炎, 重症筋無力症, 電解質異常症 |
| 不定症状 | | うつ病, 神経症 |
| | | 更年期障害　23　(p155参照) |
| | | 夏負け, 慢性疲労症候群　41　48　136 |

凡例：かぜ症候群, インフルエンザ　27　1　127　70　(p98参照)
ツムラ漢方製剤番号　本書参照ページ

■ 漢方適応あり
■ 漢方適応も考えられる
□ 漢方適応の可能性が低い

症状別　全身症状 ⑩

# 寝汗・盗汗（ねあせ）

## ■ 概要

人間は就寝中にも生理的に発汗する．睡眠により発汗中枢の体温セットポイントが下がり，体温を下げようとして発汗し，これが寝汗になる．特に小児では代謝が盛んであり，また自律神経系が環境温度の影響により変動し，寝汗がみられる．また成人でもストレスによる自律神経の興奮状態では，寝汗をかきやすい．

寝汗の中でも，盗汗と呼ばれる病的なものがある．これは睡眠中に頭部，頸部，胸部を中心に多量の粘っこい汗をかき，起床により止まることを繰り返す状態である．虚弱体質，精神不安，女性の更年期障害，結核などの慢性消耗性疾患などでみられるが，検査で鑑別する．寝汗を減らす一般的な対応法には，規則的な生活習慣，水分管理や食生活の改善，寝室の環境調整などを行う．ストレスの関与が強い場合には，脱ストレス療法や抗うつ薬が有効な場合もある．

## ■ 漢方薬の適応と使い方

漢方医学的には，体を潤して熱を冷ます体液（陰）が不足している状態であり，体内にこもった熱を下げようとするため過度の寝汗が出るとされている．したがって，陰を補うもの，熱を冷ますものが方剤として使用される．

### ● 寝汗に用いられる漢方薬

| 体力なし（虚証） | 方剤 | 1日量・用法 | 参照 |
|---|---|---|---|
| | **48 十全大補湯**<br>疲労倦怠感，食欲不振，貧血，手足の冷え，体力低下 | 7.5 g/分3 | 解説 p262<br>図 p251 |
| | **99 小建中湯**<br>寝汗，疲労倦怠感，虚弱体質，食欲不振，体力低下 | 7.5〜15.0 g/分3 | 解説 p225<br>図 p219 |
| | **108 人参養栄湯**<br>寝汗，疲労倦怠感，虚弱体質，食欲不振，手足の冷え，不眠，不安，健忘，咳嗽，体力低下 | 9.0 g/分3 | 解説 p270<br>図 p264 |
| | **20 防已黄耆湯**<br>多汗，疲労倦怠感，浮腫，関節腫脹，尿量減少，色白で"水太り" | 7.5 g/分3 | 解説 p350<br>図 p348 |
| | **11 柴胡桂枝乾姜湯**<br>頭汗，疲労倦怠感，動悸，息切れ，不眠，精神症状，胸脇苦満 | 7.5 g/分3 | 解説 p237<br>図 p227 |
| | **26 桂枝加竜骨牡蛎湯**<br>盗汗，四肢冷感，驚きやすい，不安，不眠，脱毛 | 7.5 g/分3 | 解説 p222<br>図 p219 |
| | **10 柴胡桂枝湯** ☆中間証にも適応<br>心窩部痛，食欲不振，悪心・嘔吐，頭痛，不安，不眠 | 7.5 g/分3 | 解説 p236<br>図 p227 |

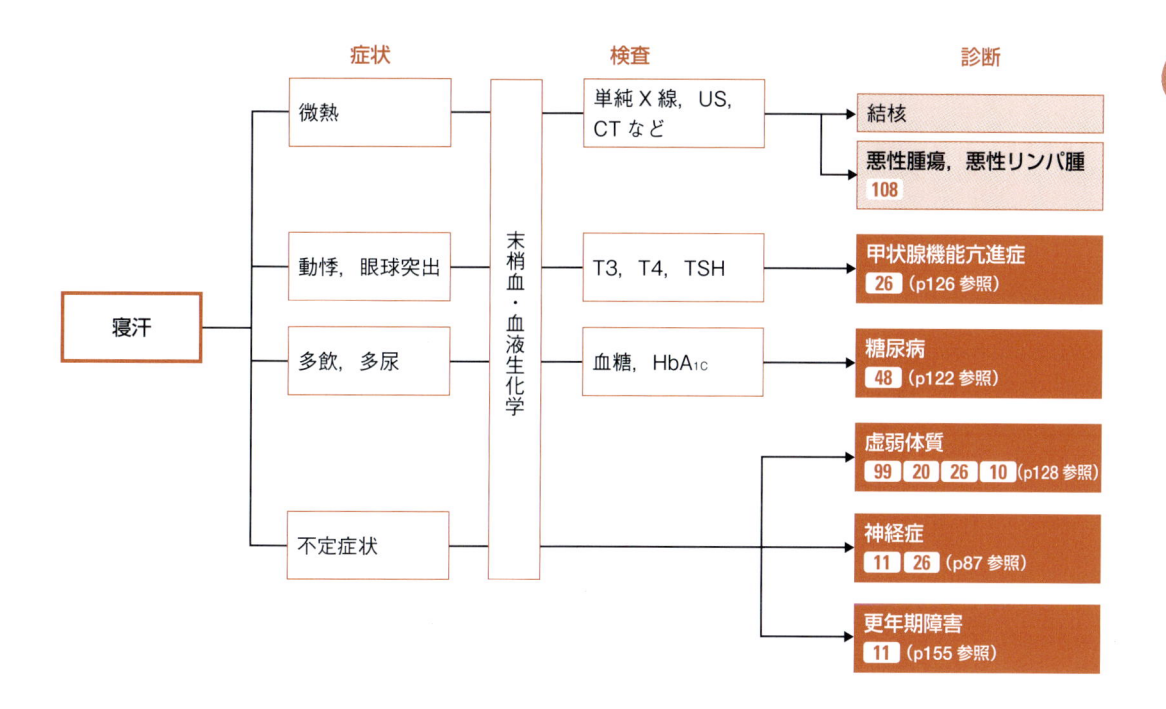

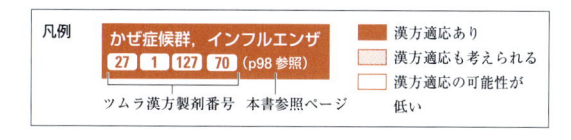

## 1 症状別の漢方薬の使い方 ❶ 全身症状

寝汗・盗汗（ねあせ）

| 症状 | | 検査 | 診断 |
|---|---|---|---|
| 寝汗 → 微熱 | 末梢血・血液生化学 | 単純X線, US, CTなど | 結核 / 悪性腫瘍, 悪性リンパ腫 108 |
| 動悸, 眼球突出 | | T3, T4, TSH | 甲状腺機能亢進症 26 (p126参照) |
| 多飲, 多尿 | | 血糖, HbA₁c | 糖尿病 48 (p122参照) |
| 不定症状 | | | 虚弱体質 99 20 26 10 (p128参照) / 神経症 11 26 (p87参照) / 更年期障害 11 (p155参照) |

凡例：
かぜ症候群，インフルエンザ 27 1 127 70 (p98参照)
ツムラ漢方製剤番号　本書参照ページ

■ 漢方適応あり
▨ 漢方適応も考えられる
□ 漢方適応の可能性が低い

## 症状別 全身症状 ⑪

# のぼせ

### ■ 概要

臨床的にのぼせとほてりの区別は難しい場合がある．

のぼせは，顔面・頸部など身体上部の血管が急に拡張して，血液が充満した状態である．一般には熱い湯への入浴，過度の緊張，怒号，過食，便秘などで起こりやすいが，ストレスや女性の更年期障害などで出現する場合が多い．

特に更年期に突然起こり発汗を伴う場合は，ホットフラッシュという更年期障害の特有の症状として捉えられている．ほてりは p44 参照．

一般的治療として，更年期ののぼせには低下したエストロゲンを補うホルモン補充療法が行われる．また，自律神経調整薬や向精神薬が有効な症例もある．心理的ストレスが多い場合には，精神療法が行われる．

### ■ 漢方薬の適応と使い方

漢方医学的には，生命エネルギーである気の異常としての気虚，気うつ，気逆があり，のぼせは主に，上半身から下半身へめぐるべき気が逆流する気逆などで起こると考えられている．また時に血の異常を伴うこともある．したがって，気逆を治める効果をもつ気剤を用いることが多いが，症例に応じて駆瘀血剤の合方により奏効する場合もある．

更年期障害については， p155 参照．

#### ● のぼせに用いられる漢方薬

| 体力区分 | 番号 | 漢方薬 | 用法 | 解説/図 |
|---|---|---|---|---|
| 体力あり（実証） | 61 | 桃核承気湯<br>のぼせ，頭痛，肩こり，便秘，めまい，足の冷え，小腹急結 | 1日量・用法 7.5 g/分3 | 解説 p327<br>図 p324 |
| | 15 | 黄連解毒湯 ☆中間証にも適応<br>のぼせ，全身のほてり，イライラ，不眠，心窩部膨満感 | 1日量・用法 7.5 g/分3 | 解説 p281<br>図 p279 |
| 体力ふつう（中間証） | 25 | 桂枝茯苓丸 ☆実証にも適応<br>顔面ののぼせと手足の冷え，月経不順，月経困難症，頭痛，肩こり | 1日量・用法 7.5 g/分3 | 解説 p330<br>図 p324 |
| | 57 | 温清飲<br>のぼせと冷え，頭痛，腹痛，過多月経，口渇，皮膚瘙痒感 | 1日量・用法 7.5 g/分3 | 解説 p321<br>図 p312 |
| 体力なし（虚証） | 24 | 加味逍遙散 ☆中間証にも適応<br>のぼせと冷え，肩こり，不安感，不眠，種々の神経症状，更年期障害 | 1日量・用法 7.5 g/分3 | 解説 p243<br>図 p239 |
| | 26 | 桂枝加竜骨牡蛎湯<br>精神神経症状，易疲労感，寝汗，動悸，腹直筋の緊張 | 1日量・用法 7.5 g/分3 | 解説 p222<br>図 p219 |

# 1 症状別の漢方薬の使い方　❶ 全身症状　51

のぼせ

| 症状 | | 検査 | 診断 |
|---|---|---|---|
| 頭痛，肩こりなど | 胸部単純Ｘ線　末梢血・血液生化学 | レニン，アルドステロン | 高血圧　**15**（p92 参照） |
| 動悸，眼球突出 | | T3, T4, TSH | 甲状腺機能亢進症　**26**（p126 参照） |
| 高温環境での発熱，倦怠感 | | | 熱中症 |
| 不定症状 | | | うつ病・神経症　**15 24 26**（p87 参照） |
| | | | 自律神経失調症　**24**（p86 参照） |
| | | | 更年期障害　**61 25 57 24**（p155 参照） |

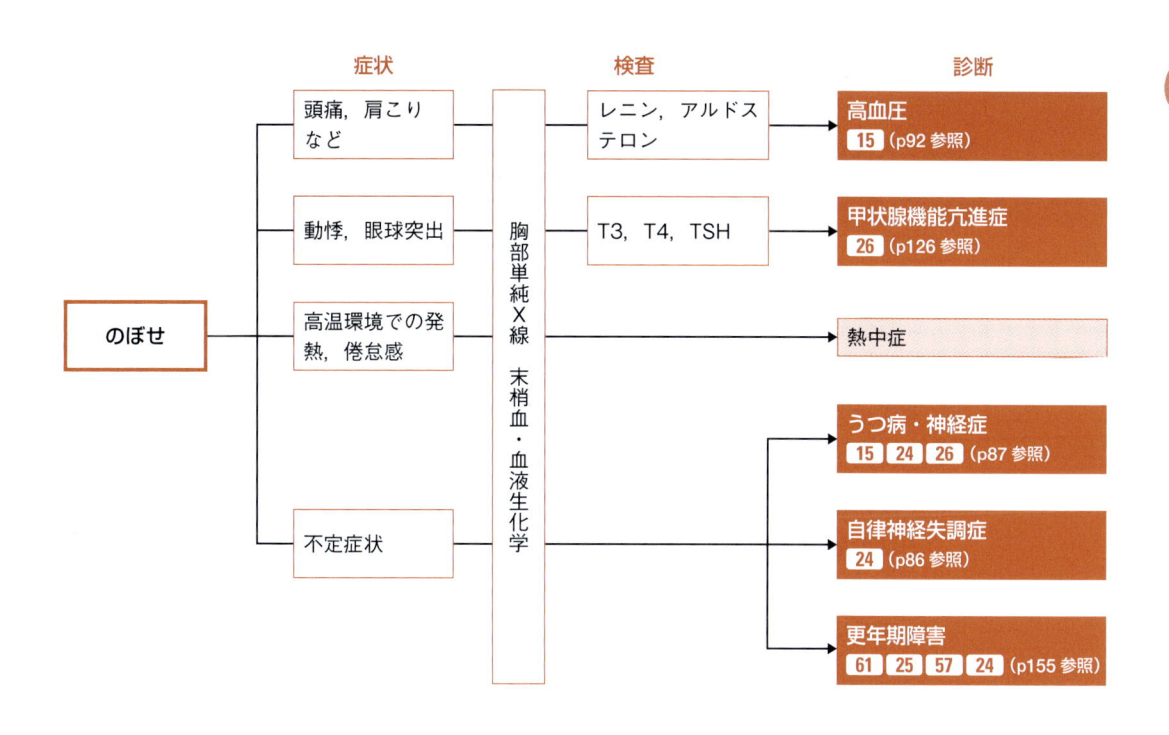

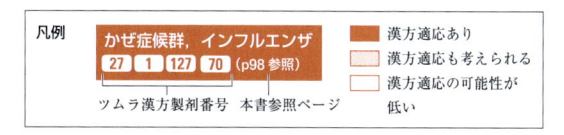

凡例
かぜ症候群，インフルエンザ　**27 1 127 70**（p98 参照）
ツムラ漢方製剤番号　本書参照ページ

■ 漢方適応あり
■ 漢方適応も考えられる
□ 漢方適応の可能性が低い

症状別　神経系の症状 ❶

# 頭痛

## ■ 概要

日常診療で最も多い愁訴である頭痛は，器質的疾患を伴わない機能性（または一次性）頭痛と，器質的疾患を伴う症候性（または二次性）頭痛とに分類され，これらは丁寧な問診によって鑑別できることが多い．

## ■ 漢方薬の適応と使い方

症候性頭痛では原因疾患の治療が必要で漢方薬の適応は少ない．特に急性・亜急性の激しい頭痛には，重大な頭蓋内病変，中枢神経系感染や緑内障など緊急に治療を要するものが少なくない．漢方薬は主に筋緊張性頭痛や片頭痛などの機能性頭痛に用いられる．機能性頭痛は慢性的，反復的に発症し，間欠期には無症状なことが多い．拍動性の血管性頭痛の代表である片頭痛は気剤などが用いられる．

### ● 頭痛に用いられる漢方薬

| 体力 | 処方 | 1日量・用法 | 解説・図 |
|---|---|---|---|
| 体力あり（実証） | 8 大柴胡湯<br>筋緊張性頭痛，高血圧，耳鳴，肩こり，肥満，便秘，強い胸脇苦満 | 7.5 g/分3 | 解説 p231<br>図 p227 |
| 体力ふつう（中間証） | 1 葛根湯　☆実証にも適応<br>筋緊張性頭痛，肩こり，鼻炎，無汗 | 7.5 g/分3 | 解説 p215<br>図 p208 |
| | 25 桂枝茯苓丸　☆実証にも適応<br>筋緊張性頭痛，月経異常，のぼせ | 7.5 g/分3 | 解説 p330<br>図 p324 |
| | 47 釣藤散　☆虚証にも適応<br>筋緊張性頭痛，朝の頭痛，めまい，肩こり，高血圧，脳循環障害 | 7.5 g/分3 | 解説 p293<br>図 p292 |
| | 17 五苓散<br>片頭痛，二日酔い，嘔吐，口渇，尿量減少，めまい | 7.5 g/分3 | 解説 p338<br>図 p335 |
| 体力なし（虚証） | 31 呉茱萸湯<br>片頭痛の第1選択薬．手足の冷え，嘔吐，冷たい食べ物で誘発<br>☆女性に多い | 7.5 g/分3 | 解説 p361<br>図 p357 |
| | 82 桂枝人参湯<br>片頭痛，胃腸虚弱者の頭痛，肩こり，強い湿証には不向き | 7.5 g/分3 | 解説 p254<br>図 p251 |
| | 38 当帰四逆加呉茱萸生姜湯<br>筋緊張性頭痛，片頭痛，手足の冷え，下腹部痛，月経痛，しもやけ | 7.5 g/分3 | 解説 p224<br>図 p219 |
| | 37 半夏白朮天麻湯<br>筋緊張性頭痛，片頭痛，めまい，頭重感，胃腸虚弱，胃内停水，心窩部のつかえ | 7.5 g/分3 | 解説 p259<br>図 p251 |
| | 10 柴胡桂枝湯　☆中間証にも適応<br>筋緊張性頭痛，胸脇苦満，悪寒，項部痛，起立性調節障害 | 7.5 g/分3 | 解説 p236<br>図 p227 |

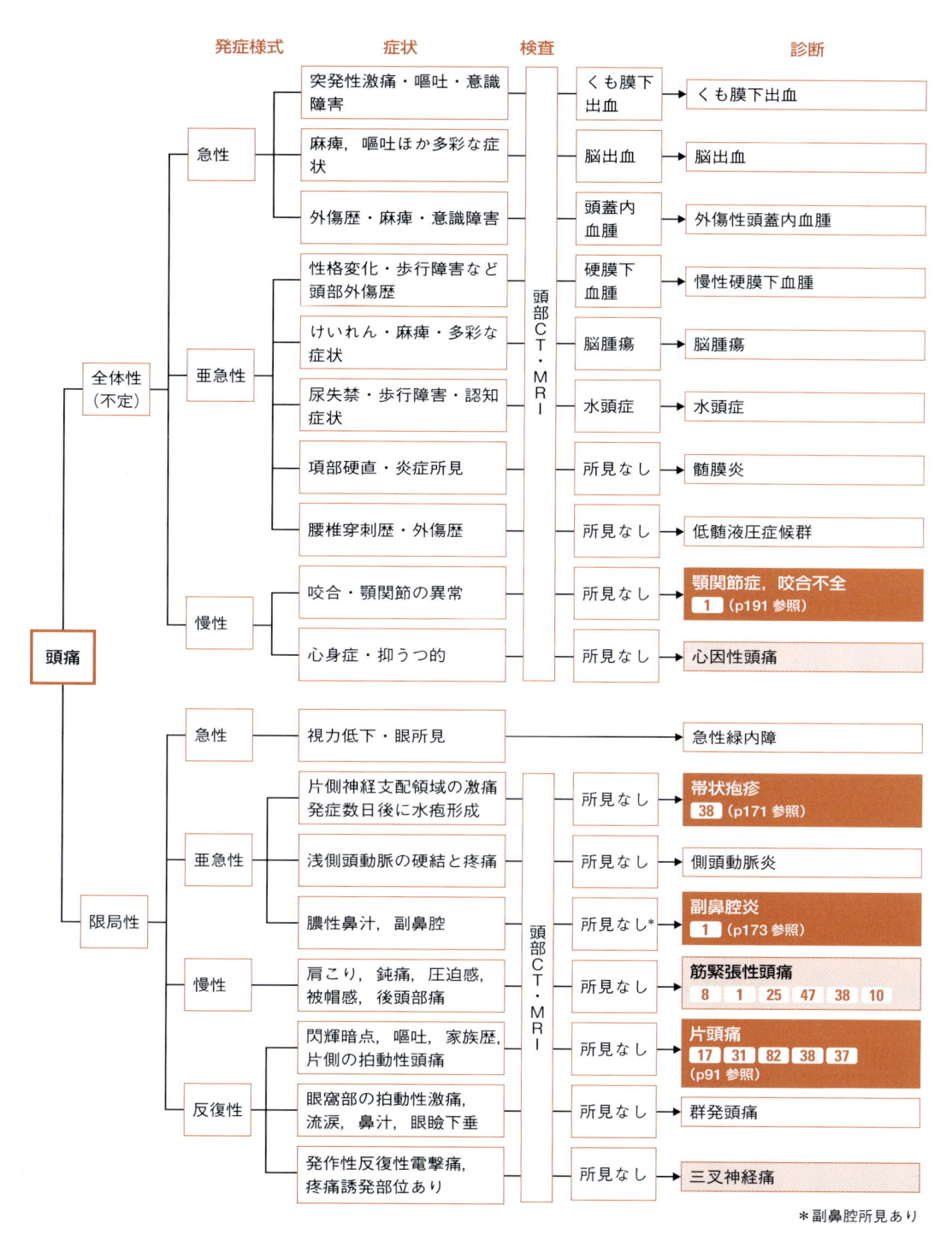

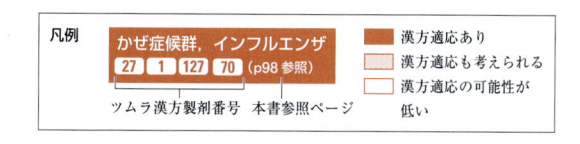

# 頭痛

| | 発症様式 | 症状 | 検査 | | 診断 |
|---|---|---|---|---|---|
| **全体性（不定）** | 急性 | 突発性激痛・嘔吐・意識障害 | 頭部CT・MRI | くも膜下出血 | くも膜下出血 |
| | | 麻痺，嘔吐ほか多彩な症状 | | 脳出血 | 脳出血 |
| | | 外傷歴・麻痺・意識障害 | | 頭蓋内血腫 | 外傷性頭蓋内血腫 |
| | 亜急性 | 性格変化・歩行障害など頭部外傷歴 | | 硬膜下血腫 | 慢性硬膜下血腫 |
| | | けいれん・麻痺・多彩な症状 | | 脳腫瘍 | 脳腫瘍 |
| | | 尿失禁・歩行障害・認知症状 | | 水頭症 | 水頭症 |
| | | 項部硬直・炎症所見 | | 所見なし | 髄膜炎 |
| | | 腰椎穿刺歴・外傷歴 | | 所見なし | 低髄液圧症候群 |
| | 慢性 | 咬合・顎関節の異常 | | 所見なし | **顎関節症，咬合不全** [1]（p191参照） |
| | | 心身症・抑うつ的 | | 所見なし | 心因性頭痛 |
| **限局性** | 急性 | 視力低下・眼所見 | | | 急性緑内障 |
| | 亜急性 | 片側神経支配領域の激痛 発症数日後に水疱形成 | 頭部CT・MRI | 所見なし | **帯状疱疹** [38]（p171参照） |
| | | 浅側頭動脈の硬結と疼痛 | | 所見なし | 側頭動脈炎 |
| | | 膿性鼻汁，副鼻腔 | | 所見なし* | **副鼻腔炎** [1]（p173参照） |
| | 慢性 | 肩こり，鈍痛，圧迫感，被帽感，後頭部痛 | | 所見なし | **筋緊張性頭痛** [8] [1] [25] [47] [38] [10] |
| | 反復性 | 閃輝暗点，嘔吐，家族歴，片側の拍動性頭痛 | | 所見なし | **片頭痛** [17] [31] [82] [38] [37]（p91参照） |
| | | 眼窩部の拍動性激痛，流涙，鼻汁，眼瞼下垂 | | 所見なし | 群発頭痛 |
| | | 発作性反復性電撃痛，疼痛誘発部位あり | | 所見なし | 三叉神経痛 |

＊副鼻腔所見あり

**凡例**

かぜ症候群，インフルエンザ [27] [1] [127] [70] (p98参照)

ツムラ漢方製剤番号　本書参照ページ

- 漢方適応あり
- 漢方適応も考えられる
- 漢方適応の可能性が低い

## 症状別 神経系の症状 ❷

# めまい

### ■ 概要

めまいとは動いていないが，自己あるいは周囲が動いていると感じる異常感覚をいい，以下の3つに分けられる．①回転性めまい(vertigo)：自分または周囲が回転するような感覚があるもの，②浮動性めまい(dizziness)：非回転性で動揺感，浮動感があるもの，③失神性めまい(syncope)：眼前暗黒感のある失神性のもの，がある．

回転性めまい(末梢性めまい)は前庭性障害，浮動性めまい(中枢性めまい)は脳幹，小脳の障害，失神性めまいは心・血管性病変によることが多いとされる．

### ■ 漢方薬の適応と使い方

反復性・慢性的な回転性めまい，失神性めまい，心因性めまいが漢方薬のよい適応となり，陰虚証向きの利水剤，駆瘀血剤，補血剤が用いられる．

#### ● めまいに用いられる漢方薬

| 体力 | 漢方薬 | 適応 | 1日量・用法 | 解説・図 |
|---|---|---|---|---|
| 体力あり（実証） | 25 桂枝茯苓丸 ☆中間証にも適応 | 月経異常，のぼせ，頭重，肩こり，小腹急結 | 7.5 g/分3 | 解説 p330 / 図 p324 |
| 体力ふつう（中間証） | 47 釣藤散 ☆虚証にも適応 | 頭痛，頭重，肩こり，高血圧，脳動脈硬化症 | 7.5 g/分3 | 解説 p293 / 図 p292 |
| | 17 五苓散 | 動揺病，頭痛，悪心，嘔吐，浮腫，口渇，尿量減少，耳鳴 | 7.5 g/分3 | 解説 p338 / 図 p335 |
| | 67 女神散 | 起立性低血圧，月経異常，のぼせ，不眠，不安 | 7.5 g/分3 | 解説 p304 / 図 p297 |
| 体力なし（虚証） | 39 苓桂朮甘湯 ☆中間証にも適応 | メニエール病，起立性低血圧，起立性調節障害，動悸，胃内停水 | 7.5 g/分3 | 解説 p341 / 図 p335 |
| | 37 半夏白朮天麻湯 | メニエール病，起立性低血圧，起立性調節障害，頭痛，胃腸虚弱者 | 7.5 g/分3 | 解説 p259 / 図 p251 |
| | 30 真武湯 | 浮動性めまい，四肢冷感，低血圧，水様性下痢，全身倦怠感 | 7.5 g/分3 | 解説 p276 / 図 p274 |
| | 23 当帰芍薬散 | 貧血，低血圧，月経異常，冷え症，色白，疲労倦怠感，浮腫 | 7.5 g/分3 | 解説 p332 / 図 p324 |
| | 24 加味逍遙散 ☆中間証にも適応 | 不定愁訴，更年期障害，月経異常，冷え・のぼせ | 7.5 g/分3 | 解説 p243 / 図 p239 |

引用文献
宮上光祐：めまいの漢方治療．Modern Physician 28：115-119, 2008

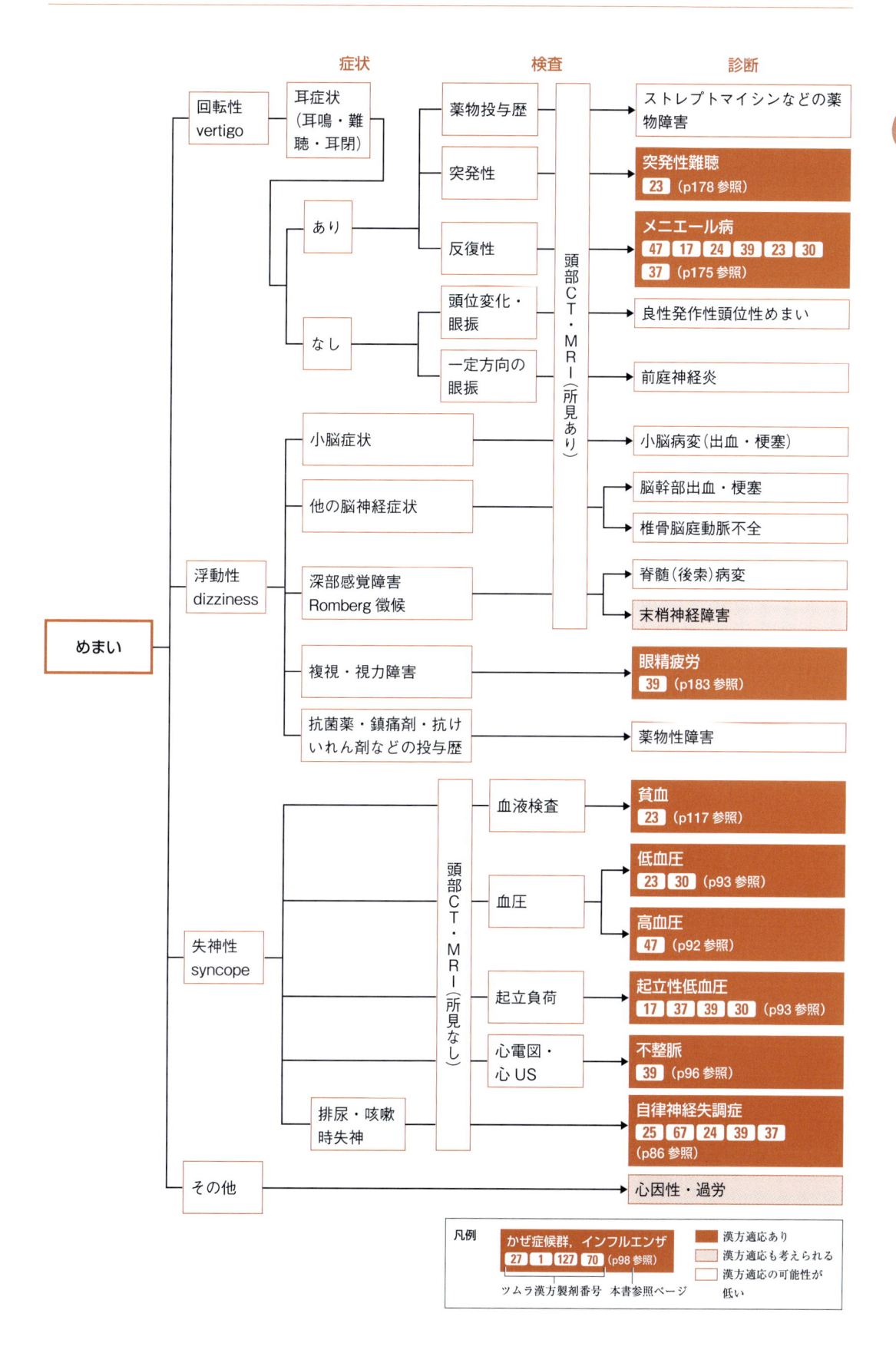

## ■1 症状別の漢方薬の使い方　❷ 神経系の症状

**めまい**

| 分類 | 症状 | | 検査 | 診断 |
|---|---|---|---|---|
| 回転性 vertigo | 耳症状(耳鳴・難聴・耳閉) あり | 薬物投与歴 | 頭部CT・MRI(所見あり) | ストレプトマイシンなどの薬物障害 |
| | | 突発性 | | **突発性難聴** 23 (p178参照) |
| | | 反復性 | | **メニエール病** 47 17 24 39 23 30 37 (p175参照) |
| | 耳症状なし | 頭位変化・眼振 | | 良性発作性頭位性めまい |
| | | 一定方向の眼振 | | 前庭神経炎 |
| 浮動性 dizziness | 小脳症状 | | | 小脳病変(出血・梗塞) |
| | 他の脳神経症状 | | | 脳幹部出血・梗塞 / 椎骨脳底動脈不全 |
| | 深部感覚障害 Romberg徴候 | | | 脊髄(後索)病変 / 末梢神経障害 |
| | 複視・視力障害 | | | **眼精疲労** 39 (p183参照) |
| | 抗菌薬・鎮痛剤・抗けいれん剤などの投与歴 | | | 薬物性障害 |
| 失神性 syncope | | 血液検査 | 頭部CT・MRI(所見なし) | **貧血** 23 (p117参照) |
| | | 血圧 | | **低血圧** 23 30 (p93参照) |
| | | | | **高血圧** 47 (p92参照) |
| | | 起立負荷 | | **起立性低血圧** 17 37 39 30 (p93参照) |
| | | 心電図・心US | | **不整脈** 39 (p96参照) |
| | | | | **自律神経失調症** 25 67 24 39 37 (p86参照) |
| | 排尿・咳嗽時失神 | | | |
| その他 | | | | 心因性・過労 |

**凡例**

| かぜ症候群，インフルエンザ |
| 27 1 127 70 (p98参照) |
| ツムラ漢方製剤番号　本書参照ページ |

■ 漢方適応あり
□ 漢方適応も考えられる
□ 漢方適応の可能性が低い

## 症状別 神経系の症状 ❸

# けいれん

### ■ 概要

けいれんとは突然始まる不随意な骨格筋の収縮をいい，中枢神経系から，末梢神経系，筋肉の異常によっても生ずるが，代謝異常，薬物中毒・断薬，呼吸器疾患，心疾患，精神的原因によっても生じうる．

### ■ 漢方薬の適応と使い方

重積や意識障害を伴うけいれんは，重篤で後遺症を残したり死に至ることもあり，一刻も早く正確に診断し，けいれんを止めることが必要である．

てんかんの発作の抑制には柴胡，桂皮，芍薬などを含む方剤が抗けいれん剤と併用され，難治性てんかんにも用いられることもある．なお，有痛性の筋攣縮や肝硬変のこむらがえりなどに対する有用性の報告もある．また，チックなどの心因性のけいれんには気剤を用いる場合がある．

● てんかん性けいれんに用いられる漢方薬

| 体力 | 方剤 | 1日量・用法 | 解説/図 |
|---|---|---|---|
| 体力あり（実証） | 12 柴胡加竜骨牡蛎湯<br>ヒステリー，高血圧，不眠，心悸亢進，胸脇苦満，腹部の拍動 | 7.5 g/分3 | 解説 p232<br>図 p227 |
| 体力ふつう（中間証） | 54 抑肝散　☆虚証にも適応<br>ひきつけ，眼瞼けいれん，憤激，不眠，認知症 | 7.5 g/分3 | 解説 p246<br>図 p239 |
| 体力ふつう（中間証） | 9 小柴胡湯 | 7.5 g/分3 | 解説 p229　9<br>図 p227 |
| 体力ふつう（中間証） | 60 桂枝加芍薬湯<br>上記の2方剤を合方して用いる．<br>口苦，食欲不振，腹痛，下痢，腹直筋緊張，胸脇苦満 | 7.5 g/分3 | 解説 p222　60<br>図 p219 |
| 体力なし（虚証） | 10 柴胡桂枝湯　☆中間証にも適応<br>上腹部痛，精神不安，不眠，胸脇苦満 | 7.5 g/分3 | 解説 p236<br>図 p227 |
| 体力なし（虚証） | 72 甘麦大棗湯　☆中間証にも適応<br>ひきつけ，夜泣き，不眠，ヒステリー，腹直筋緊張 | 7.5 g/分3 | 解説 p359<br>図 p357 |
| 体力なし（虚証） | 83 抑肝散加陳皮半夏<br>ひきつけ，眼瞼けいれん，腹部大動脈拍動<br>☆抑肝散より虚証 | 7.5 g/分3 | 解説 p247<br>図 p239 |

● 筋攣縮に用いられる漢方薬

| 体力 | 方剤 | 1日量・用法 | 解説/図 |
|---|---|---|---|
| 体力に関係なし | 68 芍薬甘草湯<br>こむらがえりの第1選択薬．有痛性筋けいれん，眼瞼けいれん | 7.5 g/分3 | 解説 p354<br>図 p353 |

引用文献
西村　甲：小児てんかんとひきつけ．Medical ASAHI September：69-72，2008

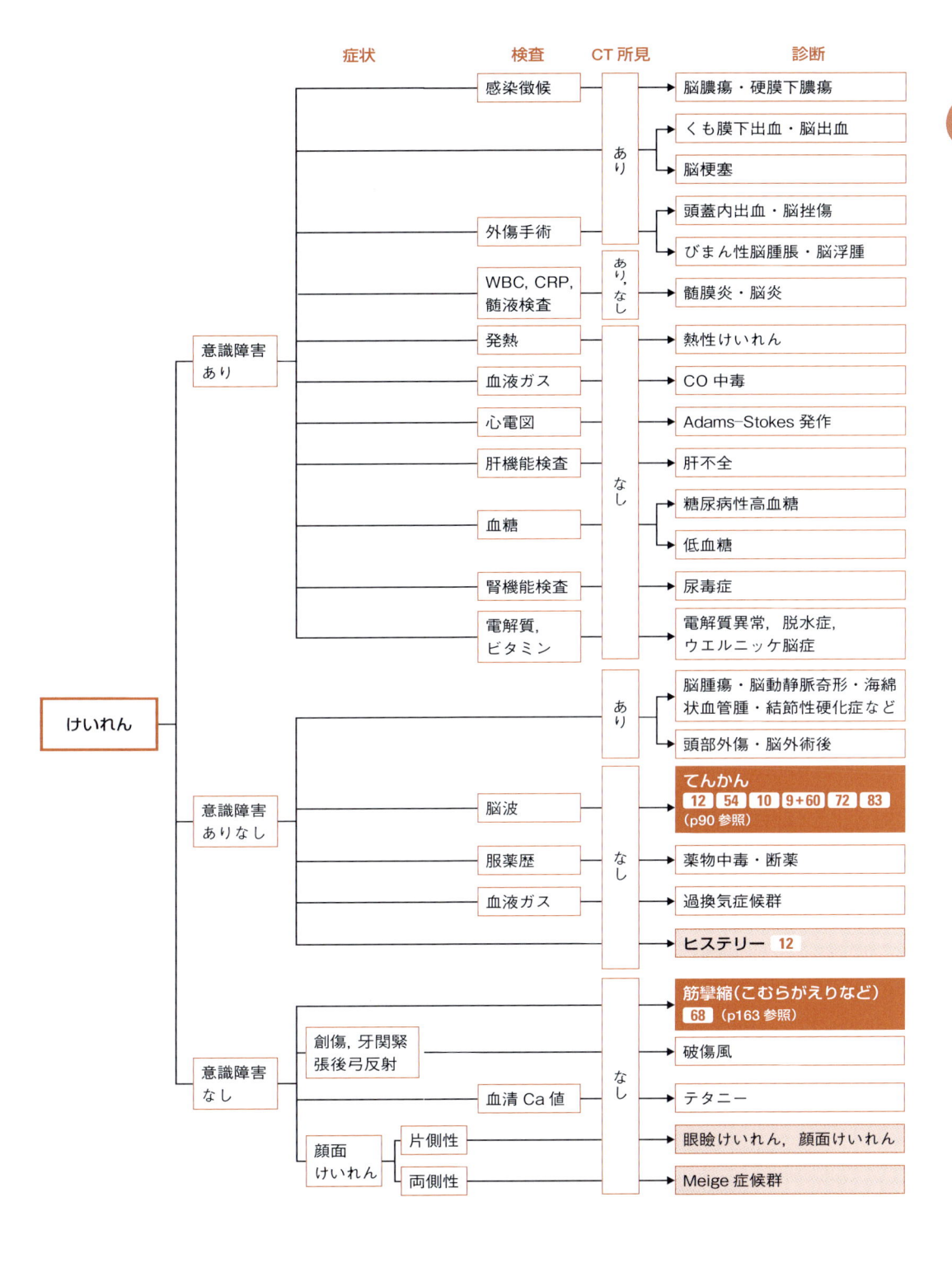

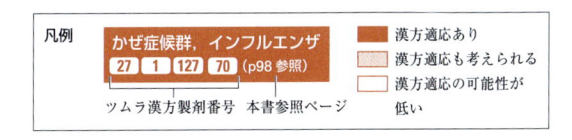

**1** 症状別の漢方薬の使い方　**❷** 神経系の症状　● 57

## けいれん

| 症状 | 検査 | CT所見 | 診断 |
|---|---|---|---|
| 意識障害あり | 感染徴候 | あり | 脳膿瘍・硬膜下膿瘍 |
| | | あり | くも膜下出血・脳出血 |
| | | | 脳梗塞 |
| | 外傷手術 | | 頭蓋内出血・脳挫傷 |
| | | あり,なし | びまん性脳腫脹・脳浮腫 |
| | WBC, CRP, 髄液検査 | | 髄膜炎・脳炎 |
| | 発熱 | なし | 熱性けいれん |
| | 血液ガス | | CO中毒 |
| | 心電図 | | Adams-Stokes発作 |
| | 肝機能検査 | | 肝不全 |
| | 血糖 | | 糖尿病性高血糖 |
| | | | 低血糖 |
| | 腎機能検査 | | 尿毒症 |
| | 電解質, ビタミン | | 電解質異常, 脱水症, ウエルニッケ脳症 |
| 意識障害ありなし | | あり | 脳腫瘍・脳動静脈奇形・海綿状血管腫・結節性硬化症 など |
| | | | 頭部外傷・脳外術後 |
| | 脳波 | なし | **てんかん** 12 54 10 9+60 72 83 (p90参照) |
| | 服薬歴 | | 薬物中毒・断薬 |
| | 血液ガス | | 過換気症候群 |
| | | | **ヒステリー** 12 |
| 意識障害なし | | なし | **筋攣縮（こむらがえりなど）** 68 (p163参照) |
| | 創傷, 牙関緊張後弓反射 | | 破傷風 |
| | 血清Ca値 | | テタニー |
| | 顔面けいれん 片側性 | | **眼瞼けいれん, 顔面けいれん** |
| | 顔面けいれん 両側性 | | **Meige症候群** |

凡例：
かぜ症候群，インフルエンザ　27　1　127　70　(p98参照)
ツムラ漢方製剤番号　本書参照ページ

■ 漢方適応あり
▨ 漢方適応も考えられる
□ 漢方適応の可能性が低い

症状別　神経系の症状 ❹

# 肩こり

## ■ 概要

　肩こりは東洋人に特有な症状で筋肉痛・頸肩腕症候群によることが多い．発症年齢・発症様式・圧痛点・上肢の可動域に注意する．頸椎疾患では上肢のしびれなどの神経根症状や足のつまづきなどの脊髄症状を伴いやすく，肩関節疾患では肩関節痛と可動域制限を認め，神経根・脊髄症状を欠く．心血管系疾患や消化器疾患の存在も念頭におく．

## ■ 漢方薬の適応と使い方

　強いこりや神経症状を伴う例では頸椎・肩関節の器質的疾患を疑い，X線検査・MRI検査により腫瘍性・炎症性疾患を除外しておく．漢方薬は頸肩腕症候群，肩関節周囲炎(五十肩)，胸郭出口症候群，変形性頸椎症などに用いられる．むちうち損傷の急性期には駆瘀血剤が用いられる．

### ● 肩こりに用いられる漢方薬

| 体力あり（実証） | 8 大柴胡湯 | 1日量・用法 7.5 g/分3 | 解説 p231／図 p227 |
|---|---|---|---|
| | 頸肩腕症候群，肥満，高血圧，便秘，頭痛，めまい，強い胸脇苦満 | | |
| | 25 桂枝茯苓丸　☆中間証にも適応 | 1日量・用法 7.5 g/分3 | 解説 p330／図 p324 |
| | むちうち損傷，頸肩腕症候群，冷え・のぼせ，小腹急結 | | |
| 体力ふつう（中間証） | 1 葛根湯　☆実証にも適応 | 1日量・用法 7.5 g/分3 | 解説 p215／図 p208 |
| | 五十肩，頸肩腕症候群，項背部こり，頭痛，無汗 | | |
| | 88 二朮湯 | 1日量・用法 7.5 g/分3 | 解説 p349／図 p348 |
| | 五十肩，頸肩腕症候群，病初期，"水太り"，胃腸虚弱 | | |
| 体力なし（虚証） | 18 桂枝加朮附湯 | 1日量・用法 7.5 g/分3 | 解説 p221／図 p219 |
| | 五十肩，頸肩腕症候群，冷え症，寒冷で増悪，尿量減少，のぼせ | | |
| | 24 加味逍遙散　☆中間証にも適応 | 1日量・用法 7.5 g/分3 | 解説 p243／図 p239 |
| | 頸肩腕症候群，不安，不眠，月経異常，冷え・のぼせ | | |
| | 23 当帰芍薬散 | 1日量・用法 7.5 g/分3 | 解説 p332／図 p324 |
| | むちうち損傷，頸肩腕症候群，胸郭出口症候群，冷え，月経異常 | | |
| | 38 当帰四逆加呉茱萸生姜湯 | 1日量・用法 7.5 g/分3 | 解説 p224／図 p219 |
| | むちうち損傷，頸肩腕症候群，胸郭出口症候群，強い冷感，痛み | | |
| 体力に関係なし | 68 芍薬甘草湯 | 1回量・用法 頓用 2.5～5.0 g/回 | 解説 p354／図 p353 |
| | 頸肩腕症候群，むちうち損傷，胸郭出口症候群，筋攣縮 | | |

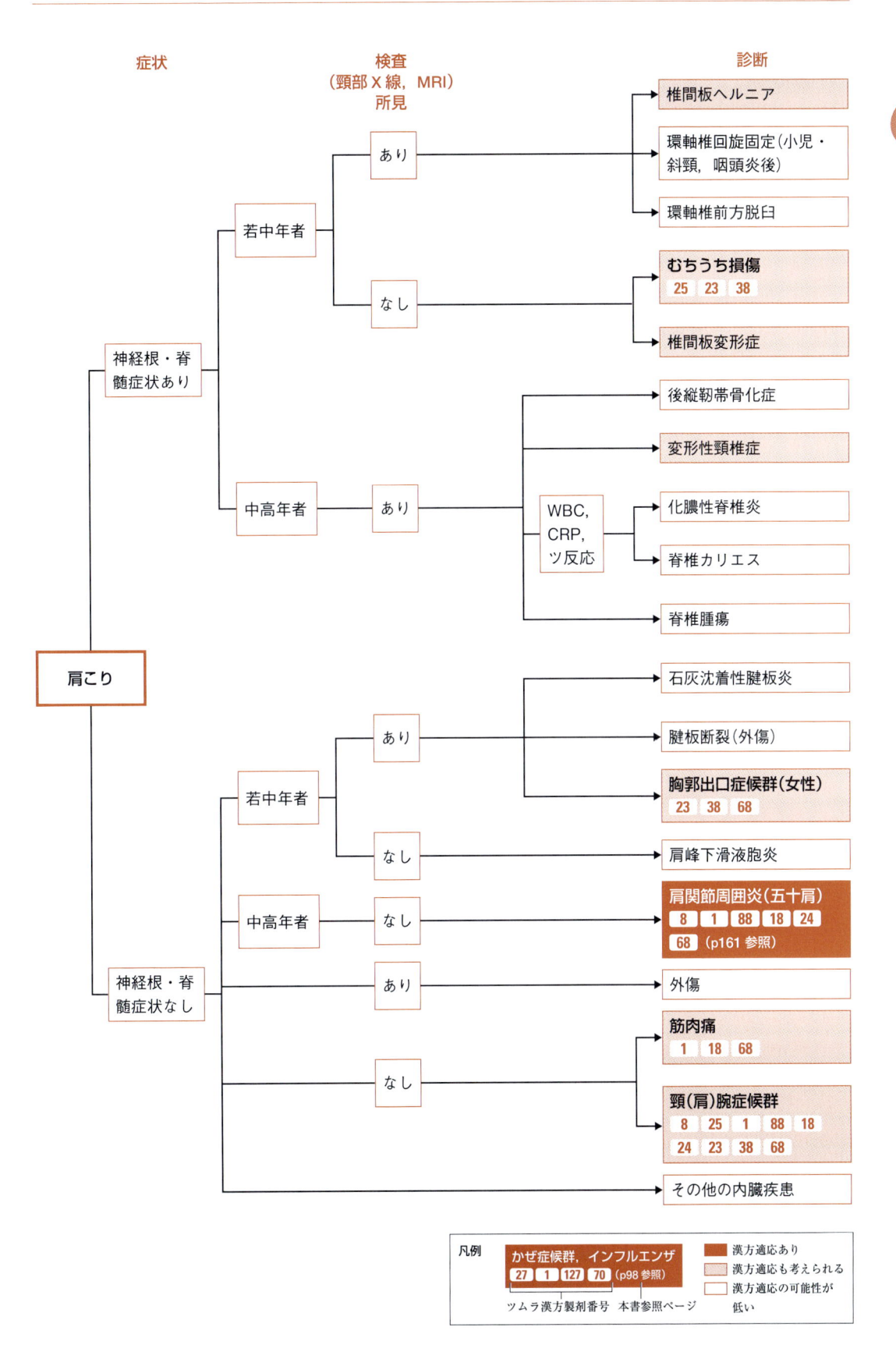

## 肩こり

| 症状 | 検査(頸部X線, MRI)所見 | | 診断 |
|---|---|---|---|
| 神経根・脊髄症状あり | 若中年者 → あり | | 椎間板ヘルニア |
| | | | 環軸椎回旋固定(小児・斜頸,咽頭炎後) |
| | | | 環軸椎前方脱臼 |
| | 若中年者 → なし | | **むちうち損傷** 25 23 38 |
| | | | 椎間板変形症 |
| | 中高年者 → あり | | 後縦靱帯骨化症 |
| | | | 変形性頸椎症 |
| | | WBC, CRP, ツ反応 | 化膿性脊椎炎 |
| | | | 脊椎カリエス |
| | | | 脊椎腫瘍 |
| 神経根・脊髄症状なし | 若中年者 → あり | | 石灰沈着性腱板炎 |
| | | | 腱板断裂(外傷) |
| | | | **胸郭出口症候群(女性)** 23 38 68 |
| | 若中年者 → なし | | 肩峰下滑液胞炎 |
| | 中高年者 → なし | | **肩関節周囲炎(五十肩)** 8 1 88 18 24 68 (p161参照) |
| | 中高年者 → あり | | 外傷 |
| | 中高年者 → なし | | **筋肉痛** 1 18 68 |
| | | | **頸(肩)腕症候群** 8 25 1 88 18 24 23 38 68 |
| | | | その他の内臓疾患 |

凡例
かぜ症候群, インフルエンザ 27 1 127 70 (p98参照)
ツムラ漢方製剤番号　本書参照ページ

■ 漢方適応あり
■ 漢方適応も考えられる
□ 漢方適応の可能性が低い

## 症状別 循環器系の症状 ❶

# 動悸

### ■ 概要
通常は自覚されない心拍動を，不快感として知覚することを動悸という．動悸には不整脈によるものと，1回拍出量の増大，貧血，高血圧，大動脈弁逆流，甲状腺機能亢進症など不整脈以外の原因がある．

### ■ 漢方薬の適応と使い方
意識障害や血圧低下を伴う不整脈は緊急を要し漢方薬は適さない．器質的心疾患例やリエントリー性不整脈にも効果は期待できない．起立性調節障害の症状のある若年者の不整脈に漢方薬が著効することがある．不整脈以外の原因による場合には，基礎疾患の治療が原則で，自覚症状や基礎体力の改善に漢方薬を用いる．

そのほかに，洞性頻脈，不安・緊張，パニック障害は漢方薬のよい適応となる．

#### ● 動悸に用いられる漢方薬

| 体力 | 番号 | 漢方薬 | 適応 | 1日量・用法 | 解説・図 |
|---|---|---|---|---|---|
| 体力あり（実証） | 12 | 柴胡加竜骨牡蛎湯 | | 7.5 g/分3 | 解説 p232／図 p227 |
| | | 高血圧，パニック障害，不安，不眠，腹部の動悸，胸脇苦満 | | | |
| | 15 | 黄連解毒湯 | ☆中間証にも適応 | 7.5 g/分3 | 解説 p281／図 p279 |
| | | 高血圧，イライラ，のぼせ，赤ら顔，脳卒中予防 | | | |
| 体力ふつう（中間証） | 36 | 木防已湯 | | 7.5 g/分3 | 解説 p351／図 p348 |
| | | 慢性心不全，心臓性喘息，肺水腫，顔色不良，心下痞硬 | | | |
| | 64 | 炙甘草湯 | ☆虚証にも適応 | 1回量・用法 9.0 g/分3 | 解説 p295／図 p292 |
| | | 甲状腺機能亢進，心室性期外収縮，多汗，易疲労性，便秘 | | | |
| 体力なし（虚証） | 39 | 苓桂朮甘湯 | ☆中間証にも適応 | 7.5 g/分3 | 解説 p341／図 p335 |
| | | 起立性低血圧，自律神経失調，不整脈，立ちくらみ，めまい | | | |
| | 16 | 半夏厚朴湯 | ☆中間証にも適応 | 7.5 g/分3 | 解説 p300／図 p297 |
| | | パニック障害，のどのつかえを伴う動悸，不安 | | | |
| | 24 | 加味逍遙散 | ☆中間証にも適応 | 7.5 g/分3 | 解説 p243／図 p239 |
| | | パニック障害，不安，不眠，月経不順，冷え・のぼせ | | | |
| | 11 | 柴胡桂枝乾姜湯 | | 7.5 g/分3 | 解説 p237／図 p227 |
| | | パニック障害，息切れ，神経過敏，抑うつ，冷え，頭汗，盗汗 | | | |
| | 26 | 桂枝加竜骨牡蛎湯 | | 7.5 g/分3 | 解説 p222／図 p219 |
| | | パニック障害，神経質な人の動悸，不眠，胃腸虚弱，のぼせ，陰委 | | | |
| | 23 | 当帰芍薬散 | | 7.5 g/分3 | 解説 p332／図 p324 |
| | | 低血圧，月経異常，血色不良，色白，やせ，冷え，めまい，肩こり | | | |
| | 82 | 桂枝人参湯 | | 7.5 g/分3 | 解説 p254／図 p251 |
| | | 胃腸虚弱，頭痛，頭重，食欲不振，悪心・嘔吐，冷え | | | |
| | 91 | 竹筎温胆湯 | | 7.5 g/分3 | 解説 p249／図 p239 |
| | | COPD，咳嗽，痰，微熱，不安，不眠，軽い胸脇苦満 | | | |

引用文献
田内宣生：漢方と小児の不整脈．日本小児東洋医学会誌 19：5-12, 2003

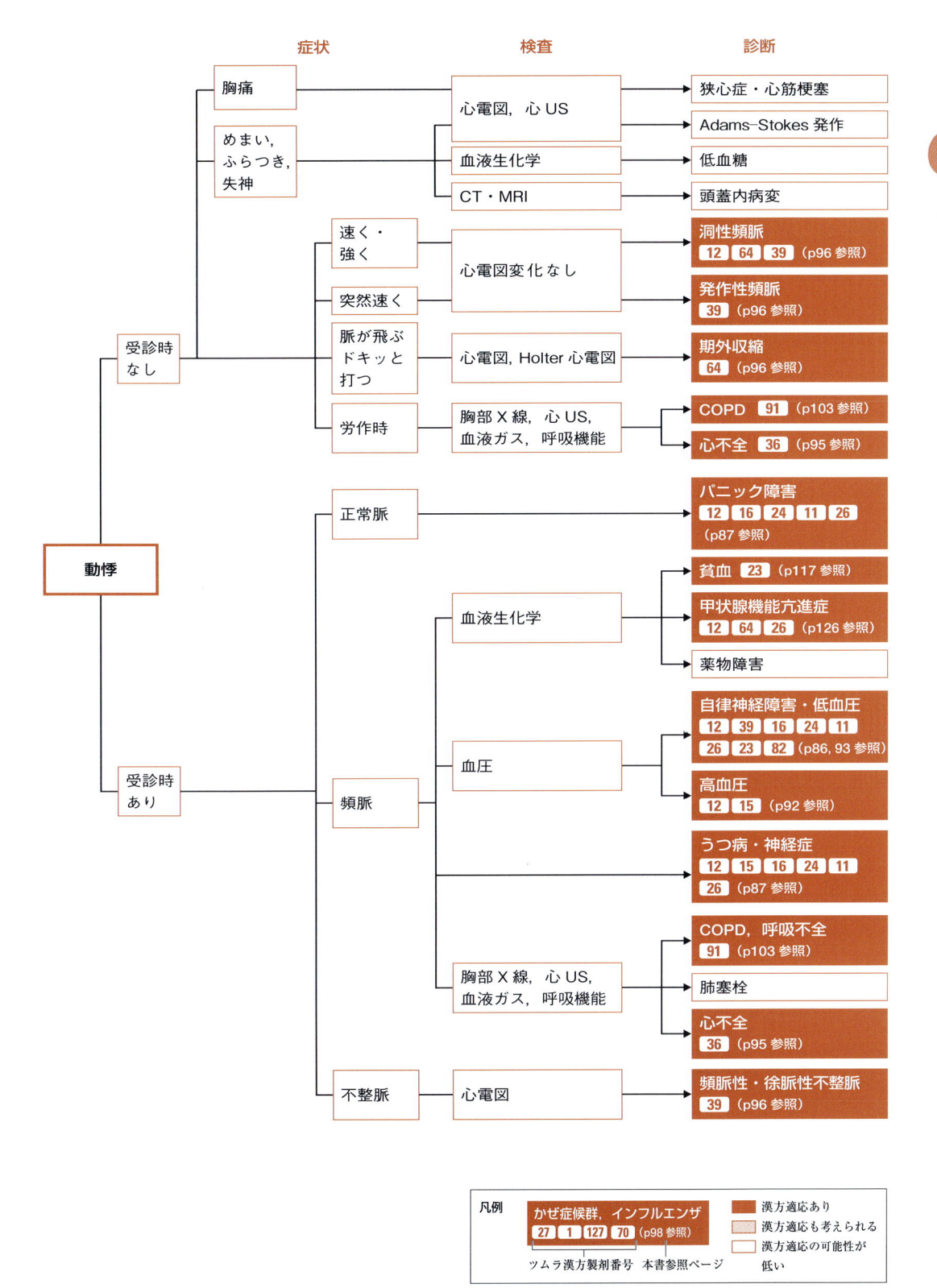

# 動悸

| 症状 | | 検査 | 診断 |
|---|---|---|---|
| **受診時なし** | 胸痛 | 心電図，心US | 狭心症・心筋梗塞 |
| | めまい，ふらつき，失神 | 心電図，心US | Adams-Stokes 発作 |
| | | 血液生化学 | 低血糖 |
| | | CT・MRI | 頭蓋内病変 |
| | 速く・強く | 心電図変化なし | 洞性頻脈 12 64 39 (p96参照) |
| | 突然速く | 心電図変化なし | 発作性頻脈 39 (p96参照) |
| | 脈が飛ぶドキッと打つ | 心電図, Holter 心電図 | 期外収縮 64 (p96参照) |
| | 労作時 | 胸部X線，心US，血液ガス，呼吸機能 | COPD 91 (p103参照) / 心不全 36 (p95参照) |
| **受診時あり** | 正常脈 | | パニック障害 12 16 24 11 26 (p87参照) |
| | 頻脈 | 血液生化学 | 貧血 23 (p117参照) / 甲状腺機能亢進症 12 64 26 (p126参照) / 薬物障害 |
| | | 血圧 | 自律神経障害・低血圧 12 39 16 24 11 26 23 82 (p86, 93参照) / 高血圧 12 15 (p92参照) |
| | | | うつ病・神経症 12 15 16 24 11 26 (p87参照) |
| | | 胸部X線，心US，血液ガス，呼吸機能 | COPD，呼吸不全 91 (p103参照) / 肺塞栓 / 心不全 36 (p95参照) |
| | 不整脈 | 心電図 | 頻脈性・徐脈性不整脈 39 (p96参照) |

凡例:
- かぜ症候群，インフルエンザ 27 1 127 70 (p98参照)
- ツムラ漢方製剤番号　本書参照ページ
- 漢方適応あり
- 漢方適応も考えられる
- 漢方適応の可能性が低い

## 症状別 循環器系の症状 ❷

# 息切れ

### ■ 概要
呼吸は呼吸中枢と呼吸器との間に互いにフィードバックが働き自律的に調節され，通常は意識されない．息切れは呼吸困難と同義であり，呼吸時に感じる努力感や不快感などの自覚症状を意味する．

### ■ 漢方薬の適応と使い方
息切れは呼吸器疾患をはじめ循環器疾患，神経筋疾患，代謝疾患，精神神経疾患でも自覚される．胸痛・意識障害・血圧低下など重大な随伴症状のある例，突発性のもの，酸素飽和度低下例では緊急処置を要し漢方薬の適応は少ない．慢性期には補助的に漢方薬を用いると効果を発揮することがある．虚弱者や高齢者には体力増強，免疫能賦活を目的として補剤が用いられる．

#### ● 息切れに用いられる漢方薬

| 体力区分 | No. | 処方名 | 備考 | 1日量・用法 | 解説 | 図 |
|---|---|---|---|---|---|---|
| 体力あり（実証） | 55 | 麻杏甘石湯 | | 7.5 g/分3 | p211 | p208 |
| | | 気管支喘息，粘稠痰，急性呼吸困難，喘鳴，口渇，発汗傾向 | | | | |
| | 95 | 五虎湯 | ☆中間証にも適応 | 7.5 g/分3 | p212 | p208 |
| | | 気管支喘息，COPD，慢性呼吸困難 | | | | |
| | 12 | 柴胡加竜骨牡蛎湯 | | 7.5 g/分3 | p232 | p227 |
| | | 抑うつ，不安，不眠，心臓神経症，腹部の拍動，胸脇苦満 | | | | |
| 体力ふつう（中間証） | 36 | 木防已湯 | ☆虚証にも適応 | 7.5 g/分3 | p351 | p348 |
| | | 慢性期心不全，心臓性喘息，肺水腫，心下痞堅 | | | | |
| | 19 | 小青竜湯 | | 9.0 g/分3 | p217 | p208 |
| | | 気管支喘息，COPD，湿性咳嗽，水様性鼻水，くしゃみ | | | | |
| | 85 | 神秘湯 | | 7.5 g/分3 | p218 | p208 |
| | | 気管支喘息，COPD，慢性呼吸困難，呼吸困難，抑うつ | | | | |
| | 96 | 柴朴湯 | ☆やや虚証にも適応 | 7.5 g/分3 | p234 | p227 |
| | | COPD，気管支喘息，湿性咳嗽，不安，咽喉頭異常感，胸脇苦満 | | | | |
| 体力なし（虚証） | 90 | 清肺湯 | | 9.0 g/分3 | p320 | p312 |
| | | COPDの第1選択薬．肺結核，慢性気管支炎，膿性痰 | | | | |
| | 16 | 半夏厚朴湯 | ☆中間証にも適応 | 7.5 g/分3 | p300 | p297 |
| | | COPD，湿性咳嗽，鎮静，のどのつかえ | | | | |
| | 29 | 麦門冬湯 | ☆中間証にも適応 | 9.0 g/分3 | p294 | p292 |
| | | 百日咳，咽喉頭炎，気管支炎，乾性咳嗽，嗄声，皮膚乾燥 | | | | |
| | 23 | 当帰芍薬散 | | 7.5 g/分3 | p332 | p324 |
| | | 貧血，色白，冷え，動悸，月経異常，倦怠感 | | | | |

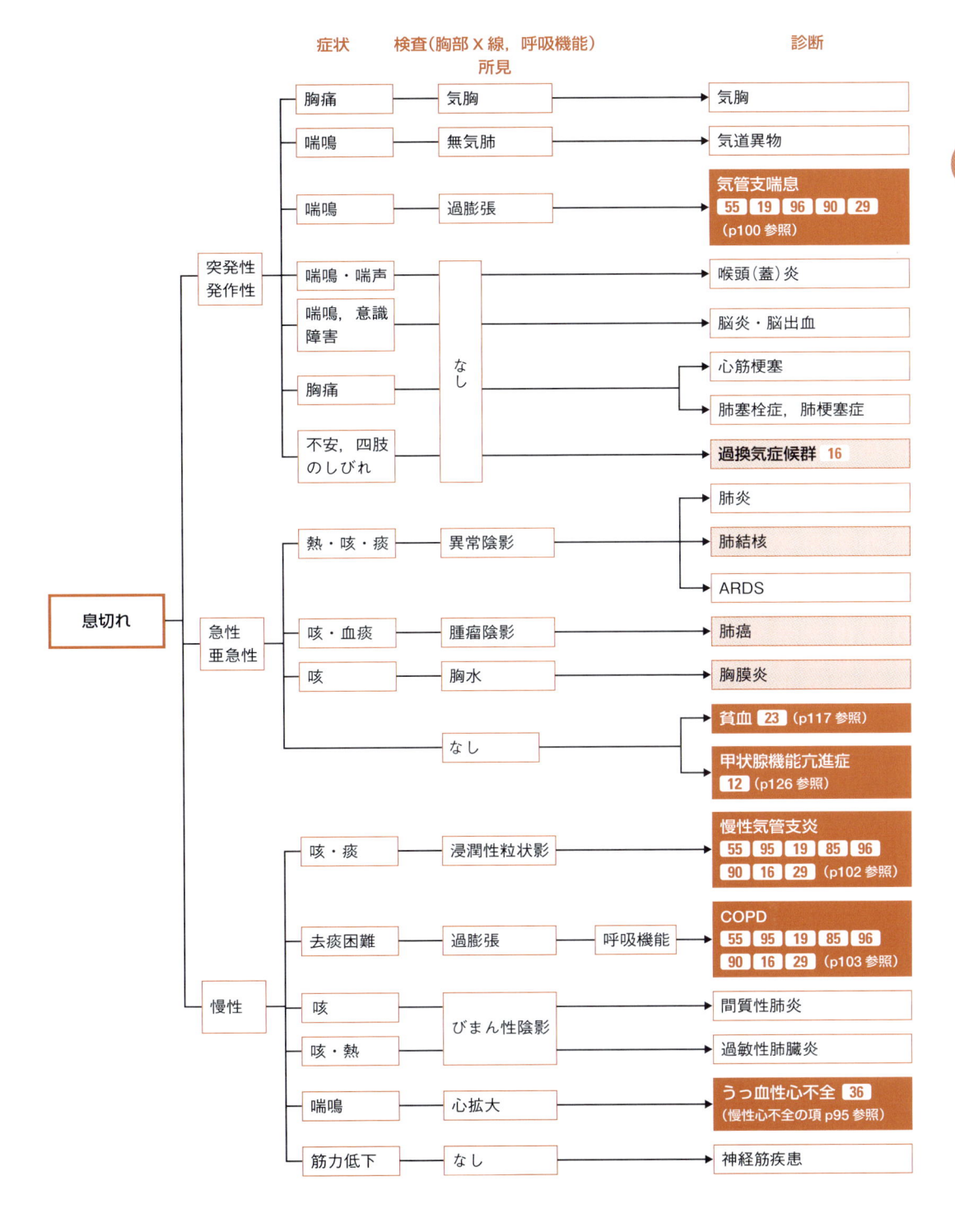

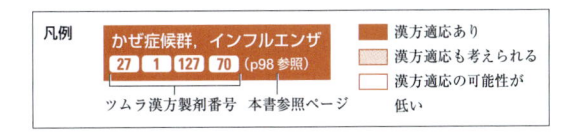

**1 症状別の漢方薬の使い方　3 循環器系の症状** ● 63

**3 息切れ**

| 症状 | 検査(胸部X線，呼吸機能)所見 | 診断 |
|---|---|---|

息切れ
- 突発性・発作性
  - 胸痛 → 気胸 → 気胸
  - 喘鳴 → 無気肺 → 気道異物
  - 喘鳴 → 過膨張 → **気管支喘息** 55 19 96 90 29 (p100参照)
  - 喘鳴・喘声 → なし → 喉頭(蓋)炎
  - 喘鳴，意識障害 → なし → 脳炎・脳出血
  - 胸痛 → なし → 心筋梗塞／肺塞栓症，肺梗塞症
  - 不安，四肢のしびれ → なし → **過換気症候群** 16

- 急性・亜急性
  - 熱・咳・痰 → 異常陰影 → 肺炎／肺結核／ARDS
  - 咳・血痰 → 腫瘤陰影 → 肺癌
  - 咳 → 胸水 → 胸膜炎
  - なし → **貧血** 23 (p117参照)／**甲状腺機能亢進症** 12 (p126参照)

- 慢性
  - 咳・痰 → 浸潤性粒状影 → **慢性気管支炎** 55 95 19 85 96 90 16 29 (p102参照)
  - 去痰困難 → 過膨張 → 呼吸機能 → **COPD** 55 95 19 85 96 90 16 29 (p103参照)
  - 咳 → びまん性陰影 → 間質性肺炎
  - 咳・熱 → びまん性陰影 → 過敏性肺臓炎
  - 喘鳴 → 心拡大 → **うっ血性心不全** 36 (慢性心不全の項p95参照)
  - 筋力低下 → なし → 神経筋疾患

凡例： **かぜ症候群，インフルエンザ** 27 1 127 70 (p98参照)
ツムラ漢方製剤番号　本書参照ページ

■ 漢方適応あり
■ 漢方適応も考えられる
□ 漢方適応の可能性が低い

## 症状別 循環器系の症状 ❸

# 胸痛

### ■ 概要
　胸痛は日常よく遭遇する症状であるが，激痛やショックを伴う心血管性胸痛には急性心筋梗塞，狭心症，肺動脈塞栓症，大動脈解離などの病態では緊急処置を要する．したがって，胸痛の性状，持続時間，部位，範囲，放散方向など念入りな問診，精密検査が必要である．

### ■ 漢方薬の適応と使い方
　心血管性胸痛には，漢方薬は補助的使用となる．若年者の胸痛には起立性調節障害（orthostatic dysregulation；OD）が多く含まれ，漢方薬のよい適応となる．起立性調節障害（小児疾患編）の項 p130 参照．

　非心血管性胸痛では，帯状疱疹，肋間神経痛などに漢方薬が用いられる．胸膜炎には季肋部の抵抗（胸脇苦満）や心下部の抵抗（心下痞硬）のある場合に柴胡剤，気剤などが用いられる．また，食道炎や胆道疾患など消化器疾患が胸痛の原因となることがあり，漢方薬の適応がある．消化器系の項 p104 参照．

#### ● 胸痛に用いられる漢方薬

| 体力 | 処方 | 1日量・用法 | 解説・図 |
|---|---|---|---|
| 体力あり（実証） | 28 越婢加朮湯<br>帯状疱疹，浮腫，口渇，尿量減少，ネフローゼ，関節リウマチ | 7.5 g/分3 | 解説 p210<br>図 p208 |
| | 12 柴胡加竜骨牡蛎湯<br>動悸，精神不安，不眠，イライラ，胸脇苦満 | 7.5 g/分3 | 解説 p232<br>図 p227 |
| 体力ふつう（中間証） | 1 葛根湯　☆実証にも適応<br>帯状疱疹，炎症性疾患初期，肩こり，無汗，神経痛 | 7.5 g/分3 | 解説 p215<br>図 p208 |
| | 73 柴陥湯<br>胸膜炎，強い咳，きれにくい痰，口苦，心下痞硬，胸脇苦満 | 7.5 g/分3 | 解説 p238<br>図 p227 |
| | 9 小柴胡湯　☆やや実証にも適応<br>胸膜炎，咳，口苦，疲労感，食欲不振，胸脇苦満 | 7.5 g/分3 | 解説 p229<br>図 p227 |
| 体力なし（虚証） | 102 当帰湯<br>狭心痛，肋間神経痛，胸背痛，冷え症，顔色不良，頓用多し | 7.5 g/分3 | 解説 p305<br>図 p297 |
| | 10 柴胡桂枝湯　☆中間証にも適応<br>胸膜炎，悪寒，項部痛，頭痛，精神不安，胸脇苦満 | 7.5 g/分3 | 解説 p236<br>図 p227 |
| | 18 桂枝加朮附湯<br>肋間神経痛，関節痛，神経痛，冷え，寒冷で増悪，浮腫，尿量減少 | 7.5 g/分3 | 解説 p221<br>図 p219 |
| | 5 安中散<br>心窩部痛，冷え，食欲不振，四肢倦怠感，胃内停水 | 7.5 g/分3 | 解説 p361<br>図 p357 |
| 体力に関係なし | 68 芍薬甘草湯<br>肋間神経痛，腹部激痛，上下肢の筋肉痛，筋攣縮 | 7.5 g/分3<br>時に頓用 2.5〜5.0 g/回 | 解説 p354<br>図 p353 |

# 3 胸痛

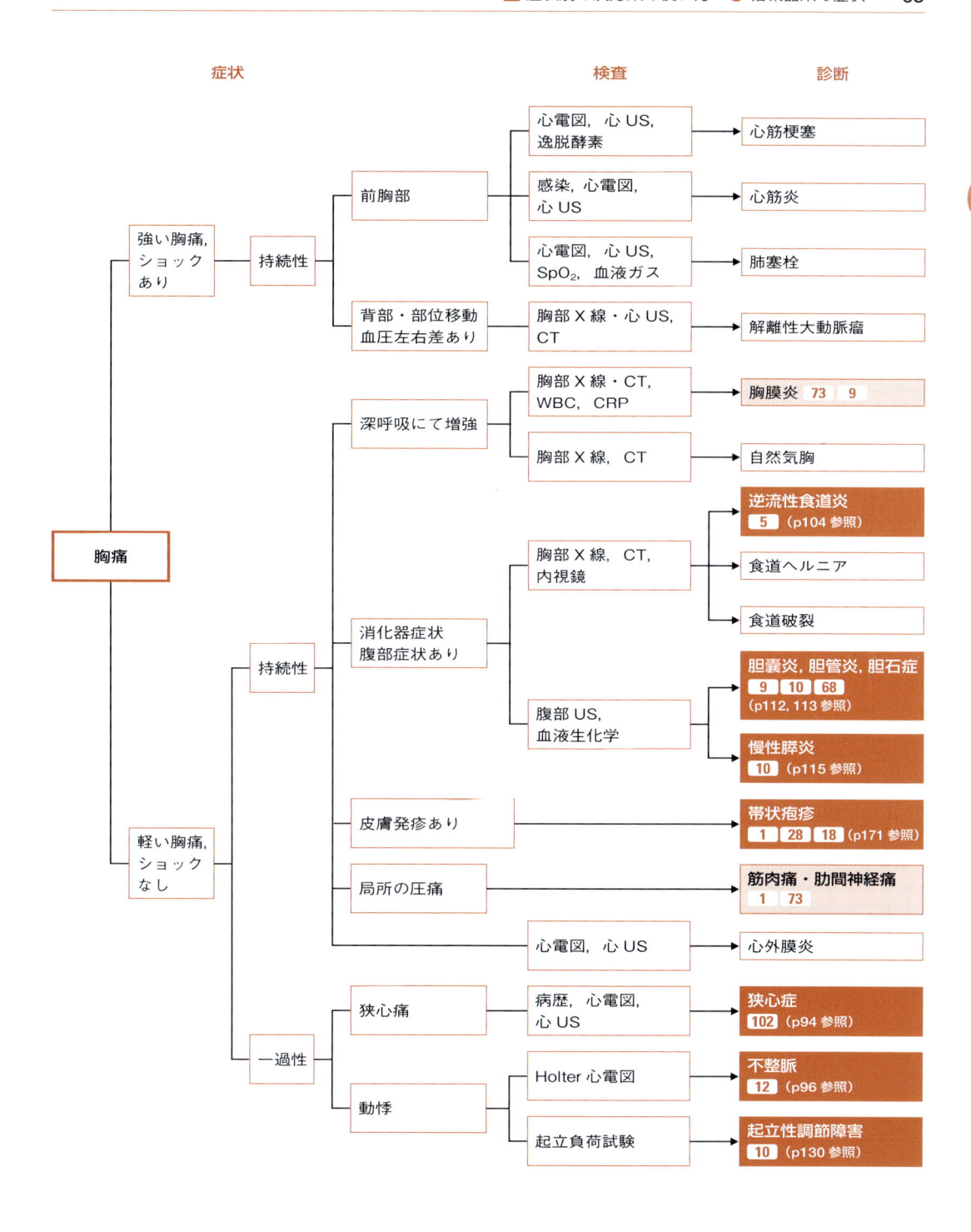

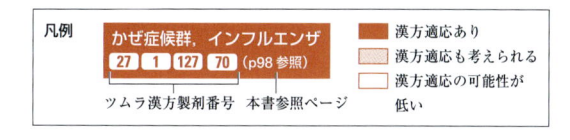

| 症状 | | | 検査 | 診断 |
|---|---|---|---|---|
| **胸痛** | 強い胸痛, ショックあり | 持続性 | | |
| | | | 前胸部 | 心電図, 心US, 逸脱酵素 → 心筋梗塞 |
| | | | | 感染, 心電図, 心US → 心筋炎 |
| | | | | 心電図, 心US, SpO₂, 血液ガス → 肺塞栓 |
| | | | 背部・部位移動 血圧左右差あり | 胸部X線・心US, CT → 解離性大動脈瘤 |
| | 軽い胸痛, ショックなし | 持続性 | 深呼吸にて増強 | 胸部X線・CT, WBC, CRP → 胸膜炎 73 9 |
| | | | | 胸部X線, CT → 自然気胸 |
| | | | 消化器症状 腹部症状あり | 胸部X線, CT, 内視鏡 → 逆流性食道炎 5 (p104参照) |
| | | | | → 食道ヘルニア |
| | | | | → 食道破裂 |
| | | | | 腹部US, 血液生化学 → 胆囊炎, 胆管炎, 胆石症 9 10 68 (p112, 113参照) |
| | | | | → 慢性膵炎 10 (p115参照) |
| | | 皮膚発疹あり | | → 帯状疱疹 1 28 18 (p171参照) |
| | | 局所の圧痛 | | → 筋肉痛・肋間神経痛 1 73 |
| | | | 心電図, 心US → 心外膜炎 |
| | | 一過性 | 狭心痛 | 病歴, 心電図, 心US → 狭心症 102 (p94参照) |
| | | | 動悸 | Holter心電図 → 不整脈 12 (p96参照) |
| | | | | 起立負荷試験 → 起立性調節障害 10 (p130参照) |

凡例:
かぜ症候群, インフルエンザ 27 1 127 70 (p98参照)
ツムラ漢方製剤番号　本書参照ページ

■ 漢方適応あり
■ 漢方適応も考えられる
□ 漢方適応の可能性が低い

## 症状別 呼吸器系の症状 ❶

# 咳嗽

### ■ 概要

咳嗽は持続期間より，急性咳嗽，遷延性咳嗽（3週間以上持続），慢性咳嗽（8週間以上持続）に，さらに性状によりこれらを乾性と湿性とに分けられる．急性咳嗽の原因で多いのは，気道感染症，気管支喘息・咳喘息，異物誤嚥などである．遷延性や慢性咳嗽では，百日咳，肺結核などの感染症，慢性気管支炎，副鼻腔気管支症候群，慢性閉塞性肺疾患（chronic obstructive pulmonary disease；COPD）などの慢性気道炎症，気管支喘息・咳喘息などのアレルギー疾患，気道の悪性腫瘍などがあり，鑑別診断が必要である．

乾性咳嗽は，咳受容体に対する物理・化学的刺激により生じ，湿性咳嗽は，気道内に貯留した分泌物（喀痰）を排除しようとする生体防御反応として発生するとされている．

### ■ 漢方薬の適応と使い方

咳嗽に対する処置は，まず緊急を要する症状に対して行う．急な悪化や重大な基礎疾患がある場合，細菌感染症では，西洋薬を優先して治療する．咳嗽に対する漢方薬は，高齢者，胃腸虚弱者にはよい適応になるとされている．

急性咳嗽の発作時で，漢方薬は服用後30分でまず効果を判定し，改善がないときにはさらに1包追加する．有効であれば，咳嗽が消失するまで1日3回服用を続ける．無効であれば，西洋薬に切り替える．

遷延性や慢性咳嗽に対する漢方薬は，慢性気管支炎の項 p102 を参照．

#### ● 急性咳嗽に用いられる漢方薬

| 体力あり（実証） | 55 麻杏甘石湯 | 1日量・用法 7.5 g/分3 | 解説 p211<br>図 p208 |
|---|---|---|---|
| | せき込み，喀痰，喘鳴，呼吸困難，口渇 | | |
| | 27 麻黄湯 | 1日量・用法 7.5 g/分3 | 解説 p209<br>図 p208 |
| | 咳嗽，発熱，悪寒，関節痛，筋肉痛，無汗 | | |
| 体力ふつう（中間証） | 19 小青竜湯 | 1日量・用法 9.0 g/分3 | 解説 p217<br>図 p208 |
| | 湿性咳嗽，水様喀痰，鼻汁，くしゃみ，喘鳴 | | |
| | 29 麦門冬湯 ☆虚証にも適応 | 1日量・用法 9.0 g/分3 | 解説 p294<br>図 p292 |
| | 乾性咳嗽，口内乾燥感，高齢者 | | |
| 体力なし（虚証） | 91 竹筎温胆湯 | 1日量・用法 7.5 g/分3 | 解説 p249<br>図 p239 |
| | 微熱，痰が多い，全身倦怠感，不眠，動悸 | | |
| | 93 滋陰降火湯 | 1日量・用法 7.5 g/分3 | 解説 p268<br>図 p264 |
| | 夕から夜間の咳嗽が頻発，粘稠できれにくい痰，微熱，便秘，乾性咳嗽，口内乾燥感，高齢者 | | |

# 4 呼吸器系の症状

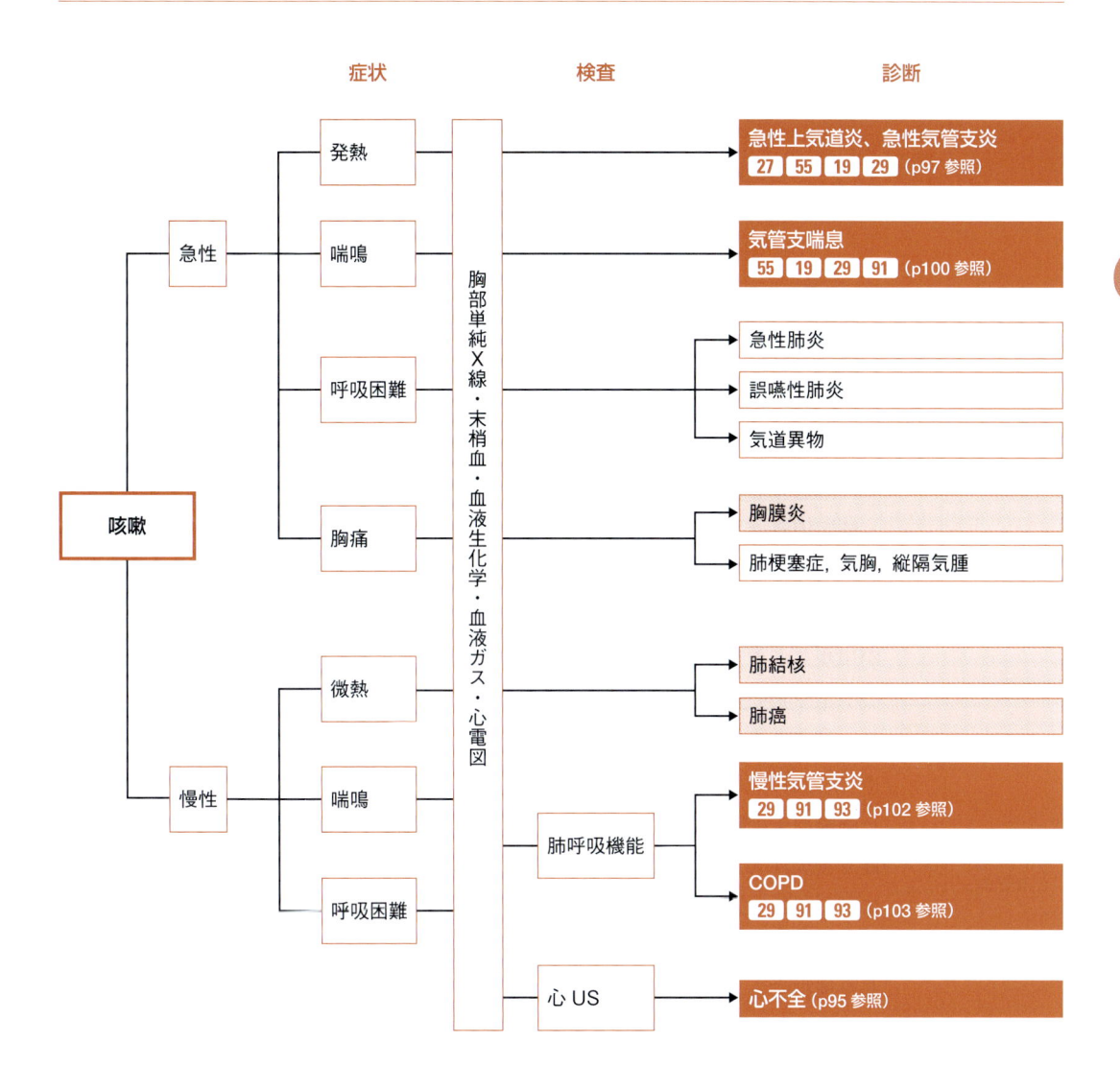

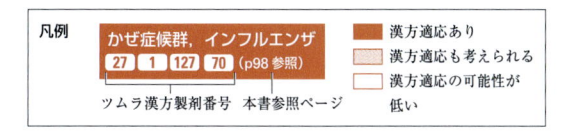

## 咳嗽

**症状** / **検査** / **診断**

- 急性
  - 発熱 → 胸部単純X線・末梢血・血液生化学・血液ガス・心電図 → **急性上気道炎、急性気管支炎** 27 55 19 29 (p97 参照)
  - 喘鳴 → **気管支喘息** 55 19 29 91 (p100 参照)
  - 呼吸困難 → 急性肺炎 / 誤嚥性肺炎 / 気道異物
  - 胸痛 → 胸膜炎 / 肺梗塞症, 気胸, 縦隔気腫

- 慢性
  - 微熱 → 肺結核 / 肺癌
  - 喘鳴 → 肺呼吸機能 → **慢性気管支炎** 29 91 93 (p102 参照)
  - 呼吸困難 → **COPD** 29 91 93 (p103 参照)
  - 心US → **心不全** (p95 参照)

---

**凡例**

かぜ症候群, インフルエンザ
27 1 127 70 (p98 参照)

ツムラ漢方製剤番号　本書参照ページ

- 漢方適応あり
- 漢方適応も考えられる
- 漢方適応の可能性が低い

症状別 呼吸器系の症状 ❷

# 喘鳴および呼吸困難

## ■ 概要

喘鳴は,「ゼーゼー,ヒューヒュー」と音を発して呼吸している状態である.

喘鳴の音は,気道の浮腫,気道平滑筋の攣縮,気道分泌物の増加,腫瘍や異物などによる気道狭窄によって気流速度が増し,このために気道壁の振動が起きて異常音が発生する.乳幼児では,もともと気道内径が狭く,呼吸運動が小さいことや,気道分泌物が多いなどの理由で,喘鳴とともに呼吸困難を起こしやすい.

呼吸困難は,急性と慢性とに分けられる.急性呼吸困難では,生命に直接かかわるものが多く,全身状態や発熱,咳嗽,喀痰,胸痛などの随伴症状と検査所見から,迅速に診断し治療を行う必要がある.慢性呼吸困難は,まず労作時に症状が出現し,進行すると安静時にも自覚するようになる.呼吸器疾患だけでなく,心不全や狭心症,神経筋疾患,重症貧血,代謝性疾患などでも出現する場合があり,基礎疾患を鑑別診断する必要がある.

## ■ 漢方薬の適応と使い方

喘鳴および呼吸困難に対しては,まず原因疾患の緊急を要する症状に対する処置を優先する.漢方薬は,気管支喘息発作時や,COPD の喘鳴および呼吸困難に対しては,適応は少ない.慢性の呼吸困難によって全身状態が低下した場合の体力回復,維持に漢方薬はよい適応になる.喘鳴や呼吸困難の状態によって漢方薬を選択する.

### ● 喘鳴および呼吸困難に用いられる漢方薬

| | | | | |
|---|---|---|---|---|
| 体力あり（実証） | 55 麻杏甘石湯 | 1日量・用法 7.5 g/分3 | 解説 p211 図 p208 |
| | 喘鳴,激しい咳嗽,粘稠な喀痰,口渇 | | | |
| | 27 麻黄湯 | 1日量・用法 7.5 g/分3 | 解説 p209 図 p208 |
| | 喘鳴,咳嗽,悪寒,発熱,関節痛,無汗 | | | |
| 体力ふつう（中間証） | 19 小青竜湯 | 1日量・用法 9.0 g/分3 | 解説 p217 図 p208 |
| | 湿性咳嗽,水様性喀痰,喘鳴,鼻汁,くしゃみ,鼻閉 | | | |
| | 29 麦門冬湯 ☆虚証にも適応 | 1日量・用法 9.0 g/分3 | 解説 p294 図 p292 |
| | 乾性咳嗽,喘鳴,口内乾燥感,気道過敏性の亢進 | | | |
| 体力なし（虚証） | 127 麻黄附子細辛湯 | 1日量・用法 7.5 g/分3 | 解説 p213 図 p208 |
| | 微熱,悪寒,手足の冷え,顔色蒼白,高齢者や虚弱者 | | | |

## 喘鳴および呼吸困難

| 症状 | | | 検査 | 診断 |
|---|---|---|---|---|

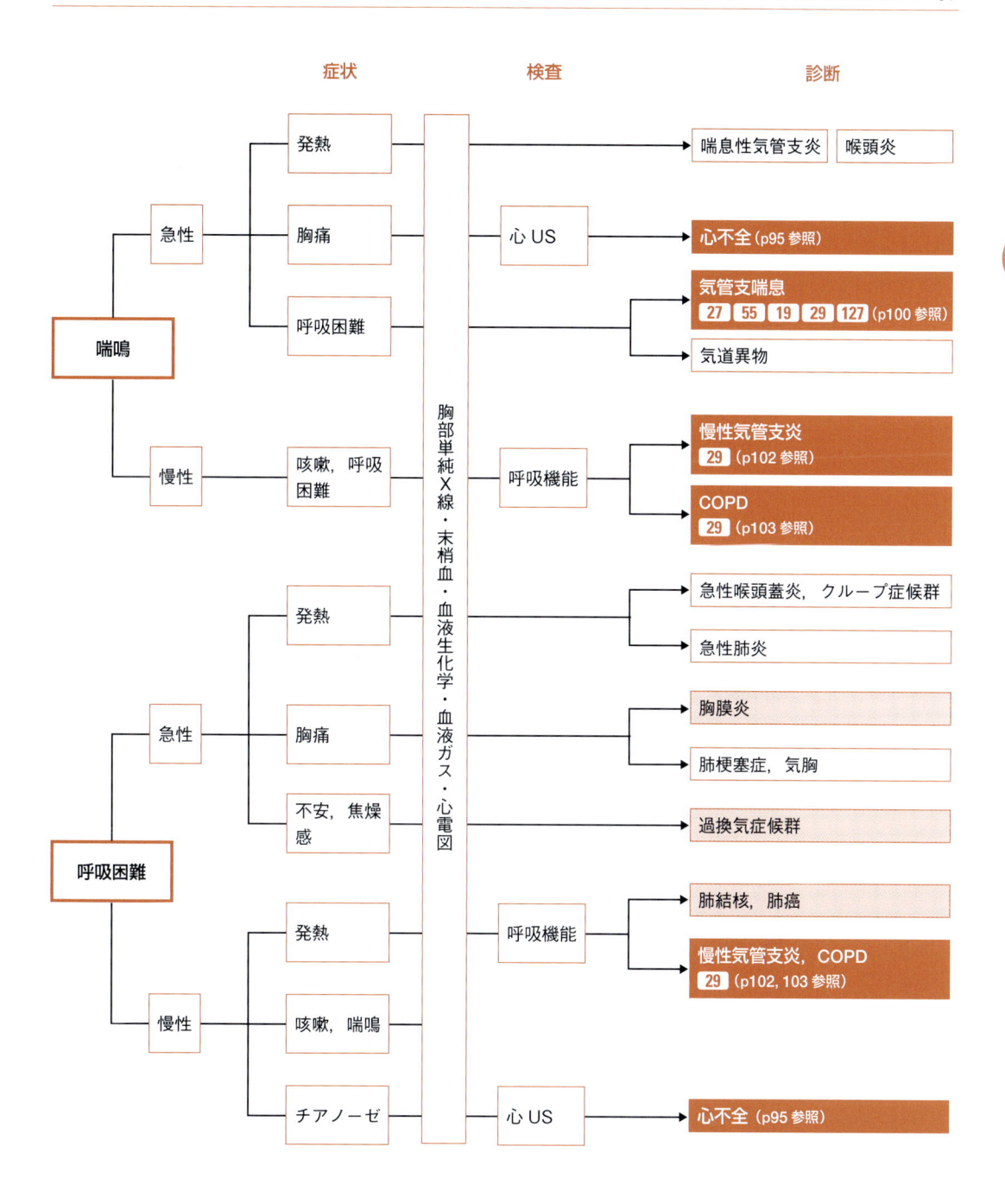

**喘鳴**
- 急性
  - 発熱 → 喘息性気管支炎 ／ 喉頭炎
  - 胸痛 → 心US → **心不全**（p95 参照）
  - 呼吸困難 → **気管支喘息** 27 55 19 29 127（p100 参照）／ 気道異物
- 慢性
  - 咳嗽，呼吸困難 → 呼吸機能 → **慢性気管支炎** 29（p102 参照）／ **COPD** 29（p103 参照）

（検査：胸部単純X線・末梢血・血液生化学・血液ガス・心電図）

**呼吸困難**
- 急性
  - 発熱 → 急性喉頭蓋炎，クループ症候群 ／ 急性肺炎
  - 胸痛 → 胸膜炎 ／ 肺梗塞症，気胸
  - 不安，焦燥感 → 過換気症候群
- 慢性
  - 発熱 → 呼吸機能 → 肺結核，肺癌 ／ **慢性気管支炎，COPD** 29（p102, 103 参照）
  - 咳嗽，喘鳴
  - チアノーゼ → 心US → **心不全**（p95 参照）

**凡例**

| | | |
|---|---|---|
| かぜ症候群，インフルエンザ 27 1 127 70 （p98 参照） | ■ | 漢方適応あり |
| ツムラ漢方製剤番号　本書参照ページ | ▨ | 漢方適応も考えられる |
| | □ | 漢方適応の可能性が低い |

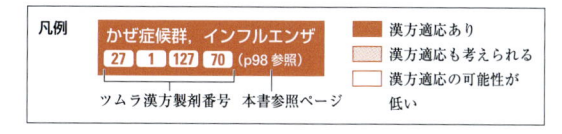

## 症状別　消化器系の症状 ❶

# 悪心・嘔吐

### ■ 概要
悪心・嘔吐には消化器系臓器由来の症候であることが多いが，時に中枢神経系疾患，心筋梗塞，産婦人科疾患，薬物中毒などの疾患が潜んでいることもあり注意が必要である．

### ■ 漢方薬の適応と使い方
原因究明を含めた的確な診断がなされることが重要で，漢方薬は除外診断がなされた後に，機能的な疾患を中心として用いられる．一部，器質的な疾患の補助薬としても用いられる．

#### ● 悪心・嘔吐に用いられる漢方薬

| 体力区分 | 番号 | 処方名 | 1日量・用法 | 解説・図 |
|---|---|---|---|---|
| 体力あり（実証） | 8 | 大柴胡湯 | 7.5 g/分3 | 解説 p231／図 p227 |
| | | 便秘，口苦，肩こり，強い胸脇苦満，舌苔（白～黄） | | |
| 体力ふつう（中間証） | 17 | 五苓散 | 7.5 g/分3 | 解説 p338／図 p335 |
| | | 口渇，尿量減少，頭痛，めまい，水様性下痢，二日酔 | | |
| | 79 | 平胃散 | 7.5 g/分3 | 解説 p300／図 p297 |
| | | 心窩部不快感，食欲不振，消化不良，胃内停水 | | |
| | 14 | 半夏瀉心湯 | 7.5 g/分3 | 解説 p282／図 p279 |
| | | 食欲不振，下痢，腹中雷鳴，不眠，不安，心下痞硬 | | |
| | 21 | 小半夏加茯苓湯 ☆虚証にも適応 | 7.5 g/分3 | 解説 p344／図 p343 |
| | | 心下痞，軽度の口渇，食欲不振，胃内停水，妊娠悪阻 | | |
| 体力なし（虚証） | 43 | 六君子湯 ☆中間証にも適応 | 7.5 g/分3 | 解説 p257／図 p251 |
| | | 食欲不振，心窩部膨満感，胃下垂，胃アトニー | | |
| | 81 | 二陳湯 | 7.5 g/分3 | 解説 p345／図 p343 |
| | | 心下痞，心窩痛，めまい，動悸，頭痛，胃内停水 | | |
| | 31 | 呉茱萸湯 | 7.5 g/分3 | 解説 p361／図 p357 |
| | | 片頭痛，手足寒冷，肩こり，心窩部膨満感，胃内停水 | | |
| | 100 | 大建中湯 | 7.5～15.0 g/分3 | 解説 p255／図 p251 |
| | | 顔色不良，四肢や腹部の冷え，全身倦怠感，腹部膨満，鼓腸 | | |

### 引用文献
富永和作，他：35　悪心・嘔吐．プライマリケア時代の症候の診かた．診断と治療 増刊号 96：272-279，2008

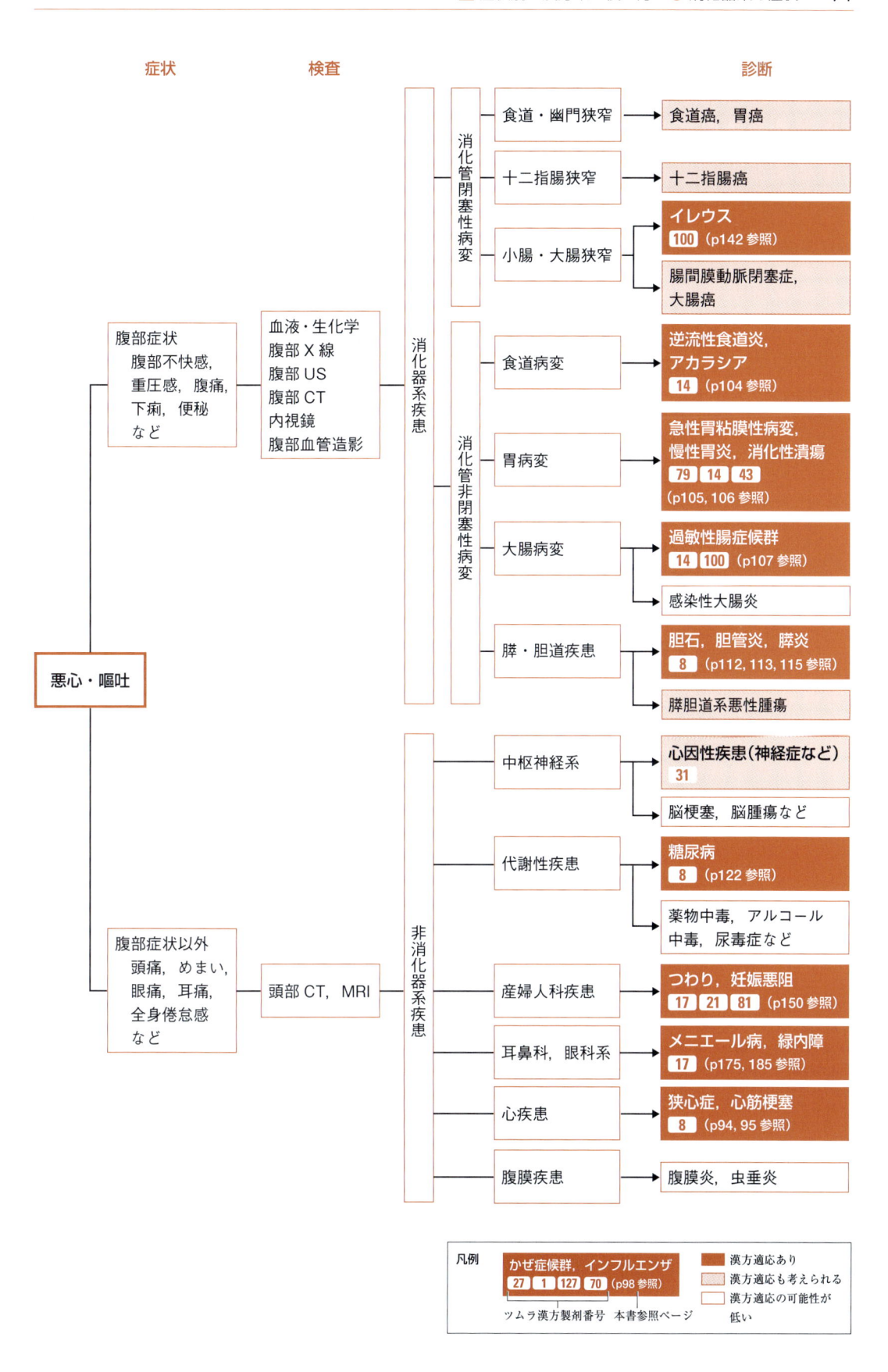

# 1 症状別の漢方薬の使い方　5 消化器系の症状

| 症状 | 検査 | | | 診断 |
|---|---|---|---|---|

**悪心・嘔吐**

- 腹部症状
  - 腹部不快感, 重圧感, 腹痛, 下痢, 便秘 など
- 腹部症状以外
  - 頭痛, めまい, 眼痛, 耳痛, 全身倦怠感 など

検査:
- 血液・生化学
- 腹部 X 線
- 腹部 US
- 腹部 CT
- 内視鏡
- 腹部血管造影
- 頭部 CT, MRI

## 消化器系疾患

### 消化管閉塞性病変
- 食道・幽門狭窄 → 食道癌, 胃癌
- 十二指腸狭窄 → 十二指腸癌
- 小腸・大腸狭窄 → **イレウス** 100 (p142 参照)
- → 腸間膜動脈閉塞症, 大腸癌

### 消化管非閉塞性病変
- 食道病変 → **逆流性食道炎, アカラシア** 14 (p104 参照)
- 胃病変 → **急性胃粘膜性病変, 慢性胃炎, 消化性潰瘍** 79 14 43 (p105, 106 参照)
- 大腸病変 → **過敏性腸症候群** 14 100 (p107 参照)
- → 感染性大腸炎
- 膵・胆道疾患 → **胆石, 胆管炎, 膵炎** 8 (p112, 113, 115 参照)
- → 膵胆道系悪性腫瘍

## 非消化器系疾患

- 中枢神経系 → **心因性疾患（神経症など）** 31
- → 脳梗塞, 脳腫瘍 など
- 代謝性疾患 → **糖尿病** 8 (p122 参照)
- → 薬物中毒, アルコール中毒, 尿毒症 など
- 産婦人科疾患 → **つわり, 妊娠悪阻** 17 21 81 (p150 参照)
- 耳鼻科, 眼科系 → **メニエール病, 緑内障** 17 (p175, 185 参照)
- 心疾患 → **狭心症, 心筋梗塞** 8 (p94, 95 参照)
- 腹膜疾患 → 腹膜炎, 虫垂炎

凡例:
- **かぜ症候群, インフルエンザ** 27 1 127 70 (p98 参照)
- ツムラ漢方製剤番号 / 本書参照ページ
- ■ 漢方適応あり
- ▨ 漢方適応も考えられる
- □ 漢方適応の可能性が低い

症状別 消化器系の症状 ❷
# 上腹部不定愁訴

## ■ 概要

　高温多湿の環境にある本邦では比較的多くみられる愁訴であり，悪心・嘔吐，上腹部の膨満感や疼痛，もたれ感など多彩な症状を含むもので，これらを惹起する原因も多様である．消化器系の疾患が最も多いが，ほかの病態，疾患でも現れるので鑑別診断が重要である．

　なお，近年上腹部の不定愁訴を多く訴える上部消化管疾患として，機能性消化管障害（functional gastrointestinal disorders）が注目されている（Rome Ⅲ基準）．

## ■ 漢方薬の適応と使い方

　この症状を訴える病態，病気は多彩で，良性疾患から悪性腫瘍までが含まれているので，手術が必要な器質的疾患を除外したうえで，漢方薬は用いるべきである．すなわち正確な診断や，病態を把握したうえでの投与が極めて重要で，方剤の内容を理解していれば，最も効果が期待できる分野でもある．

### ● 上腹部不定愁訴に用いられる漢方薬

| 体力あり（実証） | 15 黄連解毒湯 ☆中間証にも適応 | 1日量・用法 7.5 g/分3 | 解説 p281 図 p279 |
|---|---|---|---|
| | 胃痛，胃もたれ，のぼせ，口内炎，鼻出血，精神不安 | | |
| 体力ふつう（中間証） | 14 半夏瀉心湯 | 1日量・用法 7.5 g/分3 | 解説 p282 図 p279 |
| | 食欲不振，下痢，腹中雷鳴，不眠，不安，心下痞硬 | | |
| | 79 平胃散 | 1日量・用法 7.5 g/分3 | 解説 p300 図 p297 |
| | 心窩部不快感，腹部膨満感，食欲不振，腹鳴 | | |
| | 10 柴胡桂枝湯 ☆虚証にも適応 | 1日量・用法 7.5 g/分3 | 解説 p236 図 p227 |
| | 食欲不振，心窩部痛，精神不安，不眠，頭痛，弱い胸脇苦満 | | |
| 体力なし（虚証） | 43 六君子湯 ☆中間証にも適応 | 1日量・用法 7.5 g/分3 | 解説 p257 図 p251 |
| | 最も標準的な方剤でエビデンスあり．心窩部膨満感，食欲不振，嘔気，易疲労，胃下垂 | | |
| | 69 茯苓飲 | 1日量・用法 7.5 g/分3 | 解説 p255 図 p251 |
| | 心窩部膨満感，胃内容逆流，胃液分泌過多，胃内停水 | | |
| | 5 安中散 | 1日量・用法 7.5 g/分3 | 解説 p361 図 p357 |
| | 顔色不良，心窩部痛，胸やけ，冷え症，四肢倦怠感 | | |
| | 75 四君子湯 | 1日量・用法 7.5 g/分3 | 解説 p256 図 p251 |
| | 六君子湯より体力のない場合．全身倦怠感，胃内停水 | | |
| | 82 桂枝人参湯 | 1日量・用法 7.5 g/分3 | 解説 p254 図 p251 |
| | 食欲不振，下痢，発熱，頭痛，心悸亢進，四肢冷感 | | |

引用文献
1) 入江祥史，他：Functional dyspepsia の漢方治療について．内科専門医会誌 14：7-14，2002
2) 原澤　茂，他：運動不全型の上腹部愁訴に対する TJ-43 六君子湯の多施設共同研究．医学のあゆみ 187：207-229，1998

## 5 消化器系の症状

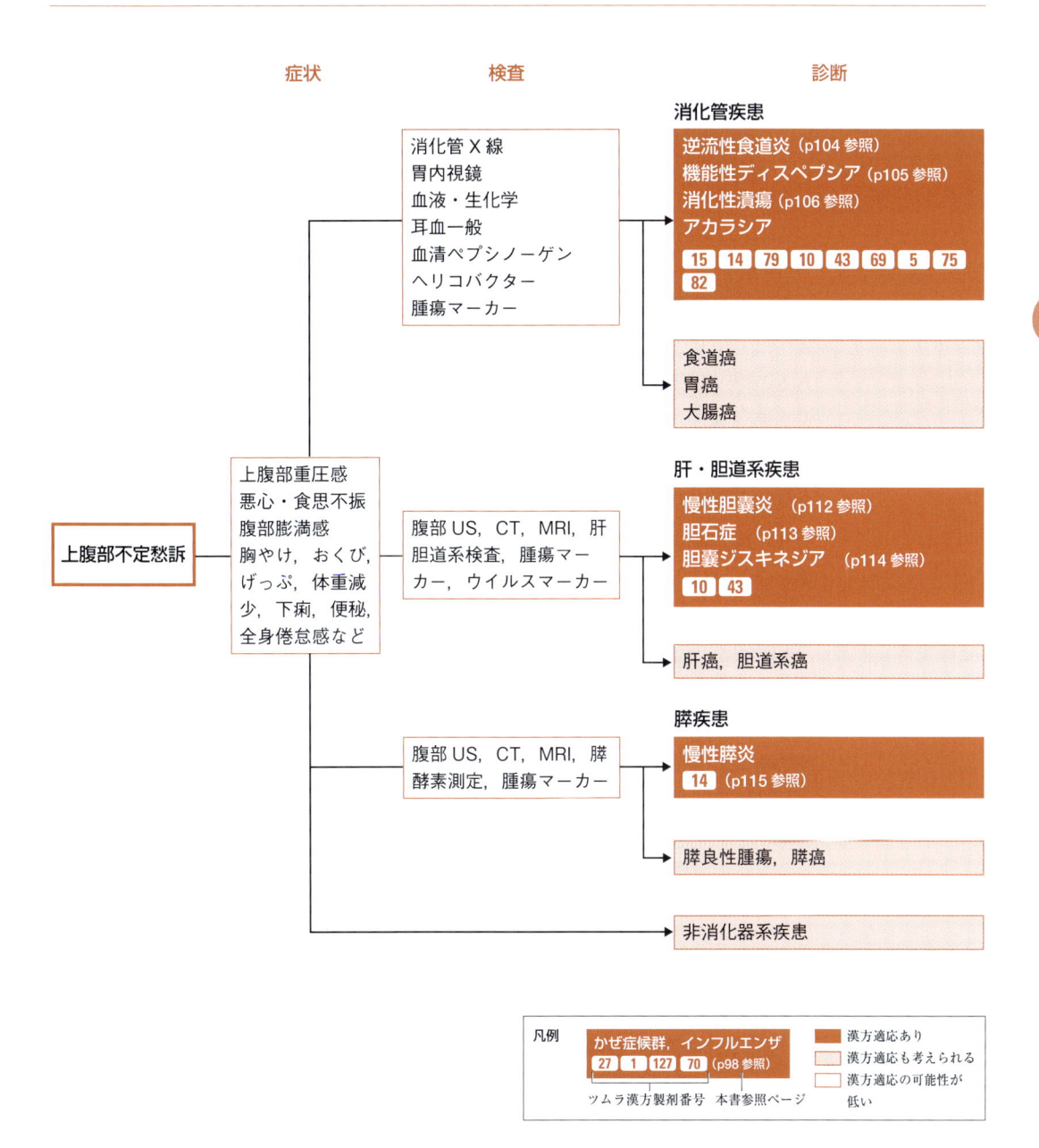

### 上腹部不定愁訴

**症状** → **検査** → **診断**

上腹部不定愁訴
- 上腹部重圧感
- 悪心・食思不振
- 腹部膨満感
- 胸やけ，おくび，げっぷ，体重減少，下痢，便秘，全身倦怠感など

**検査：**
- 消化管 X 線
- 胃内視鏡
- 血液・生化学
- 尿血一般
- 血清ペプシノーゲン
- ヘリコバクター
- 腫瘍マーカー

**消化管疾患**
- 逆流性食道炎（p104 参照）
- 機能性ディスペプシア（p105 参照）
- 消化性潰瘍（p106 参照）
- アカラシア
- 15  14  79  10  43  69  5  75  82

- 食道癌
- 胃癌
- 大腸癌

**検査：** 腹部 US，CT，MRI，肝胆道系検査，腫瘍マーカー，ウイルスマーカー

**肝・胆道系疾患**
- 慢性胆嚢炎（p112 参照）
- 胆石症（p113 参照）
- 胆嚢ジスキネジア（p114 参照）
- 10  43

- 肝癌，胆道系癌

**検査：** 腹部 US，CT，MRI，膵酵素測定，腫瘍マーカー

**膵疾患**
- 慢性膵炎
- 14 （p115 参照）

- 膵良性腫瘍，膵癌

- 非消化器系疾患

**凡例**
- かぜ症候群，インフルエンザ  27  1  127  70 （p98 参照）
- ツムラ漢方製剤番号　本書参照ページ
- ■ 漢方適応あり
- ▨ 漢方適応も考えられる
- □ 漢方適応の可能性が低い

症状別 消化器系の症状 ❸

# 食欲不振

## ■ 概要

食欲不振は元来「食べたいという欲求そのものがない」場合をさす．しかし時に食べたくて食べ始めるがその後のさまざまな問題でそれ以上食べられない場合もあるので，問診時には必ず「食べたい」という気持ちがあるかどうかを尋ねることが必要である．

## ■ 漢方薬の適応と使い方

食欲不振の原因疾患は実際には消化管疾患が占める割合が少ないという報告もあり，消化器以外の他臓器疾患，精神疾患（うつ病や認知症）などの鑑別診断が重要となる．以下の漢方薬はあくまで消化器系に原因があり器質的疾患が除外された場合を想定した方剤である．

### ● 食欲不振に用いられる漢方薬

| 体力 | 漢方薬 | 1日量・用法 | 解説/図 |
|---|---|---|---|
| 体力あり（実証） | 8 大柴胡湯<br>便秘，口苦，肩こり，強い胸脇苦満，舌苔（白～黄） | 7.5 g/分3 | 解説 p231<br>図 p227 |
| 体力ふつう（中間証） | 17 五苓散<br>口渇，尿量減少，頭痛，めまい，水様性下痢，二日酔 | 7.5 g/分3 | 解説 p338<br>図 p335 |
| | 14 半夏瀉心湯<br>食欲不振，下痢，腹中雷鳴，不眠，不安，心下痞硬 | 7.5 g/分3 | 解説 p282<br>図 p279 |
| | 21 小半夏加茯苓湯 ☆虚証にも適応<br>心下痞，軽度の口渇，食欲不振，胃内停水，妊娠悪阻 | 7.5 g/分3 | 解説 p344<br>図 p343 |
| 体力なし（虚証） | 43 六君子湯 ☆中間証にも適応<br>食欲不振，心窩部膨満感，胃下垂，胃アトニー | 7.5 g/分3 | 解説 p257<br>図 p251 |
| | 41 補中益気湯<br>四肢倦怠感，気力低下，顔色不良，咳嗽，微熱，動悸 | 7.5 g/分3 | 解説 p248<br>図 p239 |
| | 81 二陳湯 ☆中間証にも適応<br>心下痞，心下痛，めまい，動悸，頭痛，胃内停水 | 7.5 g/分3 | 解説 p345<br>図 p343 |
| | 75 四君子湯<br>全身倦怠感，手足の冷え，胃内停水<br>☆六君子湯より体力のない場合に用いる | 7.5 g/分3 | 解説 p256<br>図 p251 |

引用文献

大植祥弘，他：8 食欲不振．プライマリケア時代の症候の診かた．診断と治療 96：58-67，2008

# 1 症状別の漢方薬の使い方　5 消化器系の症状

**症状** — **検査** — **診断**

## 食欲不振

**症状**
- 悪心・嘔吐
- 腹部不快感
- 腹部膨満感
- 腹痛
- 全身倦怠感
- 体重減少など

**検査**
- 検尿
- 検便
- 血液・生化学
- 胸部X線
- 腹部X線
- 消化管造影
- 腹部US
- 腹部CT
- 消化管内視鏡など

**診断**

### 消化器系疾患
- 逆流性食道炎（p104 参照）
- 機能性ディスペプシア（p105 参照）
- アカラシア
- 急性胃粘膜病変
- ダンピング症候群
  【17】【14】【21】【43】【41】【81】【75】

- 胃癌，大腸癌，肝・胆道・膵癌　【41】

### 精神神経系疾患
- 認知症（p89 参照）
- うつ病（p87 参照）
- 脳梗塞，脳腫瘍

### 代謝系疾患
- 糖尿病　【8】（p122 参照）
- 甲状腺機能低下症　【41】（p126 参照）
- 尿毒症，薬物中毒

### 産婦人科疾患
- 妊娠悪阻　【21】（p150 参照）
- 更年期障害（p155 参照）

### 泌尿器科疾患
- 腎炎・ネフローゼ症候群　【17】【41】（p135 参照）
- 尿路感染症　【17】【41】（p136 参照）

---

**凡例**

かぜ症候群，インフルエンザ
【27】【1】【127】【70】（p98 参照）

ツムラ漢方製剤番号　本書参照ページ

- ■ 漢方適応あり
- ▨ 漢方適応も考えられる
- □ 漢方適応の可能性が低い

## 症状別 消化器系の症状 ❹
# 腹痛

### ■ 概要
腹痛の原因となる疾患は非常に多い．発症状態，痛みの部位，腹部所見，各種検査所見などから正確に診断する必要がある．

### ■ 漢方薬の適応と使い方
器質的消化器疾患を除外したうえで，慢性胃腸炎，機能性ディスペプシア，過敏性腸症候群などの疾患が漢方薬のよい適応とされている．

● 腹痛に用いられる漢方薬

| 体力 | No. 漢方薬 | 1日量・用法 | 解説/図 |
|---|---|---|---|
| 体力あり（実証） | 33 大黄牡丹皮湯<br>下腹部痛，便秘，月経不順，痔核 | 7.5 g/分3 | 解説 p328<br>図 p324 |
| 体力ふつう（中間証） | 14 半夏瀉心湯<br>急・慢性胃腸炎，神経性胃炎，心窩部のつかえ，悪心 | 7.5 g/分3 | 解説 p282<br>図 p279 |
| | 35 四逆散　☆実証にも適応<br>胃炎，胃酸過多，神経質，ヒステリー | 7.5 g/分3 | 解説 p233<br>図 p227 |
| | 79 平胃散<br>急・慢性胃炎，消化不良，食欲不振 | 7.5 g/分3 | 解説 p300<br>図 p297 |
| 体力なし（虚証） | 5 安中散<br>神経性胃炎，慢性胃炎，胸やけ，げっぷ，食欲不振 | 7.5 g/分3 | 解説 p361<br>図 p357 |
| | 30 真武湯<br>慢性胃炎，消化不良，神経衰弱 | 7.5 g/分3 | 解説 p276<br>図 p274 |
| | 32 人参湯<br>急・慢性胃腸炎，胃拡張，悪阻（つわり） | 7.5 g/分3 | 解説 p253<br>図 p251 |
| | 43 六君子湯　☆中間証にも適応<br>胃炎，消化不良，食欲不振，嘔吐 | 7.5 g/分3 | 解説 p257<br>図 p251 |
| | 82 桂枝人参湯<br>慢性胃腸炎，頭痛，動悸 | 7.5 g/分3 | 解説 p254<br>図 p251 |
| | 99 小建中湯<br>下腹部痛，心悸亢進，盗汗，疲労倦怠感，虚弱児童 | 7.5 g/分3 | 解説 p225<br>図 p219 |
| | 38 当帰四逆加呉茱萸生姜湯<br>下腹部痛，寒冷で誘発・増悪，頭痛，腰痛，悪心・嘔吐 | 7.5 g/分3 | 解説 p224<br>図 p219 |
| | 100 大建中湯<br>顔色不良，四肢や腹部の冷え，全身倦怠感，腹部膨満，鼓腸 | 7.5～15.0 g/分3 | 解説 p255<br>図 p251 |

引用文献

磯谷正敏，他：腹部救急診療に役立つ臨床症状・一般臨床検査所見—臨床症状，一般臨床検査所見の理解のための基礎的知識を中心に．消化器科 31：409-416，2008

# 5 消化器系の症状 腹痛

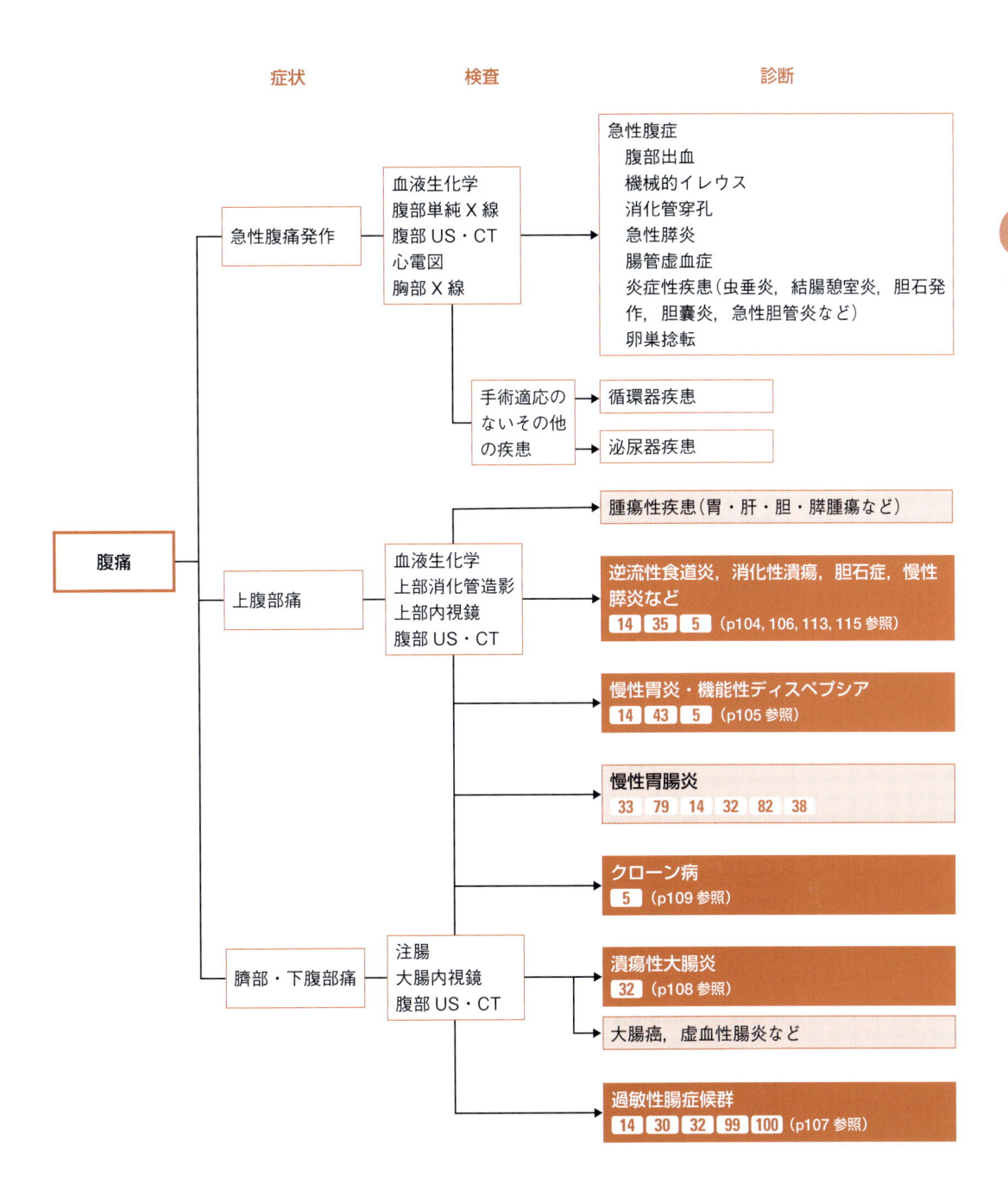

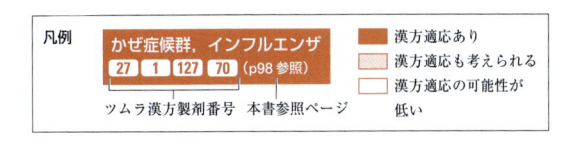

| 症状 | 検査 | 診断 |
|---|---|---|

**腹痛**

- **急性腹痛発作**
  - 検査：血液生化学／腹部単純X線／腹部US・CT／心電図／胸部X線
    - 急性腹症
      - 腹部出血
      - 機械的イレウス
      - 消化管穿孔
      - 急性膵炎
      - 腸管虚血症
      - 炎症性疾患（虫垂炎，結腸憩室炎，胆石発作，胆嚢炎，急性胆管炎など）
      - 卵巣捻転
    - 手術適応のないその他の疾患
      - 循環器疾患
      - 泌尿器疾患

- **上腹部痛**
  - 検査：血液生化学／上部消化管造影／上部内視鏡／腹部US・CT
    - 腫瘍性疾患（胃・肝・胆・膵腫瘍など）
    - 逆流性食道炎，消化性潰瘍，胆石症，慢性膵炎など　**14**　**35**　**5**　（p104, 106, 113, 115参照）
    - 慢性胃炎・機能性ディスペプシア　**14**　**43**　**5**　（p105参照）
    - 慢性胃腸炎　**33**　**79**　**14**　**32**　**82**　**38**
    - クローン病　**5**　（p109参照）

- **臍部・下腹部痛**
  - 検査：注腸／大腸内視鏡／腹部US・CT
    - 潰瘍性大腸炎　**32**　（p108参照）
    - 大腸癌，虚血性腸炎など
    - 過敏性腸症候群　**14**　**30**　**32**　**99**　**100**　（p107参照）

凡例：
かぜ症候群，インフルエンザ　**27**　**1**　**127**　**70**　（p98参照）
ツムラ漢方製剤番号　本書参照ページ

- 漢方適応あり
- 漢方適応も考えられる
- 漢方適応の可能性が低い

## 症状別 消化器系の症状 ❺

# 下痢

### ■ 概要
下痢には急性と慢性の下痢がある．急性の下痢は感染性のことが多く，十分な輸液と抗菌薬の投与などが重要である．慢性の下痢には器質的疾患（大腸癌，潰瘍性大腸炎，クローン病など）以外に機能性下痢（過敏性結腸症候群など）の頻度も高い．

### ■ 漢方薬の適応と使い方
急性の下痢では，利水剤と人参剤などの漢方薬が用いられることが多い．慢性の下痢では，温剤，補剤などの方剤が使用される．また，胃・腸管切除後の下痢には漢方薬が期待できるという報告がある．

#### ● 急性下痢に用いられる漢方薬

| | | 1日量・用法 | 解説／図 |
|---|---|---|---|
| 体力ふつう（中間証） | **120 黄連湯**<br>過食後の下痢，上腹部痛，悪心・嘔吐，心下痞硬 | 7.5 g/分3 | 解説 p283<br>図 p279 |
| | **17 五苓散**<br>嘔気・嘔吐，口渇，尿量減少，頭痛，浮腫，小児 | 7.5 g/分3 | 解説 p338<br>図 p335 |
| 体力なし（虚証） | **43 六君子湯** ☆中間証にも適応<br>過食後の下痢，食欲不振，心窩部膨満感，胃下垂 | 7.5 g/分3 | 解説 p257<br>図 p251 |
| | **60 桂枝加芍薬湯**<br>腹満，強い腹痛，腹直筋の緊張 | 7.5 g/分3 | 解説 p222<br>図 p219 |

#### ● 慢性の下痢に用いられる漢方薬

| | | 1日量・用法 | 解説／図 |
|---|---|---|---|
| 体力ふつう（中間証） | **114 柴苓湯**<br>口渇，水様性下痢，炎症性，尿量減少，胸脇苦満 | 7.5 g/分3 | 解説 p235<br>図 p227 |
| | **115 胃苓湯**<br>口渇，水様性下痢，心窩部のつかえ，嘔吐，尿量減少 | 7.5 g/分3 | 解説 p344<br>図 p343 |
| | **14 半夏瀉心湯**<br>悪心，食欲不振，腹中雷鳴，不眠，不安，心下痞硬 | 7.5 g/分3 | 解説 p282<br>図 p279 |
| 体力なし（虚証） | **30 真武湯**<br>虚弱体質，冷え症，水様性下痢，めまい，尿量減少 | 7.5 g/分3 | 解説 p276<br>図 p274 |
| | **32 人参湯**<br>胃腸虚弱，食欲不振，胃部停滞感，顔色不良，冷え | 7.5 g/分3 | 解説 p253<br>図 p251 |
| | **128 啓脾湯**<br>顔色不良，明け方近くに下痢，食欲不振，貧血傾向 | 7.5 g/分3 | 解説 p258<br>図 p251 |
| | **136 清暑益気湯**<br>暑気あたり，食欲不振，全身倦怠感，手足のほてり | 7.5 g/分3 | 解説 p261<br>図 p251 |

引用文献
穂苅量太，他：39 下痢．プライマリケア時代の症候の診かた．診断と治療増刊号，96：305-312, 2008

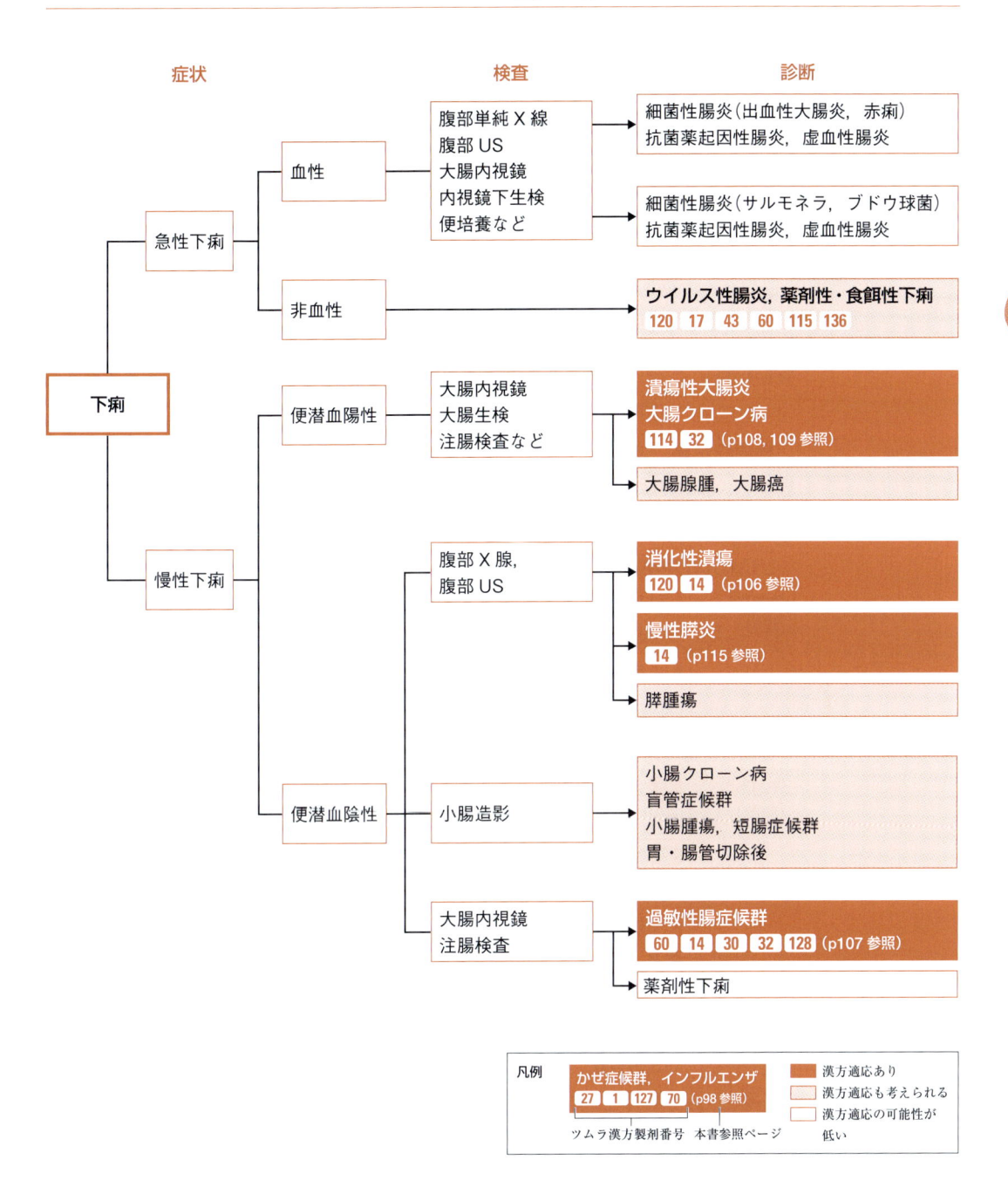

## 1 症状別の漢方薬の使い方　❺ 消化器系の症状

```
症状                検査              診断

       ┌─ 血性 ──┬─ 腹部単純X線 ──→ 細菌性腸炎（出血性大腸炎，赤痢）
       │        │   腹部US            抗菌薬起因性腸炎，虚血性腸炎
       │        │   大腸内視鏡
  急性下痢       │   内視鏡下生検
       │        │   便培養 など   ──→ 細菌性腸炎（サルモネラ，ブドウ球菌）
       │        │                     抗菌薬起因性腸炎，虚血性腸炎
       │        │
       └─ 非血性 ─────────────────→ ウイルス性腸炎，薬剤性・食餌性下痢
                                    [120] [17] [43] [60] [115] [136]
下痢
       ┌─ 便潜血陽性 ─ 大腸内視鏡 ──→ 潰瘍性大腸炎
       │              大腸生検        大腸クローン病
       │              注腸検査 など   [114] [32]（p108, 109参照）
       │                         └→ 大腸腺腫，大腸癌
       │
  慢性下痢                        ┌→ 消化性潰瘍
       │              腹部X線,       [120] [14]（p106参照）
       │              腹部US     ┌→ 慢性膵炎
       │                         │  [14]（p115参照）
       │                         └→ 膵腫瘍
       └─ 便潜血陰性 ─ 小腸造影 ──→ 小腸クローン病
                                    盲管症候群
                                    小腸腫瘍，短腸症候群
                                    胃・腸管切除後

                      大腸内視鏡 ┌→ 過敏性腸症候群
                      注腸検査   │  [60] [14] [30] [32] [128]（p107参照）
                                 └→ 薬剤性下痢
```

凡例
かぜ症候群，インフルエンザ
[27] [1] [127] [70]（p98参照）
└─ ツムラ漢方製剤番号  └─ 本書参照ページ

■ 漢方適応あり
▢ 漢方適応も考えられる
□ 漢方適応の可能性が低い

## 症状別 消化器系の症状 ❻

# 便秘

### ■ 概要

便秘は最もよくみられる症状であるが，随伴症状，生活習慣（食事，排便習慣，内服薬など）や，各種検査所見などから診断する．機能性便秘と大腸癌などの器質的疾患による二次性便秘との鑑別が特に重要である．

### ■ 漢方薬の適応と使い方

機能性便秘，すなわち過敏性腸症候群などのけいれん性便秘と，排便反射・大腸運動・排便力の低下などによる弛緩性の単純性便秘が漢方薬の適応となる．便秘に繁用される方剤は，大黄，芒硝を含むものを中心に構成されている．

#### ● けいれん性便秘に用いられる漢方薬

| 体力なし（虚証） | 134 桂枝加芍薬大黄湯 ☆中間証にも適応　1日量・用法 7.5 g/分3　解説 p223　図 p219 |
| --- | --- |
| | 腹部膨満，腹痛，裏急後重を伴う便秘 |
| | 60 桂枝加芍薬湯　1日量・用法 7.5 g/分3　解説 p222　図 p219 |
| | 腹部膨満，腹痛，裏急後重を伴う便秘または下痢 |

#### ● 弛緩性便秘に用いる漢方薬

| 体力あり（実証） | 33 大黄牡丹皮湯　1日量・用法 7.5 g/分3　解説 p328　図 p324 |
| --- | --- |
| | 腹満，痔疾，肛門周囲炎，月経異常，右下腹部の圧痛 |
| | 61 桃核承気湯　1日量・用法 7.5 g/分3　解説 p327　図 p324 |
| | のぼせ，頭痛，足の冷え，月経異常，左下腹部の圧痛 |
| | 62 防風通聖散　1日量・用法 7.5 g/分3　解説 p290　図 p286 |
| | 肥満，"太鼓腹"，ほてり，肩こり，高血圧，脂質異常 |
| | 74 調胃承気湯 ☆中間証にも適応　1日量・用法 7.5 g/分3　解説 p287　図 p286 |
| | 強い腹部膨満，腹痛，心窩部のつかえ，口渇 |
| | 105 通導散　1日量・用法 7.5 g/分3　解説 p329　図 p324 |
| | 月経不順，更年期障害，腰痛，頭痛，めまい，肩こり |
| | 113 三黄瀉心湯　1日量・用法 7.5 g/分3　解説 p280　図 p279 |
| | のぼせ，顔面紅潮，精神不安，更年期障害，高血圧 |
| 体力ふつう（中間証） | 84 大黄甘草湯　1日量・用法 7.5 g/分3　解説 p289　図 p286 |
| | 常習便秘の基本となる方剤 |
| 体力なし（虚証） | 51 潤腸湯　1日量・用法 7.5 g/分3　解説 p288　図 p286 |
| | 腸内水分不足，皮膚乾燥，兎糞状，腹部軟弱，多尿 |
| | 126 麻子仁丸 ☆中間証にも適応　1日量・用法 7.5 g/分3　解説 p289　図 p286 |
| | 高齢者，兎糞状，腹部軟弱，多尿，皮膚乾燥，易疲労 |

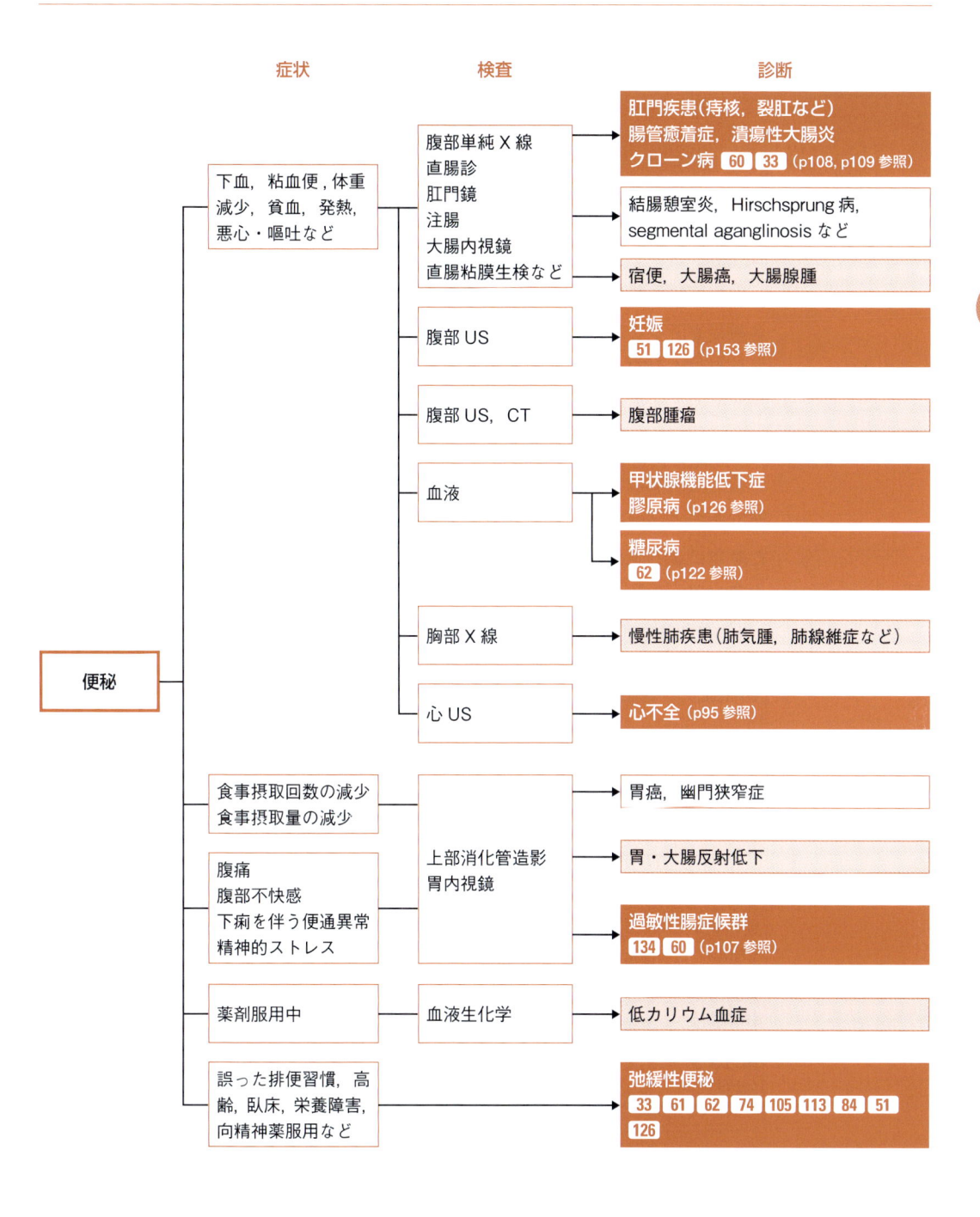

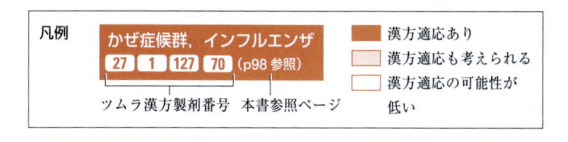

**1** 症状別の漢方薬の使い方　**5** 消化器系の症状　● 81

|症状|検査|診断|
|---|---|---|
|下血，粘血便，体重減少，貧血，発熱，悪心・嘔吐など|腹部単純X線 / 直腸診 / 肛門鏡 / 注腸 / 大腸内視鏡 / 直腸粘膜生検など|肛門疾患（痔核，裂肛など） / 腸管癒着症，潰瘍性大腸炎 / クローン病 60 33 （p108, p109 参照）|
| | |結腸憩室炎，Hirschsprung 病，segmental aganglinosis など|
| | |宿便，大腸癌，大腸腺腫|
| |腹部 US|妊娠 51 126 （p153 参照）|
| |腹部 US，CT|腹部腫瘤|
| |血液|甲状腺機能低下症 / 膠原病（p126 参照）|
| | |糖尿病 62 （p122 参照）|
| |胸部 X 線|慢性肺疾患（肺気腫，肺線維症など）|
| |心 US|心不全（p95 参照）|
|食事摂取回数の減少 / 食事摂取量の減少|上部消化管造影 / 胃内視鏡|胃癌，幽門狭窄症|
| | |胃・大腸反射低下|
|腹痛 / 腹部不快感 / 下痢を伴う便通異常 / 精神的ストレス| |過敏性腸症候群 134 60 （p107 参照）|
|薬剤服用中|血液生化学|低カリウム血症|
|誤った排便習慣，高齢，臥床，栄養障害，向精神薬服用など| |弛緩性便秘 33 61 62 74 105 113 84 51 126|

便秘

5 便秘

凡例：かぜ症候群，インフルエンザ 27 1 127 70 （p98 参照）
ツムラ漢方製剤番号　本書参照ページ
■ 漢方適応あり
■ 漢方適応も考えられる
□ 漢方適応の可能性が低い

## 症状別 消化器系の症状 ❼

# 腹部膨満

### ■ 概要

腹部膨満の原因となる疾患は多いが，発症様式や随伴症状，腹部理学的所見，各種検査所見などから病態を正確に把握する．

生体反応が弱い高齢者などでは，腹膜炎などの腹部救急疾患が腹部膨満の原因のことがあるので注意を要する．

### ■ 漢方薬の適応と使い方

器質的病変のない機能性ディスペプシアや，過敏性腸症候群に伴う腹部膨満が漢方薬のよい適応とされている．手術後早期の麻痺性イレウスや開腹術に起因した癒着による腹部膨満（虚満），実証の便秘などに伴う腹部膨満（実満）などにも漢方薬が用いられる．

● 上腹部の腹部膨満に用いられる漢方薬

| 体力 | 漢方薬 | 適応 | 1日量・用法 | 解説・図 |
|---|---|---|---|---|
| 体力ふつう（中間証） | 14 半夏瀉心湯 | 機能性ディスペプシア，腹中雷鳴，悪心・嘔吐，下痢，不安 | 7.5 g／分3 | 解説 p282／図 p279 |
| 体力なし（虚証） | 43 六君子湯 ☆中間証にも適応 | 機能性ディスペプシア，食欲不振，手足の冷え | 7.5 g／分3 | 解説 p257／図 p251 |
| | 5 安中散 | 神経性胃炎，慢性胃炎，胸やけ，げっぷ，食欲不振 | 7.5 g／分3 | 解説 p361／図 p357 |

● 臍部・下腹部の腹部膨満に用いる漢方薬

| 体力 | 漢方薬 | 適応 | 1日量・用法 | 解説・図 |
|---|---|---|---|---|
| 体力あり（実証） | 74 調胃承気湯 ☆中間証にも適応 | 便秘，腹痛，心下痞硬 | 7.5 g／分3 | 解説 p287／図 p286 |
| 体力ふつう（中間証） | 134 桂枝加芍薬大黄湯 ☆虚証にも適応 | 過敏性腸症候群，腸管癒着症 | 7.5 g／分3 | 解説 p223／図 p219 |
| 体力なし（虚証） | 60 桂枝加芍薬湯 | 過敏性腸症候群，裏急後重を伴う下痢あるいは便秘 | 7.5 g／分3 | 解説 p222／図 p219 |
| | 100 大建中湯 | 術後早期の麻痺性イレウス，開腹術に起因した癒着，四肢・腹部の冷え，腹痛，顔色不良，全身倦怠感 | 7.5～15 g／分3 | 解説 p255／図 p251 |
| | 99 小建中湯 | 心悸亢進，四肢倦怠感，腹痛，盗汗，虚弱児童に繁用 | 7.5～15 g／分3 | 解説 p225／図 p219 |
| | 102 当帰湯 | 冷え，顔色不良，貧血，胸腹から背部にかける放散痛 | 7.5 g／分3 | 解説 p305／図 p297 |
| | 7 八味地黄丸 ☆中間証にも適応 | 下腹部痛，高齢者，疲労，倦怠感 | 7.5 g／分3 | 解説 p271／図 p264 |

引用文献
新井 信：消化器領域と漢方医学，TSUMURA Medical Today，領域別入門漢方医学シリーズ，2005

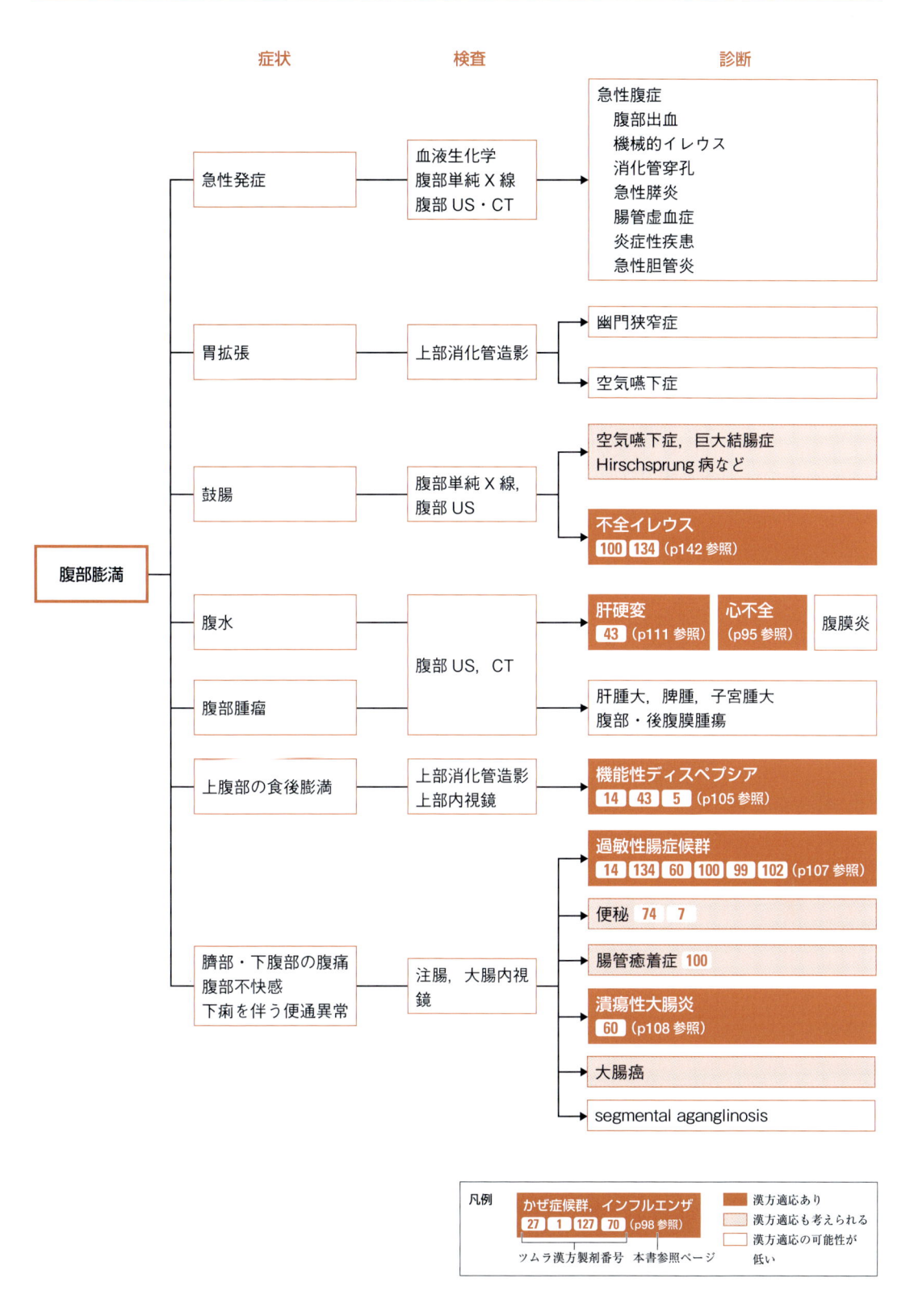

# 1 症状別の漢方薬の使い方　❺ 消化器系の症状

## 腹部膨満

| 症状 | 検査 | 診断 |
|---|---|---|
| 急性発症 | 血液生化学<br>腹部単純X線<br>腹部US・CT | 急性腹症<br>　腹部出血<br>　機械的イレウス<br>　消化管穿孔<br>　急性膵炎<br>　腸管虚血症<br>　炎症性疾患<br>　急性胆管炎 |
| 胃拡張 | 上部消化管造影 | 幽門狭窄症 / 空気嚥下症 |
| 鼓腸 | 腹部単純X線,<br>腹部US | 空気嚥下症, 巨大結腸症<br>Hirschsprung病など<br>**不全イレウス** 100 134 (p142参照) |
| 腹水 | 腹部US, CT | **肝硬変** 43 (p111参照) / **心不全** (p95参照) / 腹膜炎 |
| 腹部腫瘤 | | 肝腫大, 脾腫, 子宮腫大<br>腹部・後腹膜腫瘍 |
| 上腹部の食後膨満 | 上部消化管造影<br>上部内視鏡 | **機能性ディスペプシア** 14 43 5 (p105参照) |
| 臍部・下腹部の腹痛<br>腹部不快感<br>下痢を伴う便通異常 | 注腸, 大腸内視鏡 | **過敏性腸症候群** 14 134 60 100 99 102 (p107参照)<br>便秘 74 7<br>腸管癒着症 100<br>**潰瘍性大腸炎** 60 (p108参照)<br>大腸癌<br>segmental aganglinosis |

**凡例**

| かぜ症候群, インフルエンザ<br>27 1 127 70 (p98参照)<br>↑ツムラ漢方製剤番号　↑本書参照ページ | ■ 漢方適応あり<br>■ 漢方適応も考えられる<br>□ 漢方適応の可能性が低い |

引用文献

Drossman DA, et al：ROME Ⅲ：The Functional Gastrointestinal Disorders, 3rd ed. Degnon Associates, McLean, 2006
秋葉哲生：活用自在の処方解説．ライフ・サイエンス，2009, p22
秋葉哲生：改訂 洋漢統合処方からみた漢方製剤保険診療マニュアル．ライフ・サイエンス，1997
岡野善郎，永田郁夫：薬局別冊，漢方薬の服薬説明ガイド．南山堂，2004
桑木崇秀：新版 漢方診療ハンドブック．創元社，1995
小林　登，大塚恭男(監修)：小児の漢方療法．東京医学社，1986
巽浩一郎：呼吸器疾患 漢方治療のてびき．協和企画，2006
中野　哲(監修)：研修医マニュアル 救急診断ガイド，上巻．現代医療社，1998
中野　哲(監修)：研修医マニュアル 救急診断ガイド，下巻．現代医療社，1998
日本医師会(編)：漢方治療のABC．医学書院，1992
日本東洋医学会学術教育委員会(編)：入門漢方医学．南江堂，2002
橋本信也：症候から診断へ，第1集．日本医師会，1998
水島　裕(編)：今日の治療薬．南江堂，2007
村田　朗：呼吸器疾患診療マニュアル．日本医師会，2008
山口　徹，他(総編集)：今日の治療指針．医学書院，2010

# 2 疾患別の漢方薬の使い方

**❶ 中枢神経系** —— 86
自律神経失調症 86／うつ病・神経症（パニック障害など）87／不眠症 88／認知症 89／てんかん 90／片頭痛 91

**❷ 循環器系** —— 92
本態性高血圧 92／本態性低血圧・起立性低血圧 93／虚血性心疾患（冠動脈疾患）94／慢性心不全 95／不整脈 96

**❸ 呼吸器系** —— 97
かぜ症候群 97／インフルエンザ 99／気管支喘息 100／慢性気管支炎 102／慢性閉塞性肺疾患（COPD）103

**❹ 消化器系** —— 104
逆流性食道炎 104／慢性胃炎・機能性ディスペプシア（FD）105／消化性潰瘍 106／過敏性（結）腸症候群（IBS）107／潰瘍性大腸炎 108／クローン病 109／慢性肝炎 110／肝硬変 111／胆囊炎・胆管炎 112／胆石症 113／胆囊ジスキネジア 114／慢性膵炎 115／吃逆（しゃっくり）116

**❺ 血液内科系** —— 117
貧血 117／特発性血小板減少性紫斑病 118

**❻ 自己免疫系** —— 119
膠原病 119／全身性エリテマトーデス 120／シェーグレン症候群 121

**❼ 代謝・内分泌系** —— 122
糖尿病 122／肥満症 123／脂質異常症 124／やせ（るいそう）125／甲状腺機能異常 126／痛風 127

**❽ 小児科系** —— 128
虚弱体質 128／起立性調節障害 130／ウイルス感染症 132／夜尿症 133／夜泣き（夜啼症），夜驚症 134

**❾ 腎・泌尿器系** —— 135
慢性腎疾患（糸球体腎炎・ネフローゼ症候群）135／尿路感染症（慢性膀胱炎を含む）136／尿路結石症 137／前立腺肥大症 138／男性更年期障害 139／男性不妊症 140／尿路不定愁訴 141

**❿ 外科系** —— 142
腸閉塞（イレウス）142／痔疾患 143／癌術後の体力・免疫力低下 144／癌治療に伴う副作用 145

**⓫ 産婦人科系** —— 146
月経異常（月経不順）146／月経困難症と月経前症候群 147／不妊症 148／不育症・習慣性流産 149／妊娠悪阻 150／切迫流・早産 151／妊娠高血圧症候群 152／妊娠中の感冒・便秘・貧血 153／産褥期の異常 154／更年期障害 155

**⓬ 整形外科系** —— 156
関節リウマチ 156／腰痛症 158／坐骨神経痛 159／変形性膝関節症 160／肩関節周囲炎 161／四肢・関節痛 162／こむらがえり 163

**⓭ 皮膚科系** —— 164
アトピー性皮膚炎 164／慢性湿疹 165／じん麻疹 166／酒さ 167／円形脱毛症 168／皮膚瘙痒症 169／凍瘡（しもやけ）170／帯状疱疹 171

**⓮ 耳鼻科系** —— 172
アレルギー性鼻炎 172／慢性副鼻腔炎 173／扁桃炎 174／メニエール病 175／咽喉頭異常感症 176／中耳炎 177／難聴（感音難聴）178／鼻出血 179／耳鳴 180／嗄声 181

**⓯ 眼科系** —— 182
ドライアイ 182／眼精疲労 183／白内障 184／緑内障 185／眼底出血 186

**⓰ 歯科・口腔外科系** —— 187
口内炎・舌炎 187／舌痛症 188／歯周病 189／口腔乾燥症 190／顎関節症 191／抜歯後疼痛・非定型歯痛 192

## 2 疾患別の漢方薬の使い方

### 疾患別　中枢神経系 ❶
# 自律神経失調症

■ **病態**

自律神経性愁訴があって，器質的疾患のない自律神経機能失調に基づくと思われる一連の病態で，頭痛，めまい，易疲労性，不眠，ふるえ，冷え，発汗異常，動悸，息切れ，胸痛，食欲不振，胃部膨満感，便秘，下痢など多彩な症状を呈する．思春期から中年期の女性に多く，心臓・胃腸・呼吸神経症など臓器に特有な症状を有することがある．

■ **一般的治療法**

症状に応じてベンゾジアゼピン系抗不安薬，自律神経調整薬（トフィソパムなど），抗うつ薬，昇圧剤などが用いられる．

■ **漢方薬の適応と使い方**

漢方が最も得意とする病態の1つで，症状により方剤を選択する．

● **自律神経失調症に用いられる漢方薬**

| 体力 | 漢方薬 | 1日量・用法 | 解説／図 |
|---|---|---|---|
| 体力あり（実証） | 12 柴胡加竜骨牡蛎湯<br>抑うつ，不安，不眠，心臓神経症，腹部の動悸，胸脇苦満 | 7.5 g／分3 | 解説 p232<br>図 p227 |
| | 67 女神散　☆中間証にも適応<br>めまい，のぼせ，不安，不眠，月経異常 | 7.5 g／分3 | 解説 p304<br>図 p297 |
| 体力ふつう（中間証） | 16 半夏厚朴湯　☆虚証にも適応<br>肺気腫，気管支拡張症，湿咳，鎮静，喉のつかえ | 7.5 g／分3 | 解説 p300<br>図 p297 |
| | 24 加味逍遙散　☆虚証にも適応<br>めまい，動悸，不眠，不安，冷え・のぼせ，月経不順，更年期障害の不定愁訴 | 7.5 g／分3 | 解説 p243<br>図 p239 |
| | 54 抑肝散　☆虚証にも適応<br>鎮痙・鎮静作用，易怒性，不眠，頭痛，認知症 | 7.5 g／分3 | 解説 p246<br>図 p239 |
| | 39 苓桂朮甘湯　☆虚証にも適応<br>立ちくらみ，めまい，動悸，息切れ，低血圧 | 7.5 g／分3 | 解説 p341<br>図 p335 |
| 体力なし（虚証） | 26 桂枝加竜骨牡蛎湯<br>動悸，不眠，不安，抑うつ，倦怠感，心臓神経症，臍部の拍動 | 7.5 g／分3 | 解説 p222<br>図 p219 |
| | 37 半夏白朮天麻湯<br>頭痛，立ちくらみ，めまい，低血圧，心窩部の振水音 | 7.5 g／分3 | 解説 p259<br>図 p251 |
| | 11 柴胡桂枝乾姜湯<br>動悸，抑うつ，不眠，不安，頭痛，冷え，倦怠感，心臓神経症 | 7.5 g／分3 | 解説 p237<br>図 p227 |

**引用文献**

東野英明：自律神経異常に起因する疾病とその対策．日本良導絡自律神経学会雑誌 51：94-104，2006

疾患別 中枢神経系 ❷

# うつ病・神経症（パニック障害など）

## ■ 病態
うつ病とは落ち込んだ気分や興味・喜びの喪失などが持続し，生活障害をきたす疾患である．神経症は不安を主病状として，思考や行動などの障害があり，パニック障害はこの中の一病型である．

## ■ 一般的治療法
言語や行動を介した治療法（精神療法や認知行動療法など），薬物療法，社会的な環境調整がある．薬物治療は抗不安薬や抗うつ薬（SSRI，SNRI など）が投与される．

## ■ 漢方薬の適応と使い方
専門医による上記のような治療が優先され，漢方薬はそれを補完する意味で重要な役割をもつ．うつ病や神経症では気剤を中心とする方剤が用いられる．

### ● うつ病・神経症に用いられる漢方薬

| 体力 | 番号 | 漢方薬 | 備考 | 1日量・用法 | 解説 | 図 |
|---|---|---|---|---|---|---|
| 体力あり（実証） | 15 | 黄連解毒湯 | ☆中間証にも適応 | 7.5 g/分3 | p281 | p279 |
| | | のぼせ，動悸，出血傾向 | | | | |
| | 12 | 柴胡加竜骨牡蛎湯 | | 7.5 g/分3 | p232 | p227 |
| | | うつ病，神経症，動悸，胸脇苦満 | | | | |
| 体力ふつう（中間証） | 24 | 加味逍遙散 | ☆虚証にも適応 | 7.5 g/分3 | p243 | p239 |
| | | 神経症，肩こり，月経異常 | | | | |
| | 54 | 抑肝散 | ☆虚証にも適応 | 7.5 g/分3 | p246 | p239 |
| | | イライラ，興奮，不安，不眠，易怒 | | | | |
| 体力なし（虚証） | 16 | 半夏厚朴湯 | ☆中間証にも適応 | 7.5 g/分3 | p300 | p297 |
| | | うつ病，神経症，咽喉頭異常感 | | | | |
| | 137 | 加味帰脾湯 | | 7.5 g/分3 | p250 | p239 |
| | | 貧血，精神不安，動悸，健忘，悪夢，不眠 | | | | |
| | 11 | 柴胡桂枝乾姜湯 | | 7.5 g/分3 | p237 | p227 |
| | | 筋緊張傾向，頭汗，動悸，微熱，疲労感 | | | | |
| | 26 | 桂枝加竜骨牡蛎湯 | | 7.5 g/分3 | p222 | p219 |
| | | 体力低下，精神不安，動悸，インポテンス，脱毛 | | | | |
| | 70 | 香蘇散 | | 7.5 g/分3 | p305 | p297 |
| | | 胃腸虚弱，抑うつ，不安，不眠，心下痞硬 | | | | |

## 引用文献
1）筒井末春，他：うつ病，うつ状態に対する半夏厚朴湯の使用経験．新薬と臨床 42：1913-1920，1993
2）岡本康太郎，他：神経症に対する半夏厚朴湯の効果．現代東洋医学 15：571-576，1994

## 疾患別 中枢神経系 ❸

# 不眠症

### ■ 病態
不適切な睡眠の訴えを不眠といい，入眠障害，睡眠維持障害，早期覚醒などに分類されるが，2つ以上が合併している症例が多い．原因によって，精神神経疾患に伴うもの，他の内科的疾患に伴うもの，外因性，心理生理学的，薬剤性などにも分類される．

### ■ 一般的治療法
耐性や依存性が生じにくいためベンゾジアゼピン系および非ベンゾジアゼピン系薬剤が多く用いられる．薬剤の作用時間の長短によって入眠障害，早期覚醒などに適するものを選択する．睡眠環境の適正化や認知行動療法も試みられている．

### ■ 漢方薬の適応とその使い方
西洋薬の睡眠剤に相当する薬剤は存在しないが，方剤によっては有効との報告がある．

#### ● 不眠症に用いられる漢方薬

| 体力区分 | 漢方薬 | 1日量・用法 | 解説/図 |
|---|---|---|---|
| 体力あり（実証） | 12 柴胡加竜骨牡蛎湯<br>熟眠障害，腹部の動悸，不安，抑うつ，倦怠感，胸脇苦満 | 7.5 g/分3 | 解説 p232<br>図 p227 |
| | 113 三黄瀉心湯<br>赤ら顔，のぼせ，イライラ，高血圧，便秘傾向 | 7.5 g/分3 | 解説 p280<br>図 p279 |
| 体力ふつう（中間証） | 15 黄連解毒湯 ☆実証にも適応<br>顔面紅潮，のぼせ，イライラ，高血圧，脳卒中予防 | 7.5 g/分3 | 解説 p281<br>図 p279 |
| | 54 抑肝散 ☆虚証にも適応<br>鎮痙・鎮静作用，胸脇苦満，易怒性，頭痛，認知症 | 7.5 g/分3 | 解説 p246<br>図 p239 |
| 体力なし（虚証） | 103 酸棗仁湯<br>第1選択薬．入眠障害，不安，神経過敏 | 7.5 g/分3 | 解説 p358<br>図 p357 |
| | 16 半夏厚朴湯 ☆中間証にも適応<br>動悸，不安，喉のつかえ，めまい，食欲不振 | 7.5 g/分3 | 解説 p300<br>図 p297 |
| | 24 加味逍遙散 ☆中間証にも適応<br>めまい，動悸，不安，冷え・のぼせ，月経不順，更年期障害 | 7.5 g/分3 | 解説 p243<br>図 p239 |
| | 137 加味帰脾湯<br>貧血，精神不安，胃弱，食欲不振，出血 | 7.5 g/分3 | 解説 p250<br>図 p239 |
| | 11 柴胡桂枝乾姜湯<br>動悸，神経過敏，抑うつ，頭痛，冷え，倦怠感 | 7.5 g/分3 | 解説 p237<br>図 p227 |

引用文献
筒井末春，他：不眠症に対する酸棗仁湯の効果．医学と薬学 16：185-192, 1986

疾患別　中枢神経系 ❹

# 認知症

## ■ 病態

　認知症はアルツハイマー型，脳血管障害型，レビー小体型に分類される．アルツハイマー型は徐々に進行する認知機能，人格の変化が主症状であり，次第に日常生活能の低下，行動異常とともに意思の疎通なども不能となる．

　現在，わが国は高齢化が進み，老人の増加に伴って認知症性疾患が増加傾向にあり，65歳以上の高齢者の約7％に何らかの認知症性疾患があると推定されている．アルツハイマー型と脳血管障害型が認知症の大部分を占めるが，両者の頻度は近年，ほぼ同じくらいになっている．

　アルツハイマー型認知症の発症は65歳以上の老年期発症型とそれより若年で発症する初老発症型に分けられるが，前者は女性に多く，後者は性差がないといわれている．本疾患の原因は不明であるが，患者の脳には神経原線維の変化したタウ蛋白が脳神経細胞外に蓄積し，大脳皮質細胞外に老人斑と呼ばれるアミロイドの沈着がみられる．これは脳神経細胞毒として働く．

　最も多いのがさまざまな要因による多因子遺伝様式をとるが，なかには1つの遺伝子異常が発症に結びつく単一遺伝子様式をとるものがある．

## ■ 一般的治療法

　日本神経学会治療ガイドラインによるとアルツハイマー型の一部ではドネペジルが有用とされている．血管性では動脈硬化の進行を予防したり，心原性あるいはラクナ梗塞を予防することが勧められ，薬剤については部分的な有用性が報告されている．

## ■ 漢方薬の適応と使い方

　認知症の周辺症状の改善に漢方薬が有用との報告が多く出されている．また，血管性認知症などにも有用な方剤の報告がある．

### ● 認知症に用いられる漢方薬

| 体力あり（実証） | 15 黄連解毒湯　☆中間証にも適応　1日量・用法 7.5 g／分3 | 解説 p281　図 p279 |
|---|---|---|
| | のぼせ，イライラ，顔面紅潮，高血圧，血管性認知症，心下痞硬 | |
| 体力ふつう（中間証） | 54 抑肝散　☆虚証にも適応　1日量・用法 7.5 g／分3 | 解説 p246　図 p239 |
| | 認知症の周辺症状，興奮症状，易怒性，胸脇苦満 | |
| 体力なし（虚証） | 47 釣藤散　☆中間証にも適応　1日量・用法 7.5 g／分3 | 解説 p293　図 p292 |
| | 朝の頭痛・頭重，肩こり，めまい，高血圧，血管性認知症 | |

## 疾患別　中枢神経系 ❺
# てんかん

### ■ 病態
　てんかんは種々の原因によってもたらされる慢性の脳疾患であり，大脳ニューロンの過剰発射から由来する反復性の発作（てんかん発作）を主徴とし，それに変異に富んだ臨床ならびに検査所見表出を伴う症候群である（WHO）．すなわち，てんかんはてんかん発作によって起こる脳の慢性疾患である．

　本症は脳の器質的変化が認められない原因不明の特発性と，脳腫瘍，脳血管障害，頭部外傷，先天性奇形などによる症候性に分けられる．なお，てんかんの病型分類としては大発作や小発作など発作型によるものや，臨床症状と病巣部位，脳波所見を総合して分類する全般てんかん，部分てんかんがある．

### ■ 一般的治療法
　けいれん重積や意識障害を伴う場合には，早急に治療する必要がある．

　定型的な発作を2回以上認めた場合に，薬物治療を開始することが一般的である．上記分類に応じて，部分てんかんではカルバマゼピンやゾニサミドが，全般てんかんではバルプロ酸ナトリウムやフェニトインが用いられる．まれに外科治療が行われることもある．

### ■ 漢方薬の適応と使い方
　漢方薬単独で用いることはまれで，抗てんかん薬との併用が一般的である．

#### ●てんかんに用いられる漢方薬

| 体力 | 処方 | 1日量・用法 | 解説・図 |
|---|---|---|---|
| 体力あり（実証） | **12** 柴胡加竜骨牡蛎湯<br>ヒステリー，高血圧，不眠，心悸亢進，胸脇苦満，腹部の拍動 | 7.5 g/分3 | 解説 p232<br>図 p227 |
| 体力ふつう（中間証） | **54** 抑肝散　☆虚証にも適応<br>ひきつけ，眼瞼けいれん，憤激，不眠，認知症 | 7.5 g/分3 | 解説 p246<br>図 p239 |
| | **9** 小柴胡湯<br>**60** 桂枝加芍薬湯<br>上記の2方剤を合方して用いる．<br>胸脇苦満，食欲不振，口苦，腹痛，腹部膨満，裏急後重を伴う下痢または便秘 | 7.5 g/分3<br>7.5 g/分3 | 解説 p229　**9**<br>図 p227<br>解説 p222　**60**<br>図 p219 |
| 体力なし（虚証） | **10** 柴胡桂枝湯　☆中間証にも適応<br>上腹部痛，食欲不振，頭痛，のぼせ，胸脇苦満 | 7.5 g/分3 | 解説 p236<br>図 p227 |
| | **72** 甘麦大棗湯　☆中間証にも適応<br>ひきつけ，夜泣き，不眠，ヒステリー，腹直筋緊張 | 7.5 g/分3 | 解説 p359<br>図 p357 |
| | **83** 抑肝散加陳皮半夏<br>ひきつけ，眼瞼けいれん，腹部大動脈拍動<br>☆抑肝散よりさらに虚証 | 7.5 g/分3 | 解説 p247<br>図 p239 |

## 疾患別 中枢神経系 ❻
# 片頭痛

### ■ 病態

頭痛は日常の臨床の場において頻度の高い症状の1つであり，その原因は多様である．頭痛をきたすのは脳の実質には痛みを感じる受容体がないので頭蓋内の脳硬膜と脳血管の一部であり，頭蓋外では頭蓋を覆う皮膚の動脈や骨膜からである．また頭蓋外の筋肉，筋膜にも痛覚に対する感受性がある．

国際頭痛学会では，すべての頭痛を症候学的に分類し，機能性頭痛と症候性頭痛に大別している．片頭痛は頭部血管に起因する，慢性反復性で一定の臨床的特徴が認められる頭痛をさし，頭部の片側が痛む頭痛ではない．頭痛は通常拍動性であるが，徐々に非拍動性に移ることもあり，必ずしも片側性とは限らない．なお，随伴性症状としては悪心・嘔吐をみることが多い．

### ■ 一般的治療法

頭痛発作の前兆時，早期にはトリプタン系薬剤，発作時にはNSAIDsが併用される．予防にはジヒドロエルゴタミン，β遮断薬，Ca拮抗薬，バルプロ酸ナトリウムなどの抗けいれん薬，アミトリプチリンなどの抗うつ薬が用いられることがある．

### ■ 漢方薬の適応と使い方

激しい突発的頭痛や神経症候や発熱のある頭痛は器質的疾患の可能性があり，漢方薬の適応ではない．機能性頭痛は比較的漢方治療のよい適応で，片頭痛には利水剤を中心とした方剤が用いられることが多い．

● 片頭痛に用いられる漢方薬

| 体力ふつう（中間証） | 17 五苓散 | 1日量・用法 7.5 g/分3 | 解説 p338　図 p335 |
|---|---|---|---|
| | 悪心・嘔吐，口渇，尿量減少，浮腫，めまい，水様性下痢 | | |
| 体力なし（虚証） | 31 呉茱萸湯 | 1日量・用法 7.5 g/分3 | 解説 p361　図 p357 |
| | 第1選択薬．足冷，悪心・嘔吐，筋緊張性頭痛 | | |
| | 82 桂枝人参湯 | 1日量・用法 7.5 g/分3 | 解説 p254　図 p251 |
| | 胃腸虚弱者の頭痛，冷え，心悸亢進，心下痞硬 | | |
| | 37 半夏白朮天麻湯 | 1日量・用法 7.5 g/分3 | 解説 p259　図 p251 |
| | めまい，頭重感，胃弱，心窩部の振水音，筋緊張性頭痛 | | |
| | 39 苓桂朮甘湯　☆中間証にも適応 | 1日量・用法 7.5 g/分3 | 解説 p341　図 p335 |
| | 起立性調節障害に伴う片頭痛，めまい | | |
| | 38 当帰四逆加呉茱萸生姜湯 | 1日量・用法 7.5 g/分3 | 解説 p224　図 p219 |
| | 手足の冷え，下腹部痛，生理痛，筋緊張性頭痛 | | |

## 疾患別 循環器系 ❶

# 本態性高血圧

### ■ 病態

家庭血圧 135/85 mmHg 以上，診察室血圧 140/90 mmHg 以上が高血圧の診断基準であり，大部分は原因不明の本態性高血圧である．

### ■ 一般的治療法

治療の目的は心・腎・血管合併症の予防である．生活習慣の改善（食事，運動，減塩，禁煙）とともに各種降圧薬，利尿薬が用いられる．

### ■ 漢方薬の適応と使い方

漢方薬の降圧作用は緩徐であり重症高血圧に単独治療は適さないが，初期軽症例では心身の調和を整え，随伴自覚症状の改善に効果がある．また，降圧薬の副反応が生じやすい高齢者の高血圧もよい適応となる．

一般に高血圧は体力があり（実証），顔面紅潮（熱証）の例が多いことから，熱（陽）・実証向けの方剤を用いることが多い．

#### ● 本態性高血圧に用いられる漢方薬

| 体力 | 番号・漢方薬 | 症状・特記 | 1日量・用法 | 解説・図 |
|---|---|---|---|---|
| 体力あり（実証） | 62 防風通聖散 | 便秘，肥満，"太鼓腹"，のぼせ，動悸，肩こり，浮腫 | 7.5 g/分3 | 解説 p290／図 p286 |
| | 8 大柴胡湯 | 便秘，肥満，肩こり，筋緊張性頭痛，強い胸脇苦満 | 7.5 g/分3 | 解説 p231／図 p227 |
| | 12 柴胡加竜骨牡蛎湯 | 不安，不眠，心臓神経症，胸脇苦満，腹部の動悸 | 7.5 g/分3 | 解説 p232／図 p227 |
| 体力ふつう（中間証） | 15 黄連解毒湯 ☆実証にも適応 | 赤ら顔，のぼせ，イライラ ☆脳卒中予防 | 7.5 g/分3 | 解説 p281／図 p279 |
| | 47 釣藤散 ☆虚証にも適応 | 朝の頭痛，肩こり，めまい，冷え症，脳動脈硬化症 | 7.5 g/分3 | 解説 p293／図 p292 |
| 体力なし（虚証） | 46 七物降下湯 ☆中間証にも適応 | 虚弱者の高血圧，のぼせ，眼底出血，結膜充血 | 7.5 g/分3 | 解説 p266／図 p264 |
| | 7 八味地黄丸 ☆中間証にも適応 | 中高年の高血圧，頻尿，残尿，腰痛 ☆胃腸障害に注意 | 7.5 g/分3 | 解説 p271／図 p264 |

引用文献

1）荒川規矩男，他：TJ-15 ツムラ黄連解毒湯の高血圧随伴症状に対する二重盲検比較試験．臨床と研究 80：354-372，2003
2）永田勝太郎，他：高血圧における QOL と釣藤散の効果．和漢医薬学会誌 8：252-253，1992

疾患別　循環器系 ❷

# 本態性低血圧・起立性低血圧

## ■ 病態
　収縮期血圧 100 mmHg 未満で拡張期血圧 60 mmHg 未満を低血圧という．諸検査上原因を認めない本態性低血圧は，家族歴を認めることが多く，予後はよい．起立により収縮期血圧 20 mmHg 以上，拡張期血圧 10 mmHg 以上下降する有症状例を起立性低血圧という．

## ■ 一般的治療法
　起立性低血圧の原因は種々であり，意識消失例では原因疾患の有無を精査する．有症状例には生活指導と各種昇圧剤が用いられる．神経調節性失神にはジソピラミドやβ遮断薬が用いられる．

## ■ 漢方薬の適応と使い方
　高血圧とは逆に寒(陰)・虚証に多い．易疲労，倦怠感，頭重感，冷え，めまい，不眠などの症状を伴う．漢方薬のよい適応であり，随伴症状の軽快や体質改善を目的に主に附子剤，温性補剤，補血剤を用いる．起立性低血圧では小児起立性調節障害と同様に利水剤を用いる．

### ● 本態性低血圧に用いられる漢方薬

| 体力なし（虚証） | 30 真武湯　1日量・用法 7.5 g/分3　解説 p276　図 p274 |
| | 四肢冷感，めまい，動悸，高血圧，心不全，慢性下痢 |
| | 41 補中益気湯　1日量・用法 7.5 g/分3　解説 p248　図 p239 |
| | 代表的補剤．疲れやすい胃弱者，気力・体力低下，顔色不良，微熱 |
| | 23 当帰芍薬散　1日量・用法 7.5 g/分3　解説 p332　図 p324 |
| | 冷え症，月経異常，顔色不良，色白，全身倦怠感，耳鳴 |

### ● 起立性低血圧に用いられる漢方薬

| 体力ふつう（中間証） | 17 五苓散　1日量・用法 7.5 g/分3　解説 p338　図 p335 |
| | 頭痛，嘔吐，浮腫，口渇，めまい，動揺病(車酔い) |
| 体力なし（虚証） | 37 半夏白朮天麻湯　1日量・用法 7.5 g/分3　解説 p259　図 p251 |
| | 胃弱者，めまい，頭痛，心窩部の振水音，起立性調節障害，自律神経失調 |
| | 30 真武湯　1日量・用法 7.5 g/分3　解説 p276　図 p274 |
| | 四肢冷感，めまい，動悸，高血圧，心不全，慢性下痢 |
| | 39 苓桂朮甘湯　☆中間証にも適応　1日量・用法 7.5 g/分3　解説 p341　図 p335 |
| | 立ちくらみ，めまい，頭痛，尿量減少，自律神経失調，不整脈 |

### 引用文献
中村宏志，他：糖尿病患者における起立性低血圧に対する五苓散の効果．Diabetes Frontier 11：561-563，2000

疾患別　循環器系 ❸

# 虚血性心疾患（冠動脈疾患）

## ■ 虚血性心疾患（冠動脈疾患）の病態

冠動脈のアテローム性動脈硬化によって心筋の虚血を生じた状態を虚血性心疾患といい，冠動脈スパスムスや冠動脈内プラーク破綻・血栓形成により不安定狭心症・急性心筋梗塞などの急性冠症候群（acute coronary syndrome；ACS）をきたす．狭心症のうち新たに発症したり，頻度や程度が進行する例を不安定狭心症とするが，Braunwald の分類が広く用いられている．冠動脈狭窄により冠血流予備能が低下すると労作時などに虚血を生じ安定労作狭心症をきたす．

## ■ 一般的治療法

急性心筋梗塞や高リスク ACS は抗血栓療法，救命的初期治療とともに冠動脈インターベンション（percutaneous coronary intervention；PCI）などの血行再建術の適応となる．薬物療法は急性期にアスピリン，ヘパリン，硝酸剤，ニコランジル，β遮断薬，カルシウム拮抗薬などが，心筋梗塞二次予防には生活スタイルの改善とともに上記薬剤のほかスタチン，ACE 阻害薬・ARB，抗不整脈薬，ワーファリンなどが用いられる．

## ■ 漢方薬の適応と使い方

虚血性心疾患の急性期は緊急処置を要することが多く，漢方薬の適用はない．虚血性心疾患の一次予防，二次予防として生活スタイルの改善とともに漢方薬が応用できる可能性がある．

### ● 虚血性心疾患に用いられる漢方薬

| 体力あり（実証） | 62 防風通聖散 | 1日量・用法 7.5 g/ 分3 | | 解説 p290 図 p286 |
|---|---|---|---|---|
| | 肥満，"太鼓腹"，便秘，高血圧，顔面紅潮 | | | |
| | 8 大柴胡湯 | 1日量・用法 7.5 g/ 分3 | | 解説 p231 図 p227 |
| | 肥満，便秘，高血圧，肩こり，筋緊張性頭痛，強い胸脇苦満 | | | |
| | 12 柴胡加竜骨牡蛎湯 | 1日量・用法 7.5 g/ 分3 | | 解説 p232 図 p227 |
| | 抑うつ，不安，不眠，心臓神経症，腹部の拍動，胸脇苦満 | | | |
| 体力なし（虚証） | 20 防已黄耆湯 | 1日量・用法 7.5 g/ 分3 | | 解説 p350 図 p348 |
| | 肥満，"水太り"，多汗，関節炎，浮腫，色白 | | | |
| | 102 当帰湯 | 1日量・用法 7.5 g/ 分3 | 時に頓用 | 解説 p305 図 p297 |
| | 狭心痛，肋間神経痛，胸背痛 | | | |

### 引用文献

1) 石川欽司, 他：心筋梗塞二次予防に関するガイドライン（2006 年改訂版）．http://www.j-irc.or.jp/
2) Hioki C, et al：Efficacy of Bofu-tusho-san, an Oriental Herbal Medicine, in obese women with impaired glucose tolerance. Clin Exp Pharmacol Physiol 31：614-619, 2004

疾患別　循環器系 ❹

# 慢性心不全

## ■ 病態
　心不全は「心筋障害により心臓のポンプ機能が低下し，末梢主要臓器の酸素需要に見合うだけの血液量を絶対的あるいは相対的に拍出できない状態」をいう．慢性心不全は「慢性の心筋障害により，ポンプ機能は徐々に低下するが代償機転が働いている状態」で，このため運動耐容能が低下し生活の質的低下を生ずる．またその代償機転は容易に破綻することがある．交感神経系やレニン-アンギオテンシン-アルドステロン系など神経内分泌系因子が著しく亢進し，神経内分泌疾患としての性状がある．左室収縮能が保持された拡張不全も存在する．

## ■ 一般的治療法
　慢性心不全にはACE阻害薬・ARB，ジギタリス製剤，利尿薬，β遮断薬，抗アルドステロン薬，アミオダロンなどが用いられている．

## ■ 漢方薬の適応と使い方
　急性心不全や虚血性心疾患の急性期は緊急処置を要することが多く，速やかに診断・治療する必要があり，漢方薬の適用はない．漢方薬は慢性心不全のうち西洋薬の副作用で十分な治療が困難な例に対して補助的に用いるか，NYHA分類Ⅱ度までの軽症例に対する使用に限られる．

　西洋医学的な利尿薬では脱水になりやすくコントロールが難しい慢性心不全に，利水剤が効果的なことがある．

### ● 慢性心不全に用いられる漢方薬

| 体力ふつう（中間証） | 36 木防已湯　1日量・用法 7.5 g/分3　解説 p351　図 p348 |
| | 心臓喘息，尿量減少，浮腫，息切れ，動悸，喘鳴，心下痞硬 |
| | 17 五苓散　1日量・用法 7.5 g/分3　解説 p338　図 p335 |
| | 口渇，尿量減少，胃腸炎，頭痛，めまい，動揺病（車酔い） |
| 体力なし（虚証） | 119 苓甘姜味辛夏仁湯　1日量・用法 7.5 g/分3　解説 p352　図 p348 |
| | 咳，喘鳴，痰，浮腫，腹水，冷え症，貧血傾向，疲労倦怠感 |
| | 30 真武湯　1日量・用法 7.5 g/分3　解説 p276　図 p274 |
| | 四肢冷感，めまい，動悸，高血圧，低血圧，慢性下痢 |

引用文献

Yakubo S, et al：Clinical evaluation of Moku-boi-to(Mu-Fang-Yi-Tang)：A Japanese and Chinese traditional medicine for heart failure. J Trad Med 19：159-163, 2002

## 疾患別 循環器系 ❺
# 不整脈

### ■ 病態
不整脈とは心臓の刺激発生ないし興奮伝導のいずれかに異常があり正常洞調律の条件を満たさないものをいい，異常部位や徐脈・頻脈など心拍数などによって分類される．

### ■ 一般的治療法
不整脈の正確な診断が治療上極めて重要であり，これにより，抗不整脈薬の投与やカテーテル治療を考慮する．

### ■ 漢方薬の適応と使い方
Adams-Stokes発作など意識障害を伴う例や，血圧低下など血行動態に影響する不整脈は緊急を要し救急蘇生の対象となる例もあり，漢方薬は不適である．器質的心疾患やリエントリーに基づく不整脈にも効果は期待できない．

自律神経作用が大きく関与している頻脈性・徐脈性不整脈では漢方薬が有効な例があり，起立性調節障害(OD)の症状がある若年者の心室頻拍，心房頻拍，房室ブロックなどにも有用な漢方薬がある．

なお，甘草を多く含む方剤の使用にあたっては低カリウム血症，浮腫，ミオパチーなど偽アルドステロン症に注意が必要である．

#### ● 不整脈に用いられる漢方薬

| | | | |
|---|---|---|---|
| 体力あり<br>(実証) | **12** 柴胡加竜骨牡蛎湯　　1日量・用法 7.5 g/分3 | 解説 p232<br>図 p227 | |
| | 上室性・心室性期外収縮，高血圧，不安，不眠，心臓神経症，腹部の拍動，胸脇苦満 | | |
| 体力ふつう<br>(中間証) | **39** 苓桂朮甘湯　☆虚証にも適応　1日量・用法 7.5 g/分3 | 解説 p341<br>図 p335 | |
| | OD症状を伴う頻脈性・徐脈性不整脈，立ちくらみ，眩暈，起立性調節障害，起立性低血圧，自律神経失調 | | |
| 体力なし<br>(虚証) | **64** 炙甘草湯　　1日量・用法 7.5 g/分3 | 解説 p295<br>図 p292 | |
| | 上室性・心室性期外収縮，多汗，易疲労性，便秘，甲状腺機能亢進症 | | |

引用文献
田内宣生：漢方と小児の不整脈．日本小児東洋医学会誌 19：5-12，2003

疾患別　呼吸器系 ❶

# かぜ症候群

## ■ 概要

かぜ症候群は，日常最も多く遭遇する疾患であり，急性感染症の半数以上を占める．病態は，上気道や全体の免疫能が低下し，ウイルスや細菌が気道系に侵入したものである．この起炎病原体は，ウイルスが80〜90％とされており，種類も多い．したがって過去に抗体のない小児では，年に数回は罹患する．咳，鼻汁，くしゃみ，咽頭痛，発熱などの症状で始まり，多くは数日間の経過で軽快・治癒する．

## ■ 一般的治療法

かぜ症候群に対する一般的治療は，鎮咳薬，解熱剤などの対症療法が主であり，感染したウイルスに有効な西洋薬はない．安易な抗菌薬の投与は耐性菌の増加や，腸内細菌叢を乱し，下痢などの合併を誘発するため，溶連菌などの細菌感染が疑われる場合を除き投与すべきではない．

かぜ症候群では，安静，睡眠，栄養補給，室内環境の調整に努め，特に小児や高齢者では，脱水症の予防のために十分な水分補給を行う．

## ■ 漢方薬の適応と使い方

a．初期（急性期）：かぜ症候群の初期1〜2日の有熱期には，漢方薬が最もよい適応となる．ウイルスは熱に弱く，生体は防御反応として発熱することでウイルスを不活化している．漢方薬を服用すると，発熱反応は高まり，発汗した後に解熱が期待できる．1回の服用で1時間以内に解熱する場合が多いが，変化がなければ数回服用する．発汗を促す漢方薬として，麻黄を含む方剤（麻黄湯，葛根湯）は，胃腸症状を起こしやすく，高齢者では狭心症発作や排尿障害などの誘発に注意する．しかし乳幼児では証に関係なく，服用できる場合が比較的多い．

b．亜急性期（3日以降）：病変がやや深部に向かった状態で，悪寒と発熱が交互にくるようになり，咳嗽，喀痰が増加し，嘔気や食欲不振などの症状がある．この時期には，上記の発汗療法は行わない．

胸部，心窩部の不快感，胸脇苦満があれば，柴胡剤が適応になる．咳嗽，喀痰が強く，細菌感染が疑われる場合には抗菌薬を併用する．

c．遷延期（回復期）：咳嗽が続く場合や，倦怠感，易疲労感があり，食欲がない場合には，漢方薬が有用である．回復促進のために，症状が消失するまで1〜2週間服用するとよい．

## ● かぜ症候群の初期（1～2日）に用いられる漢方薬

| 体力あり（実証） | 27 麻黄湯 | 1日量・用法 7.5 g/分3 | 解説 p209 図 p208 |
|---|---|---|---|
| | 高熱，四肢の関節痛，咳嗽，喘鳴，無汗 | | |
| 体力ふつう（中間証） | 1 葛根湯　☆実証にも適応 | 1日量・用法 7.5 g/分3 | 解説 p215 図 p208 |
| | 悪寒，発熱，項背部のこわばり，頭痛，無汗 | | |
| | 19 小青竜湯 | 1日量・用法 9.0 g/分3 | 解説 p217 図 p208 |
| | 咳嗽，水様性喀痰，鼻汁，くしゃみ，鼻閉 | | |
| 体力なし（虚証） | 127 麻黄附子細辛湯 | 1日量・用法 7.5 g/分3 | 解説 p213 図 p208 |
| | 悪寒が強い，微熱，手足の冷え，顔色蒼白，高齢者や虚弱者，冷えによる発病 | | |
| | 45 桂枝湯 | 1日量・用法 7.5 g/分3 | 解説 p220 図 p219 |
| | 悪寒，発熱，頭痛，しっとりした汗（自汗），胃腸虚弱（胃下垂）があり，西洋薬での消化器障害 | | |
| | 70 香蘇散 | 1日量・用法 7.5 g/分3 | 解説 p305 図 p297 |
| | 胃腸虚弱，抑うつ，食欲不振，軽度の悪寒・発熱 | | |

## ● かぜ症候群の亜急性期（3日以降）に用いられる漢方薬

| 体力ふつう（中間証） | 9 小柴胡湯 | 1日量・用法 7.5 g/分3 | 解説 p229 図 p227 |
|---|---|---|---|
| | 弛張熱（往来寒熱），食欲不振，口中不快感 | | |
| 体力なし（虚証） | 10 柴胡桂枝湯　☆中間証にも適応 | 1日量・用法 7.5 g/分3 | 解説 p236 図 p227 |
| | 頭痛，悪寒，食欲不振，悪心・嘔吐，腹痛 | | |

## ● かぜ症候群の遷延期（回復期）に用いられる漢方薬

| 体力ふつう（中間証） | 29 麦門冬湯　☆虚証にも適応 | 1日量・用法 9.0 g/分3 | 解説 p294 図 p202 |
|---|---|---|---|
| | 乾性咳嗽，頓服で有効であれば継続服用 | | |
| 体力なし（虚証） | 41 補中益気湯 | 1日量・用法 7.5 g/分3 | 解説 p248 図 p239 |
| | 倦怠感，気力低下，食欲不振，微熱 | | |

## ● インフルエンザに用いられる漢方薬

かぜ症候群と同様．

### 引用文献

1）立花　秀：インフルエンザに対する漢方薬増量頻回投与の治療経験．漢方の臨床 55：105-115，2008
2）加地正郎，他：TJ-9 ツムラ小柴胡湯の感冒に対する placebo 対照二重盲検群間比較試験．臨床と研究 78：2252-2268，2001

## 疾患別 呼吸器系 ❷
# インフルエンザ

### ■ 病態
　インフルエンザは，冬季を中心に毎年流行する疾患である．最近では新型によるパンデミックとともに，より強毒ウイルスの出現と，人から人への感染の流行が心配されている．

　かぜ症候群とは異なり，感染後 1～2 日で，高熱とともに全身倦怠感，関節痛，筋痛，食欲不振などの全身症状が出現する．小児では乳幼児の脳症や肺炎，年長児の異常行動やけいれん，高齢者では肺炎などの合併症があり，急速に重症化して死亡する例もみられ，注意が必要である．

### ■ 一般的治療法
　インフルエンザに対する治療薬として，オセルタミビル（内服），ザナミビル（吸入）がある．しかし最近オセルタミビル耐性ウイルスの増加が指摘されている．発熱に対して，一般にはアセトアミノフェンなどの解熱剤が頓用で投与される．細菌感染の合併が疑われる場合には，抗菌薬を併用投与する．

　インフルエンザでは，安静，睡眠，栄養補給，室内環境の調整に努め，特に小児や高齢者では，脱水症の予防に十分な水分補給を行う．

### ■ 漢方薬の適応と使い方
　a．初期（急性期）：インフルエンザの初期 1～2 日間は漢方治療が最もよい適応となる．ウイルスは熱に弱く，生体は防御反応として発熱することでウイルスを不活化している．漢方薬を服用すると，発熱反応は高まり，発汗した後に解熱が期待できる．発熱が続く場合には，解熱するまで数回服用する．漢方薬として麻黄を含む方剤があり，単剤でもオセルタミビルと同等以上の有効性が報告されている．漢方薬には気道上皮の抗炎症作用，サイトカイン調整作用があり，抗ウイルス剤と併用することにより，さらに効果が高まることも期待されている．

　b．亜急性期（3日以降）：病変がやや深部に向かった状態で，悪寒と発熱が交互にくるようになり，咳嗽，喀痰が増加し，嘔気や食欲不振などの症状がある．

　胸部，心窩部の不快感，胸脇苦満があれば，柴胡剤の適応になる．咳嗽，喀痰が強くなり，細菌感染の合併が疑われる場合には，抗菌薬を併用する．

　c．遷延期（回復期）：咳嗽が長引く場合や，倦怠感，易疲労感が続き，食欲がない場合には，漢方薬が有用である．回復促進のために，症状がなくなるまで 1～2 週間服用する．

　病期別に用いられる各方剤は，かぜ症候群と同様であり，p98 を参照されたい．

## 疾患別　呼吸器系 ❸
# 気管支喘息

### ■ 病態

気管支喘息は，可逆的な気道狭窄，気道過敏性の亢進とともに，慢性の気道炎症を起こす呼吸器疾患である．気道炎症の持続は，気道傷害による再構築（リモデリング）を誘導し，難治化要因となる．アトピー素因による気道などの感作により発症する場合が多い．しばしばアトピー性皮膚炎やアレルギー性鼻炎の合併がみられる．急性発作時の症状は，笛声喘鳴を伴う呼吸困難，咳嗽，喀痰などが出現し，治療により寛解するが，アレルゲンの吸入や気道感染で症状を繰り返す．

### ■ 一般的治療法

気管支喘息の一般的治療は，年齢を考慮したガイドラインが参考になる．治療は，発作時の治療と，長期管理における治療に分けられる．

発作時には，症状や会話，歩行状態，ピークフロー値などから重症度を把握する．まずは$\beta_2$刺激薬の吸入を行い，軽快しなければアミノフィリン静注・点滴静注，ステロイド静注を行い，輸液を続ける．症状が続けば，エピネフリン皮下注の反復とともに，血液ガス，$PaO_2$所見から酸素投与を行う．

長期管理における治療は，気管支喘息の重症度（軽症間欠型，軽症持続型，中等症持続型，重症持続型）に合わせて，ステップごとに治療を変えていく．主薬は吸入ステロイドである．これにロイコトリエン受容体拮抗薬，テオフィリン徐放薬，長時間作用型$\beta_2$吸入薬などを組み合わせて治療する．

長期的には薬物療法のみでなく，ピークフロー値測定などによる自己管理を行いながら，アレルゲン回避のための環境整備を進める．新しい特異的免疫療法も注目されている．

### ■ 漢方的の適応と使い方

気管支喘息の急性発作に対する漢方薬は，あまり有効なものはない．特に呼吸困難がある中等症以上の発作では，前述の一般的治療が優先される．軽症発作や，発作後に残る咳嗽，喀痰のきれが悪い場合には，漢方薬を試みてよい．軽症発作時には，まず1〜2回服用し，1時間以内で効果を判定する．症状が改善しなければ，西洋薬で治療する場合が多い．

一方，発作間欠期（非発作時）から漢方薬を開始すると，その後発作頻度が減少し，重症度も改善する．さらに免疫機能の改善により，かぜをひきにくくなり，体力増強効果も期待できる．心身症的傾向の強い患者には，特によい適応になる．漢方薬はまず3〜4週間の経過で効果を判定する．有効であれば，その後3年程度継続する．高齢者や体力がない場合には，症状に合わせて補剤を併用すると，体力が回復してコントロールしやすくなる．

## ●気管支喘息の急性軽症発作に用いる漢方薬

| 体力 | 処方 | 1日量・用法 | 解説/図 |
|---|---|---|---|
| 体力あり（実証） | 55 麻杏甘石湯<br>激しい咳嗽，喀痰，喘鳴，口渇 | 7.5 g/分3 | 解説 p211<br>図 p208 |
| 体力ふつう（中間証） | 19 小青竜湯<br>咳嗽，水様性喀痰，鼻汁，くしゃみ，鼻閉 | 9.0 g/分3 | 解説 p217<br>図 p208 |
| | 29 麦門冬湯 ☆虚証にも適応<br>乾性咳嗽，口内乾燥感，気道過敏性の亢進 | 9.0 g/分3 | 解説 p294<br>図 p292 |
| 体力なし（虚証） | 127 麻黄附子細辛湯<br>微熱，悪寒，手足の冷え，顔色蒼白，感冒症状，高齢者 | 7.5 g/分3 | 解説 p213<br>図 p208 |

## ●気管支喘息の発作間欠期（非発作時）に用いる漢方薬

| 体力 | 処方 | 1日量・用法 | 解説/図 |
|---|---|---|---|
| 体力ふつう（中間証） | 96 柴朴湯<br>咳嗽，喘鳴，精神不安，抑うつ，食欲不振 | 7.5 g/分3 | 解説 p234<br>図 p227 |
| | 85 神秘湯<br>心因的要因が強い，咳嗽，比較的少量の喀痰 | 7.5 g/分3 | 解説 p218<br>図 p208 |
| 体力なし（虚証） | 41 補中益気湯<br>全身倦怠感，食欲不振，微熱，高齢者 | 7.5 g/分3 | 解説 p248<br>図 p239 |
| | 90 清肺湯<br>咳嗽，粘稠な喀痰，気道炎症 | 7.5 g/分3 | 解説 p320<br>図 p312 |
| | 91 竹筎温胆湯<br>長引く微熱，痰が多い，全身倦怠感，不眠，動悸 | 7.5 g/分3 | 解説 p249<br>図 p239 |
| | 119 苓甘姜味辛夏仁湯<br>冷え症，貧血傾向，希薄な喀痰，水様性鼻汁，疲労倦怠感 | 7.5 g/分3 | 解説 p352<br>図 p348 |

### 引用文献

1) 渡辺直人，他：咳感受性の亢進している気管支喘息患者に対する麦門冬湯の効果．アレルギー 15：109-119，2001
2) Egashira Y, et al：A Multicenter Clinical Trial of TJ-96 in Patients with Steroid-Dependent Bronchial Asthma. Ann N Y Acad Sci 685：580-583, 1993

疾患別　呼吸器系 ❹

# 慢性気管支炎

## ■ 病態

　慢性気管支炎は，喫煙や大気汚染などにより気道が慢性的に炎症を起こし，湿性咳嗽，喀痰が少なくとも2年以上持続する疾患であり，他の心肺疾患や耳鼻科的疾患を除外したものとされている．ほとんどが喫煙者であり，禁煙で症状はかなり軽快する．COPDとは異なり，気流狭窄を伴わないため労作時の呼吸困難は少ない．しかし咳嗽，喀痰によりQOLは障害され，細菌感染などの合併時には急性増悪により症状がひどくなり，さらに反復する．喫煙者では，気道系全体が障害されて，COPDと区別がつきにくい場合が多い．

## ■ 一般的治療法

　慢性気管支炎の治療には，禁煙が重要である．禁煙後にも咳嗽，喀痰が続く場合には，長時間作用型抗コリン薬（臭化チオトロピウム水和物など），長時間作用型$\beta_2$刺激薬（サルメテロールキシナホ酸塩など）の吸入，徐放性テオフィリン薬，去痰薬を投与する．細菌による気道感染の合併では，抗菌薬を併用する．

## ■ 漢方薬の適応と使い方

　重大な基礎疾患がある例や急性増悪時には，まず西洋薬による治療を優先する．咳嗽，喀痰が持続し，発熱を伴わない場合には，漢方薬が有用である．特に西洋薬による治療で胃腸障害を起こしやすい例では，よい適応になる．

### ● 慢性気管支炎に用いられる漢方薬

| | | | | |
|---|---|---|---|---|
| 体力あり（実証） | 95 五虎湯 | | 1日量・用法 7.5 g/分3 | 解説 p212　図 p208 |
| | 激しい咳嗽，喘鳴，口渇，小児に繁用 | | | |
| 体力ふつう（中間証） | 90 清肺湯 | ☆虚証にも適応 | 1日量・用法 7.5 g/分3 | 解説 p320　図 p312 |
| | 第1選択薬．咳嗽，粘稠で多量の喀痰，ほてり，嗄声 | | | |
| | 29 麦門冬湯 | ☆虚証にも適応 | 1日量・用法 9.0 g/分3 | 解説 p294　図 p292 |
| | 乾性咳嗽，口内乾燥感，気道過敏性の亢進 | | | |
| | 96 柴朴湯 | | 1日量・用法 7.5 g/分3 | 解説 p234　図 p227 |
| | 咳嗽，喘鳴，精神不安，喉の異物感，食欲不振 | | | |
| | 85 神秘湯 | | 1日量・用法 7.5 g/分3 | 解説 p218　図 p208 |
| | 心因的要因が強い，咳嗽，痰が比較的少量 | | | |
| 体力なし（虚証） | 92 滋陰至宝湯 | | 1日量・用法 7.5 g/分3 | 解説 p244　図 p239 |
| | 痰が比較的きれやすい，食欲不振，全身倦怠感，盗汗 | | | |
| | 91 竹筎温胆湯 | | 1日量・用法 7.5 g/分3 | 解説 p249　図 p239 |
| | 長引く微熱，痰が多い，全身倦怠感，不眠，動悸 | | | |

疾患別　呼吸器系 ❺

# 慢性閉塞性肺疾患（COPD）

## ■ 病態

慢性閉塞性肺疾患(chronic obstructive pulmonary disease：COPD)は，慢性気管支炎による気道炎症と，気管支拡張症・肺気腫による気管支・肺胞病変がさまざまに現れる病態である．閉塞性換気障害は一般にゆっくり進行し不可逆性である．慢性の咳嗽，喀痰，時に喘鳴，労作時の呼吸困難をきたす．進行すると安静時にも呼吸困難が持続し，さらに右心不全を合併する．

## ■ 一般的治療法

喫煙が主要なリスクファクターであり，まず禁煙することが最優先される．

COPDの薬物療法は，気流閉塞の改善，呼吸筋力の向上，気道のクリーニングを行う薬剤が選択される．薬物とともに重症度に応じて，呼吸リハビリテーション，酸素療法，外科療法の順で段階的に治療する．

咳嗽，喀痰に対する薬物療法は，気管支拡張薬が第1選択となる．COPDでは，気管支喘息と異なり吸入ステロイドに対する反応性は悪い．

## ■ 漢方薬の適応と使い方

COPDの気流閉塞に対しては，気管支拡張薬が優先される．漢方薬は，慢性の気道炎症，咳嗽や喀痰，全身状態の低下に対して有用性を示す場合が多い．細菌感染症の合併などによる急性増悪では，抗菌薬，酸素療法などによる治療を行う．長引く咳嗽や喀痰では，慢性気管支炎，気管支喘息などと同様の漢方薬が適応になる．

### ● 慢性閉塞性肺疾患（COPD）に用いられる漢方薬

| 体力 | 番号・処方名 | 1日量・用法 | 解説 |
|---|---|---|---|
| 体力ふつう（中間証） | 90 清肺湯　☆虚証にも適応<br>咳嗽，粘稠で多量の喀痰，嗄声，気道炎症 | 7.5 g/分3 | 解説 p320<br>図 p312 |
| | 29 麦門冬湯　☆虚証にも適応<br>乾性咳嗽，口内不快感，気道過敏性の亢進 | 9.0 g/分3 | 解説 p294<br>図 p292 |
| | 96 柴朴湯<br>咳嗽，喘鳴，精神不安，咽喉頭異常感，食欲不振 | 7.5 g/分3 | 解説 p234<br>図 p227 |
| 体力なし（虚証） | 92 滋陰至宝湯<br>きれやすい痰，食欲不振，全身倦怠感，盗汗 | 7.5 g/分3 | 解説 p244<br>図 p239 |
| | 91 竹茹温胆湯<br>長引く微熱，多量の喀痰，全身倦怠感，不眠，動悸 | 7.5 g/分3 | 解説 p249<br>図 p239 |

引用文献

加藤士郎，他：慢性閉塞性肺疾患における補中益気湯と小柴胡湯の有効性．アレルギー 15：21-27，2001

## 疾患別　消化器系 ❶
# 逆流性食道炎

### ■ 病態
　食道に炎症を生じ，これに伴う血管拡張やびらんのために粘膜に発赤が出現したり，白血球の浸潤や線維化が出現しているものが食道炎である．最も頻度の高い原因が胃食道逆流症（gastroesophageal reflux disease；GERD）で，感染症，物理化学的刺激，NSAIDs などの薬剤も原因となりうる．高頻度に胸やけ，呑酸の定型症状が認められる．なお，定型症状を高頻度に訴えながら内視鏡検査でびらんも潰瘍も認めない例も多いことが明らかとなり，これらを非びらん性胃食道逆流症（non-erosive reflux disease；NERD）とよぶ．

### ■ 一般的治療法
　病因として酸性胃内容物の食道内への逆流が最も多い．したがって治療の第 1 選択は胃食道逆流の予防で夜間睡眠時の上半身の挙上，肥満の改善などがある．しかし，胃酸逆流を予防する有効な薬物療法がないため，もっぱら第 2 選択である胃酸分泌抑制療法が日常診療でよく用いられる．具体的には PPI と $H_2$ ブロッカー（$H_2$RA）で，$H_2$RA は日中の胃酸分泌抑制力が弱いため，1 日中胃酸分泌を抑制する PPI が好んで用いられる．消化管運動機能改善薬も併用されることがある．NERD に関しても同様の治療が行われる．

### ■ 漢方薬の適応と使い方
　PPI の出現で漢方薬の適応は減少傾向にあるが，NERD などで PPI の投与で症状の軽快が得られない場合には漢方薬の適応がある．

#### ● 逆流性食道炎に用いられる漢方薬

| 体力 | 漢方薬 | 1日量・用法 | 解説・図 |
|---|---|---|---|
| 体力ふつう（中間証） | 14 半夏瀉心湯<br>悪心・嘔吐，食欲不振，軽度の心窩部痛，胸やけ，げっぷ，不安，不眠，下痢，腹中雷鳴，心下痞硬 | 7.5 g／分 3 | 解説 p282<br>図 p279 |
| 体力なし（虚証） | 43 六君子湯　☆中間証にも適応<br>食欲不振，嘔気，心窩部のつかえ，疲労倦怠感，胃内停水 | 7.5 g／分 3 | 解説 p257<br>図 p251 |
| | 5 安中散<br>顔色不良，心窩部痛，胸やけ，冷え症，胃内停水 | 7.5 g／分 3 | 解説 p361<br>図 p357 |
| | 69 茯苓飲<br>胃もたれ，嘔吐，尿量減少，胃内停水，心下痞硬 | 7.5 g／分 3 | 解説 p255<br>図 p251 |

引用文献
木下芳一：NERD（non-erosive reflux disease）の診断と治療．日本消化器病学会誌 102：1377-1383, 2005

疾患別 消化器系 ❷

# 慢性胃炎・機能性ディスペプシア(FD)

## ■ 病態

慢性胃炎は通常よく使われる病名であるが，本来は胃粘膜固有層へのリンパ球，好中球を主体とする炎症細胞の浸潤と固有胃腺の萎縮を特徴とする組織学的な診断名である．その原因としては *Helicobacter pylori*（*H. pylori*）感染によるものと，自己免疫性のものが考えられている．しかし実際に慢性胃炎と臨床診断をされている疾患は機能性ディスペプシア(functional dyspepsia；FD または，non-ulcer dyspepsia；NUD)である．この疾患は心窩部痛や腹部膨満感などの上部消化器症状を有し，潰瘍などの器質的疾患を除外された機能性疾患の総称である．2006 年 Rome Ⅲ では食後愁訴症候群(postprandial distress syndrome；PDS)と心窩部痛症候群(epigastric pain syndrome；EPS)の 2 つのタイプに分類された．

## ■ 一般的治療法

食後の胃のもたれが主体である PDS では，消化管運動機能調節薬(モサプリド，イトプリド，ドンペリドン，メトクロプラミドなど)が用いられる．食事に無関係に心窩部に断続的に痛みを訴える EPS では，胃酸分泌抑製薬($H_2$ ブロッカー，PPI)などが用いられる．

## ■ 漢方薬の適応と使い方

器質的疾患が除外された PDS のタイプの FD は漢方薬のよい適応となる．

### ● 慢性胃炎・FD に用いられる漢方薬

| 体力 | 漢方薬 | 1日量・用法 | 解説/図 |
|---|---|---|---|
| 体力あり（実証） | 15 黄連解毒湯 ☆中間証にも適応<br>胃痛，胃もたれ，イライラ，不眠，顔面紅潮，口内炎 | 7.5 g/分3 | 解説 p281<br>図 p279 |
| 体力ふつう（中間証） | 14 半夏瀉心湯<br>悪心，嘔吐，胸やけ，食欲不振，心下痞硬，腹中雷鳴 | 7.5 g/分3 | 解説 p282<br>図 p279 |
| | 79 平胃散<br>心窩部不快感，腹部膨満感，食欲不振，悪心，胃内停水 | 7.5 g/分3 | 解説 p300<br>図 p297 |
| | 10 柴胡桂枝湯 ☆虚証にも適応<br>食欲不振，精神不安，不眠，頭痛，弱い胸脇苦満 | 7.5 g/分3 | 解説 p236<br>図 p227 |
| 体力なし（虚証） | 43 六君子湯 ☆中間証にも適応<br>第 1 選択薬．胃もたれ，食欲不振，嘔気，疲労倦怠感 | 7.5 g/分3 | 解説 p257<br>図 p251 |
| | 5 安中散<br>顔色不良，心窩部痛，胸やけ，冷え症，胃内停水 | 7.5 g/分3 | 解説 p361<br>図 p357 |
| | 69 茯苓飲<br>胸のつかえ，胃もたれ，嘔吐，尿量減少，胃内停水 | 7.5 g/分3 | 解説 p255<br>図 p251 |

引用文献

入江祥史，他：Functional dyspepsia の漢方治療について．内科専門医会誌 14：7-14，2002

# 消化性潰瘍

## ■ 病態

消化性潰瘍は近年その疾患概念ならびに治療が大きく変わった疾患の1つである．わが国の消化性潰瘍の多くは *Helicobacter pylori*（*H. pylori*）感染症，NSAIDs が原因とされ，*H. pylori* 陰性で NSAIDs に起因しない潰瘍は数％とされる．*H. pylori* は一般に幼少時に感染し進行すると胃固有腺の破壊と腸上皮化生を伴う萎縮性胃炎の状態となる．*H. pylori* 感染から消化性潰瘍発生に至る具体的なメカニズムは不明である．

## ■ 一般的治療法

*H. pylori* 陽性の消化性潰瘍は基本的には，そのすべてが除菌治療の対象となる．わが国では PPI と2種類の抗菌薬併用の一次除菌治療（PPI＋クラリスロマイシン[CAM]＋アモキシシリン[AMPC]）と二次除菌治療（PPI＋メトロニダゾール[MNZ]＋アモキシシリン[AMPC]）が保険制度上認められており，除菌率はそれぞれ 70～80％台，90％台である．一方，NSAIDs 潰瘍はもちろん原因薬剤である NSAIDs を可能ならば中止することが望ましいが，中止が困難な場合は PPI あるいはプロスタグランジン（PG）製剤による治療が推奨される．

## ■ 漢方薬の適応と使い方

基本的には PPI，除菌療法の出現で消化性潰瘍の治療に漢方薬を用いる機会は減少した．*H. pylori* 陰性で NSAIDs に起因しない潰瘍の維持投与などには使用される．

### ● 消化性潰瘍に用いられる漢方薬

| 体力ふつう（中間証） | 番号 | 処方名 | 備考 | 1日量・用法 | 解説・図 |
|---|---|---|---|---|---|
| | 10 | 柴胡桂枝湯 | ☆虚証にも適応　食欲不振，精神不安，不眠，頭痛，弱い胸脇苦満　☆潰瘍再燃防止・鎮痛・抗潰瘍作用あり | 7.5 g/分3 | 解説 p236／図 p227 |
| | 35 | 四逆散 | ☆実証にも適応　心窩部膨満感・疼痛，精神神経症状，胸脇苦満，腹直筋の緊張　☆潰瘍の再燃防止作用あり | 7.5 g/分3 | 解説 p233／図 p227 |
| | 14 | 半夏瀉心湯 | 食欲不振，悪心・嘔吐，げっぷ，腹中雷鳴，心下痞硬 | 7.5 g/分3 | 解説 p282／図 p279 |
| | 120 | 黄連湯 | 上腹部痛，悪心・嘔吐，食欲不振，心煩*，心下痞硬 | 7.5 g/分3 | 解説 p283／図 p279 |

＊胸苦しいこと

疾患別 消化器系 ❹

# 過敏性(結)腸症候群(IBS)

## ■ 病態
　腹痛もしくは腹部不快感を伴う便通異常が慢性的に持続し，器質的疾患が除外された病態が irritable bowel syndrome（IBS）である．それまで乱立していた IBS の診断基準が Rome Ⅲ で統一された．この基準では3か月以上，月に3回以上にわたって腹痛や腹部不快感が繰り返し持続し，①排便で症状が軽減する，②発症時に排便頻度の変化がある，③発症時に便形状（外観）の変化がある，のうち2項目以上が満たされる病態をいう．

## ■ 一般的治療法
　基本は患者に病態について十分に説明し，生命予後は良好であること，病態についてはさまざまな機能異常があることを理解してもらうことから治療は始まる．次いで，消化管運動調節薬，セロトニン受容体サブタイプ3拮抗薬（男性の下痢型 IBS），症状に応じて乳酸菌製剤，抗コリン薬，緩下剤を追加する．またストレスや心理状態についての評価を行い，抗不安薬，抗うつ薬を適時併用する．

## ■ 漢方薬の適応と使い方
　腸の運動機能の異常に伴う疾患であるため漢方薬のよい適応で西洋薬と同等またはそれ以上の効果が期待できる．

### ● IBS に用いられる漢方薬

| 体力 | 処方 | 1日量・用法 | 解説・図 |
|---|---|---|---|
| 体力ふつう（中間証） | 14 半夏瀉心湯<br>腹中雷鳴，下痢，悪心・嘔吐，食欲不振，心下痞硬 | 7.5 g/分3 | 解説 p282<br>図 p279 |
| 体力なし（虚証） | 60 桂枝加芍薬湯<br>下痢をしても不快感持続，便意頻回，腹痛，腹部膨満 | 7.5 g/分3 | 解説 p222<br>図 p219 |
| | 134 桂枝加芍薬大黄湯 ☆中間証にも適応<br>裏急後重，便秘，下痢，腹部膨満，下剤服用後の腹痛 | 7.5 g/分3 | 解説 p223<br>図 p219 |
| | 100 大建中湯<br>腹痛，腹部膨満，腹中雷鳴，顔色不良，全身倦怠感 | 7.5〜15.0 g/分3 | 解説 p255<br>図 p251 |
| | 99 小建中湯<br>腹痛，排便異常（軟便，便秘），顔色不良，腹直筋緊張 | 7.5〜15.0 g/頓用 | 解説 p225<br>図 p219 |
| | 30 真武湯<br>水様性下痢，著しい冷え，めまい，立ちくらみ，動悸 | 7.5 g/分3 | 解説 p276<br>図 p274 |
| | 32 人参湯<br>水様性下痢，四肢冷感，食欲不振，胃部停滞感，頭重 | 7.5 g/分3 | 解説 p253<br>図 p251 |

## 疾患別 消化器系 ❺
# 潰瘍性大腸炎

### ■ 病態
　潰瘍性大腸炎は，大腸の粘膜にびまん性のびらんや潰瘍を形成する原因不明の非特異性慢性炎症性腸疾患であり，30歳以下の若年に好発する．有病率は55人/10万人，男女比は1対1で，最近は増加傾向にある．

　持続性，反復性の下血，粘血便，下痢を主症状とする．重症例では，中毒性巨大結腸症を発症することがある．再発，再燃を繰り返す症例では，経過中に大腸癌を合併することがある．

### ■ 一般的治療法
　サラゾスルファピリジン，メサラジン，ステロイド，免疫抑制薬などが用いられる．白血球除去療法も有効とされている．中毒性巨大結腸症やコントロール困難な出血例には，大腸全摘術が行われる．

### ■ 漢方薬の適応と使い方
　漢方薬と一般的治療との併用によってステロイドの減量や寛解導入が速やかになり，軽症例では漢方薬のみでもコントロールが可能とされている．サラゾスルファピリジンやステロイドの副作用で治療の継続が困難となった症例や，妊娠可能年齢の女性で一般的治療薬の継続的服用に不安を抱いている場合には，漢方薬が重要な選択肢となる．女性で冷え症がある場合には，特によい適応となる．

#### ● 潰瘍性大腸炎に用いられる漢方薬

| 体力 | 漢方薬 | 1日量・用法 | 解説・図 |
|---|---|---|---|
| 体力ふつう（中間証） | **114 柴苓湯**<br>急性期，急性増悪期，下痢，腹痛<br>☆ステロイドとの併用 | 9.0 g/分3 | 解説 p235<br>図 p227 |
| | **10 柴胡桂枝湯** ☆虚証にも適応<br>心窩部苦満感，食欲不振，腹痛，頭痛，不安，不眠 | 7.5 g/分3 | 解説 p236<br>図 p227 |
| 体力なし（虚証） | **32 人参湯**<br>第1選択薬．食欲不振，下痢，手足の冷え | 7.5 g/分3 | 解説 p253<br>図 p251 |
| | **60 桂枝加芍薬湯**<br>軽症，中等症，腹痛，下痢，下血，腹部膨満 | 7.5 g/分3 | 解説 p222<br>図 p219 |
| | **99 小建中湯**<br>疲労倦怠感，顔色不良，腹痛，動悸，寝汗，腹直筋の緊張 | 7.5～15.0 g/分3 | 解説 p225<br>図 p219 |

## 疾患別 消化器系 ❻

# クローン病

### ■ 病態

本症は口腔から肛門までの全消化管に浮腫，線維（筋）症や潰瘍を伴う肉芽性病変をきたす若い世代にみられる原因不明の疾患である．罹患率は0.5人/10万人で，男女比は約2対1である．家族内発症の頻度が高いことから遺伝的素因が考えられている．この疾患の消化管にみられる特徴的な病変は肉眼的には非連続性で縦走潰瘍や cobble stone appearance といわれる特有のものである．これらの病変は小腸のみにみられる場合，大腸のみにみられる場合，また両方にみられる場合があるが，上部消化管の多発性アフタ，腸管の狭窄，膿瘍，外瘻，内瘻，痔瘻，裂肛など多彩な病変を形成する．なお，消化管以外の皮膚にも転移性病変が起こることがある．臨床的には活動期と寛解期を繰り返す難治性疾患である．臨床症状としては慢性下痢，腹痛，発熱，体重減少が4徴候であるとされ，まれに腸閉塞や腸管穿孔，下血で発症することもある．

### ■ 一般的治療法

サラゾスルファピリジン，メサラジン，ステロイド，免疫抑制薬などが用いられるが，治療の主体は食事療法で成分栄養剤が不可欠な治療法である．腸管の狭窄，膿瘍，外瘻，内瘻，穿孔などには外科的治療が行われる．最近は，自己末梢血幹細胞移植や抗サイトカイン療法（インフリキシマブ）が注目されている．

### ■ 漢方薬の適応と使い方

腹痛などの症状がある場合や術後などに漢方薬が時に用いられる．

#### ● クローン病に用いられる漢方薬

| | 漢方薬 | 1日量・用法 | 解説/図 |
|---|---|---|---|
| 体力ふつう（中間証） | 10 柴胡桂枝湯 ☆虚証にも適応<br>心窩部苦満感，腹痛，精神不安，不眠，頭痛 | 7.5 g/分3 | 解説 p236<br>図 p227 |
| 体力なし（虚証） | 5 安中散<br>腹部の冷えと痛み，食欲不振，四肢倦怠感，胃内停水 | 7.5 g/分3 | 解説 p361<br>図 p357 |
| | 100 大建中湯<br>術後の再発予防，術後の下痢，腹部膨満，全身倦怠感 | 7.5～15 g/分3 | 解説 p255<br>図 p251 |
| | 23 当帰芍薬散<br>下痢，下腹部痛，月経不順，冷え症，貧血，主に女性 | 7.5 g/分3 | 解説 p332<br>図 p324 |
| 体力に関係なし | 68 芍薬甘草湯<br>腹痛発作時 | 頓用 2.5～5.0 g/回 | 解説 p354<br>図 p353 |

## 疾患別　消化器系 ❼

# 慢性肝炎

### ■ 疾患の病態

慢性肝炎とは長期間(通常6か月以上)にわたり炎症が継続し,中には肝硬変,肝細胞癌への経過をたどる疾患である.わが国の慢性肝炎の多くはウイルス性で約70％はC型肝炎ウイルス,約15〜20％がB型肝炎ウイルスによるとされる.比較的まれな疾患として女性に多い自己免疫性肝炎がある.慢性肝炎には特有な症状はなく,多くの場合,血液・生化学検査の異常として発見される.近年,脂肪肝などの代謝障害に基づく慢性肝障害が増加している.

### ■ 一般的治療法

ウイルス性慢性肝炎では近年抗ウイルス療法が進歩し,B型に関しては核酸アナログ療法,インターフェロン療法が,C型に関してはインターフェロン(新しい徐放化ペグインターフェロンが使用されることが多い)の単独療法もしくはリバビリンとの併用療法が有効である.

これら抗ウイルス療法の適応とならない患者には,グリチルリチン製剤,ウルソデオキシコール酸,ステロイドなどの投与,瀉血が行われる.一方,自己免疫性肝炎では,第1選択はステロイド,第2選択はアザチオプリンとされている.

### ■ 漢方薬の適応と使い方

ウイルス性肝炎では有効な抗ウイルス剤が開発され,第1選択はこれらの抗ウイルス薬である.しかし本邦のウイルス性肝炎,特にC型肝炎患者は高齢化が目立ってきており,抗ウイルス薬の適応とならない症例も多い.このような症例の対症療法として漢方薬の適応があり,発癌率を低下させるとの報告もある.

#### ● 慢性肝炎に用いられる漢方薬

| 体力 | 漢方薬 | 1日量・用法 | 参照 |
|---|---|---|---|
| 体力あり (実証) | 8 大柴胡湯　　悪心・嘔吐,食欲不振,便秘,肩こり,頭痛,頭重,のぼせ,耳鳴,強い胸脇苦満,心下痞硬,肝機能障害 | 7.5 g/分3 | 解説 p231 / 図 p227 |
| 体力ふつう (中間証) | 9 小柴胡湯　　悪心,嘔吐,食欲不振,口中不快感,全身倦怠感,胸脇苦満,慢性肝炎における肝機能障害の改善 | 7.5 g/分3 | 解説 p229 / 図 p227 |
| | 10 柴胡桂枝湯　☆虚証にも適応　食欲不振,不安,不眠,頭痛,弱い胸脇苦満 | 7.5 g/分3 | 解説 p236 / 図 p227 |
| 体力なし (虚証) | 11 柴胡桂枝乾姜湯　不安,不眠,頭汗,虚弱,顔色不良,弱い胸脇苦満 | 7.5 g/分3 | 解説 p237 / 図 p227 |

引用文献

Oka H, et al：Prospective study of chemoprevention of hepatocellular carcinoma with Sho-saiko-to(TJ-9). Cancer 76：743-749, 1995

疾患別　消化器系 ❽

# 肝硬変

## ■ 病態

　肝硬変は種々の成因によって発症するが，形態学的には持続炎症による肝細胞の壊死脱落，再生結節の形成，線維性隔壁の進展を認め，肝小葉構造の改築と血行動態の異常を生じる．本邦では成因のほとんどはウイルス性（B型・C型肝炎ウイルス）で，一部にアルコール性，自己免疫性，代謝性，うっ血性，遺伝性などがある．代償期には無症状であることが多いが，非代償期となると腹水，黄疸，浮腫，肝性脳症，消化管出血などの肝不全症状を認める．

## ■ 一般的治療法

　肝硬変に対する治療の基本は，食事療法，薬物療法である．硬変肝では夜間のエネルギー補給が十分でないため，夜食や分岐鎖アミノ酸製剤の就寝前投与が勧められている．B型肝炎では核酸アナログの投与，一部のC型肝炎による代償性肝硬変ではインターフェロンなどの抗ウイルス療法が試みられている．

## ■ 漢方薬の適応と使い方

　非代償性肝硬変に伴う腹水，浮腫，肝性脳症，消化管出血，特発性細菌性腹膜炎などに対しては，西洋薬を中心とした対症療法が主体となる．自覚症状の改善を期待して漢方薬が使用される．

### ● 肝硬変に用いられる漢方薬

| 体力あり（実証） | 135 茵蔯蒿湯 | 1日量・用法 7.5 g／分3 | 解説 p317　図 p312 |
|---|---|---|---|
| | 黄疸，口渇，尿量減少，皮膚瘙痒感，上腹部膨満感 | | |
| 体力ふつう（中間証） | 17 五苓散 | 1日量・用法 7.5 g／分3 | 解説 p338　図 p335 |
| | 口渇，尿量減少，腹水，浮腫，頭痛，胃内停水 | | |
| 体力なし（虚証） | 41 補中益気湯 | 1日量・用法 7.5 g／分3 | 解説 p248　図 p239 |
| | 全身倦怠感，気力低下，食欲不振，顔色不良，微熱 | | |
| | 48 十全大補湯 | 1日量・用法 7.5 g／分3 | 解説 p262　図 p251 |
| | 全身倦怠感，貧血，食欲不振，顔色不良，皮膚乾燥 | | |
| | 43 六君子湯　☆中間証にも適応 | 1日量・用法 7.5 g／分3 | 解説 p257　図 p251 |
| | 食欲不振，嘔気，心窩部のつかえ・膨満感，胃内停水 | | |
| 体力に関係なし | 68 芍薬甘草湯 | 1日量・用法 7.5 g／分3　時に頓用 2.5～5.0 g／回 | 解説 p354　図 p353 |
| | 急激に起こる筋肉のけいれん性疼痛，こむらがえり | | |

疾患別　消化器系 ❾

# 胆嚢炎・胆管炎

### ■ 病態
　胆嚢結石が胆嚢管や胆嚢頸部に嵌頓すると，持続性の腹痛が出現し，白血球数やCRPが上昇して炎症所見を呈し急性胆嚢炎を合併する．胆管結石が胆管を閉塞し嵌頓状態となった場合には，腹痛と炎症所見のほかに，肝・胆道系酵素やビリルビンの上昇，胆管拡張などの急性胆管炎の臨床検査所見を呈する．胆管閉塞を早期に解除しないと，感染胆汁は肝・胆道病変を介する，いわゆる"cholangio-venous reflux"から重症の急性胆管炎に進展する．また，胆管結石が十二指腸乳頭部に嵌頓して胆管とともに膵管を閉塞すると，膵酵素も上昇し胆石膵炎を発症することがある．

### ■ 一般的治療法
　急性胆嚢炎には，早期の胆嚢摘出術が推奨されている．胆管結石による急性胆管炎は，内視鏡的乳頭切開術や内視鏡的乳頭バルーン拡張術などの内科的胆道減圧術，切石と抗菌薬投与の非手術的治療が原則である．胆石膵炎でも急性胆管炎を合併している場合には緊急に胆管結石を内視鏡的に摘出する必要がある．胆嚢結石に対しては，胆管炎の消退後に胆嚢摘出術を行う．最近はいずれの場合にも，胆嚢摘出術は腹腔鏡下に行われることが多い．

### ■ 漢方薬の適応と使い方
　急性の胆嚢炎・胆管炎には，基本的に漢方薬の適応とはならないが，慢性胆嚢炎などが漢方薬の対象となるとされている．抗菌薬との併用で解熱鎮痛効果や減黄効果が期待される．

#### ● 胆嚢炎・胆管炎に用いられる漢方薬

| 体力区分 | 漢方薬 | 1日量・用法 | 参照 |
|---|---|---|---|
| 体力あり（実証） | 8 大柴胡湯<br>上腹部痛，便秘，肩こり，耳鳴，のぼせ，強い胸脇苦満 | 7.5 g/分3 | 解説 p231<br>図 p227 |
| | 135 茵蔯蒿湯<br>黄疸，口渇，尿量減少，便秘，皮膚瘙痒感，心下痞硬 | 7.5 g/分3 | 解説 p317<br>図 p312 |
| 体力ふつう（中間証） | 10 柴胡桂枝湯　☆虚証にも適応<br>上腹部痛，食欲不振，頭痛，のぼせ，精神神経症状 | 7.5 g/分3 | 解説 p236<br>図 p227 |
| | 35 四逆散　☆実証にも適応<br>上腹部痛，精神神経症状，胸脇苦満，心下痞硬 | 7.5 g/分3 | 解説 p233<br>図 p227 |
| 体力なし（虚証） | 60 桂枝加芍薬湯<br>腹痛，下痢，便秘，冷え，腹部膨満 | 7.5 g/分3 | 解説 p222<br>図 p219 |

疾患別 消化器系 ⑩

# 胆石症

## ■ 病態

　肝内胆管から胆嚢，総胆管までの胆汁が排出される胆管内に結石が生じた病態が胆石症で，その部位によって肝内結石，胆嚢結石，総胆管結石に分類される．近年のわが国の食生活の変化は胆石症の発症頻度に影響を与えてきている．

　胆石は大きくコレステロール系結石と黒色石やビリルビン石灰石などの色素系結石とに分類される．ヒトの胆汁は元来コレステロール過飽和に近い状態にあり，コレステロール系結石と黒色石は種々の要因により胆嚢内で形成される．ビリルビン石灰石の成因は，胆汁うっ滞と細菌感染によると考えられ，胆管内に多い（原発性胆管結石）．原発性胆管結石は，最近は極めてまれであり，胆管結石の大部分は，胆嚢結石が胆管内に落下したものである．

　胆石の50〜70％は無症状のsilent stoneであるとされている．胆嚢結石や胆管結石が，胆嚢内や胆管内胆汁の通過障害をきたすと胆石発作が生じる．

## ■ 一般的治療法

　胆石発作時には，抗コリン薬，COMT阻害薬などが用いられる．有症状の胆嚢結石には，腹腔鏡下胆嚢摘出術が行われる．胆管結石は，内視鏡的，あるいは外科的に結石を除去する．

## ■ 漢方薬の適応と使い方

　症状のある胆石症は，時に漢方薬の適応とされている．

### ● 胆石症に用いられる漢方薬

| 体力あり（実証） | 8 大柴胡湯 | 1日量・用法 7.5 g/分3 | 解説 p231 図 p227 |
|---|---|---|---|
| | 上腹部痛，便秘，肩こり，のぼせ，強い胸脇苦満 | | |
| 体力ふつう（中間証） | 10 柴胡桂枝湯　☆虚証にも適応 | 1日量・用法 7.5 g/分3 | 解説 p236 図 p227 |
| | 上腹部痛，食欲不振，頭痛，のぼせ，精神神経症状 | | |
| | 135 茵蔯蒿湯 | 1日量・用法 7.5 g/分3 | 解説 p317 図 p312 |
| | 黄疸，便秘，口渇，尿量減少，皮膚瘙痒感，心下痞硬 | | |
| 体力なし（虚証） | 60 桂枝加芍薬湯 | 1日量・用法 7.5 g/分3 | 解説 p222 図 p219 |
| | 腹痛，下痢，便秘，冷え，腹部膨満 | | |
| 体力に関係なし | 68 芍薬甘草湯 | 1回量・用法 頓用 2.5〜5.0 g/回 | 解説 p354 図 p353 |
| | 胆石発作時 | | |

## 疾患別 消化器系 ⓫
# 胆嚢ジスキネジア

### ■ 病態

　精神不安やストレスなど，何らかの原因や誘因によって自律神経系や消化管ホルモン系の異常が惹起され，胆道系に機能的な運動障害が惹起されるのが病態の始まりである．それにより，Oddi筋や十二指腸の緊張（緊張亢進性，運動亢進性ジスキネジア），あるいは弛緩（緊張低下性ジスキネジア）によって胆汁の流出障害がもたらされ，心窩部や右季肋部痛をきたす病態と考えられている．女性で上記症状を訴えた場合には第1に本症を疑うが，検査法が発達した現在では本症と診断される頻度は少なくなっている．

　近年の研究では，胆嚢運動異常の多くはOddi括約筋の異常によることが明らかになりつつあるが，本症の診断が器質的疾患の除外診断であることを常に銘記しておく必要がある．

### ■ 一般的治療法

　本来，機能的疾患であり薬物による対症療法が主体となるが，精神的，身体的過労を避け適度なリラックスした生活も必要である．緊張亢進性，運動亢進性ジスキネジアにはアトロピン硫酸塩，抗コリン薬，COMT阻害薬などが用いられる．緊張低下性ジスキネジアには，胆汁分泌を促す排胆薬や利胆薬が投与される．

### ■ 漢方薬の適応と使い方

　漢方薬は，胆嚢ジスキネジアの疼痛改善に用いられることがある．

#### ● 胆嚢ジスキネジアに用いられる漢方薬

| 体力ふつう（中間証） | 10 柴胡桂枝湯　☆虚証にも適応　1日量・用法 7.5 g/分3　解説 p236　図 p227 |
|---|---|
| | 第1選択薬．腹部の疼痛，上腹部重圧感 |
| 体力なし（虚証） | 43 六君子湯　☆中間証にも適応　1日量・用法 7.5 g/分3　解説 p257　図 p251 |
| | 上腹部不快感，食欲不振，食後の眠気 |
| | 60 桂枝加芍薬湯　1日量・用法 7.5 g/分3　解説 p222　図 p219 |
| | 腹痛，下痢，便秘，冷え，腹部膨満 |
| 体力に関係なし | 68 芍薬甘草湯　1回量・用法 頓用 2.5〜5.0 g/回　解説 p354　図 p353 |
| | 腹痛発作時 |

疾患別　消化器系 ⓬

# 慢性膵炎

## ■ 病態

慢性膵炎は，腹痛や背部痛などの臨床症状を呈し，膵炎の原因が除去されても膵の形態や機能障害が残り，場合によっては進行性で膵の外・内分泌機能低下から消化吸収障害と糖尿病をきたす慢性疾患である．成因はアルコール性，特発性，胆道原性などで，男性はアルコール性が，女性では特発性が多い．

臨床症状が持続，または再発継続し，血清膵酵素が異常値を呈する場合には，臨床的に慢性膵炎の疑診例とされる．確診は日本膵臓学会慢性膵炎臨床診断基準によって画像検査や膵機能検査，膵生検から診断される．病変がある程度以上進展した確診例にあてはまらない症例は，準確診例として取り扱われ，経過観察の必要性が強調されている．

## ■ 一般的治療法

禁酒や胆道系の治療，1日30g以下の脂肪制限，消化酵素薬，膵酵素薬，抗コリン薬，COMT阻害薬，蛋白分解酵素阻害薬，各種の鎮痛剤などの内科的治療が行われる．膵石に対する体外衝撃波砕石術(extracorporeal shock wave lithotripsy；ESWL)や，内視鏡的膵石摘出術が行われ，時には膵管空腸吻合術などの外科的治療が必要になる場合もある．

## ■ 漢方薬の適応と使い方

柴胡と人参を含む方剤から選択されることが多い．

### ● 慢性膵炎に用いられる漢方薬

| 体力ふつう（中間証） | 10 柴胡桂枝湯　☆虚証にも適応　1日量・用法 7.5 g/分3　解説 p236　図 p227 |
| :--- | :--- |
| | 心窩部苦満感，食欲不振，腹痛，頭痛，不安，不眠 |
| | 14 半夏瀉心湯　1日量・用法 7.5 g/分3　解説 p282　図 p279 |
| | 心窩部膨満感，悪心・嘔吐，食欲不振，下痢，不安，不眠，腹中雷鳴 |
| 体力なし（虚証） | 60 桂枝加芍薬湯　1日量・用法 7.5 g/分3　解説 p222　図 p219 |
| | 腹痛，下痢，便秘，冷え，腹部膨満 |

引用文献
日本膵臓学会慢性膵炎臨床診断基準2001．膵臓 16：560-561，2001

## 疾患別 消化器系 ⓬

# 吃逆（しゃっくり）

### ■ 病態
　吃逆とは，不随意の間欠的な横隔膜と吸気肋間筋とのけいれん性の収縮によって引き起こされる，急激な吸気と声門が突然に閉鎖する一連の現象である．通常，短期間で消失し緊急性を要する原因疾患は少ない．持続時間によって，発作性（48時間以内），持続性（48時間～1か月），難治性（1か月以上）に分類される．持続性と難治性のしゃっくりは精査が必要である．

### ■ 一般的治療法
　一般には薬物治療としてクロルプロマジン，メトクロプラミド，バクロフェンなどが用いられる．

### ■ 漢方薬の適応と使い方
　漢方薬は，本症状が横隔膜のけいれんで引き起こされることから，筋のスパスムスの改善や，体力を補い，冷えを改善する方剤が選択される．
　なお，民間薬では柿の蔕を煎じたものが使用されることがある．

● 吃逆に用いられる漢方薬

| 体力 | 漢方薬 | 1日量・用法 | 参照 |
|---|---|---|---|
| 体力ふつう（中間証） | 14 半夏瀉心湯<br>食欲不振，悪心・嘔吐，下痢，腹中雷鳴，不眠，不安，心下痞硬 | 7.5 g/分3 | 解説 p282<br>図 p279 |
| 体力なし（虚証） | 31 呉茱萸湯<br>四肢の冷え，反復性に起きる激しい頭痛，項・肩こり，悪心・嘔吐，食欲不振，心窩部膨満感，胃内停水 | 7.5 g/分3 | 解説 p361<br>図 p357 |
| | 41 補中益気湯<br>術後，四肢倦怠感，食欲不振，気力低下，顔色不良，咳嗽，微熱，動悸，温かい飲食を好む | 7.5 g/分3 | 解説 p248<br>図 p239 |
| 体力に関係なし | 68 芍薬甘草湯<br>骨格筋および平滑筋の急激なけいれん，けいれん性疼痛 | 7.5 g/分3 | 解説 p354<br>図 p353 |

### 引用文献
1) 大植祥弘，他：しゃっくり（吃逆），プライマリケア時代の症候の診かた．診断と治療 96：207-213, 2008
2) Kolodzik PW, et al：Review and approach to manegement. Ann Emerg Med 20：565-573, 1991

疾患別 血液内科系 ❶

# 貧血

## ■ 病態

貧血とは，血色素の低下した状態を指し，組織への酸素供給量が不足し，めまい，全身倦怠感，動悸などの症状を生じる．

原因としては，失血（消化管出血，不正出血など），造血に必要な物質の不足（鉄欠乏性貧血，ビタミン $B_{12}$ 欠乏性貧血など），造血能の低下（再生不良性貧血など），破壊の亢進（溶血性貧血など）に分類される．

## ■ 一般的治療法

すべてが原因疾患の治療になるが，血色素が目標値に達することが困難な場合もしばしば生じるため，急を要する場合も含めて，成分輸血が考慮される症例も多い．

## ■ 漢方薬の適応と使い方

漢方薬の投与目的としては，主に貧血に伴う諸症状の緩和があげられる．また，消化機能を高めて新陳代謝を促進し，全身状態の改善にも効果を発揮することが期待できる．鉄欠乏性貧血では鉄剤との併用がなされることがあり，再生不良性貧血でもステロイド剤などとの併用で有効性を示す報告がみられる．

### ● 貧血に用いられる漢方薬

| 体力なし（虚証） | 23 当帰芍薬散 | 1日量・用法 7.5 g/分3 | 解説 p332 図 p324 |
|---|---|---|---|
| | 月経異常，冷え症，疲労倦怠感，顔面蒼白 | | |
| | 48 十全大補湯 | 1日量・用法 7.5 g/分3 | 解説 p262 図 p251 |
| | 病後の体力低下，皮膚乾燥，全身倦怠感，冷え | | |
| | 65 帰脾湯 | 1日量・用法 7.5 g/分3 | 解説 p263 図 p251 |
| | 寝汗，食欲不振，出血，不安，不眠，動悸，健忘 | | |
| | 108 人参養栄湯 | 1日量・用法 9.0 g/分3 | 解説 p270 図 p264 |
| | 体力低下，食欲不振，皮膚乾燥，咳嗽，冷え症 | | |
| | 71 四物湯 | 1日量・用法 7.5 g/分3 | 解説 p266 図 p264 |
| | 出血傾向，皮膚乾燥，肌荒れ，月経異常，冷え | | |
| | 75 四君子湯 | 1日量・用法 7.5 g/分3 | 解説 p256 図 p251 |
| | 食欲不振，食後の眠気，胃のもたれ，全身倦怠感 | | |

**引用文献**

榮原直利：貧血の漢方治療．Current Therapy 3：51-54，2007

# 特発性血小板減少性紫斑病

疾患別　血液内科系 ❷

## ■ 病態

特発性血小板減少性紫斑病（idiopathic thrombocytopenic purpura；ITP）は，何らかの原因によって血小板数が減少し，体幹や四肢に点状出血斑，紫斑などの出血症状をきたす疾患である．多くの例は寛解するが，一部に6か月以上遷延する慢性型がみられる．

## ■ 一般的治療

出血症状がある急性期には，まず一般的治療を優先する．ITPの一般的治療は，血小板数が1万/μl未満では，早急な増加をはかるため免疫グロブリン大量療法が実施される．血小板数1万〜3万/μlでは，通常はステロイドの経口投与が行われる．効果不十分な例では，免疫抑制薬も使用される．血小板数が3万/μl以上に維持されて出血症状がなければ，無治療で経過観察する場合が多い．1年以上経過した慢性型には，脾摘術も考慮される．血小板数が少ないときには，外傷などによる出血症状に注意する．

## ■ 漢方薬の適応と使い方

ITPに対する漢方薬は，各種の治療に抵抗性を示す慢性型ITPに対して使用される場合が多い．漢方薬の効果として，血小板数増加作用の報告も一部にはみられるが，血小板数の増加がない例でも出血症状の改善や，ステロイドなどの副作用の軽減効果などが期待できるとされている．漢方薬の薬理作用は十分に解明されてはいないが，免疫複合体除去作用や，インターロイキン6，インターフェロンなど各種サイトカインを介する機序も想定されている．

### ● ITPに用いられる漢方薬

| 体力 | 漢方薬 | 備考 | 1日量・用法 | 解説/図 |
|---|---|---|---|---|
| 体力あり（実証） | 15 黄連解毒湯 | ☆中間証にも適応　下血，高血圧，心悸亢進，のぼせ，精神不安，胃炎 | 7.5 g/分3 | 解説 p281　図 p279 |
| 体力ふつう（中間証） | 10 柴胡桂枝湯 | ☆虚証にも適応　紫斑，胃十二指腸潰瘍，胆囊炎，肝障害などの心窩部緊張疼痛，間質性肺炎の副作用報告あり | 7.5 g/分3 | 解説 p236　図 p227 |
| 体力なし（虚証） | 137 加味帰脾湯 | 吐血，下血，鼻出血，貧血，虚弱体質，不眠，神経安，神経症，帰脾湯より精神不安が強い場合 | 7.5 g/分3 | 解説 p250　図 p239 |
| | 48 十全大補湯 | 全身倦怠感，出血症状，貧血，乾燥肌，冷え症 | 7.5 g/分3 | 解説 p262　図 p251 |
| | 65 帰脾湯 | 顔色不良，心悸亢進，下血，鼻出血，盗汗，食欲不振，手足の冷え，全身倦怠感，不眠，不安，健忘 | 7.5 g/分3 | 解説 p263　図 p251 |

引用文献
近藤富雄：帰脾湯にて経過良好な慢性特発性血小板減少性紫斑病の2小児例．現代東洋医学11 臨時増刊号：276-279, 1990

疾患別 自己免疫系 ❶

# 膠原病

## ■ 病態

膠原病とは病理組織学的概念であり，結合組織にコラーゲン線維の変化とフィブリノイド変性がみられる疾患群のうち，自己免疫疾患を病因とするものを指す．全身性エリテマトーデス，全身性硬化症など多くの疾患に細分されている．

## ■ 一般的治療法

全身性エリテマトーデスや皮膚筋炎・多発性筋炎のようにステロイドや免疫抑制薬を積極的に用いる病態と，全身性硬化症やシェーグレン症候群のようにステロイドの適応が限定的な病態がある．前者については標準的治療が普及し，生命予後，QOL ともに以前より飛躍的に改善してきている．

## ■ 漢方薬の適応と使い方

膠原病に共通して生じやすい症状に，レイノー症状と関節痛がある．レイノー症状に対する漢方薬は温める作用のある方剤を選択し，さらに血管拡張薬との併用で相加的効果が期待できる．副作用で血管拡張薬を服用できないときには，駆瘀血剤，補剤などが有効との報告がある．

関節痛については，ステロイドや DMARDs の適応にならない症例で，漢方薬単独あるいは NSAIDs との併用が有効な場合がある．

### ● レイノー症状に用いられる漢方薬

| 体力なし（虚証） | 38 当帰四逆加呉茱萸生姜湯 | 1日量・用法 7.5 g/分3 | 解説 p224／図 p219 |
|---|---|---|---|
| | 冷え，寒冷で増悪する痛み，頭痛，下腹部痛 | | |
| | 24 加味逍遙散 ☆中間証にも適応 | 1日量・用法 7.5 g/分3 | 解説 p243／図 p239 |
| | 冷え，虚弱体質，月経異常，更年期障害の合併例，不安，不眠，イライラ，動悸，のぼせ | | |
| | 108 人参養栄湯 | 1日量・用法 9.0 g/分3 | 解説 p270／図 p264 |
| | 冷え，体力低下，食欲不振，疲労倦怠感，咳嗽 | | |

### ● 関節痛に用いられる漢方薬

| 体力あり（実証） | 28 越婢加朮湯 | 1日量・用法 7.5 g/分3 | 解説 p210／図 p208 |
|---|---|---|---|
| | 局所の腫脹・疼痛，熱感，発汗，浮腫，口渇 | | |
| 体力ふつう（中間証） | 78 麻杏薏甘湯 | 1日量・用法 7.5 g/分3 | 解説 p213／図 p208 |
| | 神経痛，筋肉痛，口唇や皮膚の乾燥 | | |
| 体力なし（虚証） | 18 桂枝加朮附湯 | 1日量・用法 7.5 g/分3 | 解説 p221／図 p219 |
| | 冷え症，寒冷で増悪，神経痛，盗汗，尿量減少 | | |

引用文献
1）前田　学：膠原病と漢方—特にシェーグレン症候群を中心に．MB Derma 131：64-71, 2007
2）中野弘一：16. 冷え性．産婦人科治療 94（増刊）：767-771, 2007

## 疾患別 自己免疫系 ❷
# 全身性エリテマトーデス

### ■ 病態
　全身性エリテマトーデス（systemic lupus erythematosus：SLE）は，女性に多くみられ，細胞核成分に対する自己抗体産生を特徴とする膠原病の1つである．多彩な臨床症状を発現し，障害臓器も複数にわたることが多い．腎障害，免疫学的・血液学的異常，中枢神経障害などが代表的な病態である．診断は診断基準に基づいて行う．

### ■ 一般的治療法
　診断後は，まずステロイドによる標準的治療が優先される．各病態に応じて，ステロイドおよび免疫抑制薬の標準的使用法により治療する．中枢神経性ループスやループス腎炎の重症例，難治症例などでは，ステロイドパルス療法が行われる．ステロイドの減量困難例では，免疫抑制薬が併用される．

### ■ 漢方薬の適応と使い方
　漢方薬は，腎症には炎症と浮腫に柴胡剤と利水剤，皮膚症状には駆瘀血剤と清熱剤，神経症状には焦燥感，うつ傾向，不安感に対する気剤，消化器症状には下痢，便秘，相互の繰り返しに対する方剤が選択される．

#### ● 全身性エリテマトーデスに用いられる漢方薬

| 体力区分 | 番号 | 方剤 | 1日量・用法 | 解説 | 図 |
|---|---|---|---|---|---|
| 体力あり（実証） | 8 | 大柴胡湯 | 7.5 g／分3 | p231 | p227 |
| | 25 | 桂枝茯苓丸 | 7.5 g／分3 | p330 | p324 |
| | 上記の2方剤を合方して用いることがある．高血圧，じん麻疹，便秘，食欲不振，神経症，更年期障害の合併，月経異常，冷え | | | | |
| 体力ふつう（中間証） | 114 | 柴苓湯 | 9 g／分3 | p235 | p227 |
| | 尿量減少，浮腫，口渇，口苦，食欲不振 | | | | |
| | 57 | 温清飲 | 7.5 g／分3 | p321 | p312 |
| | 皮膚症状，のぼせ，神経症状，月経異常 | | | | |
| 体力なし（虚証） | 11 | 柴胡桂枝乾姜湯 | 7.5 g／分3 | p237 | p227 |
| | 冷え，貧血，動悸，神経症状，寝汗，口乾 | | | | |

#### 引用文献
1）頼岡徳在：慢性腎臓病での漢方治療．Current Therapy 9：59-62, 2007
2）伊藤泰介，他：柴苓湯の自己免疫マウスに対する効果．漢方医学 6：185-188, 1999

疾患別　自己免疫系 ❸

# シェーグレン症候群

## ■ 病態

本症は慢性唾液腺炎と乾燥性角膜炎を主徴とする自己免疫性疾患で内科や眼科，耳鼻科，歯科などの臨床各科との連携診療が必要な疾患である．

有病率は25人/10万人で，発症年齢は40～60歳代で，男女比は1：14と女性に多い．

本症は何らかの原因により免疫異常が発生し，自分の身体にある蛋白質を抗原として認識して抗体ができ，自らを攻撃するという病態であるので，血液には抗SS-B抗体や高SS-A抗体などの多彩な自己抗体が出現し，抗セントロメア抗体の陽性例も多い．また高ガンマグロブリン血症もみられる．病理学的には，唾液腺や涙腺などの導管，腺房細胞の周囲の著しいリンパ球の浸潤や腺房の破壊や萎縮をきたし，乾燥症を呈することになる．

## ■ 一般的治療法

ステロイドの使用は特殊な病態に限定され，一般的には対症療法が主である．

眼球乾燥には点眼剤，唾液分泌の低下にはセビメリン塩酸塩水和物やピロカルピン塩酸塩が用いられる．口腔内の保清のためにポビドンヨードなどでの含漱が行われている．口腔内乾燥に対して人工唾液が使用されるが，効果は一時的である．

## ■ 漢方薬の適応と使い方

シェーグレン症候群に対しては，漢方薬が第1選択として使用されることが多い．乾燥に対しては滋潤剤が選択され，全身の水の偏在には利水剤が使用されることもある．さらに疲労倦怠感には，補気剤が用いられている．

● シェーグレン症候群に用いられる漢方薬

| 体力あり（実証） | 34 白虎加人参湯 | 1日量・用法 9g/分3 | 解説 p314　図 p312 |
|---|---|---|---|
| | 口渇，ほてり，多尿，皮膚瘙痒感 | | |
| 体力なし（虚証） | 29 麦門冬湯　☆中間証にも適応 | 1日量・用法 9g/分3 | 解説 p294　図 p292 |
| | 口内乾燥，乾性咳嗽，嗄声，痰がきれにくい | | |
| | 108 人参養栄湯 | 1日量・用法 9g/分3 | 解説 p270　図 p264 |
| | 疲労倦怠感，食欲不振，寝汗，冷え，咳嗽 | | |

引用文献

山内康平：リウマチの合併症に対する漢方薬の治療法―特にシェーグレン症候群について．漢方と最新治療 6：43-51，1997

## 疾患別 代謝・内分泌系 ❶
# 糖尿病

### ■ 病態
　膵臓から分泌されるインスリンの不足（分泌の不足もしくは作用の不足）により生じる慢性の高血糖を主徴とする代謝異常である．糖尿病の初期は通常無症状であるが，高度の高血糖がある場合や，慢性的な高血糖の持続により口渇・多飲・多尿・全身倦怠感・体重減少などが出現する．急激なインスリン作用不足の場合には意識障害も生ずる．高血糖を年余にわたり放置すれば種々の合併症を生ずることがある．

### ■ 一般的治療法
　糖尿病の治療は血糖値を低下させる治療と合併症に対する治療に分けられる．治療薬にはインスリン製剤，スルホニルウレア剤，ビグアナイド剤，インスリン抵抗性改善薬，αグルコシダーゼ阻害薬などがあり，最近，作用期序が異なるシタグリプチンリン酸塩が登場した．

### ■ 漢方薬の適応と使い方
　糖尿病にみられる口渇，多尿，気力消失，全身倦怠感などいろいろな症状の改善に用いることができる．また三大合併症（網膜症，腎症，神経障害）の1つである神経障害にも効果を発揮する方剤がある．さらに2型糖尿病の発症誘因である肥満を解消する方剤もある．

#### ● 糖尿病に用いられる漢方薬

| 体力 | 方剤 | 1日量・用法 | 解説 / 図 |
|---|---|---|---|
| 体力あり（実証） | **8** 大柴胡湯<br>肥満，便秘，高血圧，肩こり，耳鳴，強い胸脇苦満 | 7.5 g/分3 | 解説 p231<br>図 p227 |
| | **34** 白虎加人参湯<br>口渇，多飲，多尿，多汗，ほてり，皮膚瘙痒感 | 7.5 g/分3 | 解説 p314<br>図 p312 |
| | **62** 防風通聖散<br>肥満，"太鼓腹"，便秘，むくみ，のぼせ，高血圧 | 7.5 g/分3 | 解説 p290<br>図 p286 |
| 体力ふつう（中間証） | **87** 六味丸　☆虚証にも適応<br>疲労倦怠感，多尿，口渇，浮腫，かゆみ，腰痛 | 7.5 g/分3 | 解説 p273<br>図 p264 |
| 体力なし（虚証） | **7** 八味地黄丸　☆中間証にも適応<br>第1選択薬．排尿障害，口渇，腰痛，高齢者 | 7.5 g/分3 | 解説 p271<br>図 p264 |
| | **107** 牛車腎気丸<br>末梢神経障害，八味地黄丸で効果不十分のとき | 7.5 g/分3 | 解説 p272<br>図 p264 |
| | **18** 桂枝加朮附湯<br>末梢神経障害，胃腸虚弱で牛車腎気丸が不適のとき | 7.5 g/分3 | 解説 p221<br>図 p219 |
| | **48** 十全大補湯<br>全身倦怠感，貧血，皮膚乾燥，四肢の冷え，食欲不振 | 7.5 g/分3 | 解説 p262<br>図 p251 |

疾患別 代謝・内分泌系 ❷

# 肥満症

## ■ 病態

　肥満とは脂肪組織が過剰に蓄積した状態で，BMI ≧ 25 をいうが，必ずしも病気ではない場合もある．医学的には減量治療の必要な肥満を肥満症とよぶ．これは，肥満に起因ないし関連する健康障害を合併するか，その予測がされる場合で，疾病単位として取り扱うことが日本肥満学会から提唱されている．肥満の成因は heterogeneous であり，過食，食事内容，摂食パターン，遺伝因子，脂肪細胞の増殖や分化の特性が複雑に絡み合っている．肥満症は単純性と症候性に分けられ，後者はさらに内分泌性，遺伝性，薬剤性に分けられている．

## ■ 一般的治療法

　食事療法と運動療法が治療の基本となる．摂取エネルギーを標準体重あたり 25 kcal/kg の栄養素バランスのとれた食事とする．また必要であれば VLCD（very low calorie diet）が指導される．運動療法は食後 1〜3 時間のところで 30 分前後継続しやすい歩行などの有酸素運動を 1 日 2 回行うような指導が行われている．薬物療法は過食に対し，食欲中枢抑制作用や摂食抑制作用を期待して行われることがあるが，依存性もしくは副作用から処方される頻度は高くない．

## ■ 漢方薬の適応と使い方

　漢方薬が対象となるのは単純性肥満で瀉剤を中心に用い，適切な食事療法と運動療法を併用すると効果的である．一方，いわゆる"水太り"に用いられる方剤もあり，特に変形性膝関節症の合併例には効果的である．

### ● 肥満に用いられる漢方薬

| 体力あり（実証） | 8 大柴胡湯　　1日量・用法 7.5 g/分3　　解説 p231　図 p227 |
| --- | --- |
| | 便秘，高血圧，肩こり，耳鳴，めまい，強い胸脇苦満 |
| | 62 防風通聖散　　1日量・用法 7.5 g/分3　　解説 p290　図 p286 |
| | 肥満，"太鼓腹"，便秘，むくみ，のぼせ，高血圧 |
| | 12 柴胡加竜骨牡蛎湯　　1日量・用法 7.5 g/分3　　解説 p232　図 p227 |
| | イライラ，不眠，不安，動悸，高血圧，胸脇苦満 |
| | 61 桃核承気湯　　1日量・用法 7.5 g/分3　　解説 p327　図 p324 |
| | 肩こり，便秘，下半身の冷え，のぼせ，月経異常，小腹急結 |
| 体力なし（虚証） | 20 防已黄耆湯　　1日量・用法 7.5 g/分3　　解説 p350　図 p348 |
| | "水太り"，色白，多汗，足腰の冷え，変形性膝関節症 |

疾患別 代謝・内分泌系 ❸

# 脂質異常症

## ■ 病態

脂質異常症は，高LDLコレステロール血症(LDL-C ≧ 140 mg/dl)，低HDLコレステロール血症(HDL-C ≦ 40 mg/dl)，高中性脂肪血症(TG ≧ 150 mg/dl)の3つに分類される．脂質異常症が長期にわたり持続すると，主に中〜大動脈の内膜下にコレステロールが貯留し，血管に狭窄をきたし血液が流れにくくなり，さらにそこに血栓などが付着することで動脈の弾力性がなくなり，動脈硬化となる．動脈硬化は，やがて狭心症や心筋梗塞などの虚血性心疾患(冠動脈疾患)，脳梗塞を引き起こすこととなる．

## ■ 一般的治療法

食事・運動療法の効果が不十分な場合や高血圧・糖尿病・喫煙などの動脈硬化のリスクファクターがある場合は積極的な薬物療法が行われている．主にHMG-CoA還元酵素阻害薬，小腸コレステロールトランスポーター阻害薬，陰イオン交換樹脂，フィブラート系薬剤，ニコチン酸系薬剤などが使用される．

## ■ 漢方薬の適応と使い方

実証においては，食毒(食物の過剰摂取や美食によるもの)と瘀血が関与していると考えられている．これらを考慮して各種方剤が使用される．なお，家族性高脂血症には効果は期待できない．

### ● 脂質異常症に用いられる漢方薬

| 体力 | 番号 | 方剤名 | 備考 | 用法・用量 | 解説 |
|---|---|---|---|---|---|
| 体力あり (実証) | 25 | 桂枝茯苓丸 | ☆中間証にも適応 | 1日量・用法 7.5 g/分3 | 解説 p330 図 p324 |
| | | 痔疾，肛門周囲炎，肩こり，月経異常，小腹急結 | | | |
| | 105 | 通導散 | | 1日量・用法 7.5 g/分3 | 解説 p329 図 p324 |
| | | 月経異常，便秘，頭痛，不眠，不安，のぼせ | | | |
| | 62 | 防風通聖散 | | 1日量・用法 7.5 g/分3 | 解説 p290 図 p286 |
| | | 肥満，"太鼓腹"，便秘，のぼせ，浮腫，高血圧 | | | |
| | 8 | 大柴胡湯 | | 1日量・用法 7.5 g/分3 | 解説 p231 図 p227 |
| | | 便秘，高血圧，肩こり，耳鳴，めまい，強い胸脇苦満 | | | |
| 体力なし (虚証) | 7 | 八味地黄丸 | ☆中間証にも適応 | 1日量・用法 7.5 g/分3 | 解説 p271 図 p264 |
| | | 腰痛，排尿障害，口渇，疲労倦怠感，冷え，高齢者 | | | |
| | 20 | 防已黄耆湯 | | 1日量・用法 7.5 g/分3 | 解説 p350 図 p348 |
| | | "水太り"，色白，多汗，足腰の冷え，変形性膝関節症 | | | |

疾患別　代謝・内分泌系 ❹

# やせ（るいそう）

## ■ 病態
　BMI 22の体重を標準体重とし，その−10％〜−20％を「体重減少」，−20％以上の「病的体重減少」を"るいそう"という．体重そのものだけでなく，その減少率も重要である．病的な場合には悪性腫瘍，糖尿病，甲状腺機能亢進症などが原因の場合が多い．ほかにも器質的あるいは精神的疾患によるものもある．まず各種検査などで原因を検索し，診断を確定することが必要である．

## ■ 一般的治療
　原因に基づいた治療が基本となる．病的体重減少により身体的障害をきたすことが予測される場合には，対症的に高カロリー輸液などを行うこともある．

## ■ 漢方薬の適応と使い方
　漢方薬は，検査などでやせの原因が特定できない例や，基礎疾患により食欲不振や体力が低下している場合に適応となる．補剤を中心とした適切な方剤の投与により，やせが改善することもある．

### ● やせに用いられる漢方薬

| 体力なし（虚証） | 方剤 | 1日量・用法 | 解説／図 |
|---|---|---|---|
| | 41 補中益気湯　四肢倦怠感，食欲不振，微熱，寝汗，動悸，咳嗽 | 7.5 g/分3 | 解説 p248／図 p239 |
| | 48 十全大補湯　全身倦怠感，貧血，皮膚乾燥，冷え，食欲不振， | 7.5 g/分3 | 解説 p262／図 p251 |
| | 108 人参養栄湯　全身倦怠感，貧血，食欲不振，冷え，微熱，咳嗽 | 9.0 g/分3 | 解説 p270／図 p264 |
| | 43 六君子湯　☆中間証にも適応　胃腸虚弱，食欲不振，心窩部のつかえ，胃内停水 | 7.5 g/分3 | 解説 p257／図 p251 |
| | 30 真武湯　四肢の冷え，全身倦怠感，下痢，腹痛，めまい，動悸 | 7.5 g/分3 | 解説 p276／図 p274 |
| | 128 啓脾湯　血色不良，下痢傾向，食欲不振，嘔吐，腹痛，倦怠感 | 7.5 g/分3 | 解説 p258／図 p251 |
| | 65 帰脾湯　血色不良，貧血，不眠，精神不安，寝汗，食欲不振 | 7.5 g/分3 | 解説 p263／図 p251 |

## 疾患別 代謝・内分泌系 ❺
# 甲状腺機能異常

### ■ 病態
　甲状腺ホルモンは，組織での蛋白合成と酸素消費量を増加させる．甲状腺機能亢進症では，甲状腺刺激ホルモン（TSH）の受容体を刺激する物質の増加，機能亢進結節の存在，炎症による貯蔵ホルモンの放出がある．頻脈，下痢，異常発汗，体重減少，振戦などの症状がみられる．甲状腺機能低下症は，自己免疫性の慢性炎症によるものが多いが，手術，放射線治療に続発する場合もある．体重増加，活動性の低下，浮腫などの症状がみられる．

### ■ 一般的治療法
　甲状腺機能亢進症の治療には，抗甲状腺薬の服用，アイソトープ療法，手術などが選択される．対症療法としてβブロッカーも使用されることがある．
　甲状腺機能低下症には甲状腺ホルモンの補充療法が行われる．

### ■ 漢方薬の適応と使い方
　甲状腺機能亢進症における漢方薬は，動悸，神経過敏などの症状緩和に用いられる場合が多い．甲状腺機能低下症では，補剤を中心に使用される．

#### ● 甲状腺機能亢進症に用いられる漢方薬

| 体力あり（実証） | 12 柴胡加竜骨牡蛎湯 | 1日量・用法 7.5 g/分3 | 解説 p232 図 p227 |
|---|---|---|---|
| | 動悸，神経過敏，頭痛，肩こり，便秘，胸脇苦満 | | |
| 体力なし（虚証） | 64 炙甘草湯 | 1日量・用法 9.0 g/分3 | 解説 p295 図 p292 |
| | 動悸，神経過敏，これのみでの軽快例の報告あり | | |
| | 26 桂枝加竜骨牡蛎湯 | 1日量・用法 7.5 g/分3 | 解説 p222 図 p219 |
| | 神経過敏，不安，抑うつ，動悸，寝汗，陰萎，臍上悸 | | |

#### ● 甲状腺機能低下症に用いられる漢方薬

| 体力なし（虚証） | 41 補中益気湯 | 1日量・用法 7.5 g/分3 | 解説 p248 図 p239 |
|---|---|---|---|
| | 四肢倦怠感，食欲不振，気力低下，咳嗽，微熱 | | |
| | 32 人参湯 | 1日量・用法 7.5 g/分3 | 解説 p253 図 p251 |
| | 食欲不振，胃部停滞感，下痢，手足の冷え，顔色不良 | | |
| | 30 真武湯 | 1日量・用法 7.5 g/分3 | 解説 p276 図 p274 |
| | 全身倦怠感，めまい，冷え，水様性下痢，尿量減少 | | |

疾患別 代謝・内分泌系 ❻

# 痛風

## ■ 病態
痛風とは，過飽和の高尿酸体液より析出した尿酸一ナトリウム(MSU)の結晶が，関節および腱の内部や周囲に沈着することによる末梢関節の再発性の急性または慢性関節炎である．拇趾の中足趾節関節に最も多くみられる．

## ■ 一般的治療法
食事療法として，プリン体を多く含む食品(ビール，肉類など)を制限する．尿酸合成阻害薬，尿酸排泄促進薬，酸性尿改善薬があり，適時選択される．疼痛発作の予兆時には，コルヒチンを用いる．発作極期にはNSAIDsを使用する．

## ■ 漢方薬の適応と使い方
漢方薬としては，発作時に麻黄剤が用いられるが，予防には駆瘀血剤などが使用されることが多い．なお，鎮痛作用をもつ漢方薬が，NSAIDsとの併用での効果が期待されている．

### ● 痛風に用いられる漢方薬

| 体力 | 処方 | 1日量・用法 | 解説/図 |
|---|---|---|---|
| 体力あり（実証） | 28 越婢加朮湯<br>発作時頓用．予防効果．浮腫，発汗，口渇，尿量減少 | 7.5 g/分3 | 解説 p210<br>図 p208 |
| | 62 防風通聖散<br>体質改善，"太鼓腹"，肥満，便秘，顔面紅潮 | 7.5 g/分3 | 解説 p290<br>図 p286 |
| | 33 大黄牡丹皮湯<br>発作時頓用．便秘，下半身の炎症，小腹急結 | 7.5 g/分3 | 解説 p328<br>図 p324 |
| | 61 桃核承気湯<br>のぼせ，めまい，便秘，頭痛，不安，不眠，小腹急結 | 7.5 g/分3 | 解説 p327<br>図 p324 |
| | 25 桂枝茯苓丸 ☆中間証にも適応<br>のぼせ，頭痛，肩こり，耳鳴，小腹急結 | 7.5 g/分3 | 解説 p330<br>図 p324 |
| 体力なし（虚証） | 97 大防風湯<br>顔色不良，冷えによって増悪，貧血傾向 | 10.5 g/分3 | 解説 p277<br>図 p274 |
| 体力に関係なし | 68 芍薬甘草湯<br>激しい疼痛に他剤と併用．頓用で使用することが多い | 頓用 2.5〜5.0 g/回 | 解説 p354<br>図 p353 |

## 疾患別　小児科系 ❶
# 虚弱体質

### ■ 病態
　虚弱体質の小児は，体力や気力の低下，疲労倦怠感，胃腸虚弱，冷え，かぜをひきやすいなどの特徴がある．やせて弱々しい体型が多いが，色白でやや太ったタイプの子にもみられる．胃腸虚弱では，食欲不振，食後の腹痛，嘔気，下痢などの症状を訴える．咳嗽，喀痰，喘鳴をきたす気管支喘息を伴う例や，感染症を繰り返す場合も多い．夜泣き，夢中遊行，頭痛，チック，怒りっぽいなどの神経症状を認める場合もある．立ちくらみ，めまい，動悸，車酔いなどの起立性調節障害は，虚弱体質の一部とも考えられる（次項 p130 〜 p131 参照）．

### ■ 一般的治療法
　虚弱体質の小児に対しては，各種検査で異常所見が認められず，原因を特定できない場合が多い．したがって治療や対応が難しく，長期間症状が続いたまま放置されて，日常生活や学校生活などのQOLが障害される場合もある．
　一般的には，消化のよい食物摂取，適度の運動，十分な睡眠，規則正しい生活習慣を続けながら経過をみることになる．西洋医学的な薬物として特徴的なものはなく，症状に合わせた対症療法が中心となる．

### ■ 漢方薬の適応と使い方
　虚弱体質の小児は，漢方薬が得意とするよい治療対象である．漢方医学的には，体力，抵抗力とも低下している虚証が主であるが，中間証も一部に存在する．
　漢方治療として，胃腸虚弱の胃腸型，咳嗽，発熱などを反復する扁桃型（呼吸器型），心身症などの精神神経型に分類し，それぞれの病態に応じて方剤を選択する．これらがオーバーラップしていることも多い．この場合でも，基本はまず胃腸症状の改善を目標に薬剤を選択するとよい．
　服用開始後1〜2週間して，食欲不振，腹痛，嘔気などが出現した場合には，変更する必要がある．有効な場合には，服用開始後3〜4週間して，症状が少しずつ改善し，食欲が増進する．服用開始後3か月経過して症状が半減し，かぜをひきにくくなれば，その後1〜2年間服用を継続する．

## ● 小児の虚弱体質に用いられる漢方薬
[体力なし．虚証が中心であるが，一部，中間証にも用いられる]

| 胃腸型 | **99** 小建中湯 | 1日量・用法 0.15～0.3 g/kg/ 分3 | 解説 p225<br>図 p219 |
|---|---|---|---|
| | 第1選択薬．腹痛，便秘または下痢，食欲不振，動悸，寝汗<br>甘味があり小児で服用しやすい | | |
| | **10** 柴胡桂枝湯　☆中間証にも適応 | 1日量・用法 0.15 g/kg/ 分3 | 解説 p236<br>図 p227 |
| | 腹痛(食事中，緊張時，走ったときなど)，微熱，食欲不振，寝汗，神経質 | | |
| | **41** 補中益気湯 | 1日量・用法 0.15 g/kg/ 分3 | 解説 p248<br>図 p239 |
| | 倦怠感，無気力，食欲不振 | | |
| 扁桃型<br>(呼吸器型) | **9** 小柴胡湯　☆中間証のみに適応 | 1日量・用法 0.15 g/kg/ 分3 | 解説 p229<br>図 p227 |
| | 微熱，食欲不振，口内不快感，感染症の反復 | | |
| | **96** 柴朴湯　☆中間証にも適応 | 1日量・用法 0.15 g/kg/ 分3 | 解説 p234<br>図 p227 |
| | 精神不安，咳嗽，喀痰，喘鳴の反復(アレルギー体質) | | |
| | **80** 柴胡清肝湯　☆中間証のみに適応 | 1日量・用法 0.15 g/kg/ 分3 | 解説 p241<br>図 p239 |
| | 微熱，感染症の反復，痒が強い，アレルギー体質 | | |
| 精神神経型 | **54** 抑肝散　☆中間証にも適応 | 1日量・用法 0.15 g/kg/ 分3 | 解説 p246<br>図 p239 |
| | 夜泣き，夢中遊行，チック，頭痛，不眠，怒りっぽい<br>憤怒けいれん，母児関係に問題がある場合 | | |
| | **72** 甘麦大棗湯　☆中間証にも適応 | 1日量・用法 0.15 g/kg/ 分3 | 解説 p359<br>図 p357 |
| | 夜泣き，ヒステリー，憤怒けいれん，興奮しやすい | | |
| | **26** 桂枝加竜骨牡蛎湯 | 1日量・用法 0.15 g/kg/ 分3 | 解説 p222<br>図 p219 |
| | 夜驚症，寝ぼけ，夜泣き，神経質 | | |

引用文献
甲賀正聡：易感染(反復気道感染)と柴胡剤．日本小児東洋医学研究会会誌 13：71-75，1997

## ● 本書に出てくる病名・検査の略語(アルファベット順)

| ARDS | acute respiratory distress syndrome | 急性呼吸窮迫症候群 |
|---|---|---|
| APTT | activated partial thromboplastin time | 活性化部分トロンボプラスチン時間 |
| COPD | chronic obstructive pulmonary disease | 慢性閉塞性肺疾患 |
| MRI | magnetic resonance imaging | 磁気共鳴画像 |
| PET | positron emission tomography | ポジトロン断層撮影 |
| PT | prothrombin time | プロトロンビン時間 |
| QOL | quality of life | 生活の質 |
| SLE | systemic lupus erythematosus | 全身性紅斑性狼瘡，全身性エリテマトーデス |
| US | ultrasonography | 超音波撮影 |

# 起立性調節障害

## ■ 病態

起立性調節障害（orthostatic dysregulation；OD）は，思春期前後の小児に多くみられ，多彩な症状を呈する自律神経の機能失調である．男児に比して女児に多い．怠惰，登校拒否などとの鑑別が必要である．

診断基準は下表の大症状3以上，大症状2と小症状1以上，または大症状1と小症状3以上があり，他の器質的疾患を除外できればODと診断する．10分間の起立負荷を行い1分ごとに脈拍数，血圧を測定する．

表　起立性調節障害の診断基準

| 大症状 | A．立ちくらみ，あるいはめまいを起こしやすい<br>B．立っていると気持ちが悪くなる，ひどくなると倒れる<br>C．入浴時，あるいは嫌なことを見聞きすると気持ちが悪くなる<br>D．少し動くと動悸あるいは息切れがする<br>E．朝なかなか起きられず，午前中調子が悪い |
|---|---|
| 小症状 | a．顔色が青白い<br>b．食欲不振<br>c．臍疝痛（強い腹痛）を時々訴える<br>d．倦怠あるいは疲れやすい<br>e．頭痛をしばしば訴える<br>f．乗り物に酔いやすい<br>g．起立試験で脈圧狭小化 16 mmHg 以上<br>h．起立試験で収縮期血圧低下 21 mmHg 以上<br>i．起立試験で脈拍数増加 1 分 21 以上<br>j．起立試験で立位心電図 T II の 0.2 mV 以上の減高，その他の変化 |

## ■ 一般的治療法

規則正しい生活が望ましい．薬物療法として，ミドドリン塩酸塩，ジヒドロエルゴタミンメシル酸塩，アメジニウムメチル硫酸塩など各種昇圧薬が，また神経調節性失神にはジソピラミドやβ遮断薬が用いられる．

## ■ 漢方薬の適応と使い方

起立性調節障害には漢方薬がよい適応である．補気剤と利水剤が用いられるが，大症状と小症状の組み合わせによって有効薬剤が選択される．通常は1週間で効果が現れるが，少なくとも1か月以上，できれば3か月以上内服するのが好ましい．

## 起立性調節障害に用いられる漢方薬

| 体力なし（虚証） | 39 苓桂朮甘湯 ☆中間証にも適応　1日量・用法 0.15 g/kg/分3　解説 p341　図 p335 |
| --- | --- |
| | （大症状3つ，あるいは大症状2つと小症状1つ以上の場合）<br>立ちくらみ，動悸，息切れ，動揺病 |
| | 37 半夏白朮天麻湯　1日量・用法 0.15 g/kg/分3　解説 p259　図 p251 |
| | 立ちくらみ，食欲不振，頭痛，動揺病，頭重感，胃弱者 |
| | 41 補中益気湯　1日量・用法 0.15 g/kg/分3　解説 p248　図 p239 |
| | （大症状3つ，あるいは大症状2つと小症状1つ以上の場合），立っていると気持ちが悪い，朝起きづらい，疲れやすい，顔色不良 |
| | 10 柴胡桂枝湯 ☆中間証にも適応　1日量・用法 0.15 g/kg/分3　解説 p236　図 p227 |
| | 腹痛，疲れやすい，頭痛，悪寒，項部痛，弱い胸脇苦満 |
| | 99 小建中湯　1日量・用法 0.15～0.3 g/kg/分3　解説 p225　図 p219 |
| | （大症状1つと小症状3つ以上の場合）動悸，腹痛，食欲不振 |

引用文献

1）森　正樹，山田一恵，阪　正和，他：起立性調節障害に対する柴胡桂枝湯の臨床応用．小児科臨床 45：1964-1974，1992
2）津留　徳：起立性調節障害に対する半夏白朮天麻湯と小建中湯の使用経験．小児科臨床 48：585-591，1995

## 本書に出てくる医薬品の略語（アルファベット順）

| | | |
| --- | --- | --- |
| ACE 阻害薬 | Angiotensin Converting Enzyme inhibitor | アンギオテンシン変換酵素阻害薬 |
| ATP | Adenosine triphosphate disodium | アデノシン三リン酸二ナトリウム |
| ARB | Angiotensin receptor blocker | アンギオテンシン受容体拮抗薬 |
| COMT 阻害薬 | Catechol-o-methyl transferase inhibitor | |
| DMARDs | Disease Modifying Anti-Rheumatic Drugs | 疾患修飾性抗リウマチ薬 |
| HMG-CoA 還元酵素阻害薬 | Hydroxy-3-methylglutaryl-Coenzyme A reductase inhibitor | |
| NSAIDs | Non-Steroidal Anti-Inflammatory Drugs | 非ステロイド系抗炎症薬 |
| PG 製剤 | Prostaglandin 製剤 | |
| PPI | Proton pump Inhibitor | プロトンポンプ阻害薬 |
| SNRI | Serotonin Noradrenaline Reuptake Inhibitor | セロトニン・ノルアドレナリン再取り込み阻害薬 |
| SSRI | Selective Serotonin Reuptake Inhibitor | 選択的セロトニン再取り込み阻害薬 |

## 疾患別 小児科系 ❸
# ウイルス感染症

### ■ 病態

小児は過去に免疫のない種々のウイルスに感染しやすく，流行する場合が多い．罹患しやすいウイルス感染症は，かぜ症候群，インフルエンザなどを除くと，発疹をきたすものが多い．一定の潜伏期後に，発熱，発疹などで発症するが，発疹の出現時期，随伴症状や臨床経過は疾患によって異なる．

### ■ 一般的治療法

ヘルペス属ウイルス感染症（水痘，単純ヘルペスウイルス感染症）にはアシクロビル，インフルエンザにはノイラミニダーゼ阻害剤が使用されるが，それ以外のウイルス感染症には，基本的な治療薬はなく，対症療法が中心である．

### ■ 漢方薬の適応と使い方

漢方薬は，発熱，倦怠感などの全身症状に対する治療が中心になる．基本的には，かぜ症候群，インフルエンザに対する治療とほぼ同様である．発熱時に漢方薬を服用すると，発熱反応が高まり，発汗した後に解熱が期待できる．疾患や体力によって発熱を反復する場合もあるが，解熱するまで数日間服用する．症状が遷延し，全身倦怠感があり食欲がないときには，補剤で体力の回復をはかる．

#### ● ウイルス感染症の初期に用いられる漢方薬

| 体力 | 漢方薬 | 1日量・用法 | 解説/図 |
|---|---|---|---|
| 体力あり（実証） | 27 麻黄湯<br>高熱，四肢の関節痛，喘鳴，咳嗽，無汗 | 0.15 g/kg/分3 | 解説 p209<br>図 p208 |
| 体力ふつう（中間証） | 1 葛根湯<br>悪寒，発熱，項背部のこわばり，無汗（実～中間証） | 0.15 g/kg/分3 | 解説 p215<br>図 p208 |
| | 19 小青竜湯<br>咳嗽，水様性喀痰，鼻汁，くしゃみ，鼻閉 | 0.18 g/kg/分3 | 解説 p217<br>図 p208 |
| 体力なし（虚証） | 45 桂枝湯<br>悪寒，発熱，しっとり汗をかいている | 0.15 g/kg/分3 | 解説 p220<br>図 p219 |
| | 70 香蘇散<br>胃腸虚弱，抑うつ傾向，食欲がない，軽度の悪寒・発熱 | 0.15 g/kg/分3 | 解説 p305<br>図 p297 |

#### ● ウイルス感染症の遷延期（回復期）に用いられる漢方薬

| 体力 | 漢方薬 | 1日量・用法 | 解説/図 |
|---|---|---|---|
| 体力ふつう（中間証） | 29 麦門冬湯 ☆虚証にも適応<br>乾性咳嗽，1～2回服用後約30分で，有効判定されれば継続 | 0.18 g/kg/分3 | 解説 p294<br>図 p292 |
| 体力なし（虚証） | 41 補中益気湯<br>四肢倦怠感，無気力，食欲不振，微熱 | 0.15 g/kg/分3 | 解説 p248<br>図 p239 |

引用文献

甲賀正聡：易感染（反復気道感染）と柴胡剤．日本小児東洋医学研究会会誌 13：71-75，1997

疾患別 小児科系 ❹

# 夜尿症

## ■ 病態

　夜尿症とは，5～6歳を過ぎても夜間睡眠中に尿を漏らす状態をいう．夜尿のみを主訴とした場合には，基礎疾患の存在する可能性は低く，機能的夜尿症として治療する．機能的夜尿症では，家族歴が比較的多い．

　夜尿症の分類は，夜間尿量が250 ml以上である多尿型，膀胱容量が200 ml以下である膀胱型，夜間尿量が多く，膀胱容量も少ない混合型に分けられる．

## ■ 一般的治療法

　夜尿症に対する生活指導として，夜間に起こさない，夕食以降の水分摂取を制限する，睡眠中の冷え性対策，排尿抑制訓練（がまん尿）が行われている．夜尿経過表に，朝の尿量やがまん尿量を毎日記載し，客観的評価を行う．

　西洋薬による治療は，主に年長児が対象になり，服薬期間と休薬期間を決めて効果を確かめながら経過をみる．多尿型には抗うつ薬，デスモプレシン酢酸塩点鼻療法が有効である．膀胱型には尿失禁治療薬が効果的である．

## ■ 漢方薬の適応と使い方

　虚弱体質のある夜尿症に対しては，漢方薬が有効な場合が多く，夜尿以外の効果（食欲不振，口渇，食後の腹痛，嘔気，便秘などの改善）も期待できる．特に西洋薬が適さない低年齢児には，漢方薬が第1選択薬になる．年長児には西洋薬をまず投与し，効果が不十分な場合に漢方薬を併用するとよい．夜尿回数が多い多尿型には，西洋薬の併用が必要である．

### ● 夜尿症に用いられる漢方薬

| | | | |
|---|---|---|---|
| 体力あり（実証） | **1** 葛根湯　☆中間証にも適応　　1日量・用法 0.15 g/kg/ 分3 | 解説 p215　図 p208 | |
| | 熟睡して寝ぼける小児 | | |
| | **55** 麻杏甘石湯　　1日量・用法 0.15 g/kg/ 分3 | 解説 p211　図 p208 | |
| | 発汗，口渇，喘息などの呼吸器症状の合併例で有効 | | |
| 体力ふつう（中間証） | **87** 六味丸　☆虚証にも適応　　1日量・用法 0.15 g/kg/ 分3 | 解説 p273　図 p264 | |
| | 幼児に適応．疲労倦怠感，喘息にも有効 | | |
| | **10** 柴胡桂枝湯　☆虚証にも適応　　1日量・用法 0.15 g/kg/ 分3 | 解説 p236　図 p227 | |
| | 腹痛，頭痛，関節痛，神経過敏，易感染児 | | |
| 体力なし（虚証） | **99** 小建中湯　　1日量・用法 0.15～0.3 g/kg/ 分3 | 解説 p225　図 p219 | |
| | 第1選択薬．虚弱体質，腹痛，便秘，日中の頻尿傾向，甘味があり小児で服用しやすい | | |
| | **26** 桂枝加竜骨牡蛎湯　　1日量・用法 0.15 g/kg/ 分3 | 解説 p222　図 p219 | |
| | 虚弱体質で，四肢の冷え，神経過敏，精神不安 | | |

## 疾患別 小児科系 ❺

# 夜泣き（夜啼症），夜驚症

### ■ 病態

　夜泣き（夜啼症）とは，寝る前は機嫌よく特に症状がなかった小児が，夜間突然泣き出し，なかなか泣き止まない状態を繰り返す現象であり，明らかな原因がみられない場合をいう．生後2〜3か月から始まり，ピークは7〜9か月で，ほぼ2歳までには終わることが多い．

　夜驚症（睡眠時驚愕症）は，小児が夜間突然大声で叫び，発汗，多呼吸，頻脈となり，おびえたように歩き回ったりする突発性の現象である．持続は数分以内と短く，翌朝患児はほとんど覚えていない．3〜10歳の男児に多い．

### ■ 一般的治療法

　夜泣きは，特に母親に心身ともに負担がかかり，睡眠不足，イライラなどで悩むことが多い．父親や家族を中心に，周囲が母児を支えることは必要である．

　夜泣きを繰り返す小児に対しては，生活管理が中心である．日常の生活リズムを崩さないようなスケジュールで行動する，昼間に過度な刺激や興奮を避ける，睡眠環境を改善するなどである．西洋薬では，特に推奨されたものはない．

　夜驚症の対策は，規則正しい生活，睡眠環境の整備，睡眠のリズムを整えることなどが基本である．

### ■ 漢方薬の適応と使い方

　夜泣き，夜驚症に対する漢方薬は有効な例が多く，単独で奏効が期待できる．両疾患とも同様の方剤で治療する．

　漢方薬の効果判定は，まず1か月間投与して，改善傾向であればそのまま継続し，ほとんど効果がみられない場合には他剤に変更する．

#### ● 夜泣き，夜驚症に用いられる漢方薬

| 体力 | 漢方薬 | 1日量・用法 | 解説／図 |
|---|---|---|---|
| 体力あり（実証） | 12 柴胡加竜骨牡蛎湯<br>心悸亢進，いらだち，寝ぼけ，夜驚症の第1選択薬 | 0.15 g/kg/分3 | 解説 p232／図 p227 |
| 体力ふつう（中間証） | 72 甘麦大棗湯　☆虚証にも適応<br>夜泣き，寝ぼけ，あくびの第1選択薬．甘味あり | 0.15 g/kg/分3 | 解説 p359／図 p357 |
| 体力ふつう（中間証） | 54 抑肝散　☆虚証にも適応<br>興奮しやすく眠りが浅い．いらだち，夜泣き | 0.15 g/kg/分3 | 解説 p246／図 p239 |
| 体力なし（虚証） | 99 小建中湯<br>腹痛，便秘．甘味あり | 0.15〜0.3 g/kg/分3 | 解説 p225／図 p219 |
| 体力なし（虚証） | 26 桂枝加竜骨牡蛎湯<br>四肢の冷え，神経過敏，精神不安 | 0.15 g/kg/分3 | 解説 p222／図 p219 |

疾患別　腎・泌尿器系 ❶

# 慢性腎疾患（糸球体腎炎・ネフローゼ症候群）

## ■ 病態

慢性糸球体腎炎は蛋白尿，血尿，高血圧，浮腫を示し，数年にわたる各種の原因による慢性持続的な炎症により腎機能障害が徐々に進行，遂には腎不全に至る疾患の総称である．ネフローゼ症候群は糸球体基底膜の透過性の病的亢進による高度の蛋白尿を原因とする疾患である．

## ■ 一般的治療法

治療の基本は，安静と塩分・蛋白質摂取の制限などの食事療法である．血圧コントロールにはARB，ACE阻害薬を中心にCa拮抗薬，利尿薬など，また増悪因子除去には経口吸着薬，高K血症に対しイオン交換樹脂，高リン血症には炭酸カルシウム製剤やセベラマー塩酸塩，貧血にはエリスロポエチン製剤などが使用される．ネフローゼ症候群などには，ステロイドや，免疫抑制薬の投与が有効とされている．

## ■ 漢方薬の適応と使い方

高度腎障害に対する適応は少ない．漢方薬はIgA腎症を中心とする軽症の慢性腎炎，ネフローゼ症候群に対する上記薬剤の副作用の軽減や無症候性蛋白尿・血尿の改善に用いられる．

### ● 慢性腎疾患に用いられる漢方薬

| 体力あり（実証） | 25 桂枝茯苓丸　☆中間証にも適応　1日量・用法 7.5 g/分3　解説 p330　図 p324 |
| | 柴苓湯と併用，のぼせ，肩こり，抗血小板作用 |
| | 12 柴胡加竜骨牡蛎湯　1日量・用法 7.5 g/分3　解説 p232　図 p227 |
| | 高血圧，イライラ，不眠，頭痛，肩こり，便秘傾向 |
| 体力ふつう（中間証） | 114 柴苓湯　1日量・用法 9.0 g/分3　解説 p235　図 p227 |
| | 第1選択薬．尿量減少，浮腫，口渇，腎保護作用 |
| | 40 猪苓湯　1日量・用法 7.5 g/分3　解説 p339　図 p335 |
| | 血尿が主体，下腹部の熱感，残尿感，尿量減少 |
| | 87 六味丸　☆虚証にも適応　1日量・用法 7.5 g/分3　解説 p273　図 p264 |
| | 小児に繁用，疲労倦怠感，口渇，夜間頻尿 |
| 体力なし（虚証） | 20 防已黄耆湯　1日量・用法 7.5 g/分3　解説 p350　図 p348 |
| | 水太り，色白，多汗，浮腫，変形性膝関節症 |
| | 41 補中益気湯　1日量・用法 7.5 g/分3　解説 p248　図 p239 |
| | 強い全身倦怠感，食欲不振，食後の嗜眠，気力低下 |
| | 7 八味地黄丸　☆中間証にも適応　1日量・用法 7.5 g/分3　解説 p271　図 p264 |
| | 腰痛，下肢の冷えとしびれ，夜間頻尿，高齢者 |

引用文献
飯島宏治，他：免疫複合体除去に対する当帰芍薬散の作用．和漢医薬学雑誌 7：284-285，1990

## 疾患別 腎・泌尿器系 ❷

# 尿路感染症（慢性膀胱炎を含む）

### ■ 病態
尿道炎，膀胱炎，腎盂腎炎などの逆行性の細菌感染である．急性腎盂腎炎では，感染が腎実質に及び，菌血症に進展することがある．

### ■ 一般的治療
急性の尿路感染症では抗菌薬の投与を行う．再発性，反復性の膀胱炎では，さらに消炎酵素剤，精神安定剤の投与や，十分な水分摂取，アルコールや香辛料の禁止などの生活指導が行われる．

### ■ 漢方薬の適応と使い方
漢方薬は急性の細菌感染によるものには適応は少ない．再発性膀胱炎などには，利水剤や清熱剤などの漢方薬が用いられることがある．

#### ● 尿路感染症に用いられる漢方薬

| | 処方 | 1日量・用法 | 解説・図 |
|---|---|---|---|
| 体力あり（実証） | **33 大黄牡丹皮湯**<br>下腹部痛，便秘，腹満，月経異常，小腹急結 | 7.5 g/分3 | 解説 p328<br>図 p324 |
| | **76 竜胆瀉肝湯**<br>排尿障害，帯下，陰部瘙痒感，掌蹠自汗 | 7.5 g/分3 | 解説 p315<br>図 p312 |
| 体力ふつう（中間証） | **40 猪苓湯**<br>第1選択薬．尿量減少，口渇，残尿感，排尿痛 | 7.5 g/分3 | 解説 p339<br>図 p335 |
| | **112 猪苓湯合四物湯**<br>猪苓湯証に出血（血尿）を伴うもの，皮膚乾燥 | 7.5 g/分3 | 解説 p340<br>図 p335 |
| | **56 五淋散** ☆虚証にも適応<br>排尿痛，排尿困難，頻尿，血尿，尿量減少，尿混濁 | 7.5 g/分3 | 解説 p316<br>図 p312 |
| | **17 五苓散**<br>口渇，尿量減少，むくみ，悪心・嘔吐，水様性下痢 | 7.5 g/分3 | 解説 p338<br>図 p335 |
| 体力なし（虚証） | **7 八味地黄丸** ☆虚証にも適応<br>排尿異常，夜間頻尿，腰痛，皮膚乾燥，浮腫，高齢者 | 7.5 g/分3 | 解説 p271<br>図 p264 |
| | **107 牛車腎気丸**<br>夜間頻尿，浮腫，下肢・腰の痛みとしびれ，高齢者 | 7.5 g/分3 | 解説 p272<br>図 p264 |
| | **111 清心蓮子飲**<br>神経過敏，神経質，胃腸虚弱，口舌乾燥感，心下痞硬 | 7.5 g/分3 | 解説 p260<br>図 p251 |

引用文献

石橋　晃：泌尿器科領域と漢方医学．TSUMURA Medical Today，領域別入門漢方医学シリーズ，2005

疾患別　腎・泌尿器系 ❸

# 尿路結石症

## ■ 病態
　男性に多く，食生活が高脂肪・高動物性蛋白摂取と豊かになり，近年急激に増加している．カルシウム結石が約8割を占め，上部尿管結石が多い．尿路の通過障害や尿路感染症，副甲状腺腫瘍などの内分泌・代謝異常などが原因のこともあるが，不明の場合が多い．時に腎機能異常や腎盂炎，敗血症を合併することがある．

## ■ 一般的治療法
　一般に10 mm以下の結石は自然排石が期待でき，運動と十分な水分摂取を行う．大きい結石に対しては体外衝撃波砕石術(ESWL)や経尿道的尿管砕石術(transurethral ureterolithotripsy；TUL)，経皮的腎砕石術(percutaneous nephrolithotripsy；PNL)，開腹による摘出術などが行われる．

## ■ 漢方薬の適応と使い方
　漢方薬は小結石の排石促進や鎮痛，結石体質の改善などに適応があり，駆瘀血剤や利水剤などが用いられる．

### ● 尿路結石に用いられる漢方薬

| 体力 | 漢方薬 | 用法 | 参照 |
|---|---|---|---|
| 体力あり（実証） | 33 大黄牡丹皮湯<br>下腹部痛，便秘，腹満，月経異常，小腹急結 | 1日量・用法 7.5 g/分3 | 解説 p328<br>図 p324 |
| | 76 竜胆瀉肝湯<br>排尿障害，帯下，陰部瘙痒感，掌蹠自汗 | 1日量・用法 7.5 g/分3 | 解説 p315<br>図 p312 |
| 体力ふつう（中間証） | 40 猪苓湯<br>第1選択薬．尿量減少，口渇，残尿感，排尿痛 | 1日量・用法 7.5 g/分3 | 解説 p339<br>図 p335 |
| | 25 桂枝茯苓丸　☆実証にも適応<br>のぼせ，頭痛，頭重，肩こり，月経異常，小腹急結 | 1日量・用法 7.5 g/分3 | 解説 p330<br>図 p324 |
| 体力なし（虚証） | 111 清心蓮子飲<br>排尿困難，精神不安，口舌乾燥感，胃腸虚弱 | 1日量・用法 7.5 g/分3 | 解説 p260<br>図 p251 |
| | 23 当帰芍薬散<br>顔色不良，下腹部痛，全身倦怠感，冷え，月経異常 | 1日量・用法 7.5 g/分3 | 解説 p332<br>図 p324 |
| 体力関係なし | 68 芍薬甘草湯<br>疝痛発作時，排出促進のため猪苓湯と併用する | 1回量・用法 頓用 2.5〜5.0 g/回 | 解説 p354<br>図 p353 |

## 疾患別 腎・泌尿器系 ❹
# 前立腺肥大症

### ■ 病態
　加齢により性ホルモンのバランスが崩れ，前立腺組織が増殖・肥大し，排尿開始時間の遅れ，残尿感，夜間頻尿，排尿困難，尿路感染症などの症状を呈する．

### ■ 一般的治療法
　$α_1$-ブロッカーやホルモン療法，経尿道的前立腺切除などの手術，尿道留置カテーテルなどが行われている．

### ■ 漢方薬の適応と使い方
　漢方では，前立腺肥大は生命力・精気が低下した腎虚によって起こり，前立腺の腫大によって骨盤内の血流が障害され，瘀血の状態になるとされている．通常，補腎剤や駆瘀血剤が用いられている．

● 前立腺肥大症に用いられる漢方薬

| | | | | |
|---|---|---|---|---|
| 体力あり（実証） | 33 大黄牡丹皮湯 | 1日量・用法 7.5 g/分3 | 解説 p328 図 p324 | |
| | 下腹部痛，便秘，腹満，発熱，腫脹，小腹急結 | | | |
| | 76 竜胆瀉肝湯 | 1日量・用法 7.5 g/分3 | 解説 p315 図 p312 | |
| | 炎症，排尿障害，陰部瘙痒感，掌蹠自汗 | | | |
| 体力ふつう（中間証） | 87 六味丸　☆虚証にも適応 | 1日量・用法 7.5 g/分3 | 解説 p273 図 p264 | |
| | 排尿困難，夜間頻尿，皮膚乾燥，手足のほてり | | | |
| | 40 猪苓湯 | 1日量・用法 7.5 g/分3 | 解説 p339 図 p335 | |
| | 標準的方剤，尿量減少，口渇，残尿感，排尿痛 | | | |
| | 112 猪苓湯合四物湯 | 1日量・用法 7.5 g/分3 | 解説 p340 図 p335 | |
| | 猪苓湯証に出血（血尿）を伴うもの，皮膚乾燥 | | | |
| 体力なし（虚証） | 7 八味地黄丸　☆中間証にも適応 | 1日量・用法 7.5 g/分3 | 解説 p271 図 p264 | |
| | 第1選択薬．夜間頻尿，腰痛，皮膚乾燥，高齢者 | | | |
| | 107 牛車腎気丸 | 1日量・用法 7.5 g/分3 | 解説 p272 図 p264 | |
| | 八味地黄丸よりも夜間頻尿がひどい場合 | | | |
| | 111 清心蓮子飲 | 1日量・用法 7.5 g/分3 | 解説 p260 図 p251 | |
| | 神経過敏，胃腸虚弱，口舌乾燥感，心下痞硬 | | | |

疾患別 腎・泌尿器系 ❺

# 男性更年期障害

## ■ 病態
男性更年期障害は，加齢による男性ホルモンの部分的欠乏に起因した精神・神経症状，性機能低下などの諸症状を呈する場合をいう．

## ■ 一般的治療法
男性ホルモン補充療法は，保険適用がないことや，前立腺癌発生促進などの問題があるとされている．精神・神経症状には，自律神経調節の目的で運動療法やリラクゼーション，抗うつ薬などが用いられる．

## ■ 漢方薬の適応と使い方
漢方では，腎虚，気虚，瘀血，さらに基礎体力の低下から消化吸収機能，免疫機能，精神活動などが低下する脾虚の状態と考えられ，補腎剤や補気剤などが用いられている．

### ● 男性更年期障害に用いられる漢方薬

| | 漢方薬 | 1日量・用法 | 解説/図 |
|---|---|---|---|
| 体力あり（実証） | 12 柴胡加竜骨牡蛎湯<br>勃起障害，精神不安，不眠，動悸，便秘，胸脇苦満 | 7.5 g/分3 | p232<br>p227 |
| 体力ふつう（中間証） | 16 半夏厚朴湯　☆虚証にも適応<br>気うつ，抑うつ，咽喉頭異常感，めまい | 7.5 g/分3 | p300<br>p297 |
| 体力なし（虚証） | 7 八味地黄丸　☆中間証にも適応<br>第1選択薬，勃起障害，下半身脱力感，夜間頻尿 | 7.5 g/分3 | p271<br>p264 |
| | 26 桂枝加竜骨牡蛎湯<br>勃起障害，神経過敏，易疲労感，手足の冷え，動悸 | 7.5 g/分3 | p222<br>p219 |
| | 41 補中益気湯<br>気力低下，勃起障害，神経過敏，食欲不振，微熱 | 7.5 g/分3 | p248<br>p239 |
| | 48 十全大補湯<br>貧血，気力低下，皮膚乾燥，寝汗，全身倦怠感 | 7.5 g/分3 | p262<br>p251 |
| | 83 抑肝散加陳皮半夏<br>不眠，イライラ，易興奮性，腹部大動脈の拍動 | 7.5 g/分3 | p247<br>p239 |
| | 107 牛車腎気丸<br>夜間頻尿，浮腫，下肢・腰の痛みとしびれ，高齢者 | 7.5 g/分3 | p272<br>p264 |

引用文献
石橋　晃：泌尿器科領域と漢方医学．TSUMURA Medical Today，領域別入門漢方医学シリーズ，2005

## 疾患別　腎・泌尿器系 ❻
# 男性不妊症

### ■ 病態
　妊娠を希望する生殖年齢の男女が，一定期間（一般には2年）避妊せずに性生活を行うが妊娠が成立しない場合を不妊症という．不妊の原因が男性にある場合を男性不妊症という．男性不妊症の原因は70～90％が造精機能障害であり，精巣における精原細胞から精子形成に至る過程，または精子が成熟する過程に何らかの障害がある．ほかに精路通過障害，副性器障害，性機能障害などがある．

### ■ 一般的治療法
　男性の妊孕能（にょうようのう）（受精能）回復を目的とした薬物療法と手術療法，妊孕能の低い配偶子（精子）による妊娠を目的にした生殖補助医療技術（assisted reproductive technique；ART）の3種類に大別される．造精機能障害には性腺刺激ホルモン・男性ホルモン・抗エストロゲン製剤などのホルモン剤の投与，ビタミン剤やカリクレインなどの薬物療法を試みる．手術療法には造精機能の回復を目的に精索静脈瘤に対する手術，精路通過障害に対して精路再建手術などがある．男性不妊症の薬物療法や手術療法の効果は限られ，近年は人工授精や体外受精・顕微授精などの配偶子操作によるARTが治療の中心となっている．

### ■ 漢方薬の適応と使い方
　漢方薬は主に軽度～中等度の造精機能障害に限って用いられるが，効果不十分であれば速やかにARTを考慮する．

#### ● 男性不妊症に用いられる漢方薬

| | 処方 | 1日量・用法 | 解説・図 |
|---|---|---|---|
| **体力ふつう**<br>（中間証） | **24 加味逍遙散** ☆虚証にも適応<br>めまい，動悸，不眠，不安，抑うつ，冷え・のぼせ | 7.5 g/分3 | 解説 p243<br>図 p239 |
| | **87 六味丸** ☆虚証にも適応<br>八味地黄丸，牛車腎気丸でのぼせ，ほてり，冷えはない | 7.5 g/分3 | 解説 p273<br>図 p264 |
| **体力なし**<br>（虚証） | **7 八味地黄丸** ☆中間証にも適応<br>第1選択薬．冷え，頻尿，残尿，腰痛，腎虚 | 7.5 g/分3 | 解説 p271<br>図 p264 |
| | **41 補中益気湯**<br>胃弱者の第1選択薬．疲労倦怠，食欲不振 | 7.5 g/分3 | 解説 p248<br>図 p239 |
| | **107 牛車腎気丸**<br>浮腫，排尿異常，冷え，倦怠，下肢痛 | 7.5 g/分3 | 解説 p272<br>図 p264 |

疾患別　腎・泌尿器系 ❼

# 尿路不定愁訴

## ■ 病態
泌尿器科的愁訴を呈するにもかかわらず，検査などで明らかな病変を認めないものや，尿路症状以外の不特定の愁訴を訴えるもので，頻尿，排尿痛，残尿感，下腹部不快感，会陰部痛などの症状が含まれる．

## ■ 一般的治療法
膀胱水圧拡張療法，膀胱内薬物注入療法，三環系抗うつ薬などの薬物療法が行われる．精神神経科的要素が強い場合には，行動療法，緊張の緩和療法なども試みられている．

## ■ 漢方薬の適応と使い方
尿路系に器質的所見がみられない症例では，漢方薬がよい適応になる．効果発現までには長期間の服用が必要な場合が多い．方剤は炎症性疾患の有無，自律神経症状，生理周期などとの関連をみながら選択する．

### ● 尿路不定愁訴に用いられる漢方薬

| 体力 | 方剤 | 1日量・用法 | 参照 |
|---|---|---|---|
| 体力あり（実証） | 76 竜胆瀉肝湯<br>炎症性疾患，排尿痛，頻尿，陰部瘙痒感 | 7.5 g/分3 | 解説 p315<br>図 p312 |
| 体力ふつう（中間証） | 40 猪苓湯<br>尿量減少，残尿感，頻尿，血尿，口渇 | 7.5 g/分3 | 解説 p339<br>図 p335 |
| | 112 猪苓湯合四物湯<br>排尿障害，下肢・下腹部の冷え，貧血，皮膚乾燥 | 7.5 g/分3 | 解説 p340<br>図 p335 |
| 体力なし（虚証） | 111 清心蓮子飲<br>神経質，胃腸虚弱で八味地黄丸が不適のとき | 7.5 g/分3 | 解説 p260<br>図 p251 |
| | 56 五淋散　☆中間証にも適応<br>慢性に経過した炎症性疾患，頻尿，残尿感，排尿痛 | 7.5 g/分3 | 解説 p316<br>図 p312 |
| | 7 八味地黄丸　☆中間証にも適応<br>慢性的な頻尿・残尿感，夜間頻尿，冷え，高齢者 | 7.5 g/分3 | 解説 p271<br>図 p264 |
| | 107 牛車腎気丸<br>下肢痛，しびれ，夜間頻尿，腰痛，冷え，高齢者 | 7.5 g/分3 | 解説 p272<br>図 p264 |
| | 23 当帰芍薬散<br>冷え症，全身倦怠感，頭痛，めまい，月経異常 | 7.5 g/分3 | 解説 p332<br>図 p324 |
| 体力に関係なし | 68 芍薬甘草湯<br>腹部の疝痛，急激に起きるけいれん性疼痛 | 頓用 2.5〜5.0 g/回 | 解説 p354<br>図 p353 |

## 疾患別 外科系 ❶
# 腸閉塞（イレウス）

### ■ 病態

　腸閉塞は，開腹術後の癒着・屈曲やヘルニア嵌頓，癌性腹膜炎，大腸癌，腸管軸捻症などの原因による腸管の機械的閉塞や，開腹術後の生理的腸管麻痺や腹膜炎などによる腸管麻痺によって，腸管内容の肛門側への輸送が中断，または障害された病態である．

　機械的閉塞では，entero-systemic cycle の破綻，閉塞部口側腸管内での吸収障害と分泌亢進によって腸管内腔への液体とガスの貯留が増大し，「排ガス・排便の停止」，「嘔気・嘔吐」，「腹痛」のイレウス三徴が出現する．機械的イレウスは，閉塞部位によって小腸イレウスと大腸イレウス，腸管膜の絞扼の有無によって絞扼性イレウスと単純性イレウスとに分類される．

### ■ 一般的治療法

　絞扼性イレウスでは，緊急手術が必要である．小腸単純性イレウスでは絶食，腸管減圧などの保存的治療を行い，消化管造影検査や減圧管の排液量などによって手術適応の有無と手術時期を判定する．

　大腸癌による大腸イレウスでは，重篤な閉塞性腸炎を合併する危険性があり，緊急手術で腸管減圧術を行うことが重要である．一般的に，右側結腸癌によるイレウスでは拡張腸管の減圧とともに癌の根治術が一期的に行われる．左側結腸癌や直腸癌による場合には，人工肛門を造設し二期的に根治術が行われる．

　麻痺性イレウスでは，基礎疾患の治療を優先する．

### ■ 漢方薬の適応と使い方

　開腹術後早期の麻痺性イレウスや，開腹術後の癒着に起因すると考えられる単純性不全イレウスなどには，温補剤などが有用とされ繁用されている．

#### ● 腸閉塞に用いられる漢方薬

| 体力なし（虚証） | 99 小建中湯 | 1日量・用法 7.5～15 g/分3 | 解説 p225 図 p219 |
|---|---|---|---|
| | 主に再発予防．胃腸虚弱，腹痛 | | |
| 体力に関係なし | 100 大建中湯 | 1日量・用法 7.5～15 g/分3 時に頓服 5 g/回 | 解説 p255 図 p251 |
| | 第1選択薬．経口または経管（エキス顆粒を白湯で溶かし，ロングチューブから閉塞部近傍に，30分間のクランプ）投与 | | |
| | 134 桂枝加芍薬大黄湯 | 1日量・用法 7.5 g/分3 | 解説 p223 図 p219 |
| | 主に再発予防．便秘傾向，腹直筋の緊張 | | |

引用文献
1）Shibata C, et al：The herbal medicine Dai-Kenchu-Tou stimulates upper gut motility through cholinegic ad 5-hydroxyptamine 3 receptors in conscious dogs. Surgery 126：918-924, 1999
2）Kono T, et al：Colonic vascular conductance increased by Daikenchuto via calcitonin gene-related peptide and receptor-activity modifying protein. J Surg Res 150：78-84, 2008

疾患別 外科系 ❷

# 痔疾患

## ■ 病態

痔は肛門疾患の総称で，痔核，裂肛，肛門周囲膿瘍，痔瘻などがある．痔核は逆流弁を欠く痔静脈のうっ血によって，排便時の肛門周囲の違和感，疼痛，出血，脱肛などの症状をきたす疾患である．裂肛は肛門皮膚の慢性裂傷である．肛門周囲膿瘍は肛門腺から感染し肛門周囲に膿瘍を形成したものであるが，肛門腺に限らず，便の通り道に傷や凹部などの細菌の進入路があれば肛門周囲膿瘍が発生する．痔瘻は肛門周囲膿瘍が肛門周囲の皮膚に自潰・開口したものである．

## ■ 一般的治療法

痔核や裂肛には，便秘・下痢の防止，怒責などの排便習慣の改善，坐薬や軟膏による保存的治療を行う．日常生活に支障をきたすような疼痛や高度な出血，脱肛に対しては，手術療法が行われる．肛門周囲膿瘍は切開が基本であるが，感染源となった肛門腺が確認された場合には，同部も切開・開放する．痔瘻に対しては，細菌の進入路の処置と病変の除去，ドレナージからなる根治術が行われる．

## ■ 漢方薬の適応と使い方

一般に，痔核と裂肛に漢方薬の適応があり，痔核は瘀血の状態と考えられ，駆瘀血剤が多く用いられている．

### ● 痔疾患に用いられる漢方薬

| 体力区分 | 番号・漢方薬 | 1日量・用法 | 解説・図 |
|---|---|---|---|
| 体力あり（実証） | 33 大黄牡丹皮湯<br>強い炎症を伴う肛門痛，排便痛，頑固な便秘 | 7.5 g/分3 | 解説 p328<br>図 p324 |
| | 113 三黄瀉心湯<br>痔出血，便秘，のぼせ，耳鳴，頭痛，精神不安 | 7.5 g/分3 | 解説 p280<br>図 p279 |
| 体力ふつう（中間証） | 3 乙字湯 ☆実証にも適応<br>中間証の代表的方剤．肛門痛，出血，残便感 | 7.5 g/分3 | 解説 p242<br>図 p239 |
| | 25 桂枝茯苓丸 ☆実証にも適応<br>軽症の痔，小腹急結（下腹部抵抗・圧痛），更年期障害 | 7.5 g/分3 | 解説 p330<br>図 p324 |
| | 77 芎帰膠艾湯 ☆虚証にも適応<br>痔出血，貧血，顔色不良，手足の冷え | 9.0 g/分3 | 解説 p267<br>図 p264 |
| 体力なし（虚証） | 41 補中益気湯<br>脱肛の第1選択薬．気力低下，易疲労，食欲不振 | 7.5 g/分3 | 解説 p248<br>図 p239 |
| 外用剤 | 501 紫雲膏<br>外痔核，肛門痛，乳幼児の肛門裂傷，創傷治癒促進 | 外用剤 | （本書では解説していません） |

引用文献

辻　順行，他：痔瘻術後の再発を考える―Ⅱ．痔瘻術式別再発機序について．日本大腸肛門病会誌 62：850-856, 2009

疾患別　外科系 ❸

# 癌術後の体力・免疫力低下

### ■ 病態
　癌は複数の基礎疾患をかかえる高齢者に多く，また癌病巣を取り除く手術侵襲自体が癌を抑える免疫の働きを障害するとされている．したがって，一般的に術後には体力，免疫能，自然治癒力が低下する．

### ■ 一般的治療法
　術後の体力低下には，十分な睡眠と休養，バランスがとれた食事療法が不可欠である．免疫力低下には，菌体成分（BCG生菌，OK-432など），植物多糖体（クレスチン，レンチナンなど）などの非特異的な免疫賦活剤（biological response modifier；BRM）が抗癌剤とともに用いられる場合がある．

### ■ 漢方薬の適応と使い方
　補気剤や補血剤，補腎剤などの補剤が術後の体力回復に適応とされている．免疫賦活を期待できる方剤も多く知られている．

#### ● 術後の体力低下に用いられる漢方薬

| 体力区分 | 方剤 | 1日量・用法 | 解説・図 |
|---|---|---|---|
| 体力ふつう（中間証） | **9 小柴胡湯**<br>食欲不振，口中不快，免疫賦活，肝障害予防 | 7.5 g/分3 | 解説 p229<br>図 p227 |
| 体力なし（虚証） | **48 十全大補湯**<br>疲労衰弱，貧血，顔色不良，皮膚乾燥，免疫賦活 | 7.5 g/分3 | 解説 p262<br>図 p251 |
| | **41 補中益気湯**<br>気力低下，食欲不振，四肢倦怠感，微熱，免疫賦活 | 7.5 g/分3 | 解説 p248<br>図 p239 |
| | **108 人参養栄湯**<br>疲労衰弱，食欲不振，不眠，精神症状，咳嗽 | 9.0 g/分3 | 解説 p270<br>図 p264 |
| | **75 四君子湯**<br>食欲不振，全身倦怠感，気力低下，食後の眠気 | 7.5 g/分3 | 解説 p256<br>図 p251 |
| | **7 八味地黄丸**　☆中間証にも適応<br>代表的補腎剤，疲労倦怠感，足腰の冷え，高齢者 | 7.5 g/分3 | 解説 p271<br>図 p264 |
| | **32 人参湯**<br>全身状態不良，食欲低下，慢性下痢，手足の冷え | 7.5 g/分3 | 解説 p253<br>図 p251 |
| | **137 加味帰脾湯**<br>貧血，吐血，下血，鼻出血，不眠，神経不安，虚弱体質 | 7.5 g/分3 | 解説 p250<br>図 p239 |

疾患別 外科系 ❹

# 癌治療に伴う副作用

## ■ 病態
癌治療に伴う副作用には，術後の消化管症状や抗癌剤，放射線治療による副作用などがある．

## ■ 一般的治療法
抗癌剤による骨髄抑制に対してG-CSF（granulocyte-colony stimulating factor）製剤が，嘔吐に対して5-HT$_3$受容体拮抗薬が有効であるが，その他の副作用に対して有効な治療法は少ない．

## ■ 漢方薬の適応と使い方
術後の消化機能や抗癌剤の副作用などを改善させるのに有用とされている方剤は多く，癌治療と併用するのがよいとされている．

### ● 癌治療に伴う副作用に用いられる漢方薬

| 体力区分 | 方剤 | 用法・用量 | 解説/図 |
|---|---|---|---|
| 体力ふつう（中間証） | 14 半夏瀉心湯　　　　　　　　1日量・用法 7.5 g/分3<br>イリノテカン塩酸塩（CTP-11）による下痢 | | 解説 p282<br>図 p279 |
| | 7 八味地黄丸　☆虚証にも適応　1日量・用法 7.5 g/分3<br>直腸癌術後の排尿障害 | | 解説 p271<br>図 p264 |
| | 54 抑肝散　☆虚証にも適応　　1日量・用法 7.5 g/分3<br>オピオイド使用時のせん妄，術後せん妄，抑うつ | | 解説 p246<br>図 p239 |
| | 114 柴苓湯　　　　　　　　　　1日量・用法 9.0 g/分3<br>CDDPによる腎障害，リンパ浮腫，放射線治療後の尿道刺激症状 | | 解説 p235<br>図 p227 |
| | 25 桂枝茯苓丸　☆実証にも適応　1日量・用法 7.5 g/分3<br>女性ホルモン療法による更年期様症状 | | 解説 p330<br>図 p324 |
| 体力なし（虚証） | 43 六君子湯　☆中間証にも適応　1日量・用法 7.5 g/分3<br>CDDPによる食欲不振，胃切除後の食欲不振 | | 解説 p257<br>図 p251 |
| | 48 十全大補湯　　　　　　　　1日量・用法 7.5 g/分3<br>貧血，骨髄抑制，全身倦怠感，皮膚乾燥 | | 解説 p262<br>図 p251 |
| | 41 補中益気湯　　　　　　　　1日量・用法 7.5 g/分3<br>気力低下，食欲不振，四肢倦怠感，微熱，免疫賦活 | | 解説 p248<br>図 p239 |
| | 107 牛車腎気丸　　　　　　　　1日量・用法 7.5 g/分3<br>パクリタキセルやオキサリプラチンによる末梢神経障害，しびれ | | 解説 p272<br>図 p264 |
| | 30 真武湯　　　　　　　　　　1日量・用法 7.5 g/分3<br>下部消化管術後の下痢，足の冷え，めまい，動悸 | | 解説 p276<br>図 p274 |
| 体力に関係なし | 68 芍薬甘草湯　　　　　　1回量・用法 頓用 2.5～5.0 g/回<br>パクリタキセルによる筋肉・関節痛 | | 解説 p354<br>図 p353 |

引用文献
Takeda H, et al：Rikkunshitou, an herbalmedicine, suppresses cisplatin-induced anorexia in rats via 5-HT2 receptor antagonism. Gastroenterol 134：2004-2013, 2008

## 疾患別 産婦人科系 ❶

# 月経異常（月経不順）

### ■ 病態
　月経とは，約1か月の間隔で起こり限られた日数で自然に止まる子宮内膜からの出血をいう．周期が25日未満を頻発月経，39日以上3か月未満を希発月経，3か月以上ないものを無月経とする．正常な経血量は20〜140 mLとされ，これよりも多ければ過多月経，少なければ過少月経とする．

### ■ 一般的治療法
　月経異常は原因疾患の治療を優先するが，原因疾患がない場合には挙児希望の有無により治療は異なる．希望があれば不妊症の排卵障害に準じ，なければエストロゲン・プロゲステロンの合剤投与やKaufmann療法が行われる．高プロラクチン血症を伴う場合にはブロモクリプチンが用いられる．

### ■ 漢方薬の適応と使い方
　月経異常の病態は古来"血の道"と称し，駆瘀血剤などの方剤がよい適応とされている．

#### ● 月経不順に用いられる漢方薬

| 体力 | No. | 漢方薬 | 備考 | 1日量・用法 | 解説 | 図 |
|---|---|---|---|---|---|---|
| 体力あり（実証） | 25 | 桂枝茯苓丸 | ☆中間証にも適応 | 7.5 g/分3 | p330 | p324 |
| | | 黄体期ののぼせ，頭痛，頭重，肩こり，腰痛 | | | | |
| | 61 | 桃核承気湯 | | 7.5 g/分3 | p327 | p324 |
| | | 黄体期ののぼせ，めまい，便秘，頭痛，不眠，不安 | | | | |
| | 105 | 通導散 | | 7.5 g/分3 | p329 | p324 |
| | | 便秘，頭痛，めまい，のぼせ，不眠，不安，耳鳴 | | | | |
| | 113 | 三黄瀉心湯 | | 7.5 g/分3 | p280 | p279 |
| | | 不正出血，便秘，のぼせ，不眠，不安，顔面紅潮 | | | | |
| 体力ふつう（中間証） | 24 | 加味逍遙散 | ☆虚証にも適応 | 7.5 g/分3 | p243 | p239 |
| | | 頭痛，肩こり，不眠，不安，動悸，冷え・のぼせ | | | | |
| | 57 | 温清飲 | | 7.5 g/分3 | p321 | p312 |
| | | 皮膚色不良，皮膚乾燥，冷え・のぼせ，不眠，不安 | | | | |
| 体力なし（虚証） | 23 | 当帰芍薬散 | | 7.5 g/分3 | p332 | p324 |
| | | 冷え，貧血，顔面蒼白，頭痛，肩こり，めまい | | | | |
| | 106 | 温経湯 | | 7.5 g/分3 | p333 | p324 |
| | | 手掌のほてり，冷え・のぼせ，肌荒れ，口唇乾燥 | | | | |
| | 71 | 四物湯 | | 7.5 g/分3 | p266 | p264 |
| | | 過多月経，不正出血，貧血，皮膚乾燥，冷え | | | | |
| 体力に関係なし | 68 | 芍薬甘草湯 | | 7.5 g/分3 | p354 | p353 |
| | | 高プロラクチン血症や高アンドロゲン血症を伴う月経異常 | | | | |

疾患別　産婦人科系 ❷

# 月経困難症と月経前症候群

## ■ 病態

　生活に支障があり治療が必要な月経期間中の下腹部痛・腰痛などの病的症状を月経困難症という．頭痛・嘔気・食欲不振・イライラ・抑うつなどを伴う．一方，月経前症候群では月経3〜10日前の黄体期に精神症状（イライラ・抑うつ・不安・易興奮性など）や身体症状（頭痛・乳房痛・腹部膨満・四肢の浮腫など）をきたし，月経開始とともに軽減・消失する．

## ■ 一般的治療法

　器質的疾患のない機能性月経困難症ではNSAIDsや経口避妊薬が使用される．器質的疾患を伴う続発性月経困難症では，原疾患の治療を優先する．月経前症候群では，水分・塩分制限，運動など黄体期生活指導が重要となる．エストロゲン・プロゲステロン合剤，抗不安薬，利尿薬などが用いられる．

## ■ 漢方薬の適応と使い方

　機能的月経困難症・月経前症候群は，駆瘀血剤を中心とした方剤がよい適応となる．

### ● 月経困難症・月経前症候群に用いられる漢方薬

| 体力区分 | 漢方薬 | 1日量・用法 | 解説・図 |
|---|---|---|---|
| 体力あり（実証） | 61 桃核承気湯<br>基本方剤．黄体期ののぼせ，めまい，便秘，頭痛，不安，不眠 | 7.5 g/分3 | 解説 p327<br>図 p324 |
| | 25 桂枝茯苓丸　☆中間証にも適応<br>機能性月経困難症，黄体期ののぼせ，頭痛，肩こり | 7.5 g/分3 | 解説 p330<br>図 p324 |
| 体力ふつう（中間証） | 24 加味逍遙散　☆虚証にも適応<br>機能性月経困難症，易疲労性，不定愁訴 | 7.5 g/分3 | 解説 p243<br>図 p239 |
| | 63 五積散　☆虚証にも適応<br>月経痛に他剤と併用，冷え・のぼせ，頭痛，肩こり，腰痛 | 7.5 g/分3 | 解説 p303<br>図 p297 |
| 体力なし（虚証） | 23 当帰芍薬散<br>機能性月経困難症，虚弱体質，冷え，頭痛，肩こり，貧血 | 7.5 g/分3 | 解説 p332<br>図 p324 |
| | 106 温経湯<br>機能性月経困難症，手掌のほてり，冷え・のぼせ，口唇乾燥 | 7.5 g/分3 | 解説 p333<br>図 p324 |
| 体力に関係なし | 68 芍薬甘草湯<br>激しい疼痛に他剤と併用 | 頓用 2.5〜5.0 g/回 | 解説 p354<br>図 p353 |

## 疾患別 産婦人科系 ❸
# 不妊症

### ■ 病態

　妊娠を希望する生殖年齢の男女が一定期間（一般には2年）避妊せずに性生活を営むにもかかわらず妊娠が成立しない場合を不妊症という．全夫婦の約10％が不妊症とされ，原因が女性側にあるものが50％，男性側にあるものが25％，両性にあるものが25％といわれている．

　女性側の原因には，排卵因子（内分泌異常），卵管因子（骨盤内癒着を含む），子宮因子（着床因子），腟・頸管因子（形態，免疫因子：精子の子宮内への進入障害），子宮内膜症，その他（染色体異常や原因不明のもの）などがある．排卵因子と卵管・腹膜因子が最も多い．

### ■ 一般的治療法

　不妊症の治療は原因により異なる．排卵障害にはクロミフェン療法・ゴナドトロピン療法による排卵誘発，高プロラクチン血症にはブロモクリプチン療法を行う．卵管性不妊には卵管通水法や卵管形成術を試みるが成功率は高くないため，体外受精・胚移植（IVF-ET）が近年広く施行されている．子宮性不妊のうち子宮筋腫には筋腫核出術，子宮奇形には子宮形成術，アッシャーマン症候群には子宮鏡下内膜癒着剥離術が行われる．頸管性不妊やその他の原因不明の不妊には人工授精，IVF-ETなどの生殖補助医療が積極的に行われるようになった．

### ■ 漢方薬の適応と使い方

　適応となる不妊症は冷え症，虚弱体質による例が多い．長期服用により不妊症が治癒することが報告されている．

#### ● 不妊症に用いられる漢方薬

| 体力区分 | 漢方薬 | 1日量・用法 | 解説・図 |
|---|---|---|---|
| 体力あり（実証） | 25 桂枝茯苓丸　☆中間証にも適応<br>子宮・付属器の炎症，のぼせ，頭痛，肩こり | 7.5 g/分3 | 解説 p330<br>図 p324 |
| 体力ふつう（中間証） | 24 加味逍遙散　☆虚証にも適応<br>易疲労性，抑うつ，不眠，不安，冷え・のぼせ<br>☆排卵誘発作用 | 7.5 g/分3 | 解説 p243<br>図 p239 |
| 体力なし（虚証） | 23 当帰芍薬散<br>第1選択薬．冷え，下腹部痛，貧血，頭痛，肩こり，めまい | 7.5 g/分3 | 解説 p332<br>図 p324 |
| | 106 温経湯<br>手掌のほてり，冷え・のぼせ，肌荒れ<br>☆排卵誘発，安胎作用 | 7.5 g/分3 | 解説 p333<br>図 p324 |
| 体力に関係なし | 68 芍薬甘草湯<br>高プロラクチン血症や高アンドロゲン血症を伴う排卵障害 | 7.5 g/分3 | 解説 p354<br>図 p353 |

疾患別 産婦人科系 ❹

# 不育症・習慣性流産

## ■ 病態
　妊娠はするが流産・子宮内胎児死亡を繰り返して生児が得られない状態を不育症という．一般に自然流産は全妊娠の約10～15％，2回連続流産は約3％，3回連続流産は約1.8％にみられる．3回以上連続する流産は何らかの原因が潜在する可能性があり習慣性流産とよぶ．不育症・習慣性流産の原因は多岐にわたり，夫婦または胎児の染色体異常，子宮の形態異常，子宮頸管無力症，黄体機能不全や糖尿病・甲状腺機能異常などの内分泌異常や自己免疫異常，子宮頸管局所の感染，母児間の免疫失調などが知られているが，その50％以上は原因が不明である．

## ■ 一般的治療法
　不育症・習慣性流産の治療は，その原因により異なる．子宮の形態異常には子宮形成術，子宮頸管無力症には妊娠初期に予防的子宮頸管縫縮術，黄体機能不全にはhCG製剤や黄体ホルモン製剤の投与，糖尿病・甲状腺機能異常には原疾患の治療，子宮局所の感染に対しては妊娠初期からの腟洗浄や抗菌薬投与などが行われる．夫婦の染色体異常では，遺伝相談や，新しい遺伝子診断・治療に期待する．抗リン脂質抗体症候群にはステロイドによる免疫抑制療法と低用量アスピリンによる抗血小板療法を行う．母児間の免疫失調には夫のリンパ球を用いてリンパ球療法を行うことがある．

## ■ 漢方薬の適応と使い方
　不育症・習慣性流産には安胎作用のある補血剤が頻用され，妊娠前から出産まで服用されている．また，ステロイド類似作用を有する方剤の有用性が評価されている．構成生薬の違いから効果が異なるとの報告（蒼朮柴苓湯無効例に対するクラシエ製の白朮柴苓湯有効例など）もある．

### ● 不育症・習慣性流産に用いられる漢方薬

| 体力ふつう（中間証） | 114 柴苓湯　1日量・用法 9.0 g/分3　解説 p235　図 p227 |
|---|---|
| | 抗リン脂質抗体症候群<br>☆ステロイド類似作用 |
| 体力なし（虚証） | 23 当帰芍薬散　1日量・用法 7.5 g/分3　解説 p332　図 p324 |
| | 下腹部痛，手足の冷え，貧血，顔面蒼白，易疲労感 |
| | 106 温経湯　1日量・用法 7.5 g/分3　解説 p333　図 p324 |
| | 下腹部痛，出血，手掌のほてり，冷え，口唇乾燥 |
| | 71 四物湯　1日量・用法 7.5 g/分3　解説 p266　図 p264 |
| | 性器出血，皮膚乾燥，動悸，不眠，便秘傾向 |

引用文献
假野隆司，清水正彦：蒼朮柴苓湯無効自己免疫異常不育症に対する白朮柴苓湯療法．phil漢方特集号．2008．pp2-7

## 疾患別　産婦人科系 ❺
# 妊娠悪阻

### ■ 病態

"つわり"が生理的な範囲を超えて悪化し，著しい嘔吐により脱水・電解質異常・栄養障害となり全身状態が障害された状態を妊娠悪阻という．全妊婦の約1％にみられる．

### ■ 一般的治療法

入院安静とし精神的・肉体的な不安を除く．これだけで軽快する精神的因子が強い例もある．脱水・アシドーシスには5～10％のブドウ糖液などを1日1,000～2,000 mL，十分に補液する．妊娠悪阻からビタミン$B_1$欠乏によるWernicke脳症の発症が知られており，ビタミン剤の投与も必要となる．重症例，長期化例には中心静脈栄養を考慮する．制吐剤は胎児への影響から必要最小限とする．全身状態が悪化し，妊娠継続が母体の健康を著しく脅かす場合は人工妊娠中絶を考慮することもある．

### ■ 漢方薬の適応と使い方

重症例は適切な薬物療法・輸液療法が必要で漢方療法の対象とはならない．漢方薬は比較的軽症例に限られ，利水剤と鎮吐剤が用いられる．悪心・嘔吐があるときは，湯に溶き冷ました後，頻回に冷服するとよい．症状の軽い早期から服用すると効果的である．大黄，芒硝，紅花，桃仁，牡丹皮，牛膝，附子などの生薬を含む方剤は使用を避ける．

#### ● 妊娠悪阻に用いられる漢方薬

| 体力 | 番号 | 方剤名 | 備考 | 1日量・用法 | 解説/図 |
|---|---|---|---|---|---|
| 体力ふつう（中間証） | 21 | 小半夏加茯苓湯 | ☆虚証にも適応 | 7.5 g/分3 | 解説 p344／図 p343 |
| | | 第1選択薬．悪心，少量頻回嘔吐，軽い口渇，尿量減少 | | | |
| | 17 | 五苓散 | | 7.5 g/分3 | 解説 p338／図 p335 |
| | | 嘔吐，口渇，尿量減少，頭痛，めまい，浮腫，利水剤 | | | |
| | 81 | 二陳湯 | ☆虚証にも適応 | 7.5 g/分3 | 解説 p345／図 p343 |
| | | 悪心・嘔吐，胃部不快感，めまい，頭痛 | | | |
| | 116 | 茯苓飲合半夏厚朴湯 | ☆虚証にも適応 | 7.5 g/分3 | 解説 p346／図 p343 |
| | | 悪心，胸やけ，咽喉頭異常感，めまい，抑うつ | | | |
| 体力なし（虚証） | 16 | 半夏厚朴湯 | ☆中間証にも適応 | 7.5 g/分3 | 解説 p300／図 p297 |
| | | 精神不安，動悸，喉のつかえ，顔色不良 | | | |
| | 32 | 人参湯 | | 7.5 g/分3 | 解説 p253／図 p251 |
| | | 嘔気，嘔吐，食欲不振，冷え，水様性下痢，胃内停水 | | | |

疾患別 産婦人科系 ❻

# 切迫流・早産

## ■ 病態

　胎児（胎芽）が生存可能な状態になるまで発育することなく妊娠が中断されることを流産といい，わが国では妊娠22週未満の妊娠中絶をさす．妊娠12週未満の流産を早期流産，12週以降22週未満の流産を後期流産という．子宮収縮や性器出血を認めるが，子宮口は未開大で胎児（胎芽）は排出されず妊娠継続の可能性がある場合を切迫流産という．全妊娠の約20％に妊娠初期の出血を認めるが，多くは妊娠継続可能である．

　妊娠22〜37週の分娩を早産という．子宮収縮，性器出血，子宮頸管の開大・展退など早産の可能性が高い状態を切迫早産という．

## ■ 一般的治療法

　切迫流産は原則として安静を保つ以外には有効な治療法はない．早期流産の90％以上は染色体異常など胎児側の要因があり，予防・治療は難しい．妊娠16週以降の子宮収縮にはリトドリン塩酸塩を考慮する．後期流産・早産の原因が子宮頸管無力症では子宮頸管縫縮術を施行する．

　切迫早産は安静を保ち，リトドリン塩酸塩・硫酸マグネシウムを輸注（軽症例はリトドリン塩酸塩を内服）する．絨毛羊膜炎には抗菌薬も考慮する．

## ■ 漢方薬の適応と使い方

　単独で効果を認める方剤もあるが，リトドリン塩酸塩と併用し，動悸などの副作用軽減も期待できる方剤もある．

　杜仲・人参・白朮・艾葉・陳皮・冬虫夏草・黄耆・香附子・木香などの生薬は安胎作用があり妊娠中にも使用できるが，大黄，芒硝，紅花，桃仁，牡丹皮，牛膝などの生薬は流・早産の危険があり，使用は避ける．

● 切迫流・早産に用いられる漢方薬

| 体力ふつう（中間証） | 77 芎帰膠艾湯 ☆虚証にも適応　1日量・用法 9.0 g/分3　解説 p267　図 p264 |
| :--- | :--- |
| | 性器出血，顔色不良，貧血，手足の冷え |
| 体力なし（虚証） | 23 当帰芍薬散　1日量・用法 7.5 g/分3　解説 p332　図 p324 |
| | 第1選択薬．下腹部痛，手足の冷え，貧血，顔面蒼白，動悸，易疲労感 |
| | 106 温経湯　1日量・用法 7.5 g/分3　解説 p333　図 p324 |
| | 下腹部痛，出血，手掌のほてり，冷え，口唇乾燥 |
| | 71 四物湯　1日量・用法 7.5 g/分3　解説 p266　図 p264 |
| | 性器出血，皮膚乾燥，動悸，不眠，便秘傾向 |
| | 64 炙甘草湯　1日量・用法 7.5 g/分3　解説 p295　図 p292 |
| | リトドリン塩酸塩使用時の動悸，易疲労性，便秘 |

## 疾患別 産婦人科系 ❼
# 妊娠高血圧症候群

### ■ 病態

妊娠高血圧症候群は妊娠 20 週以降から分娩後 12 週までの偶発的合併症によらない高血圧，または高血圧に蛋白尿を伴うものをいう．また，妊娠 20 週以降に初めてけいれん発作を起こし，てんかんや二次性けいれんが否定されるものを子癇と称し，本症の重症型に分類される．本症は妊娠負荷に対する恒常性維持機構が破綻し，適応不全を起こした状態と考えられ，その成因は血管内皮の障害・血管攣縮・凝固異常・血小板や好中球の活性化などによる末梢循環不全とのみかたが主流になっている．

従来は"妊娠中毒症"と称されていたが，現在では高血圧が主体で他の症状は付随的な病態とされ，浮腫は診断基準からも除外された．

### ■ 一般的治療法

現在まで妊娠高血圧症候群の根本的な治療法はなく，重症例では妊娠の終結（帝王切開など）が必要となる．軽症例や妊娠早期例では入院安静とし，低カロリー・塩分制限・高蛋白を基本とする食事療法を行う．降圧薬を必要とする場合は薬剤の選択を慎重にすべきである．

### ■ 漢方薬の適応と使い方

重症例では薬物療法や妊娠の終結が必要であり，漢方療法の適応にはならない．大黄を含む方剤は妊娠中には避けるほうが望ましい．

#### ● 妊娠高血圧症候群に用いられる漢方薬

| 体力 | 漢方薬 | 1日量・用法 | 解説 / 図 |
|---|---|---|---|
| 体力ふつう（中間証） | **17 五苓散**<br>浮腫，尿量減少，口渇，悪心・嘔吐，頭痛，めまい，耳鳴 | 7.5 g/分3 | 解説 p338<br>図 p335 |
| | **15 黄連解毒湯** ☆実証にも適応<br>のぼせ，イライラ，頭痛，不眠，脳卒中予防 | 7.5 g/分3 | 解説 p281<br>図 p279 |
| | **114 柴苓湯**<br>浮腫，尿量減少，蛋白尿，子宮内発育遅延，胸脇苦満 | 7.5 g/分3 | 解説 p235<br>図 p227 |
| | **47 釣藤散** ☆虚証にも適応<br>朝の頭痛・頭重，肩こり，めまい，のぼせ | 7.5 g/分3 | 解説 p293<br>図 p292 |
| 体力なし（虚証） | **23 当帰芍薬散**<br>第1選択薬．浮腫，冷え，頭痛，肩こり，貧血，月経異常 | 7.5 g/分3 | 解説 p332<br>図 p324 |
| | **20 防已黄耆湯**<br>浮腫，尿量減少，色白，"水太り"，多汗，関節腫脹 | 7.5 g/分3 | 解説 p350<br>図 p348 |

疾患別　産婦人科系 ❽
# 妊娠中の感冒・便秘・貧血

## ■ 病態
　子宮による腸管の圧迫と，高プロゲステロン血症により腸管蠕動が抑制され，妊娠中は便秘となりやすい．妊娠貧血は水中毒と鉄欠乏からなる．胎児への鉄分供給が増加すると，月経による鉄欠乏傾向が顕性化する．また循環血液量が増加すると水血症（hydremia）傾向となる．

## ■ 一般的治療法
　感冒，便秘には胎児への影響が少ない薬剤，貧血には鉄剤を用いる．

## ■ 漢方薬の適応と使い方
　妊娠中の感冒・便秘・貧血には漢方薬が第1選択となる．大黄，芒硝，紅花，桃仁，牡丹皮，牛膝，附子などを含む方剤は避ける．妊婦の感冒には実証向けの方剤（麻黄剤など）を安易に用いてはならない．虚証向けの方剤を選択し，やむをえず実証向けの方剤を用いる場合には短期間にとどめる．重症例には抗菌薬の併用が必要である．便秘では大黄を多く含む方剤は避ける．妊娠貧血の水中毒には利水剤を用い，鉄剤による胃腸障害にも漢方薬が併用される．

### ● 妊婦の感冒に用いられる漢方薬

| 体力 | 方剤 | 1日量・用法 | 参照 |
|---|---|---|---|
| 体力あり（実証） | 1　葛根湯　☆中間証にも適応　　麻黄剤，感冒初期，発熱，悪寒，頭痛，肩こり，無汗 | 7.5 g/分3 | 解説 p215／図 p208 |
| 体力ふつう（中間証） | 29　麦門冬湯　☆虚証にも適応　　乾咳や痰の長引く感冒，嗄声，気管支炎 | 9.0 g/分3 | 解説 p294／図 p292 |
| 体力なし（虚証） | 45　桂枝湯　　感冒初期，悪寒，発熱，頭痛，自汗 | 7.5 g/分3 | 解説 p220／図 p219 |
| 体力なし（虚証） | 70　香蘇散　　感冒初期，抑うつ，不安，不眠，胃腸虚弱 | 7.5 g/分3 | 解説 p305／図 p297 |

### ● 妊婦の便秘に用いられる漢方薬

| 体力 | 方剤 | 1日量・用法 | 参照 |
|---|---|---|---|
| 体力なし（虚証） | 126　麻子仁丸　☆中間証にも適応　　習慣性便秘，兎糞状硬便，多尿　☆大黄を含むため注意 | 7.5 g/分3 | 解説 p289／図 p286 |

### ● 妊娠貧血に用いられる漢方薬

| 体力 | 方剤 | 1日量・用法 | 参照 |
|---|---|---|---|
| 体力ふつう（中間証） | 17　五苓散　　頭痛，嘔吐，浮腫，口渇，尿量減少，めまい，耳鳴 | 7.5 g/分3 | 解説 p338／図 p335 |
| 体力なし（虚証） | 23　当帰芍薬散　　第1選択薬．浮腫，冷え，頭痛，肩こり，貧血 | 7.5 g/分3 | 解説 p332／図 p324 |
| 体力なし（虚証） | 48　十全大補湯　　疲労倦怠，貧血，顔色不良，手足の冷え，皮膚乾燥 | 7.5 g/分3 | 解説 p262／図 p251 |

## 疾患別 産婦人科系 ❾
# 産褥期の異常

### ■ 病態
　産後の疲労や体力の回復不全を古来"産後の肥立ちが悪い"という．これにはマタニティブルーや産褥精神病も含まれ，広義には乳腺炎などの乳房トラブルを含むことがある．

　マタニティブルーは産後7〜10日以内にみられる一過性の情動障害（抑うつ・不安・涙もろさ・集中力低下など）をいう．一方，産褥精神病は産後1か月以内に急激に発症し，うつ状態・神経症様症状・幻覚妄想状態・錯乱状態など多彩な症状を呈し，軽いうつ状態から精神科入院を要する重症例まで幅広い病態がある．

　産褥期の乳腺炎には，乳房は発赤・腫脹・緊満し硬結を触れ疼痛を伴ううっ滞性乳腺炎から，細菌感染を併発した化膿性乳腺炎まである．

### ■ 一般的治療法
　マタニティブルーは一般に約2週間で軽快・消失し，特に治療を要さないが，産褥期うつ病には注意がいる．産褥精神病の重症例では精神科医と緊密に連携する必要がある．うっ滞性乳腺炎では乳房マッサージや搾乳による乳汁排出および局所の冷却で対応し，病態により消炎酵素剤，抗菌薬を投与する．化膿性乳腺炎では抗菌薬を投与し，さらに切開術が必要となる場合がある．

### ■ 漢方薬の適応と使い方
　月経関連の病態は古来"血の道"と称し，産後の回復不全や神経症にも漢方治療が行われる．産褥期には母乳への薬剤移行の点から漢方薬を希望する母親も少なくない．

#### ●産後の回復不全，神経症に用いられる漢方薬

| 体力 | 漢方薬 | 1日量・用法 | 解説/図 |
|---|---|---|---|
| 体力あり（実証） | 61 桃核承気湯<br>神経症，不安，月経前症候群，のぼせ，めまい，便秘，頭痛 | 7.5 g/分3 | 解説 p327<br>図 p324 |
| 体力ふつう（中間証） | 67 女神散　☆実証にも適応<br>神経症，不安，不眠，めまい，立ちくらみ，頭痛，月経異常 | 7.5 g/分3 | 解説 p304<br>図 p297 |
| 体力なし（虚証） | 71 四物湯<br>回復不全，性器出血，貧血，皮膚乾燥，肌荒れ，月経異常 | 7.5 g/分3 | 解説 p266<br>図 p264 |
|  | 41 補中益気湯<br>回復不全，四肢倦怠感，気力低下，食欲不振，微熱 | 7.5 g/分3 | 解説 p248<br>図 p239 |

#### ●産褥期乳腺炎に用いられる漢方薬

| 体力 | 漢方薬 | 1日量・用法 | 解説/図 |
|---|---|---|---|
| 体力あり（実証） | 1 葛根湯<br>初期の乳腺炎，発熱，乳房痛，乳房腫脹，乳汁分泌不全 | 7.5 g/分3 | 解説 p215<br>図 p208 |

疾患別 産婦人科系 ⑩

# 更年期障害

## ■ 病態

更年期障害とは更年期に現れる多種多様な症状を伴う症候群である．卵巣機能の低下に伴いエストロゲンが欠落し自律神経や身体のバランスが崩れ，これに加齢の影響も加わる．器質的疾患によらない顔や上半身のほてり，のぼせ，発汗，動悸，冷えなどの血管運動神経症状や頭痛，不眠，抑うつなどの精神神経症状を特徴とする．

## ■ 一般的治療法

卵巣機能の低下・廃絶，環境因子，心理的因子のうち主たる原因を推定し，更年期障害に結びつく生活習慣や行動様式があれば修正するように指導する．薬物療法はホルモン補充療法があるが，癌の発症などの指摘もあり，慎重に行いたい．対症療法として抗不安薬・自律神経調節薬・睡眠導入剤などが用いられる．

## ■ 漢方薬の適応と使い方

月経関連の病態は古来"血の道"と称し更年期障害はその1つとして位置づけられ，漢方薬は非常に適した治療薬といえる．

### ● 更年期障害に用いられる漢方薬

| 体力 | 処方 | 備考 | 1日量・用法 | 解説・図 |
|---|---|---|---|---|
| 体力あり（実証） | 25 桂枝茯苓丸 | ☆中間証にも適応<br>"三大方剤"．のぼせ，頭痛，肩こり，小腹急結 | 7.5 g/分3 | 解説 p330／図 p324 |
| | 105 通導散 | 便秘，頭痛，めまい，のぼせ，不眠，不安，腹満 | 7.5 g/分3 | 解説 p329／図 p324 |
| | 113 三黄瀉心湯 | 便秘，のぼせ，イライラ，不安，不眠，高血圧，心下痞硬 | 7.5 g/分3 | 解説 p280／図 p279 |
| 体力ふつう（中間証） | 24 加味逍遙散 | ☆虚証にも適応<br>"三大方剤"．頭痛，肩こり，抑うつ，不眠，不安，めまい，冷え・のぼせ，易疲労性 | 7.5 g/分3 | 解説 p243／図 p239 |
| | 57 温清飲 | 不眠，不安，冷え・のぼせ，頭痛，腹痛，皮膚乾燥 | 7.5 g/分3 | 解説 p321／図 p312 |
| | 67 女神散 | ☆実証にも適応<br>めまい，のぼせ，不安，不眠，抑うつ，頭痛，動悸 | 7.5 g/分3 | 解説 p304／図 p297 |
| 体力なし（虚証） | 23 当帰芍薬散 | "三大方剤"．冷え，貧血，顔面蒼白，頭痛，肩こり，めまい | 7.5 g/分3 | 解説 p332／図 p324 |
| | 106 温経湯 | 手足のほてり，冷え・のぼせ，肌荒れ，口唇乾燥，月経困難 | 7.5 g/分3 | 解説 p333／図 p324 |
| | 11 柴胡桂枝乾姜湯 | 動悸，抑うつ，不眠，不安，頭痛，冷え，頭汗，盗汗，倦怠感 | 7.5 g/分3 | 解説 p237／図 p227 |

## 疾患別 整形外科系 ❶
# 関節リウマチ

### ■ 病態
多関節の炎症を主症状とする自己免疫疾患であり，慢性化してくると軟骨や骨が破壊され，また内分泌にも変化がみられ，臨床症状は多彩となる．

### ■ 一般的治療法
食事・運動・安静などの生活改善，症状・経過に応じた NSAIDs，抗リウマチ薬，ステロイド，免疫抑制薬，抗サイトカイン療法（インフリキシマブ，エタネルセプトなど）などの薬物療法，手術療法などがある．

### ■ 漢方薬の適応と使い方
早期の関節症状の寛解を目的とする場合と，病気の進行した中後期の全身状態の改善を目標にする場合に分けて方剤を選択する．胃腸の虚弱なもの，寒冷や天候で症状の増悪する場合には漢方薬は特に有用とされている．

早期には抗炎症作用のある麻黄剤や利水剤，また患部に熱を認めるときには石膏などの入った寒性剤が，熱がなく冷えると痛むものには附子などが入った温性剤が用いられる．

中後期になると免疫を賦活し，体調を整えて QOL の改善をはかることを目的に，柴胡剤や人参，地黄，黄耆，附子などを含む補剤を基礎治療薬として使用されることが多い．

#### ● 早期に用いられる漢方薬

| 体力 | 処方 | 1日量・用法 | 解説/図 |
|---|---|---|---|
| 体力あり（実証） | 28 越婢加朮湯<br>標準的方剤．四肢関節の腫脹・疼痛，熱感，発汗傾向 | 7.5 g/分3 | 解説 p210<br>図 p208 |
| 体力ふつう（中間証） | 78 麻杏薏甘湯<br>関節の腫脹，疼痛は軽度，発汗傾向，口唇・皮膚の乾燥 | 7.5 g/分3 | 解説 p213<br>図 p208 |
| 体力なし（虚証） | 18 桂枝加朮附湯<br>胃腸虚弱，四肢の冷え，しびれ，麻痺，尿量減少 | 7.5 g/分3 | 解説 p221<br>図 p219 |

#### ● 中期に用いられる漢方薬

| 体力 | 処方 | 1日量・用法 | 解説/図 |
|---|---|---|---|
| 体力ふつう（中間証） | 52 薏苡仁湯<br>慢性期，顕著な関節症状 | 7.5 g/分3 | 解説 p214<br>図 p208 |
| | 114 柴苓湯<br>浮腫傾向，口渇，尿量減少，胸脇苦満，時に心窩部振水音 | 9.0 g/分3 | 解説 p235<br>図 p227 |
| | 53 疎経活血湯<br>浮腫，寒冷・多湿時，アルコール摂取時，過労，小腹硬満 | 7.5 g/分3 | 解説 p360<br>図 p357 |

| 体力なし（虚証） | **18** 桂枝加朮附湯 | 1日量・用法 7.5 g/分3 | 解説 p221<br>図 p219 |
|---|---|---|---|
| | 胃腸虚弱，四肢冷感，腹力弱い，しびれ，麻痺，寝汗 | | |
| | **11** 柴胡桂枝乾姜湯 | 1日量・用法 7.5 g/分3 | 解説 p237<br>図 p227 |
| | 動悸，寝汗，頭汗，疲労倦怠感，不眠，のぼせ，軽度の胸脇苦満 | | |
| | **24** 加味逍遙散　☆中間証にも適応 | 1日量・用法 7.5 g/分3 | 解説 p243<br>図 p239 |
| | 不定愁訴，精神神経症状，のぼせ，四肢の冷え，月経異常，動悸 | | |

● 後期に用いられる漢方薬

| 体力なし（虚証） | **20** 防已黄耆湯 | 1日量・用法 7.5 g/分3 | 解説 p350<br>図 p348 |
|---|---|---|---|
| | 色白，"水太り"，発汗過多，四肢の腫脹，易疲労感，尿量減少 | | |
| | **23** 当帰芍薬散 | 1日量・用法 7.5 g/分3 | 解説 p332<br>図 p324 |
| | 足冷え，浮腫傾向，頭重感，心窩部振水音，腹直筋緊張 | | |
| | **41** 補中益気湯 | 1日量・用法 7.5 g/分3 | 解説 p248<br>図 p239 |
| | 全身倦怠感，気力低下，食欲不振，微熱，免疫調節作用 | | |
| | **48** 十全大補湯 | 1日量・用法 7.5 g/分3 | 解説 p262<br>図 p251 |
| | 病後，術後，慢性疾患で体力・気力ともに衰弱，顔色不良，皮膚乾燥 | | |
| | **97** 大防風湯 | 1日量・用法 10.5 g/分3 | 解説 p277<br>図 p274 |
| | 四肢の強い冷え（十全大補湯より冷えが強い場合），貧血傾向 | | |
| | **98** 黄耆建中湯 | 1日量・用法 18.0 g/分3 | 解説 p226<br>図 p219 |
| | 顕著な疲労感，寝汗，腹痛，下痢，息切れ，多尿，腹皮拘急 | | |

身近な有毒植物②**ヒガンバナ（ヒガンバナ科）**
別名「曼珠沙華（まんじゅしゃげ）」といい，秋の彼岸に，堤防や田んぼの畦などで真紅の花が咲くことで有名である．毒成分はリコリン，ジヒドロリコリン，リコレニン，リコラミン，ガランタミンなどのアルカロイドで球根やリン茎に多い．誤って経口摂取すると悪心・嘔吐から始まり，けいれんなどの中枢神経障害が生ずる．

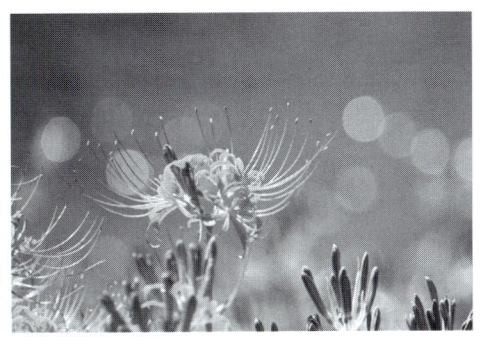

疾患別　整形外科系 ❷

# 腰痛症

### ■ 病態
　腰痛症の病態の多くは，筋肉や靱帯の炎症，腰椎捻挫（ギックリ腰），椎間板ヘルニア，変形性脊椎症，脊柱管狭窄症などの骨・関節疾患などであるが，腫瘍や感染症，内臓疾患などが原因の場合もあるので，鑑別する必要がある．

### ■ 一般的治療法
　整形外科的腰痛症には，NSAIDs などの投与や牽引，固定，手術など疾患に応じた治療法がある．直立姿勢や歩行時の脊椎をサポートするコルセットの装着や筋肉強化，トレーニングも重要である．

### ■ 漢方薬の適応と使い方
　慢性の腰痛や冷えによって増悪する腰痛症が漢方薬のよい適応とされている．補腎剤，駆瘀血剤や温補剤などが用いられる．

#### ● 腰痛症に用いられる漢方薬

| 体力 | 漢方薬 | 用法 | 参照 |
|---|---|---|---|
| 体力あり（実証） | 61 桃核承気湯<br>足腰の冷え，のぼせ，便秘，月経異常，小腹急結 | 1日量・用法 7.5 g/分3 | 解説 p327<br>図 p324 |
| 体力ふつう（中間証） | 53 疎経活血湯<br>若・中年男性，疲労・酒色過度，坐骨神経痛（左側多い） | 1日量・用法 7.5 g/分3 | 解説 p360<br>図 p357 |
| | 63 五積散　☆虚証にも適応<br>中年女性，朝起床時痛，のぼせと冷え，月経不順 | 1日量・用法 7.5 g/分3 | 解説 p303<br>図 p297 |
| 体力なし（虚証） | 7 八味地黄丸　☆中間証にも適応<br>高齢者の慢性腰痛の第1選択薬．足の冷え・脱力感 | 1日量・用法 7.5 g/分3 | 解説 p271<br>図 p264 |
| | 18 桂枝加朮附湯<br>四肢関節の疼痛・腫脹，冷え，胃腸虚弱 | 1日量・用法 7.5 g/分3 | 解説 p221<br>図 p219 |
| | 38 当帰四逆加呉茱萸生姜湯<br>四肢の冷え，寒冷により増悪する腰痛，凍傷 | 1日量・用法 7.5 g/分3 | 解説 p224<br>図 p219 |
| | 107 牛車腎気丸<br>八味地黄丸より強い症状，夜間頻尿，前立腺肥大 | 1日量・用法 7.5 g/分3 | 解説 p272<br>図 p264 |
| | 118 苓姜朮甘湯<br>腰から足の冷え，頻尿，多尿，冷えにより症状増悪 | 1日量・用法 7.5 g/分3 | 解説 p341<br>図 p335 |
| 体力に関係なし | 68 芍薬甘草湯<br>筋肉のけいれん性痛，ギックリ腰の初期 | 1回量・用法 頓用 2.5〜5.0 g/回 | 解説 p354<br>図 p353 |

疾患別 整形外科系 ❸

# 坐骨神経痛

## ■ 病態
変形性脊椎症，椎間板ヘルニア，脊柱管狭窄症などを原因とした坐骨神経根への圧迫，炎症による殿部から大腿後面，下腿外側面，足にかけての痛みである．加齢に従い慢性に経過することが多い．

## ■ 一般的治療法
安静を基本とし，NSAIDs を併用することが多く，軽快すれば運動療法が行われる．知覚神経，運動神経障害が生じれば手術療法が行われることもある．

## ■ 漢方薬の適応と使い方
高齢者，虚弱者，および気温や湿度の変化で痛みが増強する場合や，心身症の傾向が認められる際には漢方薬を考慮する．胃腸虚弱で NSAIDs の内服が困難である場合には，特に漢方薬は有益であるとされている．体力に応じて麻黄，桂枝，附子を使い分け，利水作用や駆瘀血作用のある方剤が勧められている．

### ● 坐骨神経痛の急性期に用いられる漢方薬

| 体力関係なし | 68 芍薬甘草湯 | 1回量・用法 2.5～5.0 g/回頓用 | 解説 p354 図 p353 |
|---|---|---|---|
| | 即効性．腹直筋が強く張っている | | |
| 体力ふつう（中間症） | 25 桂枝茯苓丸 ☆実証にも適応 | 1日量・用法 7.5 g/分3 | 解説 p330 図 p324 |
| | のぼせ，肩こり，めまい，小腹急結 | | |

### ● 坐骨神経痛の慢性期，繰り返すものに用いられる漢方薬

| 体力ふつう（中間症） | 63 五積散 ☆虚証にも適応 | 1日量・用法 7.5 g/分3 | 解説 p303 図 p297 |
|---|---|---|---|
| | 上半身ののぼせ，冷えで生ずる下半身の疼痛，食欲不振 | | |
| | 53 疎経活血湯 | 1日量・用法 7.5 g/分3 | 解説 p360 図 p357 |
| | 貧血，皮膚の乾燥，筋肉の攣縮，気候の変化で増悪，小腹硬満 | | |
| 体力なし（虚症） | 38 当帰四逆加呉茱萸生姜湯 | 1日量・用法 7.5 g/分3 | 解説 p224 図 p219 |
| | 四肢冷感，しもやけ，冷えにより症状増悪 | | |
| | 118 苓姜朮甘湯 | 1日量・用法 7.5 g/分3 | 解説 p341 図 p335 |
| | 腰部下肢の冷感，頻尿，浮腫傾向，腹部大動脈拍動触知 | | |
| | 18 桂枝加朮附湯 | 1日量・用法 7.5 g/分3 | 解説 p221 図 p219 |
| | 四肢冷感，心窩部振水音，腹直筋緊張，尿量減少 | | |
| | 7 八味地黄丸 ☆中間証にも適応 | 1日量・用法 7.5 g/分3 | 解説 p271 図 p264 |
| | 排尿障害，腰下肢の脱力感・しびれ・冷え，小腹不仁 | | |
| | 107 牛車腎気丸 | 1日量・用法 7.5 g/分3 | 解説 p272 図 p264 |
| | 八味地黄丸で効果が不十分 | | |

## 疾患別 整形外科系 ❹
# 変形性膝関節症

### ■ 病態
大腿骨と脛骨との間のクッションの役割をしている関節軟骨が加齢による弾力性の減少や体重増加によって擦り減って炎症が起こり，病勢の進行とともに骨・関節の変形や関節液の貯留，半月板や靭帯の損傷をきたす疾患である．女性は膝関節を支える筋力が弱く膝自体も小さいので変形性膝関節症が起こりやすい．O脚は，膝関節の片側に多くの重力がかかるため変形性膝関節症を悪化させやすい．

### ■ 一般的治療法
保存療法として体重減量，NSAIDs などの内服，ステロイドの投与，保温，膝周囲の筋力強化，ヒアルロン酸の関節内注入，O脚の矯正があり，これらやリハビリテーションで効果がない場合には手術療法が選択される．

### ■ 漢方薬の適応の使い方
初期の変形性膝関節症には漢方薬のよい適応とされる．関節液貯留を認めた場合，漢方では水滞（水毒）と考えられ，主として利水剤が用いられる．

#### ● 変形性膝関節症に用いられる漢方薬

| 体力 | 漢方薬 | 1日量・用法 | 解説／図 |
|---|---|---|---|
| 体力あり（実証） | **28 越婢加朮湯**<br>浮腫，口渇，尿量減少，関節腫脹・圧痛 | 7.5 g/分3 | 解説 p210／図 p208 |
| | **61 桃核承気湯**<br>足腰の冷え，のぼせ，便秘，月経異常，小腹急結 | 7.5 g/分3 | 解説 p327／図 p324 |
| 体力ふつう（中間証） | **25 桂枝茯苓丸** ☆実証にも適応<br>のぼせ，足の冷え，月経不順，更年期障害，小腹急結 | 7.5 g/分3 | 解説 p330／図 p324 |
| | **53 疎経活血湯**<br>若・中年男性，疲労・酒色過度，冷えにより増悪 | 7.5 g/分3 | 解説 p360／図 p357 |
| 体力なし（虚証） | **20 防已黄耆湯**<br>代表的方剤，色白，"水太り"，関節液貯留 | 7.5 g/分3 | 解説 p350／図 p348 |
| | **7 八味地黄丸** ☆中間証にも適応<br>足腰の冷えやしびれ，手足のほてり，夜間頻尿 | 7.5 g/分3 | 解説 p271／図 p264 |
| | **18 桂枝加朮附湯**<br>四肢関節の腫脹・疼痛，冷え症，胃腸虚弱 | 7.5 g/分3 | 解説 p221／図 p219 |
| | **97 大防風湯**<br>冷え症，顔色不良，貧血傾向，冷えにより増悪 | 10.5 g/分3 | 解説 p277／図 p274 |

疾患別 整形外科系 ❺

# 肩関節周囲炎

## ■ 病態

　筋肉や腱は長期間の不動や使いすぎなどによって伸縮性の減少や萎縮などの退行性変化を生じる．肩関節周囲炎（いわゆる五十肩）は，加齢に伴う肩関節周囲組織の退行性変化によって肩関節の運動痛と運動制限を特徴とする疾患である．上腕二頭筋の長頭腱や肩峰下滑液包が炎症を起こし，重症例では上腕骨頭と癒着して肩関節がほとんど動かなくなることがある（凍結肩）．

## ■ 一般的治療法

　NSAIDs，ステロイド，筋弛緩薬などの投与や，理学療法が行われる．

## ■ 漢方薬の適応と使い方

　一般的治療で軽快しない場合や慢性的な痛みに，漢方薬が適応になる．

### ● 肩関節周囲炎に用いられる漢方薬

| 体力 | 方剤 | 1日量・用法 | 解説／図 |
|---|---|---|---|
| 体力あり（実証） | **1 葛根湯** ☆中間証にも適応<br>急性期，首筋のこり，胃腸が丈夫，無汗 | 7.5 g/分3 | 解説 p215／図 p208 |
| | **8 大柴胡湯**<br>便秘，耳鳴，のぼせ，不眠，高血圧，強い胸脇苦満 | 7.5 g/分3 | 解説 p231／図 p227 |
| | **61 桃核承気湯**<br>足腰の冷え，のぼせ，便秘，月経異常，小腹急結 | 7.5 g/分3 | 解説 p327／図 p324 |
| 体力ふつう（中間証） | **88 二朮湯**<br>肩関節周囲炎の代表的方剤，"水太り"，胃腸虚弱 | 7.5 g/分3 | 解説 p349／図 p348 |
| | **25 桂枝茯苓丸** ☆実証にも適応<br>のぼせ，足の冷え，月経不順，更年期障害，小腹急結 | 7.5 g/分3 | 解説 p330／図 p324 |
| | **53 疎経活血湯**<br>若・中年男性，疲労・酒色過度，冷えにより増悪 | 7.5 g/分3 | 解説 p360／図 p357 |
| | **63 五積散** ☆虚証にも適応<br>朝起床時痛，のぼせと冷え，月経不順，冷房病 | 7.5 g/分3 | 解説 p303／図 p297 |
| 体力なし（虚証） | **18 桂枝加朮附湯**<br>軽度の痛みとしびれ，寒冷で増悪，冷え症，胃腸虚弱 | 7.5 g/分3 | 解説 p221／図 p219 |
| | **24 加味逍遙散** ☆中間証にも適応<br>めまい，精神神経症状，月経異常，動悸 | 7.5 g/分3 | 解説 p243／図 p239 |
| 体力関係なし | **68 芍薬甘草湯**<br>急性期，筋肉のけいれん性疼痛 | 1回量・用法 頓用 2.5〜5.0 g/回 | 解説 p354／図 p353 |

## 疾患別 整形外科系 ❻
# 四肢・関節痛

### ■ 病態
　四肢・関節痛は骨・関節・筋・腱・末梢神経・血管・皮下組織などの局所病変によるものが多い．四肢痛には神経痛や関連痛などの放散痛がある．局所の視・触診，血液生化学検査，X線検査や四肢の血圧測定や心電図所見などを参考にして診断する．

### ■ 一般的治療法
　一般には，NSAIDsの湿布や内服が行われる．

### ■ 漢方薬の適応と使い方
　慢性の四肢・関節痛には漢方薬が適応となる．全身の栄養状態が低下した症例には補剤が適応とされ，水毒や瘀血によると考えられる神経痛には利水剤や駆瘀血剤，筋肉の攣縮痛には芍薬を含む方剤が用いられる．

● 四肢・関節痛に用いられる漢方薬

| 体力区分 | 処方 | 1日量・用法 | 解説/図 |
|---|---|---|---|
| 体力あり（実証） | 28 越婢加朮湯<br>関節の腫脹・疼痛，熱感，関節リウマチ | 7.5 g/分3 | 解説 p210<br>図 p208 |
| | 1 葛根湯　☆中間証にも適応<br>上半身の神経痛，五十肩，肩こり，無汗 | 7.5 g/分3 | 解説 p215<br>図 p208 |
| | 27 麻黄湯<br>関節リウマチ初期の発熱と関節痛，悪寒，無汗 | 7.5 g/分3 | 解説 p209<br>図 p208 |
| 体力ふつう（中間証） | 52 薏苡仁湯　☆実証にも適応<br>炎症軽度，熱感，腫脹，疼痛，しびれ | 7.5 g/分3 | 解説 p214<br>図 p208 |
| | 53 疎経活血湯<br>疲労倦怠，下肢の浮腫，坐骨神経痛，肩関節周囲炎 | 7.5 g/分3 | 解説 p360<br>図 p357 |
| 体力なし（虚証） | 18 桂枝加朮附湯<br>胃腸虚弱，手足の冷え，関節痛，神経痛，しびれ | 7.5 g/分3 | 解説 p221<br>図 p219 |
| | 7 八味地黄丸　☆中間証にも適応<br>中年以降の腰痛，坐骨神経痛，夜間頻尿，皮膚乾燥 | 7.5 g/分3 | 解説 p271<br>図 p264 |
| | 23 当帰芍薬散<br>冷え，妊娠中・出産後の腰痛，貧血，月経異常 | 7.5 g/分3 | 解説 p332<br>図 p324 |
| 体力関係なし | 68 芍薬甘草湯<br>筋肉のけいれん性疼痛，こむらがえり | 頓用 2.5〜5.0 g/回 | 解説 p354<br>図 p353 |

疾患別 整形外科系 ❼

# こむらがえり

## ■ 病態

　こむらがえりは限局性の有痛性筋けいれんとして捉えられ，発生部位が腓腹筋に頻発するためこの名称がある．本質的にはどの骨格筋にも起こりうるが，尿毒症，糖尿病，循環障害，慢性肝疾患（特に肝硬変）などの基礎疾患を有している症例で多く認められる．発生機序としては末梢神経障害，電解質異常などの関与が考えられているが，詳細は明らかではない．特に肝硬変で利尿剤を併用した場合に多くみられ，細胞外液の急速な低下も関与していると推察されている．自験例での肝硬変318例に行ったアンケート調査によると，139例（43.7％）にこむらがえりを認めており，健常人の頻度（9.5％）に比して明らかに高率であった．

## ■ 一般的治療法

　脊髄の介在ニューロン，運動ニューロン，神経接合部，骨格筋に至る一連の伝達系のどの部位にも作用する薬剤が有効と考えられている．実際には，ダントロレンナトリウム，タウリン，活性型ビタミン$D_3$，エペリゾン塩酸塩などが試みられている．

## ■ 漢方薬の適応と使い方

　基礎疾患を有している症例には漢方薬が適応とされている．特に二重盲検比較試験で有効性が証明されている方剤もある．

### ● こむらがえりに用いられる漢方薬

| 体力 | 漢方薬 | 1日量・用法 | 解説・図 |
|---|---|---|---|
| 体力ふつう（中間証） | 114 柴苓湯<br>口渇，尿量減少，食欲不振，胸脇苦満 | 7.5 g/分3 | 解説 p235<br>図 p227 |
| 体力なし（虚証） | 7 八味地黄丸　☆中間証にも適応<br>疲労倦怠感，排尿異常，腰・下肢の痛み・しびれ | 7.5 g/分3 | 解説 p271<br>図 p264 |
| | 107 牛車腎気丸<br>八味地黄丸で効果不十分なとき | 7.5 g/分3 | 解説 p272<br>図 p264 |
| 体力に関係なし | 68 芍薬甘草湯<br>第1選択薬．骨格筋の急激なけいれんおよびけいれん性疼痛 | 頓用 2.5〜5.0 g/回 | 解説 p354<br>図 p353 |

引用文献

熊田　卓，他：TJ-68 ツムラ芍薬甘草湯の筋痙攣（肝硬変に伴うもの）に対するプラセボ対照二重盲検群間比較試験．臨床医薬 15：499-523，1999

疾患別　皮膚科系 ❶

# アトピー性皮膚炎

## ■ 病態

　寛解，悪化を繰り返す，痒みのある湿疹病変を主病変とする疾患で，患者の多くは家族歴や既往歴にアトピー性疾患が高率にあり，IgE抗体を産生しやすい素因をもつ．皮膚症状は年齢により異なり，幼児期(2か月〜4歳)には頭部，顔面の紅斑，丘疹，鱗屑で始まり，体幹に拡大する．小児期(〜思春期)には全身が乾燥した苔癬化局面を形成する．成人期(思春期以降)には顔面，頸部を中心に紅斑，鱗屑とともに色素沈着が強くなる．

## ■ 一般的治療法

　外用療法：中等症以上ではステロイド外用剤が第1選択薬である．症状の程度や部位によりステロイドのランクを調整して用いたり，タクロリムス(免疫抑制薬)を併用する．軽快後や軽症例では，保湿剤によるスキンケアを行う．

　全身療法：止痒のため抗ヒスタミン薬，抗アレルギー薬を使用する．重症例ではシクロスポリン(免疫抑制薬)が有効である．痒みによる不眠には睡眠導入剤を使用する．

## ■ 漢方薬の適応と使い方

　西洋医学的止痒剤で軽快しない痒み・紅斑に対し，外用剤と併用して用いられる．成人の痒み，紅斑の強い症例で使用することが多い．

### ● アトピー性皮膚炎に用いられる漢方薬

| 体力 | 漢方薬 | 1日量・用法 | 解説/図 |
|---|---|---|---|
| 体力あり（実証） | 34 白虎加人参湯<br>痒みと強い紅斑症状，体のほてり，口渇，多汗，多尿 | 9.0 g/分3 | 解説 p314<br>図 p312 |
| | 15 黄連解毒湯　☆中間証にも適応<br>成人期の顔面の悪化時，のぼせ，不安，不眠，出血 | 7.5 g/分3 | 解説 p281<br>図 p279 |
| 体力ふつう（中間証） | 22 消風散　☆実証にも適応<br>特に湿潤傾向が強い症状，患部の熱感，浮腫，尿量減少 | 7.5 g/分3 | 解説 p318<br>図 p312 |
| | 57 温清飲<br>痒みと熱感が強いとき，不安，不眠，出血，心下痞硬 | 7.5 g/分3 | 解説 p321<br>図 p312 |
| | 80 柴胡清肝湯<br>皮膚が浅黒く乾燥した小児に繁用，感情不安定，不眠 | 7.5 g/分3 | 解説 p241<br>図 p239 |
| | 6 十味敗毒湯　☆実証にも適応<br>急性増悪期，化膿を繰り返す，激しい瘙痒，乾燥傾向 | 7.5 g/分3 | 解説 p240<br>図 p239 |

引用文献
1) 小林裕美：アトピー性皮膚炎の漢方治療．Monthly Book Derma 131：19-26, 2007
2) 荒浪暁彦：領域別入門漢方医学シリーズ，皮膚科領域と漢方医学．TSUMURA Medical Today, 2004, pp6-7
3) 室賀一宏, 他：十味敗毒湯．漢方の臨床 52：1391-1407, 2005

疾患別 皮膚科系 ❷

# 慢性湿疹

## ■ 病態

慢性湿疹は，湿疹病変が長期にわたって持続したものである．発症要因・増悪因子・痒みの惹起機序は，個々の疾患により異なり複雑多岐である．皮膚症状には紅斑・丘疹・苔癬化と，痒疹，紅皮症などがみられ，掻爬により急性の変化が混じることがある．

## ■ 一般的治療法

発症要因や増悪因子があれば，それらを回避するよう生活指導を行う．外用療法では，ステロイド外用剤が第1選択薬であり，罹患部位・症状に合わせてランク・基剤を選択する．苔癬化・湿潤傾向の強い例では，亜鉛華軟膏の重層療法が行われることがある．内服療法では，抗ヒスタミン薬や抗アレルギー薬を用いる．止痒の目的で紫外線療法が有効な場合がある．

## ■ 漢方薬の適応と使い方

西洋薬での治療効果が思わしくない症例や，外用ステロイドの長期連用による副作用が心配される症例，ステロイド忌避の症例，再発を繰り返す症例などが適応とされる．

● 慢性湿疹に用いられる漢方薬

| 体力あり (実証) | 22 消風散 ☆中間証にも適応 | 1日量・用法 7.5 g/ 分3 | 解説 p318 図 p312 |
| --- | --- | --- | --- |
| | 湿潤性，強い瘙痒，小水疱，痂皮形成，夏季増悪，口渇 | | |
| | 34 白虎加人参湯 | 1日量・用法 9.0 g/ 分3 | 解説 p314 図 p312 |
| | 紅斑，熱感，強い瘙痒，口渇，多汗，多尿 | | |
| | 58 清上防風湯 | 1日量・用法 7.5 g/ 分3 | 解説 p284 図 p279 |
| | 湿潤性，頭部・顔面にほぼ限定，化膿性皮疹，ほてり | | |
| 体力ふつう (中間証) | 6 十味敗毒湯 ☆実証にも適応 | 1日量・用法 7.5 g/ 分3 | 解説 p240 図 p239 |
| | 滲出液少ない，膿疱・丘疹，腹力中等度，胸脇苦満 | | |
| | 25 桂枝茯苓丸 ☆実証にも適応 | 1日量・用法 7.5 g/ 分3 | 解説 p330 図 p324 |
| | 苔癬化，のぼせ，肩こり，頭痛，月経異常，小腹急結 | | |
| | 57 温清飲 | 1日量・用法 7.5 g/ 分3 | 解説 p321 図 p312 |
| | 滲出液少ない（乾燥落屑傾向が強い），強い瘙痒，赤く乾燥 | | |
| | 80 柴胡清肝湯 | 1日量・用法 7.5 g/ 分3 | 解説 p241 図 p239 |
| | 浅黒い皮膚，癇が強い，くすぐったがり，扁桃炎 | | |
| 体力なし (虚証) | 86 当帰飲子 | 1日量・用法 7.5 g/ 分3 | 解説 p269 図 p264 |
| | 滲出液少ない，乾燥，冬季悪化，夜間瘙痒 | | |

引用文献
豊田雅彦：湿疹，皮膚炎，皮膚そう痒症の漢方治療．MB Derma 131：13-18, 2007

疾患別　皮膚科系 ❸

# じん麻疹

### ■ 病態

　膨疹が全身各所に出没を繰り返し，強い痒みを伴うもので，肥満細胞からヒスタミンなどの化学伝達物質が放出され，血管透過性が亢進して真皮上層の浮腫が起き，発症すると考えられている．食物，薬剤，吸入抗原，物理的刺激（圧迫など），温熱，日光，ストレスなどさまざまの発症誘因がある．

　膨疹は皮膚よりわずかに隆起した紅斑で，個々の皮疹は数時間以内に消退する．皮膚だけでなく，粘膜にも生じ，咽喉頭に生じると嗄声や呼吸困難となる．症状が6週間以上続く場合には慢性じん麻疹とよぶ．急性じん麻疹では原因が容易に判明する場合もあるが，慢性じん麻疹では原因を特定できないことが多い．

### ■ 一般的治療法

　原因除去療法：原因や誘因を除去することがまず必要で，再発の防止にもなる．

　全身療法：抗アレルギー薬や抗ヒスタミン薬を内服する．重症例ではステロイドの内服や注射を行い，アナフィラキシーショックの場合にはショックに対する治療が必要である．

### ■ 漢方薬の適応と使い方

　主に慢性じん麻疹に対して，抗アレルギー薬や抗ヒスタミン薬との併用，あるいはこれらの無効例では漢方単独で用いられることが多い．ストレスに伴うコリン性じん麻疹にも，しばしば用いられる．

#### ● じん麻疹に用いられる漢方薬

| 体力区分 | 番号 | 漢方薬 | 適応 | 1日量・用法 | 解説 | 図 |
|---|---|---|---|---|---|---|
| 体力あり（実証） | 62 | 防風通聖散 | 肥満で便秘傾向の人の体質改善，"太鼓腹"，脂質異常 | 7.5 g／分3 | p290 | p286 |
| 体力ふつう（中間証） | 22 | 消風散 | ☆実証にも適応　特に温熱，圧迫など物理的刺激による慢性例 | 7.5 g／分3 | p318 | p312 |
| 体力ふつう（中間証） | 24 | 加味逍遙散 | ☆虚証にも適応　特にストレスによる慢性例，月経異常，頭痛 | 7.5 g／分3 | p243 | p239 |
| 体力ふつう（中間証） | 6 | 十味敗毒湯 | ☆実証にも適応　発症初期から中期例，激しい瘙痒，乾燥傾向 | 7.5 g／分3 | p240 | p239 |
| 体力なし（虚証） | 127 | 麻黄附子細辛湯 | 特に寒冷じん麻疹，冷え症，悪寒，全身倦怠感 | 7.5 g／分3 | p213 | p208 |

引用文献
1）荒浪暁彦：領域別入門漢方医学シリーズ，皮膚科領域と漢方医学．TSUMURA Medical Today，2004，pp8-9
2）山口全一：蕁麻疹の漢方治療について．Monthly Book Derma 131：35-44，2007
3）室賀一宏，他：十味敗毒湯．漢方の臨床 52：1391-1407，2005

疾患別 皮膚科系 ❹

# 酒さ

## ■ 病態

　酒皶(さ)は中高年の顔面に生じる慢性の紅斑と毛細血管拡張で，不快なほてり感，ひりひり感，痒みを感じ，飲酒によりしばしば悪化する．原因は不明であるが，皮脂分泌過多，ニキビダニが関与することもある．

　病変の進行度によって，3期に分かれる．第1期は鼻，頬の紅斑，毛細血管拡張のみで，第2期は痤瘡様の膿疱が加わり，第3期は鼻瘤とよばれ，鼻が腫瘤状となり，表面はみかんの皮のように凹凸不整となる．

## ■ 一般的治療法

　局所療法：毛細血管拡張にはダイレーザー治療，痤瘡様膿疱にはアダパレンや抗菌薬外用，鼻瘤に対しては形成外科的手術療法が行われる．

　全身療法：止痒のため抗ヒスタミン薬，抗アレルギー薬が用いられるが，難治性である．

## ■ 漢方薬の適応と使い方

　西洋医学的治療で軽快しない，ほてり感，ひりひり感，違和感に対し，主に第1，2期の病変に用いられる場合が多い．

● 酒さに用いられる漢方薬

| 体力あり（実証） | 34 白虎加人参湯 | 1日量・用法 9.0 g/分3 | 解説 p314 図 p312 |
|---|---|---|---|
| | ほてり感，激しい口渇，多汗，多尿，皮膚瘙痒感 | | |
| | 25 桂枝茯苓丸 ☆中間証にも適応 | 1日量・用法 7.5 g/分3 | 解説 p330 図 p324 |
| | のぼせ，頭痛，頭重，肩こり，月経異常，小腹急結 | | |
| 体力ふつう（中間証） | 6 十味敗毒湯 ☆実証にも適応 | 1日量・用法 7.5 g/分3 | 解説 p240 図 p239 |
| | 特に膿疱がある場合，激しい皮膚瘙痒感，乾燥傾向 | | |
| | 24 加味逍遙散 ☆虚証にも適応 | 1日量・用法 7.5 g/分3 | 解説 p243 図 p239 |
| | 肩こり，のぼせ，頭痛，手足の冷え，月経異常，不定愁訴，動悸，易疲労，更年期障害 | | |

引用文献
室賀一宏，他：十味敗毒湯．漢方の臨床 52：1391-1407, 2005

## 疾患別 皮膚科系 ⑤
# 円形脱毛症

### ■ 病態
誘因なく，頭皮に生じる，境界明瞭な直径2〜3 cmの円形の脱毛斑で，単発例もあるが，しばしば多発する．融合して全脱毛症となる場合もある．頭髪だけでなく，眉毛，睫毛，ひげをはじめとして全身の毛が脱毛することもある．一般に難治性であり，いったん発毛した後に再発することも多い．原因は不明であるが，成長期の毛囊にヘルパーTリンパ球やランゲルハンス細胞の浸潤が認められることから，何らかの自己免疫が関与すると考えられている．

### ■ 一般的治療法
局所療法：ステロイド，ミノキシジル，カルプロニウムなどの外用，紫外線療法，ステロイド局注療法，冷凍療法，SADBE（squaric acid dibutylester）やDPCP（diphenylcyclopropenone）を外用する局所免疫療法などがある．

全身療法：急性期や急速進行期にはステロイド内服，免疫抑制薬内服，ステロイドミニパルス療法（点滴）が行われるが，一般には難治性である．

### ■ 漢方薬の適応と使い方
円形脱毛症では経験的にストレスなどによる自律神経失調が関与するといわれており，漢方薬は動悸，イライラ，不眠などの症状軽減に対し用いられることが多い．

● 円形脱毛症に用いられる漢方薬

| | | | | |
|---|---|---|---|---|
| 体力あり（実証） | 12 柴胡加竜骨牡蛎湯 | | 1日量・用法 7.5 g/分3 | 解説 p232<br>図 p227 |
| | 強いイライラ感，動悸，便秘傾向，胸脇苦満，心下痞硬 | | | |
| 体力ふつう（中間証） | 24 加味逍遙散 | ☆虚証にも適応 | 1日量・用法 7.5 g/分3 | 解説 p243<br>図 p239 |
| | うつ傾向，不眠，月経異常，頭痛，のぼせ | | | |
| 体力なし（虚証） | 26 桂枝加竜骨牡蛎湯 | | 1日量・用法 7.5 g/分3 | 解説 p222<br>図 p219 |
| | 易疲労，神経過敏，精神不安，動悸，陰萎，臍上悸 | | | |

引用文献
1）荒浪暁彦：皮膚科難治性疾患の漢方治療．Monthly Book Derma 131：19-26，2007
2）細川 篤，他：漢方製剤（桂枝茯苓丸）が有効と考えられた汎発性脱毛症の1例．西日本皮膚科 70：37-42，2008

疾患別　皮膚科系 ❻

# 皮膚瘙痒症

## ■ 病態

　明らかな皮膚所見がなく，痒みのみを訴えるものである．掻爬により線状のびらん，痂皮，苔癬化，膿痂疹，色素沈着を二次的に生じることもあり，乾皮症（ドライスキン）を伴うことが多い．原因はさまざまで，薬剤性，食物性，心因性のほかに，全身疾患（糖尿病，慢性腎不全，肝障害，悪性腫瘍など）に伴う場合もある．局所的に外陰，肛門周囲，外耳道などに限局する瘙痒症もある．

## ■ 一般的治療法

　原因除去療法：薬剤性，食物性，全身疾患に伴う場合はできる限り原因の除去に努める．

　局所療法：ドライスキンを伴う場合は，入浴時に強く摩擦しないなどの入浴指導や保湿クリームによるスキンケアを指導する．止痒剤の外用を行うこともある．

　全身療法：抗ヒスタミン薬，抗アレルギー薬の内服を行うが，難治性であることが多い．痒みによる不眠には，睡眠導入剤を使用する．

## ■ 漢方薬の適応と使い方

　抗ヒスタミン薬，抗アレルギー薬の内服で無効の症例では，漢方薬が併用されることが多い．特にドライスキンに伴う老人性の皮膚瘙痒症には，保湿クリームとともに用いられる．

### ● 皮膚瘙痒症に用いられる漢方薬

| 体力ふつう（中間証） | 57 温清飲 | 1日量・用法 7.5 g/分3 | 解説 p321　図 p312 |
|---|---|---|---|
| | ドライスキン，強い瘙痒，のぼせ，熱感，不安 | | |
| 体力なし（虚証） | 86 当帰飲子 | 1日量・用法 7.5 g/分3 | 解説 p269　図 p264 |
| | ドライスキン，冬季・夜間の瘙痒，高齢者 | | |
| | 7 八味地黄丸　☆中間証にも適応 | 1日量・用法 7.5 g/分3 | 解説 p271　図 p264 |
| | 口渇，ドライスキン，全身倦怠感，冷え，高齢者 | | |

引用文献
豊田雅彦：湿疹，皮膚炎，皮膚瘙痒症の漢方治療．Monthly Book Derma 131：13-18，2007

疾患別　皮膚科系 ❼

# 凍瘡（しもやけ）

## ■ 病態

　厳冬よりむしろ初冬や初春に多い手足，指趾，耳介，頬，鼻尖などに生じる紅斑と腫脹で，温まると痒みを伴う．悪化すると水疱，潰瘍，びらんを生じる．

　気温5～10℃の寒冷刺激に反復して曝されることにより，皮膚の小動静脈のうっ血，浮腫を生じ，二次的に炎症が加わると考えられている．寒がりで虚弱な体質という素因をもった人に寒冷などの局所的要因が加わって発症する．学童期に好発するが，成人でもみられる．

## ■ 一般的治療法

　局所療法：保温，マッサージ，ビタミンE含有軟膏外用や，痒みと腫脹が強い時期にはステロイドが使用される．

　全身療法：ビタミンE，循環系ホルモン剤（カリジノゲナーゼ）などの内服剤が用いられる．

## ■ 漢方薬の適応と使い方

　一般的治療では効果がないことが多く，漢方薬との併用がしばしば行われる．寒がりで毎年凍瘡を繰り返す場合には，早めの服用が勧められる．

### ● 凍瘡（しもやけ）に用いられる漢方薬

| | | | 1日量・用法 | |
|---|---|---|---|---|
| 体力なし（虚証） | 38 当帰四逆加呉茱萸生姜湯 | | 7.5 g/分3 | 解説 p224　図 p219 |
| | 強い四肢の冷感，寒がり，頭痛，下腹部痛，腰痛，疲労倦怠感 | | | |
| | 71 四物湯 | | 7.5 g/分3 | 解説 p266　図 p264 |
| | 強い四肢の冷感，皮膚乾燥傾向，貧血傾向，月経異常，出血 | | | |
| | 106 温経湯 | | 7.5 g/分3 | 解説 p333　図 p324 |
| | 四肢・下腹の冷え，月経異常，貧血，口唇乾燥，手掌のほてり | | | |
| | 23 当帰芍薬散 | | 7.5 g/分3 | 解説 p332　図 p324 |
| | 四肢冷感，易疲労，月経異常，顔面蒼白，頭痛，めまい，腰痛 | | | |
| 外用剤 | 501 紫雲膏 | | 外用剤．数回患部に塗布 | （本書では解説していません） |
| | 湿疹，痔疾，熱傷，褥瘡など | | | |

引用文献
渡辺賢治，他：新世紀に読む『漢方診療三十年』（大塚敬節著）．漢方の臨床 55：475-483，2008

疾患別 皮膚科系 ❽

# 帯状疱疹

## ■ 病態
　帯状疱疹は免疫力低下時に発症し，神経節に潜伏感染していた水痘・帯状疱疹ウイルスの再活性化によって皮疹と疼痛を生じる．神経系合併症として帯状疱疹後神経痛（postherpetic neuralgia；PHN）および運動神経麻痺がみられる．PHNは神経が障害されて起こるニューロパシックペインで，代表的な難治性疼痛である．

## ■ 一般的治療法
　早期に抗ウイルス剤の投与，痛みに対してNSAIDsの投与，神経ブロック療法が有効である．PHNに移行したものは抗うつ薬，抗けいれん薬，抗不安薬などが使用されるが確立したものはない．

## ■ 漢方薬の適応と使い方
　急性期には瀉剤などを用いる．また，補剤を併用して，全身状態の改善や免疫力の増強をはかる場合もある．慢性期では，温性鎮痛剤や補剤を用い，体調を整えQOLの改善を期待する．

### ● 帯状疱疹の急性期に用いられる漢方薬

| 体力あり（実証） | 28 越婢加朮湯 | 1日量・用法 7.5 g/分3 | 解説 p210　図 p208 |
|---|---|---|---|
| | 局所の腫脹・疼痛，熱感，発汗傾向，浮腫，口渇，尿量減少 | | |
| | 15 黄連解毒湯　☆中間証にも適応 | 1日量・用法 7.5 g/分3 | 解説 p281　図 p279 |
| | のぼせ，顔面紅潮，イライラする傾向，心窩部膨満感 | | |
| 体力ふつう（中間証） | 114 柴苓湯 | 1日量・用法 9.0 g/分3 | 解説 p235　図 p227 |
| | 口渇，口苦，尿量減少，頭痛，浮腫，胸脇苦満 | | |

### ● 帯状疱疹後神経痛に用いられる漢方薬

| 体力なし（虚証） | 18 桂枝加朮附湯 | 1日量・用法 7.5 g/分3 | 解説 p221　図 p219 |
|---|---|---|---|
| | 第1選択薬．胃腸虚弱，冷えると痛む | | |
| | 38 当帰四逆加呉茱萸生姜湯 | 1日量・用法 7.5 g/分3 | 解説 p224　図 p219 |
| | 寒さで増悪する痛み，冷え症 | | |
| | 41 補中益気湯 | 1日量・用法 7.5 g/分3 | 解説 p248　図 p239 |
| | 消化機能が衰え，全身倦怠感，易疲労感，胸脇苦満 | | |
| | 98 黄耆建中湯 | 1日量・用法 18.0 g/分3 | 解説 p226　図 p219 |
| | 顕著な疲労感，盗汗，腹痛，下痢など消化器症状，腹壁筋肉薄く，両側腹直筋の緊張（腹皮拘急） | | |

引用文献
世良田和幸：帯状疱疹後神経痛の漢方治療．ペインクリニック 27：493-499，2006

疾患別　耳鼻科系 ❶

# アレルギー性鼻炎

### ■ 病態
アレルギー性鼻炎は鼻粘膜表層に分布する肥満細胞上で抗原抗体反応が起こり，放出された化学伝達物質に対する鼻粘膜反応として，くしゃみ，水性鼻漏，鼻閉（三主徴）がみられるものである．三主徴のうちどの症状が優位かによって，くしゃみ・鼻漏型，鼻閉型と，その区別がない充全型に分類される．

### ■ 一般的治療法
くしゃみや水性鼻漏には，速効性の抗ヒスタミン剤，鼻閉にはロイコトリエン受容体拮抗薬が用いられる．ステロイドや血管収縮薬の局所点鼻も有効である．手術治療としてはレーザーによる下鼻甲介粘膜焼灼術や，Vidian神経切断術などがある．減感作療法も行われる場合がある．

### ■ 漢方薬の適応
漢方薬は急性期から使用されるが，単独では症状を寛解させることが難しい場合には，点鼻剤などを併用することがある．

#### ● アレルギー性鼻炎に用いられる漢方薬

| | 漢方薬 | 1日量・用法 | 解説/図 |
|---|---|---|---|
| 体力あり（実証） | **1 葛根湯** ☆中間証にも適応<br>鼻かぜ症状，頭痛，肩こり | 7.5 g/分3 | 解説 p215<br>図 p208 |
| | **2 葛根湯加川芎辛夷** ☆中間証にも適応<br>鼻閉，鼻汁，後鼻漏，肩こり，頭痛 | 7.5 g/分3 | 解説 p216<br>図 p208 |
| 体力ふつう（中間証） | **19 小青竜湯**<br>水様性鼻汁，くしゃみ，鼻閉，希薄な痰を伴った咳嗽 | 9.0 g/分3 | 解説 p217<br>図 p208 |
| | **104 辛夷清肺湯** ☆実証にも適応<br>鼻閉，鼻汁，後鼻漏，鼻中の熱感・乾燥感，口渇 | 7.5 g/分3 | 解説 p319<br>図 p312 |
| 体力なし（虚証） | **119 苓甘姜味辛夏仁湯**<br>咳嗽，水様性鼻汁，希薄な喀痰，冷え症，貧血傾向，疲労倦怠感 | 7.5 g/分3 | 解説 p352<br>図 p348 |
| | **127 麻黄附子細辛湯**<br>咳嗽や微熱を伴う，寒気，頭痛，手足の冷え，全身倦怠感 | 7.5 g/分3 | 解説 p213<br>図 p208 |

引用文献

山際幹和：特集　ここが知りたいアレルギー性鼻炎Q＆A　アレルギー性鼻炎に対する漢方薬の有用性と使用法について教えてください．JOHNS 25：396-399, 2009

疾患別 耳鼻科系 ❷

# 慢性副鼻腔炎

## ■ 病態

副鼻腔の慢性炎症であり，従来は鼻中隔彎曲や副鼻腔の自然孔の狭窄によって急性副鼻腔炎から移行するものが多かったが，最近ではアレルギー性鼻炎や好酸球性炎症が発症に関与する慢性副鼻腔炎が増加している．

鼻づまりと鼻水が二大症状であり，鼻水は通常は粘液性であるが，かぜをひいたり悪化した場合には膿性となる．鼻以外の症状として，頭重，頭痛，眼部痛などがある．炎症が副鼻腔周囲の器官に波及すると，眼球突出や視力障害などの眼窩内合併症や髄膜炎などの頭蓋内合併症が発生することがある．

## ■ 一般的治療法

保存的治療としてネブライザー療法，副鼻腔洗浄療法，マクロライド療法（16員環を除くマクロライド系抗菌薬の少量・長期投与）がある．手術療法としては内視鏡下副鼻腔手術が行われる．

## ■ 漢方薬の適応と使い方

抗菌薬と併用することでより高い効果が期待できる場合が多い．

### ● 慢性副鼻腔炎に用いられる漢方薬

| 体力 | 漢方薬 | 1日量・用法 | 解説/図 |
|---|---|---|---|
| 体力あり（実証） | **2 葛根湯加川芎辛夷** ☆中間証にも適応<br>鼻閉，鼻漏，後鼻漏，肩こり，頭痛 | 7.5 g/分3 | 解説 p216<br>図 p208 |
| | **35 四逆散** ☆中間証にも適応<br>口苦，イライラ，不眠，抑うつ，動悸，胸脇苦満，心下痞硬 | 7.5 g/分3 | 解説 p233<br>図 p227 |
| 体力ふつう（中間証） | **50 荊芥連翹湯**<br>副鼻腔・耳・のどの反復性炎症，皮膚が浅黒い，神経過敏 | 7.5 g/分3 | 解説 p245<br>図 p239 |
| | **104 辛夷清肺湯** ☆実証にも適応<br>鼻閉，鼻汁，後鼻漏，鼻中の熱感・乾燥感，口渇 | 7.5 g/分3 | 解説 p319<br>図 p312 |
| 体力なし（虚証） | **29 麦門冬湯** ☆中間証にも適応<br>激しい乾咳，咽頭乾燥感，粘稠痰，嗄声，皮膚の乾燥 | 9.0 g/分3 | 解説 p294<br>図 p292 |
| | **41 補中益気湯**<br>四肢倦怠感，食欲不振，気力の低下，顔色不良，微熱 | 7.5 g/分3 | 解説 p248<br>図 p239 |

引用文献

萩野　敏：特集　病態に基づく副鼻腔炎の治療戦略　漢方医学からみた副鼻腔炎の病態と治療．JOHNS 22：99-102，2006

## 疾患別　耳鼻科系 ❸

# 扁桃炎

### ■ 病態

　口蓋扁桃，咽頭扁桃などの咽頭部のリンパ組織を総称して扁桃といい，咽頭の入り口を取り囲んでいることから咽頭リンパ輪，またはワルダイエル輪ともよばれている．口蓋は袋小路のように広がっており，表面積が大きく外界からの細菌やウイルスなどに接触しやすい構造になっている．扁桃炎は，口蓋扁桃を中心にウイルスや細菌が感染して起こる炎症であり，若年者に多い．

　咽頭痛，嚥下痛，頸部リンパ節腫大，全身倦怠感，発熱などの症状がある．急性扁桃炎を繰り返していると，慢性扁桃炎に移行していく．慢性口蓋扁桃炎を契機に掌蹠膿疱症や胸肋鎖骨過形成，IgA 腎症などの扁桃病巣感染症が発生することがある．

### ■ 一般的治療法

　薬物療法として，急性期あるいは慢性期の急性増悪時には抗菌薬の投与や解熱鎮痛薬などが使用される．扁桃炎を繰り返す習慣性扁桃炎では，摘出術が行われる．

### ■ 漢方薬の適応と使い方

　急性扁桃炎には，感冒に準じた方剤が使用され，習慣性扁桃炎には，体質改善を目的とした方剤が用いられる．

#### ● 扁桃炎に用いられる漢方薬

| 体力区分 | 番号・処方名 | 1日量・用法 | 適応・症状 | 解説・図 |
|---|---|---|---|---|
| 体力あり（実証） | 1　葛根湯　☆中間証にも適応 | 7.5 g/分3 | 急性扁桃炎・咽頭炎，悪寒，発熱，頭痛，肩こり | 解説 p215／図 p208 |
| 体力ふつう（中間証） | 50　荊芥連翹湯 | 7.5 g/分3 | 慢性扁桃炎，浅黒い皮膚，神経過敏，掌蹠自汗 | 解説 p245／図 p239 |
| 体力ふつう（中間証） | 109　小柴胡湯加桔梗石膏 | 7.5 g/分3 | 急性扁桃炎，扁桃周囲膿瘍，口中不快（ねばねば感など） | 解説 p230／図 p227 |
| 体力ふつう（中間証） | 80　柴胡清肝湯 | 7.5 g/分3 | 慢性扁桃炎，神経質，イライラ，易怒，小児に繁用 | 解説 p241／図 p239 |
| 体力ふつう（中間証） | 45　桂枝湯／27　麻黄湯 | 7.5 g/分3／7.5 g/分3 | 上記の2方剤を等量合方して用いる（桂麻各半湯） | 解説 p220／図 p219／45／解説 p209／図 p208／27 |
| 体力なし（虚証） | 127　麻黄附子細辛湯 | 7.5 g/分3 | 急性扁桃炎・咽頭炎，頭痛，頭重感，悪寒，発熱，咳嗽 | 解説 p213／図 p208 |
| 体力に関係なし | 138　桔梗湯 | 7.5 g/分3 または 2.5 g/回頓用 | 急性扁桃炎・咽頭炎，微熱，咳嗽，喀痰，嚥下困難 | 解説 p355／図 p353 |

疾患別　耳鼻科系 ❹

# メニエール病

## ■ 病態
特発性内リンパ水腫であり，内耳の内リンパ液の過剰産生あるいは吸収障害により発症すると考えられている．回転めまいを反復し，難聴，耳鳴などの蝸牛症状を伴う疾患である．

## ■ 一般的治療法
発作時には，7％重曹水，浸透圧性利尿薬，鎮暈剤，抗不安薬などが投与される．間欠時には，浸透圧性利尿薬，鎮暈剤，抗不安薬，ATP製剤などが用いられる．

## ■ 漢方薬の適応と使い方
間欠期や自律神経症状のある時期によい適応であるが，発作時にも用いられる．

### ● メニエール病に用いられる漢方薬

| 体力 | 漢方薬 | 1日量・用法 | 解説・図 |
|---|---|---|---|
| 体力あり（実証） | 15 黄連解毒湯　☆中間証にも適応<br>のぼせ，イライラ・不眠などの神経過敏，出血傾向（鼻出血など） | 7.5 g/分3 | 解説 p281<br>図 p279 |
| 体力ふつう（中間証） | 17 五苓散<br>口渇，尿量減少，頭痛，悪心・嘔吐，水様性下痢 | 7.5 g/分3 | 解説 p338<br>図 p335 |
| | 114 柴苓湯<br>口苦，口渇，尿量減少，頭痛，嘔吐，水様性下痢，胸脇苦満 | 9.0 g/分3 | 解説 p235<br>図 p227 |
| | 24 加味逍遙散　☆虚証にも適応<br>のぼせ，不定愁訴，月経異常，精神神経症状，更年期障害 | 7.5 g/分3 | 解説 p243<br>図 p239 |
| | 47 釣藤散　☆虚証にも適応<br>慢性頭痛・頭重感（特に朝方），肩こり，高血圧，のぼせ | 7.5 g/分3 | 解説 p293<br>図 p292 |
| 体力なし（虚証） | 39 苓桂朮甘湯　☆中間証にも適応<br>身体動揺感，立ちくらみ，のぼせ，頭痛，不眠，胃内停水 | 7.5 g/分3 | 解説 p341<br>図 p335 |
| | 23 当帰芍薬散<br>冷え症，貧血，顔面蒼白，疲労倦怠感，月経異常 | 7.5 g/分3 | 解説 p332<br>図 p324 |
| | 30 真武湯<br>四肢の冷え，全身倦怠感，下痢または軟便，尿量減少，浮腫 | 7.5 g/分3 | 解説 p276<br>図 p274 |
| | 37 半夏白朮天麻湯<br>胃腸虚弱，持続性のめまい，起立性調節障害 | 7.5 g/分3 | 解説 p259<br>図 p251 |

引用文献
田口喜一郎：特集　メニエール病　メニエール病の漢方治療．JOHNS 12：1627-1631，1996

疾患別　耳鼻科系 ❺

# 咽喉頭異常感症

## ■ 病態

咽喉に異常感を訴えるが，耳鼻咽喉科的に器質的病変が認められないものを咽喉頭異常感症という．

「のどの引っかかり感」，「のどに何かつかえた感じがして，気になって仕方がない」などの愁訴が多い．また，鼻漏，咳，のどの痒み，ゲップ，胸やけなどの症状を伴うこともある．食事の摂取は問題なく，病悩期間が長い割に体重の減少がないことが特徴的である．

## ■ 一般的治療法

随伴症状に対する治療が中心に行われる．鼻漏や後鼻漏を伴う場合はマクロライド系抗生物質，L-カルボシステインなど，咳やのどの痒みを伴う場合は抗ヒスタミン薬や抗アレルギー薬，ゲップや胸やけを伴う場合はPPI（プロトンポンプ阻害薬）が投与される．

## ■ 漢方薬の適応と使い方

のどに何かつかえた感じがして，気になって仕方がないというような症状に，気剤を中心とした漢方薬が有用である．

● 咽喉頭異常感症に用いられる漢方薬

| 体力 | 処方 | 1日量・用法 | 解説・図 |
|---|---|---|---|
| 体力あり（実証） | 12 柴胡加竜骨牡蛎湯<br>精神不安，イライラ，不眠，心悸亢進，尿量減少，胸脇苦満 | 7.5 g/分3 | 解説 p232<br>図 p227 |
| 体力ふつう（中間証） | 16 半夏厚朴湯　☆虚証にも適応<br>第1選択薬．神経症的傾向，抑うつ傾向，動悸，息切れ，食欲不振，胃内停水 | 7.5 g/分3 | 解説 p300<br>図 p297 |
| | 96 柴朴湯<br>口苦，口腔内の粘り，神経症的傾向，抑うつ傾向，食欲不振 | 7.5 g/分3 | 解説 p234<br>図 p227 |
| | 24 加味逍遙散　☆虚証にも適応<br>のぼせ，不定愁訴，月経異常，精神神経症状，更年期障害 | 7.5 g/分3 | 解説 p243<br>図 p239 |
| 体力なし（虚証） | 70 香蘇散<br>胃腸虚弱，抑うつ傾向，食欲不振，耳鳴，心下痞硬 | 7.5 g/分3 | 解説 p305<br>図 p297 |

引用文献
大越俊夫：咽喉頭異常感症の取り扱い―咽喉頭異常感症の臨床像．ENTONI 95：1-4，2008

疾患別 耳鼻科系 ❻

# 中耳炎

## ■ 病態
　鼓膜の内側にある鼓室，耳管，乳突蜂巣からなる中耳腔に細菌やウイルスなどによる鼻炎や上気道炎の炎症が耳管を伝わって中耳腔に波及して発症する．耳閉感，耳痛，耳鳴，難聴，発熱などの症状がある．

　中耳炎は，かぜなどに合併する急性中耳炎，痛みはないが粘液がたまって聞こえが悪くなる滲出性中耳炎，鼓膜に孔が開いて閉じない慢性穿孔性中耳炎，鼓膜の縁に孔が開き骨を壊す真珠腫性中耳炎の4つが主なものである．

　急性中耳炎では，反復性・難治性症例の増加，乳幼児症例の増加，起因菌の耐性化が進んでいる．滲出性中耳炎では副鼻腔炎の合併がみられる．

## ■ 一般的治療法
　薬物療法：抗菌薬，解熱鎮痛薬，去痰薬，抗ヒスタミン薬投与，薬物点耳などがある．

　局所処置および手術療法：急性中耳炎では鼓膜切開・排膿，反復すればチューブ留置が行われる．滲出性中耳炎では鼓膜穿刺・切開を行い，反復すればチューブ留置し，アデノイド増殖を伴う場合はアデノイドを切除する．慢性穿孔性中耳炎には鼓膜形成術や鼓室形成術が行われる．

## ■ 漢方薬の適応と使い方
　反復性中耳炎や滲出性中耳炎の体質改善に有用であるとされている．慢性穿孔性中耳炎には局所処置とともに用いられることがある．

### ● 中耳炎に用いられる漢方薬

| 体力あり<br>（実証） | **1** 葛根湯　☆中間証にも適応　　1日量・用法 7.5 g/分3　　解説 p215　図 p208 |
| --- | --- |
| | 鼻汁・鼻閉，悪寒，発熱，頭痛，肩こり |
| 体力ふつう<br>（中間証） | **9** 小柴胡湯　　1日量・用法 7.5 g/分3　　解説 p229　図 p227 |
| | 微熱，口中不快感，食欲不振，白苔，胸脇苦満 |
| | **114** 柴苓湯　　1日量・用法 9.0 g/分3　　解説 p235　図 p227 |
| | 滲出性中耳炎の第1選択薬．口渇，尿量減少，胸脇苦満 |
| | **19** 小青竜湯　　1日量・用法 9.0 g/分3　　解説 p217　図 p208 |
| | 水様性鼻汁，くしゃみ，鼻閉，希薄な痰を伴った咳嗽<br>滲出性中耳炎では，**28** **越婢加朮湯** 7.5 g/分3と合方することがある* |
| 体力なし<br>（虚証） | **41** 補中益気湯　　1日量・用法 7.5 g/分3　　解説 p248　図 p239 |
| | 四肢倦怠感，食欲不振，気力の低下，微熱 |

＊エキス顆粒では麻黄が重複するため，副作用に注意する必要がある．

疾患別　耳鼻科系 ❼

# 難聴（感音難聴）

## ■ 病態

原因部位によって伝音難聴，感音難聴，混合難聴に分類される．伝音難聴は，外耳から中耳，前庭窓，蝸牛窓までの間の伝音器経路障害によって生ずる．感音難聴は，内耳から聴神経を経て大脳の中枢に達する経路の障害により生じ，音を受容したり識別する機構の障害によって起こる．感音難聴の代表的な疾患には突発性難聴，メニエール病，老人性難聴，騒音性難聴，中毒性難聴などがある．

## ■ 一般的治療法

突発性難聴では循環改善薬，ビタミン剤，代謝改善薬，ステロイドの使用が一般的で，その他プロスタグランジン製剤などが用いられる．メニエール病では上記に利尿剤が追加される．

## ■ 漢方薬の適応と使い方

突発性難聴などの急性期には一般的に適応は少ないが，寛解期または非発作期には，柴胡剤や利水剤を中心に用いられる．

### ● 難聴に用いられる漢方薬

| 体力区分 | 番号 | 漢方薬 | 備考 | 1日量・用法 | 解説 | 図 |
|---|---|---|---|---|---|---|
| 体力あり（実証） | 8 | 大柴胡湯 | | 7.5 g/分3 | p231 | p227 |
| | | 便秘，めまい，肩こり，口苦，精神不安，強い胸脇苦満 | | | | |
| | 12 | 柴胡加竜骨牡蛎湯 | | 7.5 g/分3 | p232 | p227 |
| | | 精神不安，イライラ，不眠，心悸亢進，尿量減少，胸脇苦満 | | | | |
| | 113 | 三黄瀉心湯 | | 7.5 g/分3 | p280 | p279 |
| | | のぼせ，肩こり，耳鳴，便秘，不安，不眠，神経過敏 | | | | |
| | 15 | 黄連解毒湯 | ☆中間証にも適応 | 7.5 g/分3 | p281 | p279 |
| | | のぼせ，イライラ，不眠，不安，出血傾向（鼻，痔，性器） | | | | |
| 体力ふつう（中間証） | 9 | 小柴胡湯 | | 7.5 g/分3 | p229 | p227 |
| | | 食欲不振，口中不快感，舌白苔，胸脇苦満，感冒後 | | | | |
| | 7 | 八味地黄丸 | ☆虚証にも適応 | 7.5 g/分3 | p271 | p264 |
| | | 腰部や下肢の脱力感・冷え・しびれ，夜間頻尿，高齢者に繁用 | | | | |
| | 39 | 苓桂朮甘湯 | ☆虚証にも適応 | 7.5 g/分3 | p341 | p335 |
| | | めまい，身体動揺感，立ちくらみ，頭痛，胃内停水 | | | | |
| 体力なし（虚証） | 11 | 柴胡桂枝乾姜湯 | | 7.5 g/分3 | p237 | p227 |
| | | 不眠，顔色不良，口乾，頭汗，寝汗，冷え症，動悸 | | | | |
| | 23 | 当帰芍薬散 | | 7.5 g/分3 | p332 | p324 |
| | | 冷え症，貧血，顔面蒼白，疲労倦怠感，月経異常 | | | | |

疾患別 耳鼻科系 ❽

# 鼻出血

## ■ 病態

　鼻出血は，原因の不明な特発性鼻出血（本態性鼻出血）と，原因の明確な症候性鼻出血に大別される．特発性鼻出血は，キーゼルバッハ部からの出血が多く，若年者に好発する．この部位は，前後篩骨動脈，蝶口蓋動脈，大口蓋動脈，顔面動脈の分枝が吻合し，また鼻中隔前下部に位置し前鼻孔に接しており，外界からの各種の刺激に曝露されるため，出血しやすい．出血部位の確認と止血処置は容易である．症候性鼻出血は，外傷（鼻骨骨折など）・手術・腫瘍性病変などの局所的原因によるものと，血液疾患（白血病など）・循環器疾患（高血圧など）・代謝性疾患などの全身的原因によるものに分けられる．

## ■ 一般的治療法

　局所処置としては圧迫，タンポンガーゼ，電気凝固などがあり，薬物療法として止血剤が使用される．

## ■ 漢方薬の適応と使い方

　特発性鼻出血や局所的原因の鼻出血には，止血処置後に降気剤や止血作用のある漢方薬が用いられる．

● 鼻出血に用いられる漢方薬

| 体力あり（実証） | 113 三黄瀉心湯 | | 1日量・用法 7.5 g/分3 | 解説 p280　図 p279 |
|---|---|---|---|---|
| | のぼせ，高血圧，便秘，不安，不眠，神経過敏，心下痞硬 | | | |
| | 15 黄連解毒湯 | ☆中間証にも適応 | 1日量・用法 7.5 g/分3 | 解説 p281　図 p279 |
| | のぼせ，口渇，耳鳴，イライラ，不眠，神経過敏，心下痞硬 | | | |
| 体力なし（虚証） | 65 帰脾湯 | | 1日量・用法 7.5 g/分3 | 解説 p263　図 p251 |
| | 貧血，不安，不眠，抑うつ，手足の冷え，全身倦怠感 | | | |
| | 77 芎帰膠艾湯 | ☆中間証にも適応 | 1日量・用法 9.0 g/分3 | 解説 p267　図 p264 |
| | 貧血，めまい，顔色不良，手足の冷え，痔・性器出血 | | | |
| | 99 小建中湯 | | 1日量・用法 7.5 g/分3 | 解説 p225　図 p219 |
| | 全身倦怠感，腹痛，心悸亢進，手足のほてり　☆小児に繁用 | | | |

## 疾患別 耳鼻科系 ⑨

# 耳鳴

### ■ 病態
発生原因はいまだに不明なものが多い．患者以外が聞くことができない自覚的耳鳴が大部分を占めるが，まれに他者が聞くことのできる血管性や筋収縮性に代表される他覚的耳鳴がある．

### ■ 一般的治療法
耳鳴の病態を修復するものと，苦痛を和らげる治療に大別される．前者には循環改善薬，ビタミン剤，ステロイド剤などが投与される．後者には筋弛緩薬，抗てんかん薬，麻酔剤，抗不安薬，抗うつ薬などが用いられる．

### ■ 漢方薬の適応と使い方
血管性の拍動性耳鳴や心因性の耳鳴，自律神経関係の更年期の耳鳴などに柴胡剤，駆瘀血剤，利水剤などが効果的とされている．

#### ● 耳鳴に用いられる漢方薬

| | | | 1日量/用法 | |
|---|---|---|---|---|
| 体力あり（実証） | 8 大柴胡湯 | | 7.5 g/分3 | 解説 p231／図 p227 |
| | めまい，肩こり，精神不安，不眠，強い胸脇苦満 | | | |
| | 113 三黄瀉心湯 | | 7.5 g/分3 | 解説 p280／図 p279 |
| | のぼせ，便秘，精神不安，不眠，心下痞硬 | | | |
| | 61 桃核承気湯 | | 7.5 g/分3 | 解説 p327／図 p324 |
| | のぼせ，便秘，精神不安，月経異常，小腹急結 | | | |
| 体力ふつう（中間証） | 47 釣藤散 | ☆虚証にも適応 | 7.5 g/分3 | 解説 p293／図 p292 |
| | 慢性頭痛，頭重感（特に朝方），肩こり，高血圧，のぼせ | | | |
| | 10 柴胡桂枝湯 | ☆虚証にも適応 | 7.5 g/分3 | 解説 p236／図 p227 |
| | 精神不安，不眠，頭痛，のぼせ，口苦，嘔気 | | | |
| | 24 加味逍遙散 | ☆虚証にも適応 | 7.5 g/分3 | 解説 p243／図 p239 |
| | のぼせ，不定愁訴，月経異常，精神神経症状，更年期障害 | | | |
| | 46 七物降下湯 | | 7.5 g/分3 | 解説 p266／図 p264 |
| | 高血圧，のぼせ，めまい，頭痛，頭重感 | | | |
| | 17 五苓散 | | 7.5 g/分3 | 解説 p338／図 p335 |
| | 口渇，尿量減少，浮腫，頭痛，めまい，動悸 | | | |
| 体力なし（虚証） | 7 八味地黄丸 | ☆中間証にも適応 | 7.5 g/分3 | 解説 p271／図 p264 |
| | 老人性難聴，腰・下肢の脱力感・しびれ，夜間頻尿 | | | |
| | 23 当帰芍薬散 | | 7.5 g/分3 | 解説 p332／図 p324 |
| | 冷え症，貧血，顔面蒼白，疲労倦怠感，月経異常 | | | |

引用文献
1）中山明峰，他：特集 耳鳴診療のすべて―簡便にできる東洋医学の導入．JOHNS 23：87-90，2007
2）鈴木敏幸：特集 不定愁訴とその対応―耳鳴．JOHNS 23：961-965，2007

## 疾患別 耳鼻科系 ⑩

# 嗄声

### ■ 病態

音質の異常であり，臨床的には粗糙性（rough）：ガラガラ声，気息性（breathy）：息漏れする声，無力性（asthenic）：力のない弱い声，失声または無声（aphotonia）：声帯振動のない気流音のみの声，などに分類される．

年齢により，小児の嗄声（小児結節など），思春期の嗄声（変声期），老人の嗄声（声帯の萎縮や緊張の低下）に分けられる．

また，生活環境（粉じんなど），習慣，嗜好（喫煙など）などによる嗄声，職業性嗄声（教師や歌手など）がある．

なお，感染症，器質的病変（腫瘍やポリープ，術後の喉頭披裂軟骨脱臼など），アレルギー，逆流性食道炎などによって起きる嗄声がある．

### ■ 一般的治療法

分類によってさまざまな治療法がある．保存的治療としては抗菌薬，消炎剤，ステロイド剤の吸入（ネブライザー）や全身投与などがある．逆流性食道炎による場合はプロトンポンプ阻害薬（PPI）が有効である．その他手術療法が行われる場合がある．

### ■ 漢方薬の適応と使い方

反回神経麻痺やポリープのような腫瘤性病変を伴わないものに，滋潤剤や気剤などが適応とされる．

#### ● 嗄声に用いられる漢方薬

| 体力ふつう（中間証） | 16 半夏厚朴湯 ☆虚証にも適応 | 1日量・用法 7.5 g/ 分3 | 解説 p300 図 p297 |
|---|---|---|---|
| | 神経症的傾向，うつ傾向，咽喉頭異常感，動悸，胃内停水 | | |
| 体力なし（虚証） | 29 麦門冬湯 ☆中間証にも適応 | 1日量・用法 9.0 g/ 分3 | 解説 p294 図 p292 |
| | 激しい乾嗽，咽頭乾燥感，粘稠痰，皮膚乾燥 | | |
| | 93 滋陰降火湯 | 1日量・用法 7.5 g/ 分3 | 解説 p268 図 p264 |
| | 皮膚乾燥，頑固な咳嗽，粘稠痰，微熱，便秘傾向 | | |

引用文献
山口宏也，他：特集 嗄声と失声 日常生活と嗄声・失声．JOHNS 22：517-520，2006

疾患別　眼科系 ❶

# ドライアイ

### ■ 病態
ドライアイは，涙液の量の不足や質の異常により「眼が乾く」，「眼がゴロゴロする」，「眼に違和感がある」などといった自覚症状とともに，角結膜上皮障害を起こす状態を総称したものである．原因は複合的でさまざまであるが，自己免疫疾患に伴うものもある．

### ■ 一般的治療法
保湿のための点眼剤や，涙の排出口となる目頭の涙点を小さなシリコーン製の栓で塞ぐ涙点プラグの装着，眼の温熱療法や保護メガネの装着などがある．

### ■ 漢方薬の適応と使い方
一般的治療法で効果がないか，再発を繰り返す症例には，身体を潤す作用のある滋潤剤などが有用であるとされている．

#### ● ドライアイに用いられる漢方薬

| 体力区分 | 漢方薬 | 症状 | 1日量・用法 | 参照 |
|---|---|---|---|---|
| 体力あり（実証） | 8 大柴胡湯 | 便秘，肩こり，耳鳴，強い胸脇苦満 | 7.5 g/分3 | 解説 p231 / 図 p227 |
| 体力ふつう（中間証） | 29 麦門冬湯 ☆虚証にも適応 | 皮膚・口腔・咽喉内乾燥，のぼせ，咳嗽 | 9.0 g/分3 | 解説 p294 / 図 p292 |
| | 24 加味逍遙散 ☆虚証にも適応 | 精神不安，不眠，イライラ，冷え症，頭痛，めまい，顔面紅潮，月経異常 | 7.5 g/分3 | 解説 p243 / 図 p239 |
| 体力なし（虚証） | 108 人参養栄湯 | 貧血，皮膚乾燥，全身倦怠感，咳嗽，不眠 | 9.0 g/分3 | 解説 p270 / 図 p264 |
| | 7 八味地黄丸 ☆中間証にも適応 | 全身倦怠感，足底のほてり，四肢冷感，口渇，腰痛，下肢痛，排尿障害，浮腫，耳鳴，小腹不仁 | 7.5 g/分3 | 解説 p271 / 図 p264 |
| | 64 炙甘草湯 | 動悸，息切れ，不整脈，皮膚・口腔乾燥，疲労倦怠感，手足のほてり，咳嗽，便秘 | 9.0 g/分3 | 解説 p295 / 図 p292 |
| | 93 滋陰降火湯 | 口腔・咽頭乾燥感，嗄声，咳嗽，粘性喀痰 | 7.5 g/分3 | 解説 p268 / 図 p264 |

引用文献
ドライアイ研究会：http://www.dryeye.ne.jp/

## 疾患別 眼科系 ❷
# 眼精疲労

### ■ 病態
　眼精疲労は，視力低下，複視，眼痛などの眼症状だけではなく，頭痛，頭重感，めまい，肩こり，悪心などの症状を伴うものをいう．原因としては，眼に異常がある調節性（屈折異常など），筋性（輻輳不全）・調節性（遠視など）・症候性（緑内障）・不等像性（同一物質が左右眼で大きさが異なる），肝疾患・糖尿病・貧血・自律神経失調症などの全身性，うつ病・不安神経症による神経性，外的要因（visual display terminal 症候群）などがある．

### ■ 一般的治療法
　眼に異常がある場合には，眼鏡，コンタクトレンズ，点眼剤などを用いる．全身性の場合には，原疾患の治療を行い，神経性の場合には心療内科などで治療を行う．外的要因の場合には，その要因から離したり，環境を改善したりする．

### ■ 漢方薬の適応と使い方
　東洋医学では，眼は体表器官の1つであり内臓（特に肝）との関係が密接であるとされている．眼が原因の眼精疲労では，矯正などの眼科専門的治療が必要である．他の眼愁訴に対する治療では，漢方薬がよい適応となる場合が多い．

#### ● 眼精疲労に用いられる漢方薬

| 体力 | 漢方薬 | 症状 | 1日量・用法 | 解説・図 |
|---|---|---|---|---|
| 体力あり（実証） | 8 大柴胡湯 | 便秘，肩こり，耳鳴，強い胸脇苦満 | 7.5 g/分3 | 解説 p231／図 p227 |
| 体力ふつう（中間証） | 10 柴胡桂枝湯 ☆虚証にも適応 | 不安，不眠，のぼせ，頭痛，食欲不振，腹痛，胸脇苦満，両側腹直筋の緊張 | 7.5 g/分3 | 解説 p236／図 p227 |
| | 39 苓桂朮甘湯 ☆虚証にも適応 | めまい，立ちくらみ，のぼせ，動悸，胃内停水 | 7.5 g/分3 | 解説 p341／図 p335 |
| 体力なし（虚証） | 11 柴胡桂枝乾姜湯 | 動悸，息切れ，口乾，四肢冷感，下痢傾向，頭汗 | 7.5 g/分3 | 解説 p237／図 p227 |
| | 41 補中益気湯 | 全身倦怠感，食欲不振，微熱，寝汗，動悸，不安 | 7.5 g/分3 | 解説 p248／図 p239 |
| | 7 八味地黄丸 ☆中間証にも適応 | 全身倦怠感，足底のほてり，四肢冷感，口渇，腰痛，下肢痛，排尿障害，浮腫，耳鳴，小腹不仁 | 7.5 g/分3 | 解説 p271／図 p264 |

# 白内障

疾患別　眼科系 ❸

## ■ 病態

白底翳（しろそこひ）ともよばれる白内障は，水晶体を構成する蛋白質が変性することによって水晶体が灰白色や茶褐色に濁る疾患で，物がかすんだり，ぼやけてみえる症状などが出現する．加齢に伴う老人性白内障が多いが，糖尿病などによる代謝性や，先天性，外傷性，薬剤性，放射線など多くの原因によって生じる．いったん発症して混濁した水晶体は，非可逆性である．

## ■ 一般的治療法

酸化防止剤などの点眼薬による薬物治療が第1選択である．病変が進行した場合には，手術によって水晶体を除去して眼内レンズを挿入する．

## ■ 漢方薬の適応と使い方

漢方治療としては，加齢による白内障に対して用いられる場合がほとんどである．

### ● 白内障に用いられる漢方薬

| 体力 | 処方 | 特記 | 1日量・用法 | 解説／図 |
|---|---|---|---|---|
| 体力あり（実証） | 113 三黄瀉心湯 | | 7.5 g/分3 | 解説 p280／図 p279 |
| | のぼせ，不安，不眠，頭痛，便秘，鼻出血 | | | |
| | 62 防風通聖散 | | 7.5 g/分3 | 解説 p290／図 p286 |
| | 肥満，便秘，"太鼓腹"，脂質異常 | | | |
| 体力ふつう（中間証） | 25 桂枝茯苓丸 | ☆実証にも適応 | 7.5 g/分3 | 解説 p330／図 p324 |
| | のぼせ，下肢冷感，頭痛，肩こり，めまい，月経異常，下腹部痛，小腹急結 | | | |
| | 87 六味丸 | ☆虚証にも適応 | 7.5 g/分3 | 解説 p273／図 p264 |
| | 口渇，全身倦怠感，排尿障害，腰痛，下肢痛 | | | |
| 体力なし（虚証） | 7 八味地黄丸 | ☆中間証にも適応 | 7.5 g/分3 | 解説 p271／図 p264 |
| | 第1選択薬．下半身の脱力感，夜間尿，手足の冷え，小腹不仁 | | | |
| | 107 牛車腎気丸 | | 7.5 g/分3 | 解説 p272／図 p264 |
| | 著しい排尿異常，しびれ，下半身の脱力感・冷え | | | |
| | 32 人参湯 | | 7.5 g/分3 | 解説 p253／図 p251 |
| | 食欲不振，心下痞，四肢冷感，めまい，頭痛 | | | |

疾患別　眼科系 ❹

# 緑内障

## ■ 病態
青底翳(あおそこひ)ともよばれる緑内障は，眼内にたまった房水の圧力による視神経の圧迫によって視神経と視野に特徴的障害をきたし，眼の機能的構造的異常を特徴とする疾患である．

房水排出部の隅角がふさがり，房水の排出が低下して起こる閉塞性隅角緑内障と，隅角は開いているが房水排出部が詰まって起こる開放隅角緑内障に分類される．

心身疲労などによって急性に発症し，眼痛，頭痛，悪心・嘔吐などを伴い，視力低下をきたし放置すれば失明することがある．通常，眼圧を十分に下降させることにより視神経障害を改善，もしくは抑制しうる．

## ■ 一般的治療法
緑内障の治療は，西洋医学的な治療が第1である．緑内障治療の基本は，眼圧を下げることである．そのため点眼剤，内服薬，点滴などによる薬物治療とレーザー治療，外科手術が行われる．

## ■ 漢方薬の適応と使い方
慢性期に経過したものについては，漢方による治療を考慮する．

### ● 緑内障に用いられる漢方薬

| 体力 | 漢方薬 | 1日量・用法 | 解説/図 |
|---|---|---|---|
| 体力あり（実証） | 28 越婢加朮湯<br>発汗，口渇，浮腫，尿量減少 | 7.5 g/分3 | 解説 p210<br>図 p208 |
| | 25 桂枝茯苓丸　☆中間証にも適応<br>頭痛，肩こり，めまい，のぼせ，月経異常，下肢冷感，下腹部痛，小腹急結 | 7.5 g/分3 | 解説 p330<br>図 p324 |
| 体力ふつう（中間証） | 114 柴苓湯<br>食欲不振，口渇，口苦，尿量減少，浮腫，胸脇苦満 | 9.0 g/分3 | 解説 p235<br>図 p227 |
| | 47 釣藤散　☆虚証にも適応<br>慢性頭痛（朝方や目覚め時に多い），肩こり，めまい，耳鳴り，不眠，高血圧，眼球充血 | 7.5 g/分3 | 解説 p293<br>図 p292 |
| 体力なし（虚証） | 39 苓桂朮甘湯　☆中間証にも適応<br>立ちくらみ，動悸，めまい，息切れ | 7.5 g/分3 | 解説 p341<br>図 p335 |
| | 7 八味地黄丸　☆中間証にも適応<br>全身倦怠感，足底のほてり，四肢冷感，口渇，腰痛，下肢痛，排尿障害，浮腫，耳鳴，小腹不仁 | 7.5 g/分3 | 解説 p271<br>図 p264 |

引用文献
日本眼科学会：http://www.nichigan.or.jp/public/disease/ryokunai_ryokunai.jsp

## 眼底出血

疾患別　眼科系 ❺

### ■ 病態

眼底出血は，硝子体，網膜，色素上皮，脈絡膜からなる眼底のいずれかに起こった出血である．その部位により，硝子体出血，網膜出血，色素上皮下出血，脈絡膜出血に分類される．

原因は，糖尿病性網膜症，高血圧性眼底，網膜中心静脈閉塞症，加齢黄斑変性，ぶどう膜炎など，さまざまである．

出血の程度によって，視野に黒点が現れたり，飛蚊症などの症状が出現する．出血が多いと視力低下や失明する場合がある．

### ■ 一般的治療法

まず眼底出血を起こす基礎疾患の治療を優先する．その他，止血剤などの薬物治療や，レーザー光凝固，硝子体手術などがある．

### ■ 漢方薬の適応と使い方

再発防止や全身的調整に，駆瘀血剤などが用いられる．

#### ● 眼底出血に用いられる漢方薬

| 体力 | 漢方薬 | 1日量・用法 | 症状 | 解説／図 |
|---|---|---|---|---|
| 体力あり（実証） | 113 三黄瀉心湯 | 7.5 g／分3 | のぼせ，不安，不眠，頭痛，便秘，鼻出血 | 解説 p280／図 p279 |
| | 105 通導散 | 7.5 g／分3 | のぼせ，便秘傾向，頭痛，めまい，肩こり，不眠，不安，月経異常，腰痛 | 解説 p329／図 p324 |
| 体力ふつう（中間証） | 15 黄連解毒湯 ☆実証にも適応 | 7.5 g／分3 | のぼせ，顔面紅潮，不安，不眠，種々の出血 | 解説 p281／図 p279 |
| | 25 桂枝茯苓丸 ☆実証にも適応 | 7.5 g／分3 | のぼせ，下肢冷感，頭痛，肩こり，めまい，月経異常，下腹部痛，小腹急結 | 解説 p330／図 p324 |
| | 57 温清飲 | 7.5 g／分3 | 精神神経症状，種々の出血傾向，月経異常，皮膚の乾燥 | 解説 p321／図 p312 |
| 体力なし（虚証） | 77 芎帰膠艾湯 ☆中間証にも適応 | 9.0 g／分3 | 貧血，顔色不良，めまい，種々の出血，月経異常 | 解説 p267／図 p264 |
| | 99 小建中湯 | 7.5〜15.0 g／分3 | 疲労倦怠感，腹痛，動悸，寝汗，腹直筋の緊張 | 解説 p225／図 p219 |

疾患別 歯科・口腔外科系 ❶

# 口内炎・舌炎

## ■ 病態

口腔粘膜における炎症の総称を口内炎という．その原因には，微生物感染，全身疾患（ベーチェット病，天疱瘡，悪性貧血など）の部分症状，物理的（齲歯や不良な義歯，充塡物）・化学的（薬物アレルギーや熱傷，放射線治療など）刺激などがある．微生物感染の原因の多くは，細菌，真菌，ウイルスなどであり，口腔内の乾燥，汚染状態が増悪因子となる．

## ■ 一般的治療

原因の除去が基本となる．微生物が原因の場合は，それを同定し，抗菌薬，抗真菌薬，抗ウイルス薬の軟膏類や内服薬を投与する．義歯などの物理的刺激が原因の場合は，歯科治療が必要となる．口腔環境の是正・清潔保持も補助的治療として重要である．歯石・歯垢除去を実施後，含嗽剤を投与する．

## ■ 漢方薬の適応と使い方

原因に対する治療と同時，または，その後に清熱剤や補剤などの漢方薬が使用されることがある．

### ● 口内炎・舌炎に用いられる漢方薬

| 体力 | 漢方薬 | 1日量・用法 | 解説・図 |
|---|---|---|---|
| 体力あり（実証） | **135 茵蔯蒿湯**<br>心窩部抵抗・圧痛，便秘，口内炎，尿量減少，黄疸 | 7.5 g/分3 | 解説 p317<br>図 p312 |
| | **15 黄連解毒湯** ☆中間証にも適応<br>急性期のびらん・疼痛・発赤・出血を伴う口内炎，のぼせ，ほてり | 7.5 g/分3 | 解説 p281<br>図 p279 |
| 体力ふつう（中間証） | **14 半夏瀉心湯**<br>心窩部抵抗感・膨満感，悪心・嘔吐，食欲不振，下痢 | 7.5 g/分3 | 解説 p282<br>図 p279 |
| | **120 黄連湯**<br>口内炎，口臭，舌苔，悪心・嘔吐，食欲不振 | 7.5 g/分3 | 解説 p283<br>図 p279 |
| | **57 温清飲**<br>口内炎，皮膚瘙痒感・乾燥，湿疹，精神神経症状，のぼせ | 7.5 g/分3 | 解説 p321<br>図 p312 |
| 体力なし（虚証） | **41 補中益気湯**<br>口内炎，胃腸機能低下，食欲不振，倦怠感，気力低下，動悸 | 7.5 g/分3 | 解説 p248<br>図 p239 |
| | **43 六君子湯** ☆中間証にも適応<br>胃腸機能低下，食欲不振，心窩部膨満感，食後の眠気 | 7.5 g/分3 | 解説 p257<br>図 p251 |

### 引用文献

1）小林永治：口内炎184例の臨床研究．漢方の臨床 54：108-115, 2007
2）岡　進：口内炎に対する黄連湯の効果．Pharma Medica 22(10)：35-38, 2007

## 疾患別 歯科・口腔外科系 ❷

# 舌痛症

### ■ 病態

舌に疼痛をきたす疾患は多種多様である．局所的原因としては，舌の炎症，腫瘍，義歯・齲歯の刺激，外傷，舌弄癖など，全身的原因としては，悪性貧血，鉄欠乏性貧血などの血液疾患，ビタミン $B_2$・$B_{12}$ 欠乏，シェーグレン症候群などの唾液分泌減少などがある．扁平苔癬，天疱瘡などの皮膚疾患の口腔部分症状や三叉神経痛，舌咽神経痛などの神経疾患にも舌痛がみられる．

舌痛症とは，舌，特に舌尖，舌側縁部に多く，ピリピリ感，ヒリヒリ感を訴えるが，原因疾患が認められないものをいう．一般に，更年期，高齢女性が圧倒的に多く，背景にうつ状態，ストレス，神経症などが考えられる．

### ■ 一般的治療法

初診時の患者の主訴への傾聴と容認，および病歴の説明などの医療面接で不安が解消し，疼痛が軽減することが多い．鎮痛剤は一般的に無効で，症状が残る場合には，抗不安薬，抗うつ薬などを投与する．

### ■ 漢方薬の適応と使い方

舌痛症は漢方薬の比較的よい適応であり，日常生活に少なからず影響が出る可能性のある抗不安薬，抗うつ薬に比べ投与しやすい利点がある．

#### ● 舌痛症に用いられる漢方薬

| 体力 | 漢方薬 | 1日量・用法 | 解説・図 |
|---|---|---|---|
| 体力ふつう（中間証） | **14** 半夏瀉心湯<br>口内炎，神経症状（不安，不眠など），悪心・嘔吐，神経性胃炎 | 7.5 g/分3 | 解説 p282<br>図 p279 |
| | **96** 柴朴湯<br>不安神経症，咽喉頭異常感，食欲不振，悪心，めまい | 7.5 g/分3 | 解説 p234<br>図 p227 |
| | **120** 黄連湯<br>上腹部痛，悪心・嘔吐，胸苦しい，食欲不振，口内炎，心下痞硬 | 7.5 g/分3 | 解説 p283<br>図 p279 |
| 体力なし（虚証） | **24** 加味逍遙散　☆中間証にも適応<br>不安，不眠，易労感，肩こり，不定愁訴，更年期障害 | 7.5 g/分3 | 解説 p243<br>図 p239 |
| | **18** 桂枝加朮附湯<br>冷え症，のぼせ，神経痛，四肢の関節痛・腫脹・運動障害 | 7.5 g/分3 | 解説 p221<br>図 p219 |
| 体力に関係なし | **110** 立効散<br>口腔内疼痛，歯痛 | 7.5 g/分3* | 解説 p355<br>図 p353 |

＊口に含んでゆっくり服用する．

### 引用文献

1) 高山直士：舌痛症治療の有効性に関する臨床的検討．明海大学歯学雑誌 33：127-131, 2004
2) 神農悦耀：舌痛症に対する漢方薬の使用経験．痛みと漢方 15：77-81, 2005
3) 草野雅章：柴朴湯を投与した舌痛症 25 例の臨床経験．日本歯科心身医学会雑誌 22(2)：63-72, 2007

疾患別 歯科・口腔外科系 ❸

# 歯周病

## ■ 病態

　歯周病は，歯肉炎と歯周炎(辺縁性歯周炎)とに大別される．歯周病の主な原因は，歯垢(プラーク)中で繁殖する細菌感染であり，初期の段階ではグラム陽性球・桿菌や歯肉縁下歯垢内でのグラム陰性嫌気性菌が起炎菌となり，炎症が歯肉に限局した歯肉炎となる．歯周病の増悪因子には，局所的因子と全身的因子とがある．局所的因子には，歯石，咬合性外傷，歯列不正，軟性食品の摂取などが，全身的因子には，糖尿病，骨粗鬆症，血液疾患などがある．さらに加齢や喫煙も関与しているとされている．歯肉炎は，進行すると歯根膜，歯槽骨など歯周組織に炎症が拡大し，これらの組織が破壊され歯牙が喪失し，歯周炎となる．

　症状としては，歯肉の腫脹，発赤，易出血性，歯周ポケットの形成と排膿，口臭，歯槽骨吸収，歯牙動揺，歯牙脱落などがある．

## ■ 一般的治療

　最も重要なことは，細菌感染の温床となっている歯石，歯垢を除去することである．しかし，歯垢は容易に再付着，再形成されるため的確なブラッシング，含嗽が必要である．急性炎症がある場合は，抗菌薬を投与する．歯肉縁下の炎症巣の掻爬術や吸収した歯槽骨の再形成を促す歯周外科手術も行われる．

## ■ 漢方薬の適応と使い方

　炎症症状の改善に効果があり，一般的治療と併用されることが多い．

### ● 歯周病に用いられる漢方薬

| 体力あり(実証) | 15 黄連解毒湯 ☆中間証にも適応　1日量・用法 7.5 g/分3　解説 p281 図 p279 歯肉腫脹・発赤・排膿・出血，イライラ，不安，不眠，のぼせ |
| --- | --- |
| | 8 大柴胡湯　1日量・用法 7.5 g/分3　解説 p231 図 p227 急性の歯周疾患，便秘，耳鳴，肩こり，強い胸脇苦満 |
| 体力ふつう(中間証) | 57 温清飲　1日量・用法 7.5 g/分3　解説 p321 図 p312 精神神経症状，月経異常，皮膚乾燥，免疫の低下 |
| | 122 排膿散及湯　1日量・用法 7.5 g/分3　解説 p322 図 p312 局所の発赤・腫脹・疼痛，熱感，全身症状なし |
| 体力なし(虚証) | 41 補中益気湯　1日量・用法 7.5 g/分3　解説 p248 図 p239 全身倦怠感，食欲不振，微熱，急性壊死性潰瘍性歯肉炎 |

引用文献
1) 原野啓二：P急発時における排膿散及湯の効果．日本歯科東洋医学会雑誌 22(1)，2：7-10，2003
2) 神保正恒：歯槽膿漏と大柴胡湯．日本歯科東洋医学会雑誌 20(1)，2：45-46，2001
3) 神谷　浩：歯周ポケット掻爬後に対する黄連解毒湯と温清飲の応用．日本歯科東洋医学会雑誌 13(1)，2：7-11，1994

## 疾患別 歯科・口腔外科系 ❹

# 口腔乾燥症

### ■ 病態

本症の原因には，シェーグレン症候群などの唾液分泌量減少による真の口腔乾燥症のほかに，口呼吸によるものや，口腔心身症の不定愁訴的なものなど，多種にわたる．症状は，「口が渇く」，「口がネバネバする」，「のどが渇く」など多彩である．唾液分泌低下は，食物残渣，歯垢，歯石を増加させ，口腔環境が悪化し，感染症を合併しやすくなる．

### ■ 一般的治療法

シェーグレン症候群にはセビメリン塩酸塩，ピロカルピン塩酸塩などのムスカリン受容体刺激薬を投与する．カンジダ症の合併時には抗真菌薬の含灌，内服が必要である．口腔環境の改善，保持のため歯石除去，含嗽に心がける．

対症療法の「加湿」としては洗口，含嗽があるが，頻回に行うことは逆に唾液成分の喪失につながるため注意が必要である．洗口剤としてはアズレン系，ヒアルロン酸系，人工唾液がある．小氷片を口に含むことも効果がある．「保湿」目的には，白色ワセリン，アズレン系軟膏の口内塗布などがある．

### ■ 漢方薬の適応と使い方

ムスカリン受容体刺激薬は悪心，嘔吐，下痢などの副作用があり，この点では，漢方薬のほうが使いやすい．

#### ● 口腔乾燥症に用いられる漢方薬

| | | | |
|---|---|---|---|
| 体力あり（実証） | 34 白虎加人参湯　1日量・用法 9.0 g/分3 | 解説 p314　図 p312 | |
| | 口腔灼熱感，激しい口渇，多尿，多汗，ほてり，のぼせ | | |
| 体力ふつう（中間証） | 29 麦門冬湯　☆虚証にも適応　1日量・用法 9.0 g/分3 | 解説 p294　図 p292 | |
| | 乾咳，粘稠痰，嗄声，皮膚乾燥，薬物性口渇 | | |
| | 114 柴苓湯　1日量・用法 9.0 g/分2～3 | 解説 p235　図 p227 | |
| | 口渇，口苦，胸脇苦満，食欲不振，下痢傾向，尿量減少，浮腫 | | |
| | 17 五苓散　1日量・用法 7.5 g/分3 | 解説 p338　図 p335 | |
| | 口渇，尿量減少，頭痛，めまい，浮腫，耳鳴，動悸 | | |
| 体力なし（虚証） | 7 八味地黄丸　☆中間証にも適応　1日量・用法 7.5 g/分3 | 解説 p271　図 p264 | |
| | 疲労倦怠感，口渇，夜間頻尿，腰・下肢の脱力感・冷え・しびれ，浮腫，臍下不仁，高齢者 | | |
| | 41 補中益気湯　1日量・用法 7.5 g/分3 | 解説 p248　図 p239 | |
| | 全身倦怠感，気力低下，食欲不振，顔面蒼白，不安，微熱 | | |

引用文献
1）森　一将：口腔乾燥症に対する漢方薬治療の効果と塩酸セビメリン（サリグレン）投与症例との比較検討．日本口腔診断学会雑誌 21(2)：205-211，2008
2）中瀬　実：口腔乾燥感を伴った舌痛症への麦門冬湯の効果．漢方医学 32(3)：182-184，2008
3）土屋欽之：口腔乾燥症に対する麦門冬湯の臨床効果．日本粘膜学会雑誌 12：1-4，2006

疾患別 歯科・口腔外科系 ❺

# 顎関節症

## ■ 病態

顎関節症とは，顎関節部や咀嚼筋群の疼痛，開口障害，関節雑音，顎運動異常を主要症状とする慢性疾患の総括的診断名である．

主病変が咀嚼筋障害による「筋性」と，顎関節（下顎頭・関節円板・間接包・下顎窩）障害による「関節性」の2つに大別される．

顎関節症の病型は以下のⅠ～Ⅴ型に分類されている．

| 病型 | 主病変 | 病態 | 主症状 |
|---|---|---|---|
| Ⅰ型 | 咀嚼筋障害 | 筋緊張・筋スパスム | 顕著な筋痛 |
| | | 筋炎・腱炎 | 軽度な運動痛・開口障害 |
| Ⅱ型 | 慢性外傷性病変 | 靭帯損傷・円板挫滅 | 開口障害・関節痛 |
| | | 関節包外傷・関節捻挫 | 圧痛・関節雑音（crepitus）|
| Ⅲ型 | 関節内症 | 円板変性・穿孔 | crepitus（穿孔）|
| | | 円板転位・線維化 | clicking（single, reciplocal） 運動障害・運動痛 |
| Ⅳ型 | 退行性病変 （変形性顎関節症）| 軟骨破壊・骨吸収・下顎頭変形 | 関節痛・圧痛・運動障害 |
| | | 添加・円板穿孔 | clicking・顕著な crepitus |
| Ⅴ型 | 精神的因子 | 顎関節部違和感 | 咀嚼系器官の不定愁訴など |

## ■ 一般的治療法

咬合異常の是正，顎の安静確保，心身医学的アプローチ，異常習癖の是正，スプリント装着，薬物療法など，病型分類に応じた治療が行われる．

## ■ 漢方薬の適応と使い方

漢方薬が適応となるのは，筋症状が中心の病型Ⅰ型，精神的因子のⅤ型であり，消炎鎮痛，精神安定を目的に使用される．

### ● 顎関節症に用いられる漢方薬

| | | | | |
|---|---|---|---|---|
| 体力あり（実証）| **1** 葛根湯 ☆中間証にも適応 | 1日量・用法 7.5 g/分3 | 解説 p215 図 p208 | |
| | 肩こり，筋肉痛，関節痛，筋緊張性頭痛，頸肩腕症候群 | | | |
| 中等度（中間証）| **96** 柴朴湯 | 1日量・用法 7.5 g/分3 | 解説 p234 図 p227 | |
| | 神経不安，抑うつ傾向，口苦，咽喉頭異常感，食欲不振 | | | |
| 体力なし（虚証）| **24** 加味逍遙散 ☆中間証にも適応 | 1日量・用法 7.5 g/分3 | 解説 p243 図 p239 | |
| | 不定愁訴，不眠，不安，肩こり，月経異常，更年期障害 | | | |
| | **18** 桂枝加朮附湯 | 1日量・用法 7.5 g/分3 | 解説 p221 図 p219 | |
| | 関節痛，神経痛，筋肉痛，冷え症，のぼせ，胃腸虚弱 | | | |
| 体力に関係なし | **68** 芍薬甘草湯 | 1日量・用法 7.5 g/分3 時に頓用 2.5～5.0 g/回 | 解説 p354 図 p353 | |
| | 筋肉痛，筋肉のけいれん | | | |

引用文献
1）三浦一恵：歯科東洋医学外来の現状．慢性疼痛 27(1)：39-42, 2008
2）大川周治：顎関節症に対する加味逍遙散の有用性について．漢方診療 18(6)：22-25, 1999
3）鰺坂一郎：顎関節症の東洋医学的考察．日本歯科東洋医学会誌 22(1)：1-6, 2003

## 疾患別 歯科・口腔外科系 ❻
# 抜歯後疼痛・非定型歯痛

### ■ 病態
抜歯後疼痛は，いわゆる術後の疼痛である．一方，非定型歯痛は，疼痛の責任病巣が特定できないものである．

### ■ 一般的治療法
抜歯後疼痛・非定型歯痛には，一般的にNSAIDsが用いられる．非定型歯痛には，心理的アプローチも必要とされ，抗うつ薬，心理療法，歯科的治療など，その治療内容は多岐にわたる．

### ■ 漢方薬の適応と使い方
アレルギーや，アスピリン喘息，消化性潰瘍などのためにNSAIDsが使用できない抜歯後疼痛に対して，漢方薬が適応になることが多い．非定型歯痛にも漢方薬が有効なことがある．

#### ●抜歯後疼痛・非定型歯痛に用いられる漢方薬

| 体力 | 漢方薬 | 1日量・用法 | 解説/図 |
|---|---|---|---|
| 体力ふつう（中間証） | 9 小柴胡湯 | 7.5 g/分3 | 解説 p229 / 図 p227 |
| | 口腔内不快感，咽頭発赤，リンパ節腫脹，消炎作用，心身症 | | |
| 体力に関係なし | 110 立効散 | 7.5 g/分3 または頓用 2.5 g/回* | 解説 p355 / 図 p353 |
| | 第1選択薬．歯痛，抜歯後疼痛，歯根膜炎，舌痛症，顎関節症，口内炎，三叉神経痛 | | |
| | 138 桔梗湯 | 7.5 g/分3 | 解説 p355 / 図 p353 |
| | 咽喉頭部疼痛・腫脹・発赤，咽喉頭異常感，咳嗽 | | |

*口に含んでゆっくり服用する．

#### 引用文献
1) 三浦一恵：非定型歯痛24名の検討．慢性疼痛 25：131-133，2006
2) 福田節子：嘔吐反射が強い人の下顎智歯の抜歯に五苓散が奏効した一例．漢方医学 28：24，2004
3) 吉野 晃：抜歯後疼痛に対する立効散の効果．日本口腔診断学会雑誌 13：107-112，2000

## 引用文献

Drossman DA, et al：ROME Ⅲ：The Functional Gastrointestinal Disorders, 3rd ed. Degnon Associates, McLean, 2006
秋葉哲生：改訂 洋漢統合処方からみた漢方製剤保険診療マニュアル．ライフ・サイエンス，1997
伊藤晴夫，他：尿路結石症の治療と食事療法．日東書院，2005
胃潰瘍診療ガイドラインの適用と評価に関する研究班（編）：EBM に基づく胃潰瘍ガイドライン，第2版．じほう，2007
石橋　晃（編）：泌尿器科漢方マニュアル．ライフ・サイエンス，2003
稲木一元，松田邦夫：ファーストチョイスの漢方薬．南山堂，2006
後山尚久：女性診療科医のための漢方医学マニュアル．永井書店，2003
大塚敬節，他：漢方診療医典，第6版．南山堂，2001
岡野善郎，他：薬局別冊，漢方薬の服薬説明ガイド．南山堂，2004
菊谷豊彦：医療用漢方製剤の用い方．南山堂，1999
桑木崇秀：新版 漢方診療ハンドブック．創元社，1995
小林　登，大塚恭男（監修）：小児の漢方療法．東京医学社，1986
住田孝之（編）：EXPERT 膠原病・リウマチ．診断と治療社，2002
巽浩一郎：呼吸器疾患・漢方治療のてびき．協和企画，2006
丁　宗鐵（監修）：漢方処方のしくみと服薬指導．南山堂，2006
丁　宗鐵：最新漢方実用全書．池田書店，1994
寺澤捷年，他（編）：EBM 漢方，第2版．医歯薬出版，2007
中野　哲（監修）：研修医マニュアル　救急診断ガイド．現代医療社，1998
西間三馨：アレルギー疾患診断・治療ガイドライン2007．日本アレルギー学会，2007
二宮文乃：皮膚疾患の漢方治療．源草社，2008
日本肝臓学会（編）：慢性肝炎の治療ガイド2008．文光堂，2008
日本東洋医学会（編）：漢方保険診療指針．日本東洋医学会，1986
日本東洋医学会学術教育委員会（編）：入門漢方医学．南江堂，2002
日本東洋医学会学術教育委員会（編）：実践漢方医学．南江堂，2006
野村恭也：耳鼻咽喉科・頭頸部外科クリニカルトレンド part 4．中山書店，2004
蜂須賀喜多男，磯谷正敏：臨床外科クリニック　イレウス治療．医学書院，1991
蜂須賀喜多男，中野　哲（編）：膵・胆道疾患の診断と治療—症例を中心として．医学図書出版，1984
花輪壽彦：漢方診療のレッスン SCOM・020．金原出版，1998
花輪壽彦（監修）：決定版漢方．新星出版社，2006
福島政典（監修）：メルクマニュアル．日経BP社，2003
松田邦夫，他：漢方治療のファーストステップ．南山堂，2006
松田邦夫：新版漢方医学．日本漢方医学研究所，1990
松田邦夫，稲木一元：臨床医のための漢方．カレントテラピー［基礎編］，1987
丸尾　猛，岡井　崇（編）：標準産科婦人科学，第3版．医学書院，2004
丸山孝士（編）：癌医療への漢方の寄与．篠原出版新社，2003
水野修一（総編集）：漢方内科学．メディカルユーコン，2007
三森明夫：膠原病診療ノート．日本医事新報社，2003
森山　寛（編）：新図説耳鼻咽喉科・頭頸部外科講座，第2巻　中耳・外耳．メジカルビュー社，2000
八木聰明（編）：新図説耳鼻咽喉科・頭頸部外科講座　第1巻　内耳．メジカルビュー社，2000
夜陣紘治（編）：新図説耳鼻咽喉科・頭頸部外科講座　第3巻　鼻・副鼻腔．メジカルビュー社，2000
山口和克（監修）：新版病気の地図帳．講談社，2000
山崎知克，他：実践小児診療．日本医師会，2003
山下敏夫（編）：新図説耳鼻咽喉科・頭頸部外科講座，第4巻　口腔・咽頭・喉頭・気管・食道．メジカルビュー社，2000

## 本書に出てくる漢方用語

### 症候・腹診など

|  |  |
|---|---|
| 気 | 気は中国思想全般を通じて最も重要な概念の1つである．気は働きだけあって形のないものとされる．一般用語として，元気，平気，病気などの言葉にも入っている． |
| 気虚（ききょ） | 消化機能低下により，元気が衰微して，活動が活発にできない状態をいい，治療には人参，黄耆の入った参耆剤（補中益気湯，四君子湯など）などを用いる． |
| 気逆（きぎゃく） | 気が逆上すること．気の循環が失調した状態で，その症状としては，のぼせて顔面が赤く，頭痛や動悸などが生ずる．また，足の冷えを伴うことが多く，治療には桂枝が入った桂枝湯類，苓桂朮甘湯などを用いる． |
| 血（けつ） | 現象的には血液のことで，機能をも含めた概念である．血は気とともに全身をめぐり，各組織に栄養を与えるものであり，気によって制御されている．血の異常には瘀血，血虚などがある． |
| 血虚（けっきょ） | 血の機能低下状態のこととされる．すなわち貧血，循環血液量の減少，あるいは血液・免疫系の異常などによって虚に陥ったものをさす．治療には四物湯を代表とする地黄剤が用いられることが多い． |
| 瘀血（おけつ） | 漢方独特の病理概念で，停滞し変性した非生理的な血液の意味で，微小循環不全を伴う状態であるとされている． |
| 水毒（水滞）（すいどく（すいたい）） | 水が体内で偏在し，病的状態を起こしたものを水毒という．水毒は気・血の異常に伴って起こることが多いとされ，治療には茯苓，朮，沢瀉などが配合された利水剤が使われる． |
| 腎虚（じんきょ） | 下焦（臍より以下）が虚した状態で，精力減退，腰以下の倦怠感，視力低下，脱毛，多尿，陰萎，耳鳴などの症状を起こすとされる．治療には八味地黄丸を代表とする地黄剤が用いられることが多い． |
| 脾虚（ひきょ） | 消化管の機能が低下している状態をいう．脾には，口から入った飲食物を消化吸収して各組織に栄養分配し，気を養う働きがある．脾虚には，主に参耆剤が用いられる． |
| 上熱下寒（じょうねつげかん） | 上半身が陽証傾向で，下半身が陰証傾向の症例で，更年期障害，卵巣切除後症候群，自律神経失調症などに多くみられる．治療には，桂枝茯苓丸，加味逍遙散，温清飲などが用いられることが多い． |
| 往来寒熱（おうらいかんねつ） | 悪寒と熱とが互いに交代する状態で，弛張熱を患者の主観によって表現したものである．少陽病期によくみられ，小柴胡湯などの柴胡剤を用いる目標とされる． |
| 季肋部（きろくぶ） | 肋骨から脇下にかけての場所をさす． |
| 胸脇苦満（きょうきょうくまん） | 腹部触診により，季肋部，肋骨弓下部の腹壁筋が緊張しており，圧迫に対する抵抗感や自覚的不快，圧痛として認める場合をいう．これは柴胡剤の使用目標であり，患者の虚実や胸脇苦満の強弱により方剤を選定する． |
| 小腹急結（しょうふくきゅうけつ） | 瘀血の腹証で，駆瘀血剤である桃核承気湯や桂枝茯苓丸などの使用目標である．左下腹部の皮膚表面を指先で軽く圧迫しながら素早く擦過すると，患者が強い痛みを感じるもので，激しい場合には膝を屈め，声を出して痛みを訴える． |
| 心下痞堅（しんかひけん） | 圧痛を伴わない心窩部の腹壁にみられる局所的な筋の緊張亢進が特に広範なものを心下痞堅という． |
| 心下痞硬（しんかひこう） | 心窩部のつかえる感じと抵抗・圧痛を含めたものをいう．自覚的なつかえ感はなく，抵抗，圧痛のみを認めることが多い．これは瀉心湯類や人参湯などの使用目標の1つである． |
| 胃内停水（いないていすい） | 胃内に水が停滞することをいう．心窩部の腹壁を指頭でゆするように軽く叩いたり，握り拳で軽く叩いたりすると"チャポチャポ"という水の音がする．水毒の1つの徴候である． |
| 心下部振水音（しんかぶしんすいおん） | 上腹部を指先で軽く叩くと水音がすることで，胃内停水や拍水音ともいう．胃下垂，胃アトニーなどの患者にしばしばみられ，治療には茯苓，朮，沢瀉，乾姜，生姜，半夏など含む方剤が用いられる． |

(p206につづく)

# III

# 方剤 編

# 1 漢方薬の投与方法と注意事項

## 1 漢方薬の投与方法と注意事項

### 1) 用法・用量

通常，成人1日7.5gを2〜3回に分割し，食前または食間(食後2時間)に経口投与する．なお，年齢，体重，症状により適宜増減する．また，胃腸障害を呈した場合や忘れやすい場合には食後に投与してもよい．急性疾患の場合には，時に常用量の2〜3倍，または1日4〜6回の服用が必要になることがある．

ただし，以下の方剤については，通常時の用量や用法が異なる．

①成人1日9gを2〜3回に分割するもの
 19 小青竜湯，29 麦門冬湯，34 白虎加人参湯，64 炙甘草湯，77 芎帰膠艾湯，90 清肺湯，92 滋陰至宝湯，108 人参養栄湯，114 柴苓湯

②成人1日10.5gを2〜3回に分割するもの
 97 大防風湯

③成人1日15gを2〜3回に分割するもの
 99 小建中湯，100 大建中湯

④成人1日18gを2〜3回に分割するもの
 98 黄耆建中湯

⑤口に含んでゆっくり服用するもの
 110 立効散

〔小児の用量〕

2歳未満は成人用量の1/4以下，2歳以上4歳未満は成人用量の1/3，4歳以上7歳未満は成人用量の1/2，7歳以上15歳未満は成人用量の2/3を標準用量とする．また，本書の臨床編では0.15g/kg/日などの表現を用いたところがある．

### 2) 効果判定までの服用期間の目安

①**急性疾患**：数時間〜数日で，刻々と変わる症状に応じて，方剤を変えることが必要である．

②**慢性疾患**：2〜3週間が目安．少しでもよい方向に向かっていれば継続する．ただし，1か月経っても変化がない場合にはもう一度，漢方的に診断を見直し，方剤を変更する．なお，用量が不足していると考えられる場合には増量する．

### 3) 服用方法

一般に微温湯で服用する．例えば，湯呑みにエキス顆粒と少量の水または湯を入れ，電子レンジで加熱すれば溶けやすい．ただし，悪心のある場合，吐血，喀血などの出血傾向のある場合には冷水で服用するのがよい．また，服用が困難な場合などでは経腸的(注腸や坐薬)に投与することがある．

乳児に投与する場合には，食前に，親の指を湿らせてエキス顆粒を指に付け，乳児の口腔内の頬部内側に擦り付け，母乳やミルクを与えるとよい．また，苦くて服用できないときには，単シロップや蜂蜜を加えたり，甘いジュース，きな

粉，ココアに混ぜて飲ませたり，夏ならシャーベット，冬ならゼリーにして食べさせたりするとよい．

一般に，服用して「おいしい」，「のど越しがいい」場合には，方剤が適合していることが多いか，または用量が不足していることがある．また，「まずい」，「違和感がある」場合には，方剤が不適合か，用量が多すぎることが多い．

### 4）警告

**9 小柴胡湯による間質性肺炎が警告されている**

①本剤の投与により，間質性肺炎が生ずることがある．早期に適切な処置を行わない場合，死亡などの重篤な転帰に至ることがあるので，患者の状態を十分観察し，発熱，咳嗽，呼吸困難，肺音の異常（捻髪音），胸部X線異常などが現れた場合には，直ちに本剤の投与を中止すること．

②発熱，咳嗽，呼吸困難などが現れた場合には，本剤の服用を中止し，直ちに連絡するよう患者に対し注意を行うこと．

### 5）禁忌

次の2点が現在禁忌とされている．

**(1) 9 小柴胡湯の投与禁忌患者**

①インターフェロン製剤を投与中の患者［間質性肺炎が現れることがある］

②肝硬変，肝癌の患者［間質性肺炎が起こり，死亡などの重篤な転帰に至ることがある］

③慢性肝炎における肝機能障害で，血小板数が10万/mm³以下の患者［肝硬変が疑われる］

**(2) 甘草を1日2.5g以上含有する方剤の投与禁忌患者**

①アルドステロン症の患者

②ミオパチーのある患者

③低カリウム血症のある患者

これらの疾患および症状を悪化するおそれがある方剤には以下のものがある．

**14** 半夏瀉心湯，**19** 小青竜湯，**32** 人参湯，**56** 五淋散，**64** 炙甘草湯，**68** 芍薬甘草湯，**72** 甘麦大棗湯，**77** 芎帰膠艾湯，**82** 桂枝人参湯，**120** 黄連湯，**122** 排膿散及湯，**138** 桔梗湯

### 6）慎重投与

漢方薬においても一般の医薬品と同様に，慎重に投与すべき患者の条件がある．この項に列挙された患者に対しては慎重に投与することが示されている．特に麻黄，大黄，地黄，附子などが配合されている方剤は他剤に比べ，その条件も多く，副作用の出現に細心の注意を払わなければならない．投与中も注意深く経過を観察し，重篤な副作用が出た場合には服用を中止させ，適切な処置をするこ

とが必要である．

　なお，添付文書に慎重投与の記載がある方剤については，【慎重投与】の項目を設け，その条件を示した．

### 7）副作用

　漢方薬は西洋薬に比べて，副作用が出現する頻度は低いとされているが，薬である以上，副作用が現れることはある．漢方薬の場合，証に適合して使用したにもかかわらず現れたものを"副作用"といい，証を間違ってしまったことによるものを"誤治"とよび区別している．

(1) 生薬別にみたもの

①甘草（カンゾウ）を含む方剤では，特に高齢者の慢性疾患患者で長期服用することが多いため，偽アルドステロン症（血圧上昇，浮腫，低カリウム血症など）の出現に注意する必要がある．特に，甘草含有方剤と利尿剤との併用には，症状に注意する．

②麻黄（マオウ）を含む方剤では，主成分のエフェドリンが狭心症や高血圧症などに影響を及ぼし，悪化させる可能性があるため留意する必要がある．ただし，麻黄含有方剤は感冒などの短期間の服用が一般的であるため，大きな問題とならないことが多い．

③附子（ブシ）を含む方剤では，証を間違えると中毒が起こりやすくなる．寒証（顔色が蒼白い，四肢冷感，寒がり，温かくすると気持ちがよい，温かい食べ物を好むなど）であるかどうかを十分に見極め，寒証であれば，少ない投与量から投与し始め，様子を見ながら維持量へ増量していくようにすることが大切である．また，気温が上昇し始める春から初夏にかけては，附子を減量することが望ましい．一般に，附子中毒は，服用後30分から1時間以内に生ずる．その症状は，口や舌のしびれ，嘔吐，動悸，のぼせなどが現れる．ただし，エキス顆粒では，修治（加水分解し毒性を低くする）されているため，中毒が現れにくいとされている．

④大黄（ダイオウ）を含む方剤では，効果に個人差があり，特に虚証の便秘患者では少量でも腹痛や下痢が現れることがある．したがって，このようなケースでは，大黄を少量（0.5g以下）含む方剤（例えば，**3** 乙字湯など）や全く含まない方剤（例えば，**7** 八味地黄丸など）を選択するとよい．

(2) 疾患・病態別にみたもの

①**間質性肺炎**：服用期間中に発熱，咳嗽，呼吸困難，肺音の異常，胸部X線異常などが現れた場合には，本症を疑って，直ちに服用を中止し，適切な処置を施す．小柴胡湯によるものが最も多い．その発生機序の詳細は明らかでないが，一種のアレルギー反応，特に含有する黄芩（オウゴン）との関連も示唆されており，多くは服用後2か月以内で発症している．

②**偽アルドステロン症**：低カリウム血症，血圧上昇，ナトリウム・体液の貯留，

浮腫，体重増加などの偽アルドステロン症が現れた場合には，投与を中止し，カリウム剤の投与などの適切な処置を施すこと．甘草含有方剤の投与中は血清カリウム値や血圧の測定を行うなど十分に観察することが大切である．

③ミオパチー：低カリウム血症の結果として現れることがあるため，脱力感，筋力低下，筋肉痛，四肢けいれん・麻痺，CK(CPK)の上昇，血中・尿中のミオグロビン上昇が認められたら，投与を中止し，カリウム剤の投与など適切な処置を施すこと．一般に甘草を多く含む方剤にみられることが多い．

④うっ血性心不全，心室細動，心室頻拍(Torsades de Pointesを含む)：動悸，息切れ，倦怠感，めまい，失神などの異常が認められたら，投与を中止し，適切な処置を施すこと．投与中は血清カリウム値の測定など十分に観察する必要がある．甘草を多く含む芍薬甘草湯などにみられることがある．

⑤肝機能障害，黄疸：服用後2週間程度で発症するものが多い．アレルギー性の機序が考えられており，女神散など黄芩(オウゴン)を含有するものにみられることがある．

⑥横紋筋融解症：芍薬甘草湯と小柴胡湯で，まれに脱力感，筋力低下，筋肉痛，四肢けいれん，麻痺などが現れることがある．CK(CPK)の上昇，血中および尿中ミオグロビン上昇が診断の根拠となる．

⑦発疹・皮膚障害：過敏症として発疹，発赤，瘙痒などの湿疹・皮膚炎の悪化がみられる．桂枝，人参，黄耆(オウギ)を含む方剤ではこれらの副作用が出現しやすい．

⑧膀胱炎様症状：頻尿，排尿痛，残尿感，血尿などが出現し，尿検査で白血球増加，血尿，蛋白尿を認めることがある．その発生機序は不明であるが，アレルギーが関与していると考えられており，柴胡桂枝湯などでみられることがある．なお，これらの症状は服用中止で改善するとされている．

⑨胃腸障害：食欲不振，口中・胃部不快感，悪心・嘔吐，腹痛，下痢，軟便，便秘などが現れることがある．症状がひどい場合には投与を中止する場合もあるが，六君子湯や人参湯などを併用すれば継続投与できることが多い．

**(3) 検査値からみたもの**

遠志(オンジ)を含む方剤(`65` 帰脾湯，`108` 人参養栄湯，`137` 加味帰脾湯)では，血中AG(1,5-アンヒドロ-D-グルシトール)*が増加することがあるため，検査値の判定に際しては十分に注意する必要がある．

## 8) 相互作用

### (1) 西洋薬との相互作用

①併用禁忌

インターフェロン製剤(インターフェロンα，β)と `9` 小柴胡湯との併用により，間質性肺炎が現れることがある．

②併用注意

A．下記の甘草含有漢方製剤(14種)と，甘草含有製剤，グリチルリチン酸お

*血中AG ➡ 糖尿病患者の血糖マーカーであり，遠志にはAGが含まれているため，摂取すると値が上昇し，あたかも血糖コントロールが良好であるかのような結果となるため，注意が必要である．

よびその塩類を含有する製剤，サイアザイド（チアジド）系利尿剤やループ利尿剤との併用で，低カリウム血症が起きることがある．

**14種の甘草含有漢方製剤**

> **9** 小柴胡湯，**14** 半夏瀉心湯，**19** 小青竜湯，**32** 人参湯，**38** 当帰四逆加呉茱萸生姜湯，**56** 五淋散，**64** 炙甘草湯，**68** 芍薬甘草湯，**72** 甘麦大棗湯，**77** 芎帰膠艾湯，**82** 桂枝人参湯，**120** 黄連湯，**122** 排膿散及湯，**138** 桔梗湯

また，上記以外の甘草含有漢方製剤と，甘草含有製剤，グリチルリチン酸およびその塩類を含有する製剤との併用でも，低カリウム血症が起きることがある．

B. 下記のa（麻黄含有漢方製剤）とb（交感神経刺激剤）の併用により，交感神経刺激作用が増強され，不眠，発汗過多，頻脈，動悸，全身脱力感，精神興奮などが現れやすくなるので，減量するなど慎重に投与すること．

a. 麻黄含有漢方製剤

> **1** 葛根湯，**2** 葛根湯加川芎辛夷，**19** 小青竜湯，**27** 麻黄湯，**28** 越婢加朮湯，**52** 薏苡仁湯，**55** 麻杏甘石湯，**62** 防風通聖散，**63** 五積散，**78** 麻杏薏甘湯，**85** 神秘湯，**95** 五虎湯，**127** 麻黄附子細辛湯

b. 交感神経刺激剤

> 麻黄含有製剤，エフェドリン含有製剤，モノアミン酸化酵素阻害（MAO）剤，甲状腺製剤（レボチロキシン，リオチロニン），カテコラミン製剤（エピネフリン，イソプレナリンなど），キサンチン系製剤（テオフィリン，ジプロフィリン，カフェインなど）

C. グレープフルーツジュースとジヒドロピリジン系カルシウム拮抗剤（ニフェジピン，ニカルジピン，フェロジピンなど）の併用で後者の血中濃度が上昇し，過度の血圧低下が生じることがよく知られている．これはグレープフルーツ中のフラノクマリン化合物が，カルシウム拮抗剤の代謝酵素であるCYP3A4を失活させることによると考えられている．フラノクマリン化合物は枳実（キジツ），呉茱萸（ゴシュユ），山椒（サンショウ），陳皮（チンピ）などのミカン科の生薬にも含まれているため，これらを含有する方剤（**8** 大柴胡湯，**31** 呉茱萸湯，**47** 釣藤散，**100** 大建中湯など）とジヒドロピリジン系カルシウム拮抗剤との併用には注意する必要がある．

D. ACE阻害剤はマグネシウム，アルミニウム系薬剤との併用で吸収率が4割程度低下することが知られている．これらの成分を含む滑石・石膏を配合する**40** 猪苓湯，**47** 釣藤散，**61** 防風通聖散などとACE阻害剤との併用には注意が必要である．

E. 方剤の構成生薬成分の1つに配糖体がある．この配糖体には水溶性の糖が結合しているが，これが腸内細菌により切り離され有効成分であるアグリコン

(配糖体から糖が離れたもの)が腸内から吸収される．このとき，抗菌薬が併用されていれば，それが腸内細菌を死滅・減少させ，アグリコンの吸収低下が起きるとされている．また逆に，生菌製剤(ビオフェルミンやラックビーなど)を併用すると腸内細菌が増加することから，アグリコンの吸収率の上昇がみられることがある．いずれも効果に変動が生ずることから併用には注意が必要である．

## 9) 使用上の注意

### (1) 方剤の重複，生薬の重複投薬

2種以上の方剤を併せて用いることを合方という．ただし，合方とは，双方の構成生薬の重複を考慮し分量の多いほうに合わせることであるが，エキス顆粒ではそれが不可能であるため，注意する必要がある．双方の方剤の構成生薬をよく確認することが必要である．構成生薬のうち，同じものが重複すると副作用が出現する可能性が高くなる．特に地黄，大黄，芒硝(ボウショウ)，当帰，麻黄，桂枝，人参，甘草などは注意する．次頁の表に，注意を要する生薬の一覧を示す．

一般に併用すべきでない方剤は以下のとおりである．

#### a. 方剤が重複する例

> [114] 柴苓湯(小柴胡湯＋五苓散)や [96] 柴朴湯(小柴胡湯＋半夏厚朴湯)と [9] 小柴胡湯　p227
>
> [57] 温清飲(四物湯＋黄連解毒湯)と [15] 黄連解毒湯　p279

#### b. 方剤の薬効範囲が酷似する例

> [8] 大柴胡湯と [9] 小柴胡湯　p227
>
> [27] 麻黄湯と [1] 葛根湯　p208
>
> [11] 柴胡桂枝乾姜湯と [41] 補中益気湯　p227
>
> [17] 五苓散と [40] 猪苓湯　p335

#### c. 生薬が重複し過量投与となる例

> [9] 小柴胡湯と [14] 半夏瀉心湯，[14] 半夏瀉心湯と [120] 黄連湯(方剤名は異なるが構成生薬が1つしか違わない)　p227 と p279
>
> [28] 越婢加朮湯と [19] 小青竜湯(麻黄)，[1] 葛根湯と [19] 小青竜湯(麻黄) p208
>
> [32] 人参湯と [69] 茯苓飲(人参)　p251

### (2) 虚実の判定が明確にできないときには，まず虚証(比較的体力の低下した状態)として方剤を選択し投与するとよい．

表 注意を要する生薬一覧

| 生薬名(五十音順) | 注意事項 |
|---|---|
| 黄芩（オウゴン） | 小柴胡湯による間質性肺炎や女神散による肝障害の発症に，本剤が関与している可能性がある |
| 乾姜（カンキョウ） | 過量摂取で口や舌にしびれ感が生ずることがある |
| 甘草（カンゾウ） | 偽アルドステロン症(低カリウム血症，浮腫，高血圧など)の発現がみられることがあるため，投与中は，血清カリウム値や血圧に十分留意する．特に，高齢者，甘草含有漢方薬との合方，甘草含有製剤やサイアザイド系・ループ利尿剤との併用には注意する必要がある |
| 桔梗（キキョウ） | 胃腸障害を起こしやすいため，胃腸虚弱者への投与には注意を要する |
| 苦参（クジン） | 味が苦く飲みにくい |
| 桂皮（ケイヒ） | 発疹が出やすい |
| 紅花（コウカ） | 流早産の危険性があるため，妊婦には投与を控える |
| 牛膝（ゴシツ） | 流早産の危険性があるため，妊婦には投与を控える |
| 細辛（サイシン） | 服用後の舌への刺激性がある |
| 山梔子（サンシシ） | 特に，下痢を訴える胃腸虚弱者への投与に注意が必要である．下痢が生じたときには，用量依存性のため中止または減量する必要がある |
| 地黄（ジオウ） | 胃腸障害を起こしやすいため，胃腸虚弱者への投与には注意を要する |
| 石膏（セッコウ） | 特に，下痢や軟便，腹痛を訴える胃腸虚弱者への投与に注意が必要である．下痢が生じたときには，用量依存性のため中止または減量する必要がある |
| 川芎（センキュウ） | 胃腸障害を起こしやすいため，胃腸虚弱者への投与には注意を要する |
| 大黄（ダイオウ） | 特に，下痢や軟便，腹痛を訴える胃腸虚弱者への投与に注意が必要である．下痢が生じたときには，用量依存性のため中止または減量する必要がある．また，流早産の危険性があるため妊婦には投与を控えるべきである |
| 当帰（トウキ） | 特に，下痢や軟便，腹痛を訴える胃腸虚弱者への投与に注意が必要である．下痢が生じたときには，用量依存性のため中止または減量する必要がある |
| 桃仁（トウニン） | 流早産の危険性があるため，妊婦には投与を控える |
| 人参（ニンジン） | 実証患者への過量投与で，のぼせ，鼻出血，血圧上昇，不眠が生ずることがある |
| 附子（ブシ） | 日頃，元気で体力のある人が服用すると，のぼせやしびれなどの附子中毒が生ずることがある．中毒症状は用量依存性のため中止または減量する必要がある．特に妊婦では副作用が生じやすいため，通常は投与は控える |
| 芒硝（ボウショウ） | 過量投与により，下痢や浮腫が生ずることがあるため，症状が発現したら中止または減量する<br>流早産の危険性があるため妊婦には投与すべきでない |
| 牡丹皮（ボタンピ） | 流早産の危険性があるため，妊婦には投与を控える |
| 麻黄（マオウ） | エフェドリンによる交感神経刺激作用により，動悸，不眠，全身脱力感などの副作用が出現することがあるため，心疾患，不眠，体力消耗状態などの患者には投与を控える．これらの副作用は用量依存性のため，生じたときには中止または減量が必要である |

## 10) 妊婦・授乳婦に対する注意

### (1) 妊婦

漢方薬は妊娠中でも安心して投与することができるという風潮があるが，やはり薬である以上，催奇形性や胎児毒性などを考慮し慎重に投与すべきである．特に妊娠初期(6〜11週)は投与しないほうが無難である．

①妊婦に投与禁忌の生薬

巴豆(ハズ)，大戟(ダイゲキ)，斑猫(ハンミョウ)，商陸(ショウリク)，麝香(ジャコウ)，三稜(サンリョウ)，莪朮(ガジュツ)，水蛭(スイテツ)，虻虫(ボウチュウ) などが該当するが，保険適用ツムラエキス顆粒の中には，これらが含まれる製剤はない．

②妊婦に慎重投与の生薬

桃仁，大黄，附子，紅花，牡丹皮，牛膝は妊娠または妊娠している可能性のある婦人には投与しないことが望ましい．特に，大黄の子宮収縮作用および骨盤内臓器の充血作用により流早産を惹起する危険性がある．

また，無水芒硝(ムスイボウショウ)にも子宮収縮作用があり，注意する．

### (2) 授乳婦

大黄含有方剤は，授乳中の婦人には慎重に投与すること．大黄中のアントラキノン誘導体が母乳に移行し，乳児に下痢を起こすことがある．

## 11) 瞑眩(めんげん)

これは，慢性疾患で漢方薬を服用し，病気が治るときに起こる予期しない一種の好転反応である．例えば，下痢，発疹，発熱，激しい疼痛などが起こった後に，速やかに慢性疾患の症状が改善していくことをいう．ただし，これは方剤の副作用であるとの捉え方をされることもある．

身近な有毒植物③**アジサイ(アジサイ科)**
毒成分はアミグダリン，アントシアニン，ヒドラゲノシドA，フェブリフギンなどで葉，蕾，根に多い．誤って経口摂取すると，悪心・嘔吐，めまい，頭痛，顔面紅潮，過呼吸，興奮，痙攣，昏睡，呼吸麻痺が生ずる．飲食店の認識不足で料理のツマに使用し中毒を起こした例がある．

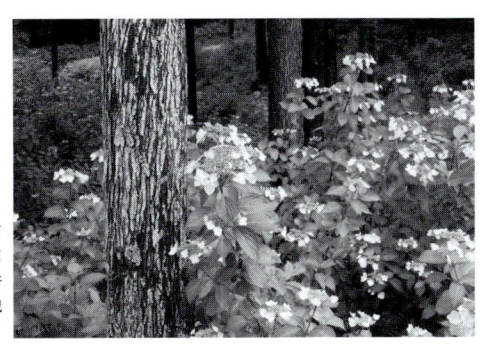

## 本書に出てくる漢方用語

### 症候・腹診など

| | |
|---|---|
| 小腹不仁（しょうふくふじん） | 下腹部が軟弱無力で，知覚鈍麻の状態をいい，圧迫すると腹壁は容易に陥没する．これは八味地黄丸などの使用目標の1つである． |
| 裏急後重（りきゅうこうじゅう） | 腹直筋が上から下まで張っており，急激な消化管の異常により，腸内のものが停滞し，腹痛が起こることで，"しぶり腹"ともいう． |
| 腹中雷鳴(腹鳴)（ふくちゅうらいめい） | 腹がゴロゴロと鳴ることをいう．半夏瀉心湯などの使用目標の1つである． |
| 口乾（こうかん） | 口は乾くが，ただ口中を水ですすぐだけで飲むことを欲しない場合をいう．一般に，口乾は虚証であり，温補滋潤剤が治療に用いられることが多い．ちなみに，水を飲むことを欲する場合は「口渇」といい，漢方的には区別している． |

### 方剤

| | |
|---|---|
| 温剤（おんざい） | 漢薬を寒熱温涼平の五種に分類したときの一種で，温剤は体を温める作用をもつ方剤の総称である．桂枝，生姜，細辛，当帰などを含む方剤に多い． |
| 温(性)補剤（おんせいほざい） | 温め補う治療法に使用される方剤である．陰証でしかも虚証であれば温補剤である人参湯，真武湯などが使用される． |
| 寒剤（かんざい） | 炎症症状が強い場合や，陽証の患者に用いるもので，石膏，黄連，大黄，柴胡，枳実など体を冷やす作用のある生薬を多く含む方剤をいう． |
| 瀉剤（しゃざい） | 瀉下剤，吐剤，発汗剤などのように，積極的に病気の原因を取り除いて捨て去ろうとするための方剤をいう．瀉下剤の大承気湯，三黄瀉心湯などや，発汗剤の麻黄湯，葛根湯などが，これに該当する． |
| 補剤（ほざい） | 体力を補うことを目的とする方剤で，補中益気湯，十全大補湯などが，これに該当する． |
| 気剤（きざい） | 気の異常を治し，そのうっ滞（気滞）を取り除くと考えられる方剤をいう．気滞には，気うつ，気逆（気の上衝）があり，前者は不安，イライラなどの神経症様症状を示すため，厚朴，蘇葉，香附子などの入った方剤が，後者は，のぼせ，頭痛，顔面紅潮，めまい，動悸などの症状を示すため，桂枝などの入った方剤が用いられる． |
| 駆瘀血剤（くおけつざい） | 「瘀血」を目標にして用いる方剤で，代表的なものに桃核承気湯，大黄牡丹皮湯，桂枝茯苓丸などがある．広義には，当帰芍薬散，四物湯，加味逍遙散なども含まれる． |
| 利水剤（りすいざい） | 水滞（または水毒）を改善する方剤を利水剤という．水滞は水の偏在する部位により，全身型，皮膚・関節型，胸内型，心下型などに分類される．それらの改善には苓桂朮甘湯，五苓散，呉茱萸湯，半夏白朮天麻湯，桂枝加朮附湯などの方剤が用いられる． |
| 滋潤剤（じじゅんざい） | 皮膚や粘膜の乾燥，栄養状態不良の場合に用いられる方剤をいい，麦門冬湯，白虎加人参湯などが該当する． |
| 破血薬（はけつやく） | 血流の悪い状態を改善する生薬・方剤で，駆瘀血剤と同意語である． |
| 発汗剤（はっかんざい） | 感冒初期で，発汗がなく高熱で脈が浮緊の症状に使用される方剤で，葛根湯，麻黄湯，越婢加朮湯，桂枝湯，小青竜湯が該当する． |
| 発散剤（はっさんざい） | 体表から病を汗によって取り除く方剤で，発汗剤と同意語である． |
| 補気剤（ほきざい） | 気虚の病態に使用される方剤で，補中益気湯，四君子湯，六君子湯，加味帰脾湯，清暑益気湯などが該当する． |
| 補血剤（ほけつざい） | 血虚の病態に使用される方剤で，人参養栄湯，大防風湯，疎経活血湯，四物湯，温清飲などが該当する． |
| 補腎剤（ほじんざい） | 腎虚を改善する方剤で，八味地黄丸，牛車腎気丸などが該当する． |

## 2 方剤群別からみた漢方薬

**❶ 麻黄剤** ── 208
麻黄湯 209／越婢加朮湯 210／麻杏甘石湯 211／五虎湯 212／麻黄附子細辛湯 213／麻杏薏甘湯 213／薏苡仁湯 214／葛根湯 215／葛根湯加川芎辛夷 216／小青竜湯 217／神秘湯 218

**❷ 桂枝湯類** ── 219
桂枝湯 220／桂枝加朮附湯 221／桂枝加竜骨牡蛎湯 222／桂枝加芍薬湯 222／桂枝加芍薬大黄湯 223／当帰四逆加呉茱萸生姜湯 224／当帰建中湯 225／小建中湯 225／黄耆建中湯 226

**❸ 柴胡剤と関連方剤** ── 227
小柴胡湯 229／小柴胡湯加桔梗石膏 230／大柴胡湯 231／柴胡加竜骨牡蛎湯 232／四逆散 233／柴朴湯 234／柴苓湯 235／柴胡桂枝湯 236／柴胡桂枝乾姜湯 237／柴陥湯 238

**❹ 柴胡を含む方剤（柴胡剤を除く）** ── 239
十味敗毒湯 240／柴胡清肝湯 241／神秘湯 242／乙字湯 242／加味逍遙散 243／滋陰至宝湯 244／荊芥連翹湯 245／抑肝散 246／抑肝散加陳皮半夏 247／補中益気湯 248／竹茹温胆湯 249／加味帰脾湯 250

**❺ 人参湯類と参耆剤** ── 251
① 人参湯類 ── 253
人参湯 253／桂枝人参湯 254／茯苓飲 255／大建中湯 255／四君子湯 256／六君子湯 257／啓脾湯 258
② 参耆剤 ── 259
半夏白朮天麻湯 259／補中益気湯 260／清心蓮子飲 260／清暑益気湯 261／十全大補湯 262／帰脾湯 263

**❻ 地黄剤** ── 264
① 四物湯類（補血剤）── 266
七物降下湯 266／四物湯 266／芎帰膠艾湯 267／滋陰降火湯 268／当帰飲子 269／十全大補湯 269／人参養栄湯 270
② 八味地黄丸類（補腎剤）── 271
八味地黄丸 271／牛車腎気丸 272／六味丸 273

**❼ 附子剤** ── 274
真武湯 276／大防風湯 277／桂枝加朮附湯 278／麻黄附子細辛湯 278／八味地黄丸 278／牛車腎気丸 278

**❽ 瀉心湯類と関連方剤** ── 279
三黄瀉心湯 280／黄連解毒湯 281／温清飲 282／半夏瀉心湯 282／黄連湯 283／柴陥湯 284／女神散 284／清上防風湯 284／柴胡清肝湯 285／荊芥連翹湯 285

**❾ 承気湯類と関連方剤** ── 286
大承気湯 287／調胃承気湯 287／潤腸湯 288／大黄甘草湯 289／麻子仁丸 289／桃核承気湯 290／防風通聖散 290

**❿ 麦門冬を含む方剤** ── 292
釣藤散 293／辛夷清肺湯 294／麦門冬湯 294／清心蓮子飲 295／滋陰降火湯 295／炙甘草湯 295／竹茹温胆湯 296／滋陰至宝湯 296／清暑益気湯 296／温経湯 296／清肺湯 296

**⓫ 厚朴・香附子・蘇葉を含む主な方剤** ── 297
柴朴湯 299／二朮湯 299／半夏厚朴湯 300／平胃散 300／参蘇飲 301／川芎茶調散 302／五積散 303／女神散 304／当帰湯 305／香蘇散 305

**⓬ 大黄剤** ── 307

**⓭ 半夏剤** ── 309

**⓮ 石膏剤** ── 311

**⓯ 清熱剤** ── 312
三物黄芩湯 314／白虎加人参湯 314／竜胆瀉肝湯 315／五淋散 316／治頭瘡一方 317／茵蔯蒿湯 317／消風散 318／辛夷清肺湯 319／清肺湯 320／温清飲 321／排膿散及湯 322

**⓰ 気剤** ── 323

**⓱ 駆瘀血剤** ── 324
桃核承気湯 327／大黄牡丹皮湯 328／通導散 329／桂枝茯苓丸 330／桂枝茯苓丸加薏苡仁 331／治打撲一方 331／当帰芍薬散 332／女神散 333／加味逍遙散 333／温経湯 333

**⓲ 利水剤** ── 335
① 全身型 ── 335
五苓散 338／茵蔯五苓散 339／猪苓湯 339／猪苓湯合四物湯 340／苓桂朮甘湯 341／苓姜朮甘湯 341／真武湯 342
② 心下型 ── 343
胃苓湯 344／小半夏加茯苓湯 344／二陳湯 345／六君子湯 346／茯苓飲 346／茯苓飲合半夏厚朴湯 346／人参湯 346
③ 関節型・胸内型 ── 348
二朮湯 349／防已黄耆湯 350／木防已湯 351／小青竜湯 351／苓甘姜味辛夏仁湯 352

**⓳ 主に頓服的に用いられる方剤** ── 353
芍薬甘草湯 354／立効散 355／桔梗湯 355／小半夏加茯苓湯 356

**⓴ その他の方剤** ── 357
升麻葛根湯 358／酸棗仁湯 358／甘麦大棗湯 359／疎経活血湯 360／呉茱萸湯 361／安中散 361

## 2 方剤群別からみた漢方薬

### 方剤群別 1 麻黄剤（マオウ）

麻黄剤（麻黄を3〜6g含有する方剤）とは，麻黄湯を中心とした生薬の加減方で，麻黄の発汗，解熱，鎮咳去痰，利尿，鎮痛作用を期待し，主に急性熱性疾患の初期に繁用されるが，慢性の関節・神経痛や皮膚疾患にも用いられる．ただし，虚証の人に本剤（麻黄附子細辛湯を除く）を投与すると，過剰な発汗や全身倦怠感などが生じることがあるため，一般には投与を控えることが望ましい．

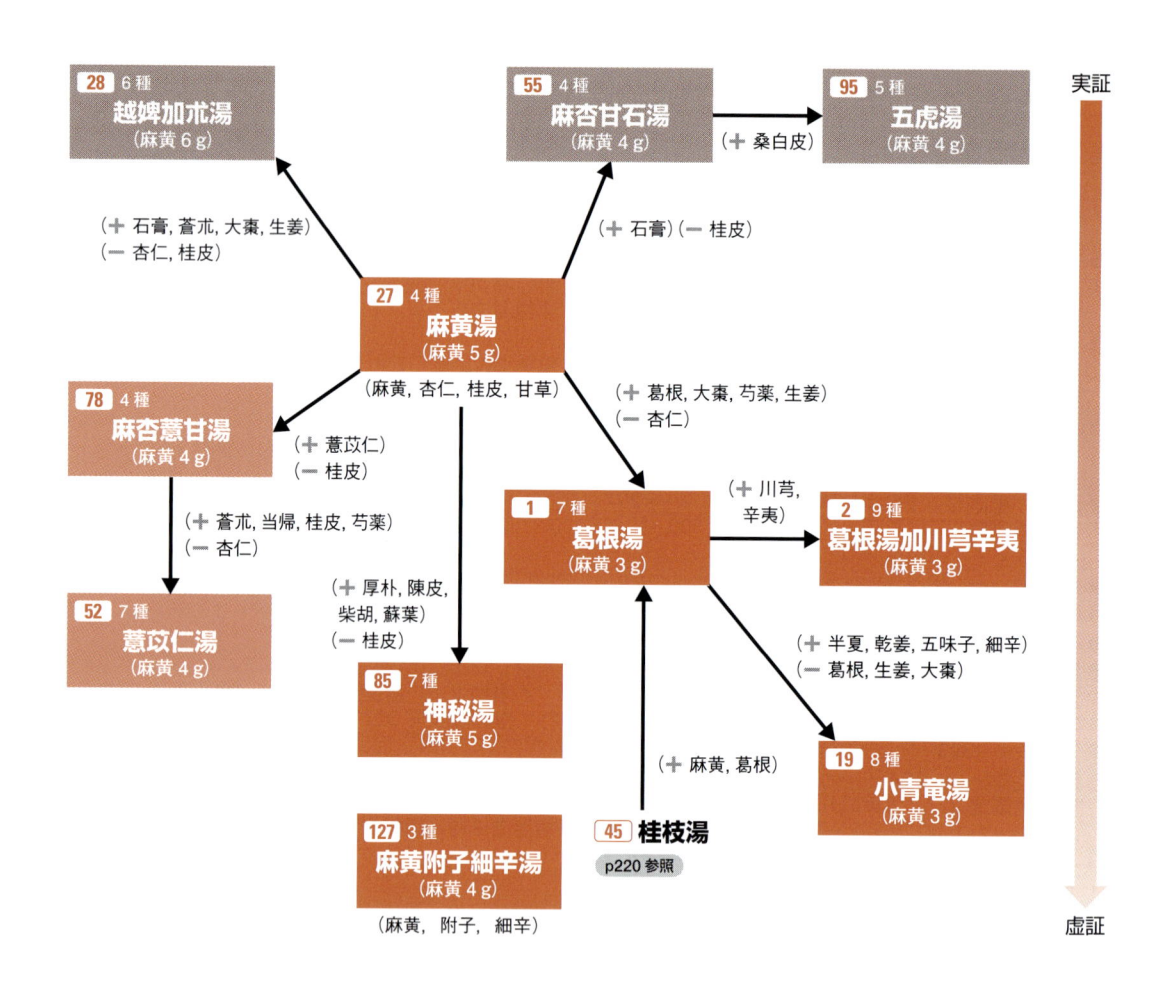

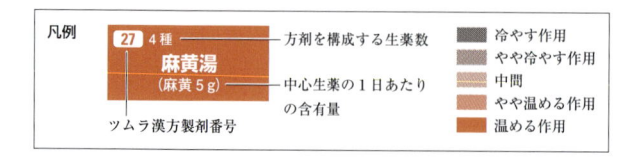

実証 → 虚証

**28** 6種 越婢加朮湯（麻黄6g）
**55** 4種 麻杏甘石湯（麻黄4g）
**95** 5種 五虎湯（麻黄4g）
**27** 4種 麻黄湯（麻黄5g）（麻黄，杏仁，桂皮，甘草）
**78** 4種 麻杏薏甘湯（麻黄4g）
**52** 7種 薏苡仁湯（麻黄4g）
**1** 7種 葛根湯（麻黄3g）
**2** 9種 葛根湯加川芎辛夷（麻黄3g）
**85** 7種 神秘湯（麻黄5g）
**127** 3種 麻黄附子細辛湯（麻黄4g）（麻黄，附子，細辛）
**19** 8種 小青竜湯（麻黄3g）
**45** 桂枝湯 p220参照

矢印の加減：
- 28へ：（＋石膏，蒼朮，大棗，生姜）（－杏仁，桂皮）
- 55へ：（＋石膏）（－桂皮）
- 95へ：（＋桑白皮）
- 78へ：（＋薏苡仁）（－桂皮）
- 52へ：（＋蒼朮，当帰，桂皮，芍薬）（－杏仁）
- 1へ：（＋葛根，大棗，芍薬，生姜）（－杏仁）
- 2へ：（＋川芎，辛夷）
- 85へ：（＋厚朴，陳皮，柴胡，蘇葉）（－桂皮）
- 19へ：（＋半夏，乾姜，五味子，細辛）（－葛根，生姜，大棗）
- 45→1：（＋麻黄，葛根）

**凡例**
- **27** 4種 麻黄湯（麻黄5g）
  - 27：ツムラ漢方製剤番号
  - 4種：方剤を構成する生薬数
  - （麻黄5g）：中心生薬の1日あたりの含有量
- 冷やす作用
- やや冷やす作用
- 中間
- やや温める作用
- 温める作用

## 麻黄剤に用いられる重要生薬

### 麻黄(マオウ)

| | |
|---|---|
| 基原(科名) | *Ephedra sinica* STAPF またはその他同属植物の地上茎(マオウ科) |
| 古典による分類 | 神農本草経 中薬 |
| 有効成分 | $\ell$-エフェドリン,$\ell$-メチルエフェドリン,$d$-シュードエフェドリンなど |
| 漢方的な作用 | 発汗,解熱,鎮痛,鎮咳,去痰,利尿作用など<br>①**発汗・解熱作用**:発熱に効果を示す.<br>②**鎮咳・抗喘息作用**:喘鳴と咳嗽を治す.<br>③**利水作用**＊:急性の浮腫や関節腫脹を改善する効果を示す. |
| 薬性 | 温,水 |
| 配合作用 | 麻黄＋桂皮＝強力な発汗作用によって感冒などの熱性疾患を治す.<br>麻黄＋杏仁＝咳嗽,喘息を治す作用や利尿作用を示す.<br>麻黄＋乾姜＝水毒に冷えが加わったときの喘鳴と咳嗽を治す.<br>麻黄＋附子＝熱感のない甚だしい悪寒を伴う感冒などを治す.<br>麻黄＋細辛＝身体を温め,発汗力を上昇させ,悪寒の強い感冒や咳嗽を治す.<br>麻黄＋石膏＝止汗作用や清熱作用を示し,口渇を治す.<br>麻黄＋蒼朮＝体表の湿を除き,関節痛,神経痛,筋肉痛を治す. |
| 薬理作用 | **主作用** ①発汗・解熱作用,②鎮咳作用,③気管支拡張作用,④中枢神経興奮作用,⑤末梢血管収縮作用,⑥血圧上昇作用,⑦交感神経興奮作用,⑧抗炎症作用,⑨抗アレルギー作用など<br>**副作用** 不眠,動悸,頻脈,発汗過多,胃腸障害など |
| その他 | **併用注意** 西洋薬中のエフェドリン類(メチエフ®散や総合感冒薬などに含有するもの)との併用による過量投与に注意する. |

＊利水作用:利尿作用以外に,消化管の余分な水分も除き,身体全体の水分代謝を促進する作用のことをいう.

## 27 麻黄湯(マオウトウ)

**構成生薬**

| 生薬名 | 読みがな | 薬能 | 含有量(g) 1 | 2 | 3 | 4 | 5 |
|---|---|---|---|---|---|---|---|
| 甘草 | カンゾウ | 気水 | 1 | | | | |
| 桂皮 | ケイヒ | 気 | | | | 4 | |
| 杏仁 | キョウニン | 水 | | | | | 5 |
| 麻黄 | マオウ | 水 | | | | | 5 |

**概要** **陽実証**,麻黄と桂皮の配合により強い発汗作用を有し,麻黄中のエフェドリンによる気管支拡張作用,鎮咳作用と,杏仁による鎮咳去痰作用を示す.薬

味が4種と少ないため作用は強力である.

- 使用目標 　比較的体力のある人で，熱性疾患の初期に，悪寒，発熱（高熱の場合が多い），**頭痛**，腰痛，四肢の関節痛（節々の痛み）などがあり，**自然発汗がなく**，脈が浮緊*の場合に用いる.

*浮緊 ➡ 脈が浮いて緊張していること.

- 効能または効果 　悪寒，発熱，頭痛，腰痛，自然に汗の出ないものの次の諸症：感冒，インフルエンザ（初期のもの），関節リウマチ，喘息，乳児の鼻閉塞，哺乳困難
- 用法・用量 　1日7.5gを2～3回，食前または食間に経口投与する.
- 慎重投与 　病後の衰弱期，著しく体力の衰えている患者，著しく胃腸虚弱な患者，食欲不振・悪心・嘔吐のある患者，発汗傾向の著しい患者，狭心症・心筋梗塞など循環器系の障害のある患者またはその既往歴のある患者，重症高血圧症の患者，高度の腎障害のある患者，排尿障害のある患者，甲状腺機能亢進症の患者
- 注意事項 　麻黄，甘草を含むため，「注意を要する生薬一覧」 p204 を参照すること.
- 相互作用 　麻黄，甘草を含むため，「相互作用」の項 p201 を参照すること.
- 副作用 　偽アルドステロン症，ミオパチー，過敏症，自律神経症状，消化器症状，泌尿器症状
- 応用疾患 　かぜ症候群に伴う鼻閉，インフルエンザ，小児ウイルス感染症（初期），慢性ウイルス性肝炎，四肢・関節痛，扁桃炎など
- 薬理作用 　ウイルス増殖抑制作用，抗炎症作用

## 28 越婢加朮湯（エッピカジュツトウ）

- 構成生薬

| 生薬名 | 読みがな | 薬能 | 含有量(g) |
|---|---|---|---|
| 石膏 | セッコウ | 水 | 8 |
| 甘草 | カンゾウ | 気水 | 2 |
| 生姜 | ショウキョウ | 水 | 3 |
| 大棗 | タイソウ | 気 | 3 |
| 蒼朮 | ソウジュツ | 気水 | 4 |
| 麻黄 | マオウ | 水 | 4 |

- 概要 　**陽実証**，麻黄と石膏は皮膚や関節などの浮腫，水腫，炎症を取り除き，さらに蒼朮の利尿作用により水滞を改善する.
- 使用目標 　比較的体力のある人が，**浮腫，発汗傾向，口渇，尿量減少**する場合で，**四肢関節の腫脹・疼痛・熱感**などを伴うときに用いる.
- 効能または効果 　浮腫と汗が出て小便不利のあるものの次の諸症：腎炎，ネフローゼ，脚気，関節リウマチ，夜尿症，湿疹

**用法・用量** 1日7.5gを2～3回，食前または食間に経口投与する．

**慎重投与** 病後の衰弱期，著しく体力の衰えている患者，胃腸虚弱な患者，食欲不振・悪心・嘔吐のある患者，発汗傾向の著しい患者，狭心症・心筋梗塞など循環器系の障害のある患者またはその既往歴のある患者，重症高血圧症の患者，高度の腎障害のある患者，排尿障害のある患者，甲状腺機能亢進症の患者

**注意事項** 麻黄，甘草を含むため，「注意を要する生薬一覧」p204 を参照すること．

**相互作用** 麻黄，甘草を含むため，「相互作用」の項 p201 を参照すること．

**副作用** 偽アルドステロン症，ミオパチー，自律神経症状，消化器症状，泌尿器症状

**応用疾患** 滲出性中耳炎（小青竜湯との併用），変形性膝関節症，関節リウマチ，四肢・関節痛，痛風，膠原病（関節痛），帯状疱疹，緑内障など

**薬理作用** 皮膚炎に対する改善作用（アレルギー性接触皮膚炎の抑制）

## 55 麻杏甘石湯（マキョウカンセキトウ）

**構成生薬**

| 生薬名 | 読みがな | 薬能 | 含有量(g) |
|---|---|---|---|
| 石膏 | セッコウ | 水 | 10 |
| 甘草 | カンゾウ | 気水 | 2 |
| 杏仁 | キョウニン | 水 | 4 |
| 麻黄 | マオウ | 水 | 4 |

**概要** 陽実証．麻黄と石膏は熱感を取り除き，発熱による口渇を改善し，止汗作用も現す．石膏は特に身体を強力に冷やす作用があるため，寒証の人には用いない．麻黄中のエフェドリンによる気管支拡張作用と鎮咳作用，杏仁の鎮咳去痰作用により気管支喘息発作を改善する．

**使用目標** 比較的体力のある人で，**咳嗽が強く**，**口渇**，**自然発汗**，熱感などがあり，喘鳴，**呼吸困難**などを訴える場合に用いる．

**効能または効果** 小児喘息，気管支喘息

**用法・用量** 1日7.5gを2～3回，食前または食間に経口投与する．

**慎重投与** 病後の衰弱期，著しく体力の衰えている患者，胃腸虚弱な患者，食欲不振・悪心・嘔吐のある患者，発汗傾向の著しい患者，狭心症・心筋梗塞などの循環器系の障害のある患者，重症高血圧症の患者，高度の腎障害のある患者，排尿障害のある患者，甲状腺機能亢進症の患者

**注意事項** 麻黄，甘草を含むため，「注意を要する生薬一覧」p204 を参照すること．

**相互作用** 麻黄，甘草を含むため，「相互作用」の項 p201 を参照すること．

**副作用** 偽アルドステロン症，ミオパチー，自律神経系症状，消化器症状，泌

尿器症状
**応用疾患** 気管支喘息，夜尿症など
**薬理作用** 抗アレルギー作用

## 95 五虎湯（ゴコトウ）

**構成生薬**

| 生薬名 | 読みがな | 薬能 | 含有量(g) |
|---|---|---|---|
| 石膏 | セッコウ | 水 | 10 |
| 桑白皮 | ソウハクヒ | 水 | 3 |
| 甘草 | カンゾウ | 気水 | 2 |
| 杏仁 | キョウニン | 水 | 4 |
| 麻黄 | マオウ | 水 | 4 |

*水毒 ➡ 水分代謝の障害により，水分が偏在した状態．

**概要** 陽実証，麻杏甘石湯に鎮咳去痰作用や消炎作用のある桑白皮を加えた方剤である．麻杏甘石湯に比べて，いわゆる水毒*が強い場合で，長期服用にも適している．

**使用目標** 比較的体力のある人で，**喘鳴**，**激しい咳嗽**，**呼吸困難**がある場合で，悪寒・発熱はなく自然発汗し，痰は少なく，**口渇**を訴えるときに用いる．**小児に繁用**される．

**効能または効果** 咳，気管支喘息

**用法・用量** 1日7.5gを2～3回，食前または食間に経口投与する．

**慎重投与** 病後の衰弱期，著しく体力の衰えている患者，胃腸虚弱な患者，食欲不振・悪心・嘔吐のある患者，発汗傾向の著しい患者，狭心症・心筋梗塞などの循環器系の障害のある患者，重症高血圧症の患者，高度の腎障害のある患者，排尿障害のある患者，甲状腺機能亢進症の患者

**注意事項** 麻黄，甘草を含むため，「注意を要する生薬一覧」p204 を参照すること．

**相互作用** 麻黄，甘草を含むため，「相互作用」の項 p201 を参照すること．

**副作用** 偽アルドステロン症，ミオパチー，自律神経系症状，消化器症状，泌尿器症状

**応用疾患** アレルギー性鼻炎，慢性気管支炎，気管支喘息など

## 127 麻黄附子細辛湯 (マオウブシサイシントウ)

**構成生薬**

| 生薬名 | 読みがな | 薬能 | 含有量(g) |
|---|---|---|---|
| 細辛 | サイシン | 水 | 3 |
| 麻黄 | マオウ | 水 | 4 |
| 附子 | ブシ | 水 | 0.5 |

**概要** 陰虚証，解熱・発汗・鎮咳作用のある麻黄に，体を強力に温める附子と細辛が加わった方剤で，老人や虚弱者のかぜ症候群や気管支炎に繁用されている．

**使用目標** 比較的体力がない人で，**悪寒を伴う熱感のない発熱**とともに，**顔色不良**，咳嗽，呼吸困難，稀薄な痰，くしゃみ，**鼻閉**，**鼻汁**，**頭痛**，**全身倦怠感**，頭痛，のどの**痛み**などを訴える場合に用いる．脈は沈弱*のことが多い．

*沈弱 ⇒ 沈んで細く，力がない．

**効能または効果** 悪寒，微熱，全身倦怠感，低血圧で頭痛，めまいがあり，四肢に疼痛冷感あるものの次の諸症：感冒，気管支炎

**用法・用量** 1日7.5gを2～3回，食前または食間に経口投与する．

**慎重投与** 体力の充実している患者，暑がりで，のぼせが強く，赤ら顔の患者，著しく胃腸虚弱な患者，食欲不振・悪心・嘔吐のある患者，発汗傾向の著しい患者，狭心症・心筋梗塞などの循環器系の障害のある患者，重症高血圧症の患者，高度の腎障害のある患者，排尿障害のある患者，甲状腺機能亢進症の患者，小児

**注意事項** 麻黄，附子を含むため，「注意を要する生薬一覧」p204 を参照すること．

**相互作用** 麻黄を含むため，「相互作用」の項 p201 を参照すること．

**副作用** 肝機能障害・黄疸，過敏症，自律神経系症状，消化器症状，泌尿器症状

**応用疾患** かぜ症候群，インフルエンザ，気管支喘息，アレルギー性鼻炎，咽頭アレルギー，急性扁桃炎，寒冷じん麻疹，帯状疱疹神経痛など

**薬理作用** 抗炎症作用，鎮痛作用

## 78 麻杏薏甘湯 (マキョウヨクカントウ)

**構成生薬**

| 生薬名 | 読みがな | 薬能 | 含有量(g) |
|---|---|---|---|
| 薏苡仁 | ヨクイニン | 血水 | 10 |
| 甘草 | カンゾウ | 気水 | 2 |
| 杏仁 | キョウニン | 水 | 3 |
| 麻黄 | マオウ | 水 | 4 |

**概要** **陽証**，**虚実中間証**．麻黄湯から桂皮を去り，薏苡仁を加えた方剤である．麻黄と杏仁の利尿作用と薏苡仁の水滞（水毒）改善作用により，患部の腫れなどを治す．

**使用目標** 体力がふつうの人で，**関節や筋肉の腫脹，疼痛**があるときに用いるが，痛みは比較的緩和な場合に適する．また，症状が寒冷によって悪化し，口唇や皮膚の乾燥・荒れがみられる場合にも用いる．

**効能または効果** 関節痛，神経痛，筋肉痛

**用法・用量** 1日7.5gを2〜3回，食前または食間に経口投与する．

**慎重投与** 病後の衰弱期，著しく体力の衰えている患者，著しく胃腸虚弱な患者，食欲不振・悪心・嘔吐のある患者，発汗傾向の著しい患者，狭心症・心筋梗塞などの循環器系の障害のある患者，重症高血圧症の患者，高度の腎障害のある患者，排尿障害のある患者，甲状腺機能亢進症の患者

**注意事項** 麻黄，甘草を含むため，「注意を要する生薬一覧」p204 を参照すること．

**相互作用** 麻黄，甘草を含むため，「相互作用」の項 p201 を参照すること．

**副作用** **偽アルドステロン症**，**ミオパチー**，自律神経系症状，消化器症状，泌尿器症状

**応用疾患** 膠原病に伴う関節痛，関節リウマチなど

## 52 薏苡仁湯（ヨクイニントウ）

**構成生薬**

| 生薬名 | 読みがな | 薬能 | 含有量(g) |
|---|---|---|---|
| 薏苡仁 | ヨクイニン | 血水 | 8 |
| 芍薬 | シャクヤク | 血 | 3 |
| 甘草 | カンゾウ | 気水 | 2 |
| 桂皮 | ケイヒ | 気 | 3 |
| 蒼朮 | ソウジュツ | 気水 | 4 |
| 当帰 | トウキ | 血 | 3 |
| 麻黄 | マオウ | 水 | 4 |

**概要** **陽証**，**虚実中間証**の人に用い，薏苡仁と蒼朮の利尿作用，麻黄と桂皮の発汗作用，当帰の血行改善作用，芍薬と甘草の筋弛緩作用や鎮痛作用を有する．

**使用目標** 体力がふつうで，関節痛や筋肉痛を訴える人が，急性期を過ぎて慢性期への移行期に，**四肢の関節や筋肉の疼痛・腫脹・熱感**を示す場合に用いる．

**効能または効果** 関節痛，筋肉痛

**用法・用量** 1日7.5gを2〜3回，食前または食間に経口投与する．

**慎重投与** 病後の衰弱期，著しく体力の衰えている患者，著しく胃腸虚弱な患者，食欲不振・悪心・嘔吐のある患者，発汗傾向の著しい患者，狭心症・心筋梗

塞などの循環器系の障害のある患者，重症高血圧症の患者，高度の腎障害のある患者，排尿障害のある患者，甲状腺機能亢進症の患者

**注意事項** 麻黄，甘草を含むため，「注意を要する生薬一覧」p204 を参照すること．

**相互作用** 麻黄，甘草を含むため，「相互作用」の項 p201 を参照すること．

**副作用** 偽アルドステロン症，ミオパチー，過敏症，自律神経系症状，消化器症状，泌尿器症状

**応用疾患** 関節リウマチ，四肢・関節痛など

**薬理作用** 抗炎症作用

## 1 葛根湯（カッコントウ） ベスト30

**構成生薬**

| 生薬名 | 読みがな | 薬能 | 含有量(g) 1-5 |
|---|---|---|---|
| 芍薬 | シャクヤク | 血 | ~2 |
| 葛根 | カッコン | 気 | ~3 |
| 甘草 | カンゾウ | 気 | ~1 |
| 桂皮 | ケイヒ | 気 | ~2 |
| 生姜 | ショウキョウ | 水 | ~1 |
| 大棗 | タイソウ | 気 | ~2 |
| 麻黄 | マオウ | 水 | ~2 |

**概要** 陽証，実～中間証．桂枝湯に麻黄と葛根を加えたもので，麻黄と桂皮で発汗を促し，解熱効果を現す．また，葛根には筋弛緩作用があり，肩こりなどにも応用される．

**使用目標** かぜ症候群などの急性熱性疾患における初期には，**頭痛，発熱，悪寒，項背部の強ばり**を有し，**自然発汗を伴わず**，脈が浮緊*の場合が多い．本方剤はこのような例で，体力のない人以外に広く用いられる．

*浮緊 ➡ 浮いて緊張していること．

**効能または効果** 自然発汗がなく頭痛，発熱，悪寒，肩こりなどを伴う比較的体力のあるものの次の諸症：感冒，鼻かぜ，熱性疾患の初期，炎症性疾患（結膜炎，角膜炎，中耳炎，扁桃腺炎，乳腺炎，リンパ腺炎），肩こり，上半身の神経痛，じん麻疹

**用法・用量** 1日7.5gを2～3回，食前または食間に経口投与する．温湯と一緒に飲むか，それに溶かして飲むと効果的である．また，症状によっては服用回数や用量を増やすことも可能である．

**慎重投与** 病後の衰弱期，著しく体力の衰えている患者，著しく胃腸虚弱な患者，食欲不振・悪心・嘔吐のある患者，発汗傾向の著しい患者，狭心症・心筋梗塞などの循環器系の障害のある患者またはその既往歴のある患者，重症高血圧症の患

者，高度の腎障害のある患者，排尿障害のある患者，甲状腺機能亢進症の患者

**注意事項** 麻黄，甘草を含むため，「注意を要する生薬一覧」p204 を参照すること．

**相互作用** 麻黄，甘草を含むため，「相互作用」の項（p201）を参照すること．

**副作用** 偽アルドステロン症，ミオパチー，肝機能障害・黄疸，過敏症，自律神経症状，消化器症状，泌尿器症状

**応用疾患** 感冒（妊娠中も含む），インフルエンザ，小児ウイルス感染症（初期），肩関節周囲炎，四肢・関節痛，筋緊張性頭痛，アレルギー性鼻炎，中耳炎，扁桃腺炎，乳腺炎，夜尿症，顎関節症など

**薬理作用** 抗アレルギー作用，インフルエンザウイルス感染症に対する作用（発熱抑制，肺病変の改善など）

## 2 葛根湯加川芎辛夷 （カッコントウ カ センキュウ シン イ）

**構成生薬**

| 生薬名 | 読みがな | 薬能 | 含有量(g) 1〜5 |
|---|---|---|---|
| 芍薬 | シャクヤク | 血 | 3 |
| 葛根 | カッコン | 気 | 4 |
| 甘草 | カンゾウ | 気水 | 2 |
| 辛夷 | シンイ | 気 | 3 |
| 生姜 | ショウキョウ | 水 | 1 |
| 桂皮 | ケイヒ | 気 | 2 |
| 川芎 | センキュウ | 気血 | 3 |
| 大棗 | タイソウ | 気 | 3 |
| 麻黄 | マオウ | 水 | 3 |

**概要** 陽証，実〜中間証，葛根湯に膿汁を排泄する作用をもつ辛夷と，血行を促進し鼻閉を改善する川芎を配合したもので，主に慢性的な鼻疾患に用いられる．

**使用目標** 体力がふつう，またはそれ以上の人で，頭痛，頭重，**項背の強ばり**がみられ，**鼻閉**，**鼻漏**，**後鼻漏**などの鼻症状が慢性化した場合に使用する．

**効能または効果** 鼻づまり，蓄膿症，慢性鼻炎

**用法・用量** 1日7.5gを2〜3回，食前または食間に経口投与する．

**慎重投与** 病後の衰弱期，著しく体力の衰えている患者，著しく胃腸虚弱な患者，食欲不振・悪心・嘔吐のある患者，発汗傾向の著しい患者，狭心症・心筋梗塞などの循環器系の障害のある患者またはその既往歴のある患者，重症高血圧症の患者，高度の腎障害のある患者，排尿障害のある患者，甲状腺機能亢進症の患者

**注意事項** 麻黄，甘草を含むため，「注意を要する生薬一覧」p204 を参照すること．

**相互作用** 麻黄，甘草を含むため，「相互作用」の項 p201 を参照すること．

**副作用** 偽アルドステロン症，ミオパチー，過敏症，自律神経系症状，消化器

症状，泌尿器症状
**応用疾患** 副鼻腔気管支症候群，慢性副鼻腔炎，アレルギー性鼻炎など

## 19 小青竜湯（ショウセイリュウトウ） ベスト30

**構成生薬**

| 生薬名 | 読みがな | 薬能 | 含有量(g) |
|---|---|---|---|
| 芍薬 | シャクヤク | 血 | 3 |
| 甘草 | カンゾウ | 気水 | 3 |
| 桂皮 | ケイヒ | 気 | 3 |
| 五味子 | ゴミシ | 水 | 3 |
| 細辛 | サイシン | 水 | 3 |
| 麻黄 | マオウ | 水 | 3 |
| 半夏 | ハンゲ | 水 | 6 |
| 乾姜 | カンキョウ | 気水 | 3 |

**概要** 陽証・虚実中間証で，消化管に，いわゆる水滞*があり，それが外邪**に誘発されて，**水溶性の鼻水や希薄な痰を伴った咳嗽**などの症状が出現した場合に適する．

**使用目標** 体力がふつうの人で，喘鳴，呼吸困難，**水様性鼻汁**，くしゃみなどの鼻症状を訴え，胃内停水を認める例に用いられる．

**効能または効果** 下記の疾患における水様の痰，水様鼻汁，鼻閉，くしゃみ，喘鳴，咳嗽，流涙，気管支喘息，鼻炎，アレルギー性鼻炎，アレルギー性結膜炎，感冒，気管支炎

**用法・用量** 1日9.0gを2〜3回，食前または食間に経口投与する．

**禁忌** アルドステロン症のある患者，ミオパチーのある患者，低カリウム血症のある患者

**慎重投与** 病後の衰弱期，著しく体力の衰えている患者，著しく胃腸虚弱な患者，食欲不振・悪心・嘔吐のある患者，発汗傾向の著しい患者，狭心症・心筋梗塞などの循環器系の障害のある患者またはその既往歴のある患者，重症高血圧症の患者，高度の腎障害のある患者，排尿障害のある患者，甲状腺機能亢進症の患者

**注意事項** 麻黄，甘草を含むため，「注意を要する生薬一覧」p204 を参照すること．

**相互作用** 麻黄，甘草を含むため，「相互作用」の項 p201 を参照すること．

**副作用** 間質性肺炎，偽アルドステロン症，ミオパチー，肝機能障害・黄疸，過敏症，自律神経症状，消化器症状，泌尿器症状

**応用疾患** 気管支炎，アレルギー性鼻炎，滲出性中耳炎（越婢加朮湯と併用），気管支喘息，小児気管支喘息，インフルエンザ，感冒，小児ウイルス感染症（初期）など

*水滞 ⇒ 水分代謝の障害により，水分が滞った状態．

**外邪 ⇒ 感冒やインフルエンザなど，外からの病気の原因をいう．

薬理作用 抗アレルギー作用，抗炎症作用

## 85 神秘湯（シンピトウ）

構成生薬

| 生薬名 | 読みがな | 薬能 | 含有量(g) |
|---|---|---|---|
| 柴胡 | サイコ | 気 | 2 |
| 甘草 | カンゾウ | 気水 | 1.5 |
| 蘇葉 | ソヨウ | 気 | 3 |
| 陳皮 | チンピ | 気 | 3 |
| 厚朴 | コウボク | 気 | 3 |
| 杏仁 | キョウニン | 水 | 4 |
| 麻黄 | マオウ | 水 | 5 |

概要 **陽証**，**虚実中間証**に用い，胃腸虚弱には使用しない．厚朴は胸腹部膨満感を取り除くほか，鎮咳作用や抗不安作用を有する．蘇葉は気分を明るくする作用があるため，抑うつ傾向に効果がある．

使用目標 体力がふつうの人で，**呼吸困難**を主訴とし，**抑うつ傾向**があり，気管支喘息で咳嗽を伴うが喀痰の少ないときに用いる．

効能または効果 小児喘息，気管支喘息，気管支炎

用法・用量 1日7.5gを2～3回，食前または食間に経口投与する．

慎重投与 病後の衰弱期，著しく体力の衰えている患者，著しく胃腸虚弱な患者，食欲不振・悪心・嘔吐のある患者，発汗傾向の著しい患者，狭心症・心筋梗塞などの循環器系の障害のある患者，重症高血圧症の患者，高度の腎障害のある患者，排尿障害のある患者，甲状腺機能亢進症の患者

注意事項 麻黄，甘草を含むため，「注意を要する生薬一覧」p204 を参照すること．

相互作用 麻黄，甘草を含むため，「相互作用」の項 p201 を参照すること．

副作用 偽アルドステロン症，ミオパチー，自律神経系症状，消化器症状，泌尿器症状

応用疾患 気管支喘息，気管支炎 など

薬理作用 抗炎症作用

## 方剤群別 2 桂枝湯類（ケイシトウルイ）

　桂枝湯類（桂枝剤ともいう）とは，桂枝湯を中心とした生薬の加減方で，主に桂皮の発汗，解熱，健胃，整腸，強壮，鎮痛，降気（気の上衝を抑える）作用などを期待し，感冒における初期症状，亜急性期の長引く発熱・寒気，慢性疾患では，虚証で，消化機能が弱く，平素かぜを引きやすい，疲れやすい，上逆（のぼせ，鼻出血，顔面紅潮，めまいなど），弱い腹直筋の拘攣，腹痛などに用いられる方剤群である．

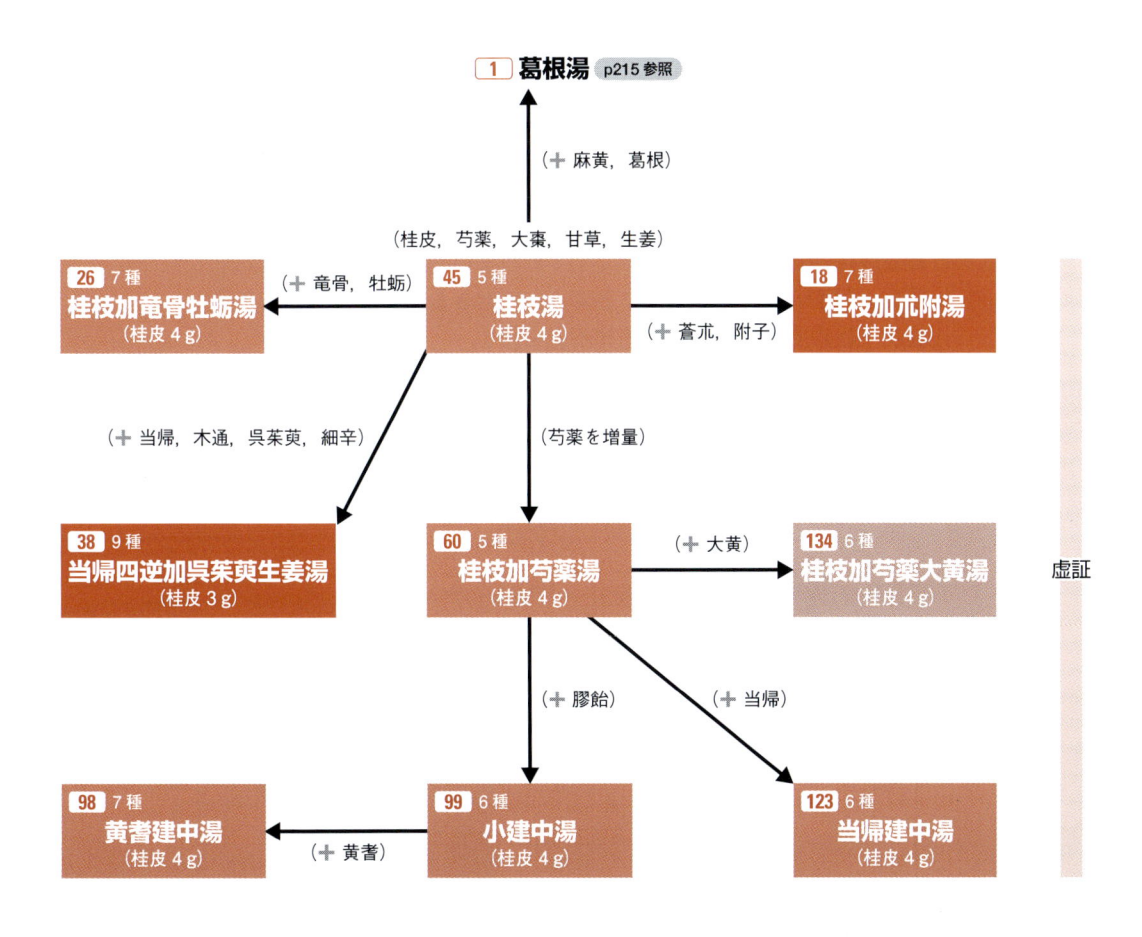

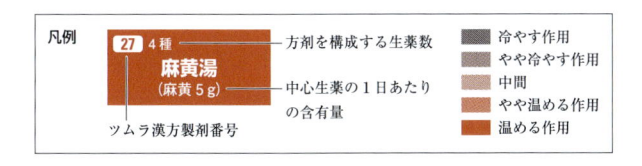

**1 葛根湯** p215 参照

（＋麻黄，葛根）

（桂皮，芍薬，大棗，甘草，生姜）

**26** 7種　桂枝加竜骨牡蛎湯（桂皮4g）　←（＋竜骨，牡蛎）　**45** 5種　桂枝湯（桂皮4g）　（＋蒼朮，附子）→　**18** 7種　桂枝加朮附湯（桂皮4g）

（＋当帰，木通，呉茱萸，細辛）

（芍薬を増量）

**38** 9種　当帰四逆加呉茱萸生姜湯（桂皮3g）　　**60** 5種　桂枝加芍薬湯（桂皮4g）　（＋大黄）→　**134** 6種　桂枝加芍薬大黄湯（桂皮4g）

（＋膠飴）　　（＋当帰）

**98** 7種　黄耆建中湯（桂皮4g）　←（＋黄耆）　**99** 6種　小建中湯（桂皮4g）　　**123** 6種　当帰建中湯（桂皮4g）

虚証

**凡例**
- **27** 4種　麻黄湯（麻黄5g）
- 方剤を構成する生薬数
- 中心生薬の1日あたりの含有量
- ツムラ漢方製剤番号
- 冷やす作用
- やや冷やす作用
- 中間
- やや温める作用
- 温める作用

## 桂枝湯に用いられる重要生薬

# 桂皮（桂枝）
（ケイヒ　ケイシ）

| | |
|---|---|
| 基原（科名） | *Cinnamomum cassia* Blume またはその他同属植物の樹皮または周皮の一部を除いたもの（クスノキ科）<br>漢方の古典や方剤解説書に記載されている桂枝はすべて桂皮を示す．日本漢方でも，桂枝として本品を使用している． |
| 古典による分類 | 神農本草経　上品 |
| 有効成分 | ケイヒ油，シンナムアルデヒド，ケイヒ酸，シンゼイラミン，シンゼイラノール，ℓ-エピカテキンなど |
| 漢方的な作用 | 健胃，整腸，発汗，解熱，鎮痛，強壮作用など<br>①**発汗・解熱作用**：発熱に効果を示す．<br>②**降気作用**：気の上衝（上逆）を抑える作用をいい，のぼせやめまいに効果を示す．<br>③**鎮痛作用**：頭痛や身体疼痛に有効性あり． |
| 薬性 | 温，気 |
| 配合作用 | 桂皮＋麻黄＝強力な発汗作用によって感冒などの熱性疾患を治す．<br>桂皮＋芍薬＝発汗を抑制する効果を有す．また，芍薬を倍量にすると腹痛を治す効果が出現する．<br>桂皮＋茯苓＝気の上衝によって生ずるめまいや頭痛，不安に有効を示す．<br>桂皮＋附子＝身体を冷やすことによって起きる神経痛・関節痛を治す<br>桂皮＋牡丹皮＝瘀血による精神不安を治す． |
| 薬理作用 | 主作用 ①発汗・解熱作用，②抗炎症・抗アレルギー作用，③鎮静・鎮痙作用，④末梢血管拡張作用，⑤抗血栓作用，⑥抗菌作用，⑦抗腫瘍作用など<br>副作用 まれに発疹，発赤，瘙痒などのアレルギー反応が出現する． |

## 45 桂枝湯（ケイシトウ）

**構成生薬**

| 生薬名 | 読みがな | 薬能 | 含有量(g) 1 | 2 | 3 | 4 | 5 |
|---|---|---|---|---|---|---|---|
| 芍薬 | シャクヤク | 血 | ■ | ■ | ■ | ■ | |
| 甘草 | カンゾウ | 気水 | ■ | ■ | | | |
| 生姜 | ショウキョウ | 水 | ■ | ■ | | | |
| 桂皮 | ケイヒ | 気 | ■ | ■ | ■ | ■ | |
| 大棗 | タイソウ | 気 | ■ | ■ | ■ | ■ | |

**概要**　陽虚証，桂皮には弱い発汗作用があり，体力の低下したかぜ症候群の初期に適する方剤である．

**使用目標**　比較的体力がない人で，**頭痛**，**発熱**，**悪寒**，身体痛，**自然発汗**など

がある**熱性疾患の初期**に用いる．のぼせ，鼻出血，鼻鳴がある場合に使用されることもある．脈は浮弱\*である．

*浮弱 ➡ 脈が浮いて力のない状態をいう．

**効能または効果** 体力が衰えたときのかぜの初期
**用法・用量** 1日7.5 gを2～3回，食前または食間に経口投与する．
**注意事項** 甘草を含むため，「注意を要する生薬一覧」p204 を参照すること．
**相互作用** 甘草を含むため，「相互作用」の項 p201 を参照すること．
**副作用** 偽アルドステロン症，ミオパチー，過敏症など
**応用疾患** 感冒の初期，妊娠中の感冒，インフルエンザ，小児ウイルス感染症（初期），扁桃炎など

## 18 桂枝加朮附湯（ケイシカジュツブトウ）

**構成生薬**

| 生薬名 | 読みがな | 薬能 | 含有量(g) 1～5 |
|---|---|---|---|
| 芍薬 | シャクヤク | 血 | 4 |
| 甘草 | カンゾウ | 気水 | 2 |
| 生姜 | ショウキョウ | 水 | 1 |
| 桂皮 | ケイヒ | 気 | 4 |
| 蒼朮 | ソウジュツ | 気水 | 4 |
| 大棗 | タイソウ | 気 | 4 |
| 附子 | ブシ | 水 | 0.5 |

**概要** 陰虚証．桂枝湯に水滞を改善させる蒼朮と，体を強く温め，鎮痛作用を有する附子を加えた方剤である．
**使用目標** 比較的体力がない人で，寒がり，**冷えて四肢関節の疼痛・腫脹**，四肢の運動障害，知覚麻痺などを訴える場合に用いる．
**効能または効果** 関節痛，神経痛
**用法・用量** 1日7.5 gを2～3回，食前または食間に経口投与する．
**注意事項** 附子や甘草を含むため，「注意を要する生薬一覧」p204 を参照すること．
**相互作用** 甘草を含むため，「相互作用」の項 p201 を参照すること．
**慎重投与** 体力の充実している患者，暑がりで，のぼせが強く，赤ら顔の患者，小児
**副作用** 偽アルドステロン症，ミオパチー，過敏症，心悸亢進，のぼせ，舌のしびれ，悪心など
**応用疾患** 骨粗鬆症，帯状疱疹後神経痛，膠原病の関節痛，糖尿病性神経障害，関節リウマチ，腰痛症，坐骨神経痛，変形性膝関節症，肩関節周囲炎，四肢・関節痛，舌痛症，顎関節症など

## 26 桂枝加竜骨牡蛎湯 (ケイシカリュウコツボレイトウ)

**構成生薬**

| 生薬名 | 読みがな | 薬能 | 含有量(g) 1 2 3 4 5 |
|---|---|---|---|
| 芍薬 | シャクヤク | 血 | 3 |
| 牡蛎 | ボレイ | 気 | 3 |
| 竜骨 | リュウコツ | 気 | 3 |
| 甘草 | カンゾウ | 気水 | 2 |
| 生姜 | ショウキョウ | 水 | 1 |
| 桂皮 | ケイヒ | 気 | 3 |
| 大棗 | タイソウ | 気 | 3 |

**概要** 陽虚証．桂枝湯にカルシウムなどを多く含む竜骨や牡蛎を加えたもので，気分を安定させて，精力異常を改善させる方剤である．

**使用目標** 体力がない人で，やせて顔色が悪く，**神経過敏**，**精神不安**，**抑うつ気分**などを訴え，**心悸亢進**，**臍上悸**＊，**陰萎（インポテンス）**などの性欲低下，寝汗，手足の冷え，易疲労感を伴う場合に用いる．

＊**臍上悸** ➡ 腹部大動脈の拍動の亢進．

**効能または効果** 下腹直腹筋に緊張のある比較的体力の衰えているものの次の諸症：小児夜尿症，神経衰弱，性的神経衰弱，遺精，陰萎

**用法・用量** 1日7.5gを2〜3回，食前または食間に経口投与する

**注意事項** 甘草を含むため，「注意を要する生薬一覧」 p204 を参照すること．

**相互作用** 甘草を含むため，「相互作用」の項 p201 を参照すること．

**副作用** 偽アルドステロン症，ミオパチー，過敏症

**応用疾患** 自律神経失調症，うつ病・神経症，虚弱体質，夜尿症，夜泣き・夜驚症，甲状腺機能亢進症，男性更年期障害，円形脱毛症など

## 60 桂枝加芍薬湯 (ケイシカシャクヤクトウ)

**構成生薬**

| 生薬名 | 読みがな | 薬能 | 含有量(g) 5 10 |
|---|---|---|---|
| 芍薬 | シャクヤク | 血 | 6 |
| 甘草 | カンゾウ | 気水 | 2 |
| 生姜 | ショウキョウ | 水 | 1 |
| 桂皮 | ケイヒ | 気 | 4 |
| 大棗 | タイソウ | 気 | 4 |

**概要** 陰虚証．桂枝湯に配合されている芍薬を増量したもので，芍薬と甘草の鎮痙作用が主体となり，腹痛，下痢，便秘を改善する方剤である．なお，芍薬には止汗作用もあるため，それが増量されていることにより桂皮の発汗作用が抑制されていると考えられている．

**使用目標** 比較的体力がない胃腸虚弱な人で，**腹部膨満**，**腹痛**があり，冷え症や裏急後重を伴う下痢あるいは便秘の場合に用いられる．便意を催すが，快く排便しないときや，下剤服用後の腹痛などに使用するケースが多い．

**効能または効果** 腹部膨満感のある諸症：しぶり腹，腹痛

**用法・用量** 1日7.5gを2〜3回，食前または食間に経口投与する．

**注意事項** 甘草を含むため，「注意を要する生薬一覧」p204 を参照すること．

**相互作用** 甘草を含むため，「相互作用」の項 p201 を参照すること．

**副作用** **偽アルドステロン症**，**ミオパチー**，過敏症

**応用疾患** 過敏性腸症候群，潰瘍性大腸炎，胆嚢炎・胆管炎，胆石症，胆嚢ジスキネジア，慢性膵炎，三叉神経痛（小柴胡湯と併用），てんかん（小柴胡湯と併用）など

**薬理作用** 止瀉作用，腸管輸送能に対する作用（腸管輸送能亢進の抑制），腸管平滑筋の収縮抑制作用

## 134 桂枝加芍薬大黄湯（ケイシカシャクヤクダイオウトウ）

**構成生薬**

| 生薬名 | 読みがな | 薬能 | 含有量(g) |
|---|---|---|---|
| 大黄 | ダイオウ | 血 | 1 |
| 芍薬 | シャクヤク | 血 | 6 |
| 甘草 | カンゾウ | 気水 | 2 |
| 生姜 | ショウキョウ | 水 | 4 |
| 桂皮 | ケイヒ | 気 | 4 |
| 大棗 | タイソウ | 気 | 4 |

**概要** 陰証，中間〜虚証．桂枝加芍薬湯に緩下作用のある大黄を加えた方剤である．

**使用目標** 比較的体力がない人で，**腹部膨満**，**腹痛**があり，**裏急後重\*を伴う便秘**また下痢のある場合で，桂枝加芍薬湯で効果不十分のときに用いる．また便意を催すが，快く排便しないときや，下剤服用後の腹痛に用いるケースが多い．

**効能または効果** 比較的体力のない人で，腹部膨満し，腸内の停滞感あるいは腹痛などを伴うものの次の諸症：①急性腸炎，大腸カタル，②常習便秘，宿便，しぶり腹

*裏急後重 ⇒ 頻繁に便意を催すが，便は少量もしくは出なく，しぶり腹の状態をいう．

- 用法・用量 1日7.5gを2～3回，食前または食間に経口投与する．
- 慎重投与 下痢，軟便のある患者，著しく胃腸虚弱な患者
- 注意事項 大黄，甘草を含むため，「注意を要する生薬一覧」 p204 を参照すること．
- 相互作用 甘草を含むため，「相互作用」の項 p201 を参照すること．
- 副作用 偽アルドステロン症，ミオパチー，過敏症，消化器症状
- 応用疾患 イレウス，過敏性腸症候群など

## 38 当帰四逆加呉茱萸生姜湯（トウキシギャクカゴシュユショウキョウトウ）

構成生薬

| 生薬名 | 読みがな | 薬能 | 含有量(g) 1 | 2 | 3 | 4 | 5 |
|---|---|---|---|---|---|---|---|
| 木通 | モクツウ | 水 | ■ | ■ | | | |
| 芍薬 | シャクヤク | 血 | ■ | ■ | | | |
| 甘草 | カンゾウ | 気水 | ■ | ■ | | | |
| 生姜 | ショウキョウ | 水 | ■ | | | | |
| 細辛 | サイシン | 水 | ■ | ■ | | | |
| 当帰 | トウキ | 血 | ■ | ■ | ■ | | |
| 桂皮 | ケイヒ | 気 | ■ | ■ | ■ | | |
| 大棗 | タイソウ | 気 | ■ | ■ | ■ | ■ | ■ |
| 呉茱萸 | ゴシュユ | 気水 | ■ | ■ | | | |

- 概要 陰虚証，桂枝湯に身体を温める当帰，呉茱萸，細辛と，消炎・利尿作用のある木通を加えたもので，冷え症の代表的方剤である．
- 使用目標 体力がない人で冷え症があり，**寒冷のため手足が冷えて痛み**，**下腹部痛**，腹満，**腰痛**などを訴え，悪寒，**頭痛**，悪心・嘔吐，**疲労倦怠感**などを伴う場合に用いる．
- 効能または効果 手足の冷えを感じ，下肢が冷えると下肢または下腹部が痛くなりやすいものの次の諸症：しもやけ，頭痛，下腹部痛，腰痛
- 用法・用量 1日7.5gを2～3回，食前または食間に経口投与する．
- 慎重投与 著しく胃腸虚弱な患者，食欲不振，悪心・嘔吐のある患者
- 注意事項 甘草を含むため，「注意を要する生薬一覧」 p204 を参照すること．
- 相互作用 甘草を含むため，「相互作用」の項 p201 を参照すること．
- 副作用 偽アルドステロン症，ミオパチー，過敏症，肝機能異常，消化器症状
- 応用疾患 レイノー病，腹痛，片頭痛，膠原病（レイノー症状），凍瘡（しもやけ），腰痛症，坐骨神経痛，帯状疱疹後神経痛など

## 123 当帰建中湯（トウキケンチュウトウ）

**構成生薬**

| 生薬名 | 読みがな | 薬能 | 含有量(g) |
|---|---|---|---|
| 芍薬 | シャクヤク | 血 | 約4 |
| 甘草 | カンゾウ | 気水 | 約2 |
| 生姜 | ショウキョウ | 水 | 約1 |
| 桂皮 | ケイヒ | 気 | 約3 |
| 大棗 | タイソウ | 気 | 約3 |
| 当帰 | トウキ | 血 | 約3 |

本品は粉末飴を含有しない．

**概要** 陰虚証．桂枝加芍薬湯に当帰＊を加えた方剤である．

**使用目標** 主に体力のない女性で，**疲労しやすく**，**顔色不良**，**手足の冷え**があり，**下腹部や腰の痛み**を訴え，性器出血，痔出血などを伴い，腹部が軟弱で，両側の腹直筋が攣縮している場合に用いる．

**効能または効果** 疲労しやすく，血色のすぐれないものの次の諸症：月経痛，下腹部痛，痔，脱肛の痛み

**用法・用量** 1日7.5 gを2～3回，食前または食間に経口投与する．

**慎重投与** 著しく胃腸虚弱な患者，食欲不振・悪心・嘔吐のある患者

**注意事項** 甘草を含むため，「注意を要する生薬一覧」p204 を参照すること．

**相互作用** 甘草を含むため，「相互作用」の項 p201 を参照すること．

**副作用** **偽アルドステロン症**，**ミオパチー**，過敏症，消化器症状

＊当帰 ➡ 血行改善作用により体を温める効果を有する．

## 99 小建中湯（ショウケンチュウトウ）

**構成生薬**

| 生薬名 | 読みがな | 薬能 | 含有量(g) |
|---|---|---|---|
| 芍薬 | シャクヤク | 血 | 約6 |
| 甘草 | カンゾウ | 気水 | 約2 |
| 生姜 | ショウキョウ | 水 | 約1 |
| 桂皮 | ケイヒ | 気 | 約4 |
| 大棗 | タイソウ | 気 | 約4 |

エキス顆粒15 g中に粉末飴を10 g含有する．

**概要** 陰虚証．桂枝加芍薬湯に滋養・強壮効果のある膠飴（粉末飴）を加えた方剤で，胃腸が弱く，虚弱で神経質な小児の体質改善薬として用いられることが多い．

本方剤名は，中焦（脾胃：いわゆる胃腸機能）を建てる（調整する）という意味から命名された．

[使用目標] 体力がない人で，**疲れやすく**，**顔色不良**，腹部は腹壁の筋肉が薄く，腹直筋が緊張（補中益気湯証にはない）し，**腹痛**，**心悸亢進**，盗汗（寝汗），四肢倦怠，鼻出血，手足のほてり，**精力減退**，頻尿などを伴う場合に用いる．

[効能または効果] 体質虚弱で疲労しやすく，血色がすぐれず，腹痛，動悸，手足のほてり，冷え，頻尿および多尿などのいずれかを伴う次の諸症：小児虚弱体質，疲労倦怠，神経質，慢性胃腸炎，小児夜尿症，夜泣き

[用法・用量] 1日15.0 g を2〜3回，食前または食間に経口投与する．

[注意事項] 甘草を含むため，「注意を要する生薬一覧」p204 を参照すること．

[相互作用] 甘草を含むため，「相互作用」の項 p201 を参照すること．

[副作用] **偽アルドステロン症**，**ミオパチー**，過敏症

[応用疾患] うつ病・抑うつ状態，起立性調節障害（小児），過敏性腸症候群，潰瘍性大腸炎，イレウス，虚弱体質，夜尿症，夜泣き・夜驚症，鼻出血，眼底出血 など

## 98 黄耆建中湯（オウギケンチュウトウ）

[構成生薬]

| 生薬名 | 読みがな | 薬能 | 含有量(g) |
|---|---|---|---|
| 芍薬 | シャクヤク | 血 | 6 |
| 甘草 | カンゾウ | 気水 | 2 |
| 黄耆 | オウギ | 気 | 4 |
| 生姜 | ショウキョウ | 水 | 1 |
| 桂皮 | ケイヒ | 気 | 4 |
| 大棗 | タイソウ | 気 | 4 |

エキス顆粒15 g中に粉末飴を10 g含有する．

[概要] **陰虚証**，小建中湯に汗を調節する作用を有する黄耆を加えた方剤であり，より体力の衰えた人に適応となる．

[使用目標] 体力がない人で，**疲労倦怠感が著しく**，**盗汗（寝汗）**，**自然発汗**，**腹痛**，**食欲不振**，息切れ，創傷部のびらん，尿量増加，腹直筋が緊張している場合に用いる．

[効能または効果] 身体虚弱で疲労しやすいものの次の諸症：虚弱体質，病後の衰弱，寝汗

[用法・用量] 1日18.0 g を2〜3回，食前または食間に経口投与する．

[注意事項] 甘草を含むため，「注意を要する生薬一覧」p204 を参照すること．

[相互作用] 甘草を含むため，「相互作用」の項 p201 を参照すること．

[副作用] **偽アルドステロン症**，**ミオパチー**，過敏症

[応用疾患] 関節リウマチ，帯状疱疹後神経痛 など

## 方剤群別 3 柴胡剤と関連方剤

　柴胡剤とは，柴胡と黄芩の2味を主薬とするものをいい，それらの抗炎症作用，抗アレルギー作用などを期待した方剤群で，多くの炎症性，免疫性疾患などに繁用されている．

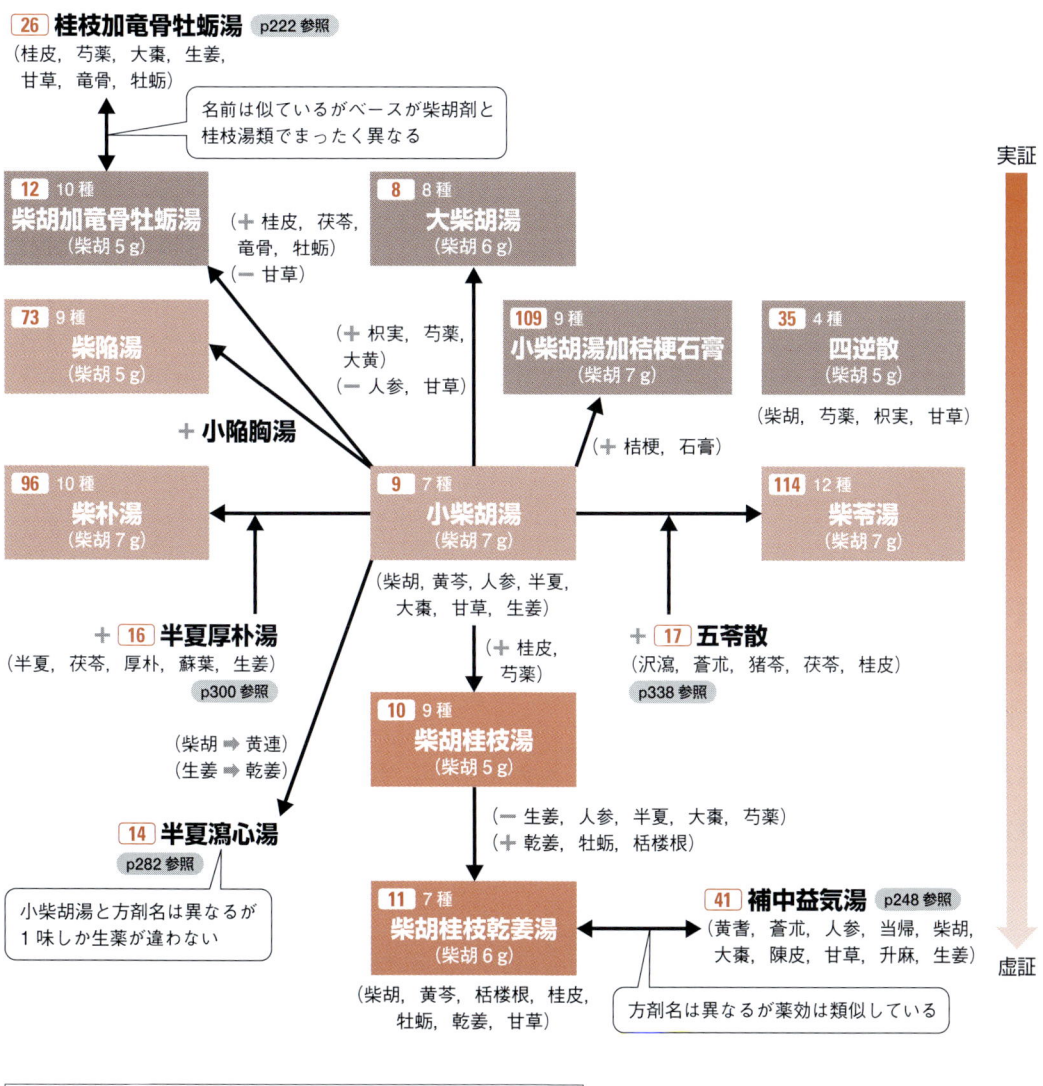

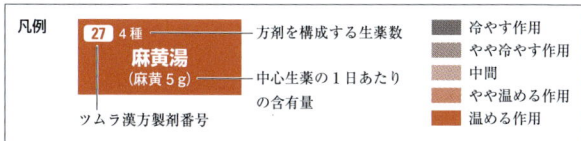

**26 桂枝加竜骨牡蛎湯** p222参照
（桂皮，芍薬，大棗，生姜，甘草，竜骨，牡蛎）

名前は似ているがベースが柴胡剤と桂枝湯類でまったく異なる

**12 10種 柴胡加竜骨牡蛎湯**（柴胡5g）
（＋桂皮，茯苓，竜骨，牡蛎）
（−甘草）

**8 8種 大柴胡湯**（柴胡6g）
（＋枳実，芍薬，大黄）
（−人参，甘草）

**73 9種 柴陥湯**（柴胡5g）
＋小陥胸湯

**109 9種 小柴胡湯加桔梗石膏**（柴胡7g）
（＋桔梗，石膏）

**35 4種 四逆散**（柴胡5g）
（柴胡，芍薬，枳実，甘草）

**96 10種 柴朴湯**（柴胡7g）
＋ **16 半夏厚朴湯**
（半夏，茯苓，厚朴，蘇葉，生姜）
p300参照

**9 7種 小柴胡湯**（柴胡7g）
（柴胡，黄芩，人参，半夏，大棗，甘草，生姜）

**114 12種 柴苓湯**（柴胡7g）
＋ **17 五苓散**
（沢瀉，蒼朮，猪苓，茯苓，桂皮）
p338参照

（柴胡→黄連）
（生姜→乾姜）

**14 半夏瀉心湯** p282参照
小柴胡湯と方剤名は異なるが1味しか生薬が違わない

（＋桂皮，芍薬）

**10 9種 柴胡桂枝湯**（柴胡5g）
（−生姜，人参，半夏，大棗，芍薬）
（＋乾姜，牡蛎，栝楼根）

**11 7種 柴胡桂枝乾姜湯**（柴胡6g）
（柴胡，黄芩，栝楼根，桂皮，牡蛎，乾姜，甘草）

**41 補中益気湯** p248参照
（黄耆，蒼朮，人参，当帰，柴胡，大棗，陳皮，甘草，升麻，生姜）
方剤名は異なるが薬効は類似している

実証 → 虚証

**凡例**
**27 4種 麻黄湯**（麻黄5g）
- 方剤を構成する生薬数
- 中心生薬の1日あたりの含有量
- ツムラ漢方製剤番号

- 冷やす作用
- やや冷やす作用
- 中間
- やや温める作用
- 温める作用

柴胡剤に用いられる重要生薬1
## 柴胡（サイコ）

| 基原（科名） | ミシマサイコまたはその変種の根（セリ科） |
|---|---|
| 古典による分類 | 神農本草経　上品 |
| 有効成分 | サイコサポニン a, c, d, e，ブプレウラン 2Ⅱb, 2Ⅱc |
| 漢方的な作用 | 清熱作用<br>①**解熱（清熱）作用**：往来寒熱，微熱に有効である．高熱にはあまり効果がない．<br>②**解うつ作用**：自律神経の失調や神経症，季肋部の腫脹・圧痛の症状を治す．<br>③**昇陽作用**：内臓の下垂症状を改善し，胃下垂・子宮下垂・脱腸などを治す． |
| 薬性 | 涼，気 |
| 配合作用 | 柴胡＋黄芩＝少陽の熱を冷ます作用を示す．<br>柴胡＋芍薬＝肝気うっ結を散ずる作用（肝気のうっ結による，気うつ，易怒，イライラ，食欲不振，胸脇苦満，月経不順などを治す）．<br>柴胡＋枳実＝肝脾を調和し，気の働きを調える効能を現す．<br>柴胡＋香附子＝肝気うっ結による胸脇痛や気の上逆による頭痛を治す． |
| 薬理作用 | **主作用** ①肝障害改善作用，②解熱作用，③抗炎症作用（血中 ACTH とコルチコステロン量を増加させて，強い抗炎症作用を示す），④抗アレルギー作用，⑤ステロイド様作用，⑥ステロイド副作用防止作用，⑦脂質代謝改善作用，⑧抗ストレス作用，⑨中枢抑制作用，⑩肝蛋白質合成促進作用，⑪肝グリコーゲン量増加作用，⑫コレステロール低下作用，⑬抗潰瘍作用，⑭抗補体活性，⑮マクロファージ Fc 受容体発現促進活性，⑯リンパ球増殖促進活性 |

柴胡剤に用いられる重要生薬2
## 黄芩（オウゴン）

| 基原（科名） | コガネバナの周皮を除いた根（シソ科） |
|---|---|
| 古典による分類 | 神農本草経　中品 |
| 有効成分 | バイカレイン，バイカリン，オウゴノシド，オウゴニンなど |
| 漢方的な作用 | 清熱・止瀉・止血作用を現す．<br>①**清熱作用**：胃腸・肝臓・肺の炎症を治す．往来寒熱・微熱に対し，解熱作用を現す．<br>②**止瀉作用**：熱性の下痢を治す．<br>③**止血作用**：発熱を伴う出血性疾患（鼻出血，吐血，血便，子宮出血）に有効性を示す． |
| 薬性 | 寒，血 |

| 配合作用 | 黄芩＋柴胡＝柴胡剤の基本的な配合で，清熱作用を現す． |
| --- | --- |
| | 黄芩＋芍薬＝清熱，緩急作用により，発熱，裏急後重を治す． |
| | 黄芩＋半夏＝清熱作用で，上逆を治すことにより痞満を除き，嘔逆を引き落ろす． |
| | 黄芩＋黄連＝心窩部の膨満感，口苦，嘔吐，頭痛，不眠，高血圧などを改善する作用を有す． |
| | 黄芩＋知母＝肺や皮膚の炎症を鎮め，化膿状態を改善する作用を有す． |
| 薬理作用 | **主作用** ①肝障害予防作用，②抗炎症作用，③抗アレルギー作用，④抗動脈硬化作用，⑤利胆作用，⑥緩下作用，⑦利尿作用，⑧抗菌・抗真菌作用など |
| | **副作用** 小柴胡湯による間質性肺炎，漢方薬による肝障害の原因の1つに黄芩が考えられている． |

## 9 小柴胡湯（ショウサイコトウ）　ベスト30

**構成生薬**

| 生薬名 | 読みがな | 薬能 | 含有量(g) |
| --- | --- | --- | --- |
| 黄芩 | オウゴン | 血 | 3 |
| 柴胡 | サイコ | 気 | 7 |
| 甘草 | カンゾウ | 気水 | 2 |
| 人参 | ニンジン | 気 | 3 |
| 生姜 | ショウキョウ | 水 | 1 |
| 大棗 | タイソウ | 気 | 3 |
| 半夏 | ハンゲ | 水 | 5 |

**概要** 陽証，虚実中間証．柴胡剤の中心的方剤で，柴胡の含有量が最も多い．柴胡と黄芩により，横隔膜に隣接する各臓器の炎症を鎮める．半夏は炎症ならびに柴胡により出現する悪心・嘔吐や食欲不振を改善する．生姜はそれらの効果を助けると同時に，半夏の副作用である，えぐ味と粘膜刺激作用を予防する．また，健胃・強壮の目的で人参が配合されている．なお，本方剤の適する患者は，催吐・発汗・瀉下を禁ずることから，本剤を三禁湯とよぶことがある．

**使用目標** 体力がふつうの人に，他覚的所見である**胸脇苦満**\*や**心下痞硬**\*\*を目標に本剤が用いられるが，自覚的所見である心窩部から季肋部にかけての苦満感および圧迫感を優先する場合もある．急性熱性疾患では**食欲不振**，**口苦**，口腔の粘り，舌苔（白），咳嗽などを伴う場合に用いる．

**効能または効果** 体力中等度で上腹部がはって苦しく，舌苔を生じ，口中不快，食欲不振，時により微熱，悪心などのあるものの次の諸症：諸種の急性熱性病，肺炎，気管支炎，感冒，胸膜炎・肺結核などの結核性諸疾患の補助療法，リンパ腺炎，慢性胃腸障害，産後回復不全，慢性肝炎における肝機能障害の改善

\*胸脇苦満 ⇒ 心窩部から季肋部にかけて重圧感を自覚し，他覚的に抵抗・圧痛を認める状態．

\*\*心下痞硬 ⇒ みぞおちがつかえて硬い．

[柴胡剤と関連方剤 ［方剤群別］]

**用法・用量** 1日7.5gを2～3回，食前または食間に経口投与する．

**禁忌** インターフェロン製剤を投与中の患者，肝硬変・肝癌の患者，慢性肝炎における肝機能障害で血小板数が10万/mm³以下の患者

**慎重投与** 著しく体力の衰えている患者，慢性肝炎における肝機能障害で血小板数が15万/mm³以下の患者

**注意事項** 甘草を含むため，「注意を要する生薬一覧」p204 を参照すること．

**相互作用** インターフェロン製剤と併用禁忌，甘草を含むため，「相互作用」の項 p201 を参照すること．

**副作用** 間質性肺炎，偽アルドステロン症，ミオパチー，肝機能障害，黄疸，過敏症，消化器症状，泌尿器症状

**応用疾患** かぜ症候群，こじれて遷延した感冒，慢性ウイルス性肝炎，慢性閉塞性肺疾患(COPD，慢性肺気腫)，三叉神経痛(桂枝加芍薬湯併用)，抗癌剤による粘膜障害，てんかん(桂枝加芍薬湯と併用)，インフルエンザ(亜急性期)，虚弱体質，術後の体力・免疫力低下，中耳炎，難聴，抜歯後疼痛・非定型歯痛など

**薬理作用** 肝障害抑制作用，肝血流量低下抑制作用，肝再生促進作用，肝線維化抑制作用，免疫調整作用，免疫複合体除去作用(血中免疫複合体除去能低下の抑制)，抗アレルギー作用，抗炎症作用，胃粘膜障害に対する作用，胃酸・ペプシンの分泌抑制作用

## 109 小柴胡湯加桔梗石膏（ショウサイコトウカキキョウセッコウ）

**構成生薬**

| 生薬名 | 読みがな | 薬能 | 含有量(g) 5　　10 |
|---|---|---|---|
| 石膏 | セッコウ | 水 | ■■■■■ |
| 黄芩 | オウゴン | 血 | ■■■ |
| 柴胡 | サイコ | 気 | ■■■■■■■ |
| 桔梗 | キキョウ | 気 | ■■■ |
| 甘草 | カンゾウ | 気水 | ■■ |
| 人参 | ニンジン | 気 | ■■■ |
| 生姜 | ショウキョウ | 水 | ■ |
| 大棗 | タイソウ | 気 | ■■■ |
| 半夏 | ハンゲ | 水 | ■■■■■ |

**概要** 陽証，虚実中間証．小柴胡湯に鎮咳去痰作用のある桔梗と，解熱・消炎作用のある石膏を加えた方剤である．

**使用目標** 体力ふつうの人で，微熱があり，**胸脇苦満**\*，**咽頭の腫れと痛み**，悪心・嘔吐，**口が苦い**，**口渇**，舌苔(白)，食欲不振などを訴える場合に用いられる．小児の扁桃炎などに繁用される．

\***胸脇苦満** ⇒ 心窩部から季肋部にかけて重圧感を自覚し，他覚的に抵抗・圧痛を認める状態．

[効能または効果]　咽喉が腫れて痛む次の諸症：扁桃炎，扁桃周囲炎

[用法・用量]　1日7.5gを2～3回，食前または食間に経口投与する．

[慎重投与]　胃腸虚弱な患者，著しく体力の衰えている患者，インターフェロン-αとの併用注意．

[注意事項]　甘草を含むため，「注意を要する生薬一覧」p204 を参照すること．

[相互作用]　甘草を含むため，「相互作用」の項 p201 を参照すること．

[副作用]　間質性肺炎（インターフェロン-αとの併用），偽アルドステロン症，肝機能障害・黄疸，過敏症，消化器症状，膀胱炎

[応用疾患]　上気道炎，扁桃炎など

## 8 大柴胡湯（ダイサイコトウ）

[構成生薬]

| 生薬名 | 読みがな | 薬能 | 含有量(g) |
|---|---|---|---|
| 黄芩 | オウゴン | 血 | 3 |
| 大黄 | ダイオウ | 血 | 1 |
| 柴胡 | サイコ | 気 | 6 |
| 芍薬 | シャクヤク | 血 | 3 |
| 枳実 | キジツ | 気 | 2 |
| 生姜 | ショウキョウ | 水 | 1 |
| 大棗 | タイソウ | 気 | 3 |
| 半夏 | ハンゲ | 水 | 4 |

[概要]　陽実証．小柴胡湯から人参と甘草を去り，枳実，芍薬，大黄を加えたもので，枳実は胸脇部のつかえを改善する作用，芍薬は筋肉を弛緩させることにより痛みを軽減させる作用，大黄は緩下作用や抗炎症作用を有し，より強力に胸脇苦満*や炎症を抑える方剤である．

[使用目標]　体格がよく，体力がある人で，**胸脇苦満\*が強く，心下痞硬\*\***し，**便秘**，悪心・嘔吐，食欲不振，**口が苦く**，舌苔（白～黄）があり，耳鳴，肩こり，疲労感，のぼせ，不安，不眠などがある場合に用いる．

[効能または効果]　比較的体力のある人の，便秘がちで，上腹部が張って苦しく，耳鳴，肩こりなど伴うものの次の諸症：胆石症，胆嚢炎，黄疸，肝機能障害，高血圧症，脳溢血，じん麻疹，胃酸過多症，急性胃腸カタル，悪心・嘔吐，食欲不振，痔疾，糖尿病，ノイローゼ，不眠症

[用法・用量]　1日7.5gを2～3回，食前または食間に経口投与する．

[慎重投与]　下痢・軟便のある患者，著しく胃腸虚弱な患者，著しく体力の衰えている患者

[注意事項]　大黄を含むため，「注意を要する生薬一覧」p204 を参照すること．

\*胸脇苦満 ⇒ 心窩部から季肋部にかけて重圧感を自覚し，他覚的に抵抗・圧痛を認める状態．

\*\*心下痞硬 ⇒ みぞおちがつかえて硬い．

**副作用** 間質性肺炎，肝機能障害，黄疸，消化器症状など

**応用疾患** 脂質異常症(高脂血症)，慢性肝炎，脂肪肝，胆石症，胆嚢炎・胆管炎，高血圧，虚血性心疾患，全身性エリテマトーデス(桂枝茯苓丸と併用)，肥満症，糖尿病，肩関節周囲炎，耳鳴，難聴，ドライアイ，眼精疲労，歯周炎など

**薬理作用** 肝障害抑制作用，肝の脂質代謝改善作用，胆石形成抑制作用，抗アレルギー作用，循環器系に対する作用(血清総コレステロールの低下，HDL-コレステロールの上昇，胸部大動脈における動脈硬化指数および病理組織学的所見の悪化の抑制)

## 12 柴胡加竜骨牡蛎湯 (サイコカリュウコツボレイトウ) 〔ベスト30〕

**構成生薬**

| 生薬名 | 読みがな | 薬能 | 含有量(g) 1 | 2 | 3 | 4 | 5 |
|---|---|---|---|---|---|---|---|
| 黄芩 | オウゴン | 血 | ■ | ■ | | | |
| 柴胡 | サイコ | 気 | ■ | ■ | ■ | ■ | ■ |
| 牡蛎 | ボレイ | 気 | ■ | ■ | ■ | | |
| 茯苓 | ブクリョウ | 血水 | ■ | ■ | ■ | | |
| 竜骨 | リュウコツ | 気 | ■ | ■ | ■ | | |
| 人参 | ニンジン | 気 | ■ | ■ | | | |
| 生姜 | ショウキョウ | 水 | ■ | | | | |
| 大棗 | タイソウ | 気 | ■ | ■ | | | |
| 桂皮 | ケイヒ | 気 | ■ | ■ | | | |
| 半夏 | ハンゲ | 水 | ■ | ■ | ■ | | |

**概要** 陽実証，小柴胡湯から甘草を除き，のぼせを改善する桂皮，利尿作用を有する茯苓，鎮静作用のある竜骨・牡蛎を加えたもので，精神神経疾患に繁用される．なお，メーカーによって大黄が含まれている製品と，ツムラ製品のように含有しないものとがある．

**使用目標** 比較的体力のある人で，**精神神経症状**(精神不安，不眠，イライラなど)があり，**胸脇苦満\***，**心下痞硬\*\***，口が苦い，臍上悸，**心悸亢進**，頭痛・頭重，肩こり，**尿量減少**，便秘傾向などを伴う場合に用いる．

\***胸脇苦満** → 心窩部から季肋部にかけて重圧感を自覚し，他覚的に抵抗・圧痛を認める状態．

\*\***心下痞硬** → みぞおちがつかえて硬い．

**効能または効果** 比較的体力があり，心悸亢進，不眠，いらだちなどの精神症状のあるものの次の諸症：高血圧症，動脈硬化症，慢性腎臓病，神経衰弱症，神経性心悸亢進症，てんかん，ヒステリー，小児夜啼症，陰萎

**用法・用量** 1日7.5gを2～3回，食前または食間に経口投与する．

**副作用** 間質性肺炎，肝機能障害・黄疸，過敏症，消化器症状

**応用疾患** 子宮収縮抑制薬(塩酸リトドリン)による頻脈，脂質異常症(高脂血症)，自律神経失調症，うつ病・抑うつ状態，神経症，不眠症，更年期障害，男性更年

期障害，高血圧，不整脈，虚血性心疾患，てんかん，夜泣き・夜驚症，慢性腎疾患，甲状腺機能亢進症，肥満症，円形脱毛症，咽喉頭異常感症，難聴など

**薬理作用** 血圧降下作用，抗動脈硬化作用（大静脈内膜肥厚の抑制，血管平滑筋細胞の増殖の抑制），向精神作用（ペントバルビタール誘発睡眠時間の短縮の改善，抑うつ状態の改善），抗けいれん作用

## 35 四逆散（シギャクサン）

**構成生薬**

| 生薬名 | 読みがな | 薬能 | 含有量(g) |
|---|---|---|---|
| 柴胡 | サイコ | 気 | 2 |
| 芍薬 | シャクヤク | 血 | 4 |
| 枳実 | キジツ | 気 | 2 |
| 甘草 | カンゾウ | 気水 | 1.5 |

**概要** 陽証，実〜中間証．構成生薬が4種と少ないため，それぞれ個々の作用や複合作用が強力に出現し，胸脇苦満や痛みを改善する方剤である．

**使用目標** 体力がふつう，またはそれ以上の人で，**胸脇苦満\***，**腹直筋の攣急が著明**であり，口が苦く，イライラ，不眠，抑うつ感などの**精神神経症状**を訴える場合に用いられる．また，**心下痞硬\*\***，腹痛，腹部膨満感，動悸，手足の冷え（冷えの程度は弱く，これを熱厥\*\*\*という）などを伴う場合にも使用される．

**効能または効果** 比較的体力のあるもので，大柴胡湯証と小柴胡湯証との中間証を表すものの次の諸症：胆嚢炎，胆石症，胃炎，胃潰瘍，胃酸過多，鼻カタル，気管支炎，神経質，ヒステリー

**用法・用量** 1日7.5gを2〜3回，食前または食間に経口投与する．

**慎重投与** 著しく体力の衰えている患者

**注意事項** 甘草を含むため，「注意を要する生薬一覧」p204 を参照すること．

**相互作用** 甘草を含むため，「相互作用」の項 p201 を参照すること．

**副作用** 偽アルドステロン症，ミオパチー

**応用疾患** 乳腺症，胆嚢炎・胆管炎，胃潰瘍，慢性副鼻腔炎など

**薬理作用** 抗潰瘍作用（胃粘膜および粘液中のヘキソサミン量減少の抑制，胃部粘膜障害部位の面積の縮小），肝・胆道障害抑制作用

---

\***胸脇苦満** ➡ 心窩部から季肋部にかけて重圧感を自覚し，他覚的に抵抗・圧痛を認める状態．

\*\***心下痞硬** ➡ みぞおちがつかえて硬い．

\*\*\***熱厥** ➡ 身体裏部の熱が盛んとなり，体表や四肢に熱が伝わらないため，陽証であるにもかかわらず冷えを生ずること．

## 96 柴朴湯（サイボクトウ） ベスト30

**構成生薬**

| 生薬名 | 読みがな | 薬能 | 含有量(g) 5　　10 |
|---|---|---|---|
| 黄芩 | オウゴン | 血 | 3 |
| 柴胡 | サイコ | 気 | 7 |
| 茯苓 | ブクリョウ | 血水 | 5 |
| 甘草 | カンゾウ | 気水 | 2 |
| 人参 | ニンジン | 気 | 3 |
| 生姜 | ショウキョウ | 水 | 1 |
| 蘇葉 | ソヨウ | 気 | 2 |
| 厚朴 | コウボク | 気 | 3 |
| 大棗 | タイソウ | 気 | 3 |
| 半夏 | ハンゲ | 水 | 5 |

**概要** 陽証，虚実中間証，小柴胡湯と半夏厚朴湯の合方で，不安神経症などの精神面が発作などに強く関与している種々の呼吸器疾患などに用いられることが多い．

**使用目標** 体力がふつうの人で，**軽度の胸脇苦満**＊，心窩部の膨満感があり，口が苦い，口腔内の粘り，咳嗽，喘鳴，**精神不安**，抑うつ，食欲不振，嘔気，動悸，めまい，全身倦怠感，**咽中炙臠**＊＊など咽頭の異常感を訴える場合に用いる．小児喘息や気管支喘息患者に繁用される．

**効能または効果** 気分がふさいで，咽喉，食道部に異物感があり，時に動悸，めまい，嘔気などを伴う次の諸症：小児喘息，気管支喘息，気管支炎，咳，不安神経症

**用法・用量** 1日7.5 gを2〜3回，食前または食間に経口投与する．

**慎重投与** 著しく体力の衰えている患者

**注意事項** 甘草を含むため，「注意を要する生薬一覧」p204 を参照すること．

**相互作用** 甘草を含むため，「相互作用」の項 p201 を参照すること．

**副作用** 間質性肺炎，偽アルドステロン症，ミオパチー，肝機能障害・黄疸，過敏症，消化器症状，泌尿器症状

**応用疾患** 気管支喘息，舌痛症，慢性閉塞性肺疾患(COPD，慢性肺気腫)，気管支炎，咽喉頭異常感症，起立性調節障害，虚弱体質，顎関節症など

**薬理作用** 抗炎症作用，気道粘膜線毛輸送の改善作用（気道粘膜上皮細胞における線毛運動の亢進およびサイクリックAMPの増加），抗不安様作用

＊**胸脇苦満** ➡ 心窩部から季肋部にかけて重圧感を自覚し，他覚的に抵抗・圧痛を認める状態．

＊＊**咽中炙臠** ➡ のどに何かへばりついたような感じがすることで，梅核気やヒステリー球と同意語．

# 114 柴苓湯（サイレイトウ） ベスト30

**構成生薬**

| 生薬名 | 読みがな | 薬能 | 含有量(g) |
|---|---|---|---|
| 沢瀉 | タクシャ | 水 | 5 |
| 黄芩 | オウゴン | 血 | 3 |
| 柴胡 | サイコ | 気 | 7 |
| 猪苓 | チョレイ | 水 | 3 |
| 茯苓 | ブクリョウ | 血水 | 3 |
| 甘草 | カンゾウ | 気水 | 2 |
| 人参 | ニンジン | 気 | 3 |
| 生姜 | ショウキョウ | 水 | 1 |
| 桂皮 | ケイヒ | 気 | 2 |
| 蒼朮 | ソウジュツ | 気水 | 3 |
| 大棗 | タイソウ | 気 | 3 |
| 半夏 | ハンゲ | 水 | 5 |

**概要** 陽証，虚実中間証．本方剤は小柴胡湯と五苓散の合方で，水分代謝異常を伴う免疫系疾患やステロイド剤の副作用軽減などを目的に，広く応用されている．

**使用目標** 体力がふつうの人で，胸脇苦満*があり，**尿量減少**，浮腫，口苦，口腔の粘り，**口渇**，**下痢**などの症状を伴う場合に用いる．

*胸脇苦満 ➡ 心窩部から季肋部にかけて重圧感を自覚し，他覚的に抵抗・圧痛を認める状態．

**効能または効果** 吐き気，食欲不振，のどの乾き，排尿が少ないなどの次の諸症：水瀉性下痢，急性胃腸炎，暑気あたり，むくみ

**用法・用量** 1日9.0gを2〜3回，食前または食間に経口投与する．

**慎重投与** 著しく体力の衰えている患者

**注意事項** 甘草を含むため，「注意を要する生薬一覧」p204 を参照すること．

**相互作用** 甘草を含むため，「相互作用」の項 p201 を参照すること．

**副作用** **間質性肺炎**，**偽アルドステロン症**，**ミオパチー**，**肝機能障害・黄疸**，過敏症，消化器症状，泌尿器症状，全身倦怠感

**応用疾患** ネフローゼ症候群，特発性血尿，関節リウマチ，感冒性胃腸炎に伴う下痢，特発性顕微鏡的血尿，潰瘍性大腸炎，透析関連骨関節症，サルコイドーシスの眼病変，黄斑浮腫，滲出性中耳炎，末梢性顔面神経麻痺（Bell麻痺），無排卵，多嚢胞性卵巣症候群，不育症・習慣性流産，三叉神経痛，帯状疱疹，急性胃腸炎に伴う嘔吐，糖尿病性腎症，慢性糸球体腎炎・IgA腎症，向精神薬による口渇，前立腺肥大，高齢者排尿障害，変形性膝関節症，全身性エリテマトーデス，CDDPによる腎障害，妊娠高血圧症候群，こむらがえり，メニエール病，緑内障，口腔乾燥症など

**薬理作用** 利水作用，抗炎症作用

## 10 柴胡桂枝湯 （サイコケイシトウ）

ベスト30

**構成生薬**

| 生薬名 | 読みがな | 薬能 | 含有量(g) 5　　10 |
|---|---|---|---|
| 黄芩 | オウゴン | 血 | 2 |
| 柴胡 | サイコ | 気 | 5 |
| 芍薬 | シャクヤク | 血 | 2 |
| 甘草 | カンゾウ | 気水 | 1.5 |
| 人参 | ニンジン | 気 | 2 |
| 生姜 | ショウキョウ | 水 | 1 |
| 桂皮 | ケイヒ | 気 | 2 |
| 大棗 | タイソウ | 気 | 2 |
| 半夏 | ハンゲ | 水 | 2 |

**概要** 陽証，中間～虚証．小柴胡湯と桂枝湯の合方，または小柴胡湯に桂皮と芍薬を加えた方剤である．小柴胡湯の適応となる症状に，微熱や頭痛，腹部の痛みが加わった場合や，てんかんに補助的な効果があるとされている．

**使用目標** 熱性疾患では，急性期を経てなお頭痛，悪寒，関節痛があり，食欲不振，口が苦い，いわゆる自汗（自然に出る汗），のぼせなどの症状がみられる場合に用いる．慢性疾患では，体力がふつう，またはそれ以下の人で，胸脇苦満*，腹直筋の攣急があり，精神神経症状を伴う場合に使用する．

*胸脇苦満 ➡ 心窩部から季肋部にかけて重圧感を自覚し，他覚的に抵抗・圧痛を認める状態．

**効能または効果** 発熱汗出て，悪寒し，身体痛み，頭痛，はきけのあるものの次の諸症：感冒・流感，肺炎，肺結核などの熱性疾患，胃潰瘍・十二指腸潰瘍・胆嚢炎・胆石・肝機能障害・膵臓炎などの心下部緊張疼痛

**用法・用量** 1日7.5 gを2～3回，食前または食間に経口投与する．

**注意事項** 甘草を含むため，「注意を要する生薬一覧」 p204 を参照すること．

**相互作用** 甘草を含むため，「相互作用」の項 p201 を参照すること．

**副作用** 間質性肺炎，偽アルドステロン症，ミオパチー，肝機能障害・黄疸，過敏症，消化器症状，泌尿器症状

**応用疾患** 感冒，インフルエンザ（亜急性期），てんかん，慢性胃炎・機能性ディスペプシア，胃・十二指潰瘍，潰瘍性大腸炎，クローン病，胆嚢炎・胆管炎，胆石症，胆嚢ジスキネジア，慢性肝炎，肝機能障害，慢性膵炎，耳鳴，起立性調節障害，反復気道感染症，特発性血小板減少性紫斑病，夜尿症，虚弱体質，眼精疲労など

**薬理作用** 抗潰瘍作用，肝障害抑制作用，膵炎抑制作用

## 11 柴胡桂枝乾姜湯（サイコケイシカンキョウトウ）

**構成生薬**

| 生薬名 | 読みがな | 薬能 | 含有量(g) |
|---|---|---|---|
| 黄芩 | オウゴン | 血 | 3 |
| 栝楼根 | カロコン | 水 | 3 |
| 柴胡 | サイコ | 気 | 6 |
| 牡蛎 | ボレイ | 気 | 3 |
| 甘草 | カンゾウ | 気水 | 2 |
| 桂皮 | ケイヒ | 気 | 3 |
| 乾姜 | カンキョウ | 気水 | 2 |

**概要** 陽虚証．柴胡剤の中で，最も虚している場合に用いる方剤で，胸脇苦満*はあまり強くなく，熱性の乾姜が入っているため**冷え**がある場合に使用する．神経症状に用いることが多いため，**柴胡加竜骨牡蛎湯の虚証タイプ**の方剤とされている．

*胸脇苦満 ➡ 心窩部から季肋部にかけて重圧感を自覚し，他覚的に抵抗・圧痛を認める状態．

**使用目標** 比較的体力のない人で，顔色がすぐれず，**疲労倦怠感**あり，**動悸**，臍上悸，息切れ，**不眠などの精神神経症状**，口が苦い，**口乾**（口は渇くが水を飲みたいのではなく，口をすすぎたいという状態），口唇の乾燥と荒れ，盗汗（寝汗），のぼせ，**頭汗**を伴う場合に用いる．

**効能または効果** 体力が弱く，冷え症，貧血気味で，動悸，息切れがあり，神経過敏のものの次の諸症：更年期障害，血の道症，神経症，不眠症

**用法・用量** 1日7.5gを2〜3回，食前または食間に経口投与する．

**注意事項** 甘草を含むため，「注意を要する生薬一覧」p204 を参照すること．

**相互作用** 甘草を含むため，「相互作用」の項 p201 を参照すること．

**副作用** 間質性肺炎，偽アルドステロン症，ミオパチー，肝機能障害・黄疸，過敏症など

**応用疾患** 更年期障害，自律神経失調症，うつ病・神経症，不眠症，慢性肝炎，全身性エリテマトーデス，関節リウマチ，難聴，眼精疲労など

# 73 柴陥湯（サイカントウ）

## 構成生薬

| 生薬名 | 読みがな | 薬能 | 含有量(g) |
|---|---|---|---|
| 黄芩 | オウゴン | 血 | 3 |
| 栝楼仁 | カロニン | 水 | 3 |
| 黄連 | オウレン | 血 | 2 |
| 柴胡 | サイコ | 気 | 5 |
| 甘草 | カンゾウ | 気水 | 2 |
| 人参 | ニンジン | 気 | 2 |
| 生姜 | ショウキョウ | 水 | 1 |
| 大棗 | タイソウ | 気 | 3 |
| 半夏 | ハンゲ | 水 | 5 |

**概要** 陽証，虚実中間証，小柴胡湯の適応となる場合で，胸部から心窩部も張って苦しいときに用いる方剤である．小柴胡湯に鎮咳作用をもつ栝楼仁と心窩部の炎症を取り除く黄連を加えたものである．

**使用目標** 体力ふつうの人で，**心下痞硬**\*，胸脇苦満\*\*があり，**強い咳**が出て，痰がきれにくく，**胸痛**，**口が苦い**，**口腔の粘り**，疲労倦怠感のある場合に用いる．

**効能または効果** 咳，咳による胸痛

**用法・用量** 1日7.5 gを2〜3回，食前または食間に経口投与する．

**慎重投与** 著しく体力の衰えている患者

**注意事項** 甘草を含むため，「注意を要する生薬一覧」p204 を参照すること．

**相互作用** 甘草を含むため，「相互作用」の項 p201 を参照すること．

**副作用** 偽アルドステロン症，ミオパチー，過敏症

\*心下痞硬 ➡ みぞおちがつかえて硬い．
\*\*胸脇苦満 ➡ 心窩部から季肋部にかけて重圧感を自覚し，他覚的に抵抗・圧痛を認める状態．

## 方剤群別 4 　柴胡（サイコ）を含む方剤（柴胡剤を除く）

　柴胡の抗炎症作用，抗アレルギー作用などを期待して用いられるものをまとめた．なお，柴胡と黄芩が主薬として配合されている方剤を柴胡剤とよぶため，ここに示す方剤はそれに該当しない．

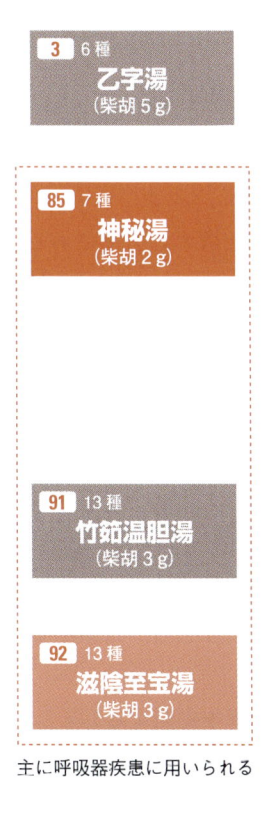

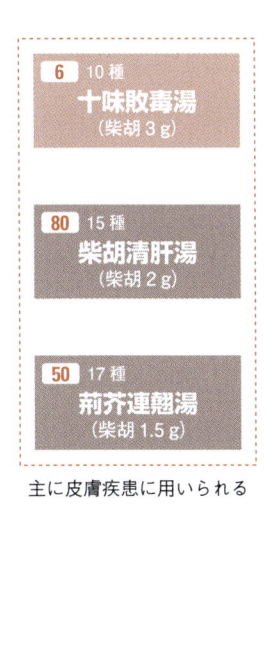

**3** 6種 乙字湯（柴胡5g）

**85** 7種 神秘湯（柴胡2g）

**91** 13種 竹茹温胆湯（柴胡3g）

**92** 13種 滋陰至宝湯（柴胡3g）

主に呼吸器疾患に用いられる

**6** 10種 十味敗毒湯（柴胡3g）

**80** 15種 柴胡清肝湯（柴胡2g）

**50** 17種 荊芥連翹湯（柴胡1.5g）

主に皮膚疾患に用いられる

**41** 10種 補中益気湯（柴胡2g）

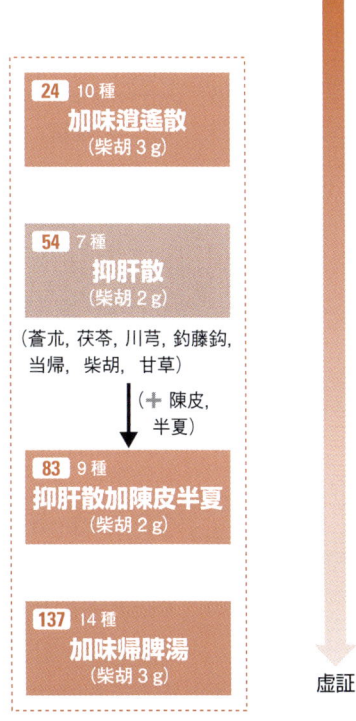

**24** 10種 加味逍遙散（柴胡3g）

**54** 7種 抑肝散（柴胡2g）
（蒼朮，茯苓，川芎，釣藤鈎，当帰，柴胡，甘草）
（＋陳皮，半夏）
↓
**83** 9種 抑肝散加陳皮半夏（柴胡2g）

**137** 14種 加味帰脾湯（柴胡3g）

主に精神神経疾患に用いられる

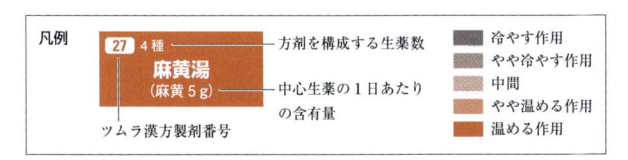

中間証 → 虚証

凡例：**27** 4種 麻黄湯（麻黄5g）
- 方剤を構成する生薬数
- 中心生薬の1日あたりの含有量
- ツムラ漢方製剤番号

■ 冷やす作用
■ やや冷やす作用
■ 中間
■ やや温める作用
■ 温める作用

## 6 十味敗毒湯（ジュウミハイドクトウ）

### 構成生薬

| 生薬名 | 読みがな | 薬能 | 含有量(g) |
|---|---|---|---|
| 柴胡 | サイコ | 気 | 3 |
| 桔梗 | キキョウ | 気 | 3 |
| 茯苓 | ブクリョウ | 血水 | 3 |
| 樸樕 | ボクソク | 血 | 3 |
| 甘草 | カンゾウ | 気水 | 1 |
| 荊芥 | ケイガイ | 血 | 1 |
| 防風 | ボウフウ | 気 | 2 |
| 生姜 | ショウキョウ | 水 | 1 |
| 独活 | ドッカツ | 水 | 1.5 |
| 川芎 | センキュウ | 気血 | 3 |

**概要** 陽証，実〜中間証，解毒機能や排膿機能の低下を改善する方剤である．炎症性・化膿性の亜急性皮膚疾患に用いる．分泌物の多いものにはあまり効果がないとされている．また，アレルギー体質の改善に用いる場合がある．

**使用目標** 体力がふつう，またはそれ以上の人の皮膚疾患で，患部は散発性あるいはびまん性の発疹（**紅斑**）で覆われ，乾燥し，滲出液は少なく，**激しい瘙痒感**があり，**化膿を伴うかあるいは化膿を繰り返す場合**などに用いる．

**効能または効果** 化膿性皮膚疾患・急性皮膚疾患の初期，じん麻疹，急性湿疹，水虫

**用法・用量** 1日7.5gを2〜3回，食前または食間に経口投与する．

**慎重投与** 著しく体力の衰えている患者，著しく胃腸虚弱な患者，食欲不振，悪心・嘔吐のある患者

**注意事項** 甘草を含むため，「注意を要する生薬一覧」p204 を参照すること．

**相互作用** 甘草を含むため，「相互作用」の項 p201 を参照すること．

**副作用** **偽アルドステロン症**，**ミオパチー**，消化器症状

**応用疾患** 痤瘡，湿疹・皮膚炎，尋常性痤瘡（黄連解毒湯との併用），じん麻疹，アトピー性皮膚炎，慢性湿疹，酒さなど

**薬理作用** 抗アレルギー作用

# 80 柴胡清肝湯（サイコセイカントウ）

## 構成生薬

| 生薬名 | 読みがな | 薬能 | 含有量(g) |
|---|---|---|---|
| 黄芩 | オウゴン | 血 | 1.5 |
| 黄柏 | オウバク | 血 | 1.5 |
| 黄連 | オウレン | 血 | 1.5 |
| 栝楼根 | カロコン | 水 | 1.5 |
| 牛蒡子 | ゴボウシ | 気 | 1.5 |
| 山梔子 | サンシシ | 気血 | 1.5 |
| 柴胡 | サイコ | 気 | 2 |
| 芍薬 | シャクヤク | 血 | 1.5 |
| 薄荷 | ハッカ | 気 | 1.5 |
| 連翹 | レンギョウ | 血 | 1.5 |
| 甘草 | カンゾウ | 気水 | 1.5 |
| 桔梗 | キキョウ | 気 | 1.5 |
| 地黄[熟] | ジオウ | 血水 | 1.5 |
| 川芎 | センキュウ | 気血 | 1.5 |
| 当帰 | トウキ | 血 | 1.5 |

**概要** 陽証，**虚実中間証**．黄連解毒湯と四物湯の合方である温清飲に，消炎・発散作用のある柴胡，薄荷，連翹，消炎・発散作用のある栝楼根，排膿作用のある桔梗と牛蒡子を加えた体質改善剤的な方剤である．荊芥連翹湯と類似するが，本方剤は慢性上気道炎によく用いられる．

**使用目標** アレルギー体質（特に小児）の人で，皮膚の色が浅黒く，**扁桃，頸部**や顎下部のリンパ節などに炎症，**腫脹**を起こしやすく，**感情不安定**，神経質で怒りっぽい，触るとくすぐったがり，不眠，夜泣きなどのある場合に用いる．

**効能または効果** 疳の強い傾向のある小児の次の諸症：神経症，慢性扁桃腺炎，湿疹

**用法・用量** 1日7.5gを2～3回，食前または食間に経口投与する．

**慎重投与** 著しく胃腸虚弱な患者，食欲不振・悪心・嘔吐のある患者，小児

**注意事項** 甘草を含むため，「注意を要する生薬一覧」p204 を参照すること．

**相互作用** 甘草を含むため，「相互作用」の項 p201 を参照すること．

**副作用** 偽アルドステロン症，ミオパチー，消化器症状

**応用疾患** 虚弱体質，アトピー性皮膚炎，慢性湿疹，慢性扁桃腺炎など

**薬理作用** 抗アレルギー作用

## 85 神秘湯 (シンピトウ)

前述( p218 参照)

## 3 乙字湯 (オツジトウ)

**構成生薬**

| 生薬名 | 読みがな | 薬能 | 含有量(g) 1〜6 |
|---|---|---|---|
| 黄芩 | オウゴン | 血 | 約3 |
| 大黄 | ダイオウ | 血 | 約1 |
| 柴胡 | サイコ | 気 | 約5 |
| 升麻 | ショウマ | 気 | 約1.5 |
| 甘草 | カンゾウ | 気水 | 約2 |
| 当帰 | トウキ | 血 | 約6 |

**概要** 陽証,実〜中間証.柴胡と黄芩による抗炎症作用,大黄の緩下作用,升麻の止血作用,当帰の血行改善作用を組み合わせた方剤である.胸脇苦満の有無に関係なく使用できる.

**使用目標** 体力ふつう,またはそれ以上の人の**痔疾患**で,症状はあまり激しくなく,**便秘**,肛門または陰部の**疼痛や瘙痒**,**出血**を伴う場合に用いる.効果不十分のときには,体質や全身的な症状に合わせて最適な駆瘀血剤*を併用する.

*駆瘀血剤 ➡ 炎症が強く肛門周囲の充血が著明な場合には大黄牡丹皮湯や桃核承気湯,その他には桂枝茯苓丸を併用するとよい.

**効能または効果** 病状がそれほど激しくなく,体力が中位で衰弱していないものの次の諸症:キレ痔,イボ痔

**用法・用量** 1日7.5 gを2〜3回,食前または食間に経口投与する.

**慎重投与** 下痢・軟便のある患者,著しく胃腸虚弱な患者,食欲不振・悪心・嘔吐のある患者,著しく体力の衰えている患者

**注意事項** 大黄,甘草を含むため,「注意を要する生薬一覧」 p204 を参照すること.

**相互作用** 甘草を含むため,「相互作用」の項 p201 を参照すること.

**副作用** 間質性肺炎,偽アルドステロン症,ミオパチー,肝機能障害・黄疸,過敏症,消化器症状

**応用疾患** 肛門(痔)疾患など

## 24 加味逍遙散（カミショウヨウサン） ベスト30

**構成生薬**

| 生薬名 | 読みがな | 薬能 | 含有量(g) |
|---|---|---|---|
| 山梔子 | サンシシ | 気血 | 2 |
| 柴胡 | サイコ | 気 | 3 |
| 芍薬 | シャクヤク | 血 | 3 |
| 牡丹皮 | ボタンピ | 血 | 2 |
| 薄荷 | ハッカ | 気 | 1 |
| 茯苓 | ブクリョウ | 血水 | 3 |
| 甘草 | カンゾウ | 気水 | 1.5 |
| 生姜 | ショウキョウ | 水 | 1 |
| 蒼朮 | ソウジュツ | 気水 | 3 |
| 当帰 | トウキ | 血 | 3 |

**概要** 陽証，中間〜虚証，虚弱者や婦人の**不定愁訴**（逍遙性多愁訴）に最も繁用される方剤で，**更年期障害**や**月経不順**に伴うものが適応となることが多い．また，体質虚弱で精神不安のある男性に用いられることもしばしばある．

**使用目標** 比較的体力がない人で，疲労しやすく，精神不安，不眠，イライラ，抑うつなどの**精神神経症状**を訴え，肩こり，頭痛，めまい，耳鳴，**のぼせ**，**手足の冷え**，動悸，ホットフラッシュ，皮膚蟻走感，便秘傾向などを伴う場合に用いる．

**効能または効果** 体質虚弱な婦人で肩がこり，疲れやすく，精神不安などの精神神経症状，時に便秘の傾向のある次の諸症：冷え症，虚弱体質，月経不順，月経困難，更年期障害，血の道症

**用法・用量** 1日7.5gを2〜3回，食前または食間に経口投与する．

**慎重投与** 著しく胃腸虚弱な患者，食欲不振・悪心・嘔吐のある患者

**注意事項** 甘草を含むため，「注意を要する生薬一覧」p204 を参照すること．

**相互作用** 甘草を含むため，「相互作用」の項 p201 を参照すること．

**副作用** 偽アルドステロン症，ミオパチー，肝機能障害・黄疸，過敏症，消化器症状

**応用疾患** 乳腺症，自律神経失調症，神経症，不眠症，更年期障害，舌痛症，膠原病のレイノー症状，男性不妊症，月経異常，月経困難症，月経前症候群，不妊症（女性），肩関節周囲炎，関節リウマチ，じん麻疹，酒さ，円形脱毛症，メニエール病，耳鳴，咽喉頭異常感症，ドライアイ，顎関節症など

**薬理作用** 更年期障害の改善作用

## 92 滋陰至宝湯（ジインシホウトウ）

**構成生薬**

| 生薬名 | 読みがな | 薬能 | 含有量(g) |
|---|---|---|---|
| 知母 | チモ | 水 | 3 |
| 地骨皮 | ジコッピ | 血 | 3 |
| 柴胡 | サイコ | 気 | 3 |
| 芍薬 | シャクヤク | 血 | 3 |
| 麦門冬 | バクモンドウ | 水 | 3 |
| 貝母 | バイモ | 水 | 2 |
| 薄荷 | ハッカ | 気 | 1 |
| 香附子 | コウブシ | 気 | 2 |
| 茯苓 | ブクリョウ | 血水 | 3 |
| 甘草 | カンゾウ | 気水 | 1 |
| 陳皮 | チンピ | 気 | 3 |
| 当帰 | トウキ | 血 | 3 |
| 白朮 | ビャクジュツ | 水 | 3 |

**概要** 陰虚証．構成生薬中の麦門冬，貝母，陳皮は乾性の鎮咳去痰剤である．

**使用目標** 体力が低下した人や高齢者の**慢性**に経過した**咳嗽**に用いる．痰は切れやすく，その量は比較的少なく，**食欲不振**，口渇，**全身倦怠感**，盗汗（寝汗）などを伴う場合に効果がみられる．

**効能または効果** 虚弱なものの慢性の咳・痰

**用法・用量** 1日9.0gを2～3回，食前または食間に経口投与する．

**慎重投与** 著しく胃腸虚弱な患者，食欲不振・悪心・嘔吐のある患者

**注意事項** 甘草を含むため，「注意を要する生薬一覧」p204 を参照すること．

**相互作用** 甘草を含むため，「相互作用」の項 p201 を参照すること．

**副作用** 偽アルドステロン症，ミオパチー，消化器症状

**応用疾患** 慢性気管支炎，COPD など

# 50 荊芥連翹湯 (ケイガイレンギョウトウ)

**構成生薬**

| 生薬名 | 読みがな | 薬能 | 含有量(g) |
|---|---|---|---|
| 黄芩 | オウゴン | 血 | 1.5 |
| 黄柏 | オウバク | 血 | 1.5 |
| 黄連 | オウレン | 血 | 1.5 |
| 山梔子 | サンシシ | 血水 | 1.5 |
| 枳実 | キジツ | 気 | 1.5 |
| 柴胡 | サイコ | 気 | 1.5 |
| 芍薬 | シャクヤク | 血 | 1.5 |
| 薄荷 | ハッカ | 気 | 1.5 |
| 連翹 | レンギョウ | 血 | 1.5 |
| 桔梗 | キキョウ | 気 | 1.5 |
| 甘草 | カンゾウ | 気水 | 1.0 |
| 荊芥 | ケイガイ | 血 | 1.5 |
| 防風 | ボウフウ | 気 | 1.5 |
| 地黄［熟］ | ジオウ | 血水 | 1.5 |
| 川芎 | センキョウ | 気血 | 1.5 |
| 当帰 | トウキ | 血 | 1.5 |
| 白芷 | ビャクシ | 気血 | 1.5 |

**概要** 陽証，虚実中間証．黄連解毒湯と四物湯の合方である温清飲に，薄荷，荊芥，連翹，防風などの強い発表剤*を加えた方剤である．ただし，冷えがないことが使用の絶対条件である．構成生薬が17種類と多く，体質改善剤とも考えられる．

*発表剤 ⇒ 汗によって体表から病を取り除く方剤で発汗剤と同意語である．

**使用目標** 体力がふつうの人で，**皮膚の色が浅黒く**，副鼻腔，扁桃，咽喉，上気道などに発する**慢性の炎症性諸疾患を起こしやすい場合**に用いる．また，**手のひらや足裏の発汗**，**筋緊張の亢進**，神経過敏などを伴う場合にも使用する．

**効能または効果** 蓄膿症，慢性鼻炎，慢性扁桃炎，にきび

**用法・用量** 1日7.5gを2～3回，食前または食間に経口投与する．

**慎重投与** 著しく胃腸虚弱な患者，食欲不振・悪心・嘔吐のある患者

**注意事項** 甘草を含むため，「注意を要する生薬一覧」 p204 を参照すること．

**相互作用** 甘草を含むため，「相互作用」の項 p201 を参照すること．

**副作用** 偽アルドステロン症，ミオパチー，肝機能障害・黄疸，過敏症，消化器症状など

**応用疾患** にきび，慢性扁桃腺炎，慢性副鼻腔炎など

**薬理作用** 抗菌作用

## 54 抑肝散(ヨクカンサン) ベスト30

**構成生薬**

| 生薬名 | 読みがな | 薬能 | 含有量(g) 1 | 2 | 3 | 4 | 5 |
|---|---|---|---|---|---|---|---|
| 釣藤鈎 | チョウトウコウ | 気 | | | | | |
| 柴胡 | サイコ | 気 | | | | | |
| 茯苓 | ブクリョウ | 血水 | | | | | |
| 甘草 | カンゾウ | 気水 | | | | | |
| 川芎 | センキュウ | 気血 | | | | | |
| 当帰 | トウキ | 血 | | | | | |
| 蒼朮 | ソウジュツ | 気水 | | | | | |

**概要** 陽証,中間〜虚証,肝気(神経の高ぶり)を鎮める方剤で,柴胡と釣藤鈎が神経の高ぶりを鎮め,蒼朮と茯苓が水滞を取り除き,当帰と川芎が血行をよくする作用がある.

**使用目標** 体力ふつうの人で,**神経過敏で興奮しやすく,怒りやすい,イライラ,眠れないなどの精神神経症状**を訴え,まぶたや顔面筋肉のけいれん,筋肉の緊張,手足のふるえなどを伴う場合に用いる.

**効能または効果** 虚弱な体質で神経が高ぶるものの次の諸症:神経症,不眠症,小児夜なき,小児疳症

**用法・用量** 1日7.5gを2〜3回,食前または食間に経口投与する.

**慎重投与** 著しく胃腸虚弱な患者,食欲不振・悪心・嘔吐のある患者

**注意事項** 甘草を含むため,「注意を要する生薬一覧」 p204 を参照すること.

**相互作用** 甘草を含むため,「相互作用」の項 p201 を参照すること.

**副作用** 偽アルドステロン症,ミオパチー,肝機能障害,消化器症状

**応用疾患** 認知症,眼瞼けいれん,てんかん,術後せん妄,自律神経失調症,不眠症,うつ病・神経症,夜泣き・夜驚症,虚弱体質など

**薬理作用** 抗不安様作用

## 83 抑肝散加陳皮半夏 (ヨクカンサンカチンピハンゲ)

### 構成生薬

| 生薬名 | 読みがな | 薬能 | 含有量(g) |
|---|---|---|---|
| 釣藤鈎 | チョウトウコウ | 気 | 3 |
| 柴胡 | サイコ | 気 | 2 |
| 茯苓 | ブクリョウ | 血水 | 4 |
| 甘草 | カンゾウ | 気水 | 1.5 |
| 川芎 | センキュウ | 気血 | 3 |
| 陳皮 | チンピ | 気 | 3 |
| 当帰 | トウキ | 血 | 3 |
| 蒼朮 | ソウジュツ | 気水 | 4 |
| 半夏 | ハンゲ | 水 | 5 |

**概要** 陽虚証．抑肝散に健胃作用をもつ陳皮と，制吐作用のある半夏を加え，**抑肝散よりも体力が低下し慢性化したもので，胃腸虚弱な人に適する**方剤である．

**使用目標** 比較的体力のない人で，高血圧や動脈硬化，更年期などに伴い，**神経過敏で興奮しやすく，怒りやすい，イライラ，眠れないなどの精神神経症状**を訴える場合に用いる．また，落ち着きがなく，ひきつけ，夜泣きなどのある小児に使用することも多い．

**効能または効果** 虚弱な体質で神経が高ぶるものの次の諸症：神経症，不眠症，小児夜泣き，小児疳症

**用法・用量** 1日7.5gを2〜3回，食前または食間に経口投与する．

**慎重投与** 著しく胃腸虚弱な患者，食欲不振・悪心・嘔吐のある患者

**注意事項** 甘草を含むため，「注意を要する生薬一覧」p204 を参照すること．

**相互作用** 甘草を含むため，「相互作用」の項 p201 を参照すること．

**副作用** 偽アルドステロン症，ミオパチー，消化器症状

**応用疾患** 神経症，男性更年期障害，てんかん・ひきつけなど

## 41 補中益気湯（ホチュウエッキトウ） ベスト30

### 構成生薬

| 生薬名 | 読みがな | 薬能 | 含有量(g) |
|---|---|---|---|
| 柴胡 | サイコ | 気 | 2 |
| 升麻 | ショウマ | 気 | 1 |
| 甘草 | カンゾウ | 気水 | 1.5 |
| 黄耆 | オウギ | 気 | 4 |
| 人参 | ニンジン | 気 | 4 |
| 生姜 | ショウキョウ | 水 | 0.5 |
| 大棗 | タイソウ | 気 | 2 |
| 陳皮 | チンピ | 気 | 2 |
| 当帰 | トウキ | 血 | 3 |
| 蒼朮 | ソウジュツ | 気水 | 4 |

本方剤は中（消化器系）を補い，気（元気）を益すという意味から命名された．また，補剤の王者であることから医王湯とも呼ばれる．

**概要** 陰虚証，主に**胃腸虚弱な人**の体力回復剤で，気虚の代表的な方剤である．また，抗癌剤や放射線治療の副作用を軽減させる目的などに幅広く用いられている．

**使用目標** 比較的体力のない人が，**全身倦怠感（四肢倦怠感が著明）**や**食欲不振**があり，**気力の低下**，言語や眼の光に力がなく，**顔色不良**，口腔内に白抹を生じ，**飲食は温かいものを好み**，結核症などの慢性疾患，咳嗽，微熱，動悸，術後の衰弱している場合などに用いる．

**効能または効果** 消化機能が衰え，四肢倦怠感著しい虚弱体質者の次の諸症：夏やせ，病後の体力増強，結核症，食欲不振，胃下垂，感冒，痔，脱肛，子宮下垂，陰萎，半身不随，多汗症

**用法・用量** 1日7.5gを2〜3回，食前または食間に経口投与する．

**注意事項** 甘草を含むため，「注意を要する生薬一覧」p204 を参照すること．

**相互作用** 甘草を含むため，「相互作用」の項 p201 を参照すること．

**副作用** 間質性肺炎，偽アルドステロン症，ミオパチー，肝機能障害・黄疸，過敏症，消化器症状

**応用疾患** 心身症・神経症での全身倦怠感，男性不妊症，帯状疱疹後神経痛，抗癌剤（化学療法）による副作用，感冒，インフルエンザ（回復期），小児ウイルス感染症（回復期），睡眠呼吸障害，慢性閉塞性肺疾患（COPD，慢性肺気腫），気管支喘息，慢性疲労症候群，うつ病，抑うつ状態，アトピー性皮膚炎，起立性調節障害，胃下垂症，本態性低血圧，シェーグレン症候群，やせ，甲状腺機能低下症，肝硬変，吃逆（しゃっくり），虚弱体質，産褥期の異常，慢性腎疾患，男性更年期障害，脱肛，術後の体力・免疫力低下，関節リウマチ，慢性副鼻腔炎，中耳炎，眼精疲労，口内炎，舌炎，急性壊死性潰瘍性歯肉炎，口腔乾燥症など

## 2 方剤群別からみた漢方薬  4 柴胡を含む方剤(柴胡剤を除く)

**薬理作用** 病後の体力低下に対する作用(免疫抑制状態の改善,感染時の体力低下に対する作用,担癌状態の生体防御機構の修復,抗癌剤・放射線の副作用の軽減,胃切除後の体力低下に対する作用),高齢者の体力低下に対する作用(低下したT細胞やNK細胞数の回復),感冒に対する作用

### 91 竹筎温胆湯(チクジョウンタントウ)

**構成生薬**

| 生薬名 | 読みがな | 薬能 | 含有量(g) |
|---|---|---|---|
| 黄連 | オウレン | 血 | 1 |
| 柴胡 | サイコ | 気 | 3 |
| 麦門冬 | バクモンドウ | 水 | 3 |
| 竹筎 | チクジョ | 血 | 3 |
| 枳実 | キジツ | 気 | 2 |
| 茯苓 | ブクリョウ | 血水 | 3 |
| 桔梗 | キキョウ | 気 | 2 |
| 香附子 | コウブシ | 気 | 2 |
| 甘草 | カンゾウ | 気血 | 1 |
| 人参 | ニンジン | 気 | 1 |
| 生姜 | ショウキョウ | 水 | 1 |
| 陳皮 | チンピ | 気 | 2 |
| 半夏 | ハンゲ | 水 | 5 |

**概要** 陽虚証,虚弱体質のイライラに効果がある温胆湯に,解熱・抗炎症効果のある柴胡・黄連,喉の湿潤作用のある麦門冬,去痰作用のある桔梗,強壮作用のある人参を加えたものである.

**使用目標** 比較的体力のない人で,かぜ症候群などで微熱が長引き,あるいは解熱後に,**咳が出て痰が多く**,**疲労倦怠感**,**不眠**,精神不安,**心悸亢進**,軟便,尿量減少,手足のほてりなどを伴う場合に用いる.

**効能または効果** インフルエンザ,かぜ,肺炎などの回復期に熱が長引いたり,また平熱になっても,気分がさっぱりせず,咳や痰が多くて安眠ができないもの

**用法・用量** 1日7.5gを2〜3回,食前または食間に経口投与する.

**注意事項** 甘草を含むため,「注意を要する生薬一覧」p204 を参照すること.

**相互作用** 甘草を含むため,「相互作用」の項 p201 を参照すること.

**副作用** 偽アルドステロン症,ミオパチー,過敏症

**応用疾患** 気管支喘息(非発作時),慢性気管支炎,COPD など

## 137 加味帰脾湯 (カミキヒトウ)  ベスト30

### 構成生薬

| 生薬名 | 読みがな | 薬能 | 含有量(g) |
|---|---|---|---|
| 山梔子 | サンシシ | 気血 | 2 |
| 柴胡 | サイコ | 気 | 3 |
| 酸棗仁 | サンソウニン | 気 | 3 |
| 茯苓 | ブクリョウ | 血水 | 3 |
| 甘草 | カンゾウ | 気水 | 1 |
| 黄耆 | オウギ | 気 | 3 |
| 人参 | ニンジン | 気 | 3 |
| 生姜 | ショウキョウ | 水 | 1 |
| 木香 | モッコウ | 気 | 3 |
| 遠志 | オンジ | 気 | 2 |
| 大棗 | タイソウ | 気 | 2 |
| 当帰 | トウキ | 血 | 2 |
| 蒼朮 | ソウジュツ | 気水 | 3 |
| 竜眼肉 | リュウガンニク | 気血 | 3 |

**概要** 陰虚証，胃腸の働きをよくする四君子湯がベースとなっている帰脾湯に，抗炎症作用のある柴胡や山梔子，血行を改善する牡丹皮を加え，白朮を蒼朮に代えた方剤である．

**使用目標** 体力のない人が，**顔色が悪く貧血気味**で，**精神不安，心悸亢進，健忘，多夢，不眠**などの精神神経症状を訴え，微熱，神経性発熱，下血，吐血，鼻出血，貧血，盗汗（寝汗），**全身倦怠感，食欲不振**などを伴う場合に用いる．

**効能または効果** 虚弱体質で血色の悪い人の次の諸症：貧血，不眠症，精神不安，神経症

**用法・用量** 1日7.5gを2～3回，食前または食間に経口投与する．

**慎重投与** 食欲不振，悪心・嘔吐のある患者

**注意事項** 甘草を含むため，「注意を要する生薬一覧」 p204 を参照すること．

**相互作用** 甘草を含むため，「相互作用」の項 p201 を参照すること．

**副作用** 偽アルドステロン症，ミオパチー，過敏症，消化器症状

**応用疾患** 特発性血小板減少性紫斑病，うつ病・抑うつ状態，神経症，不眠症，癌術後の体力・免疫力低下など

**薬理作用** 抗不安様作用

## 方剤群別 5 人参湯類(ニンジントウルイ)と参耆剤(ジンギザイ)

　人参湯類とは，人参の健胃・強壮作用を期待し，虚証の胃腸疾患などに用いられる方剤群である．参耆剤とは，人参に気を益す黄耆を配合し，胃腸機能の低下と心身の衰えに用いられる方剤群をいう．どちらも気虚に用いる．

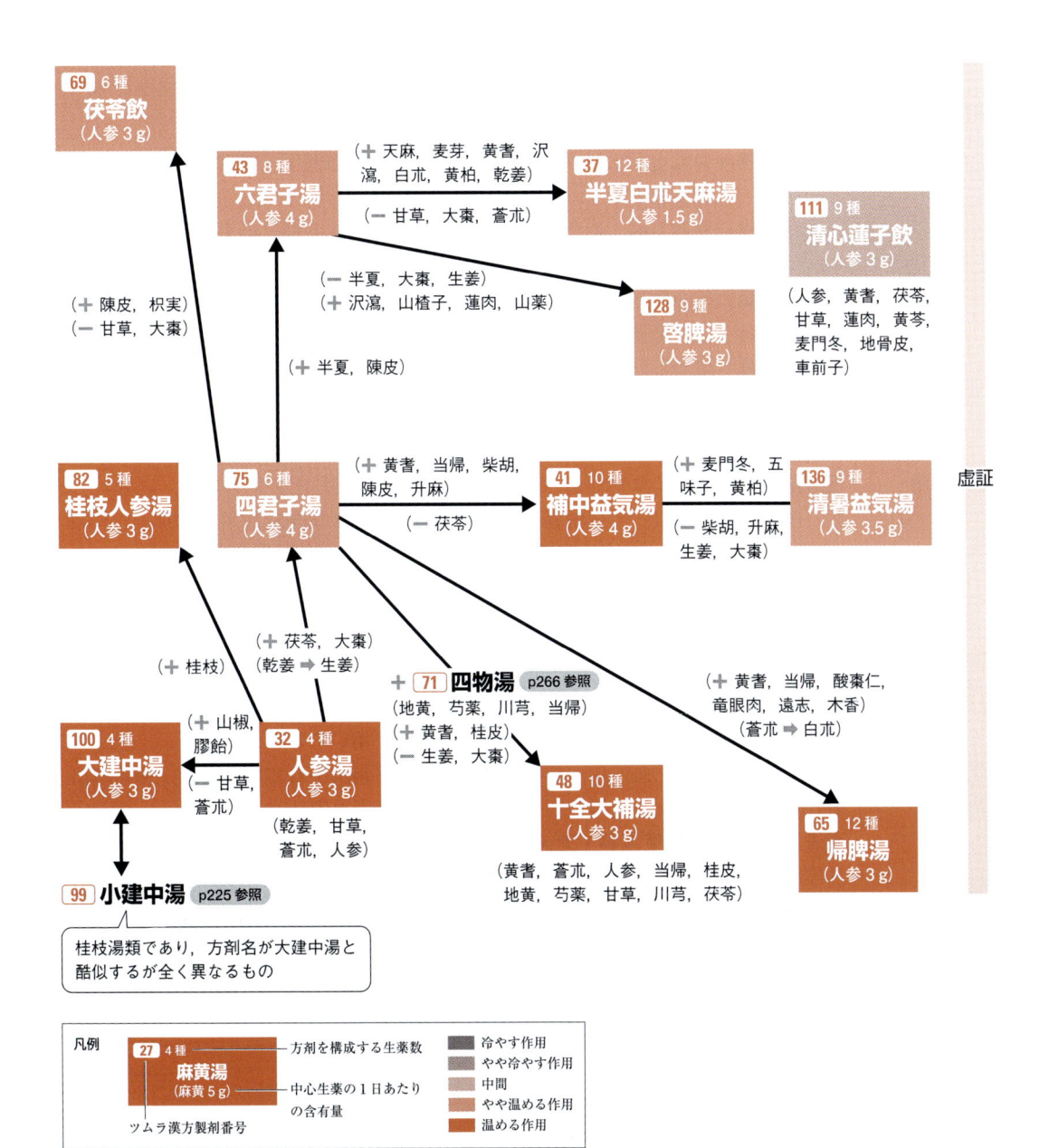

**69** 6種 **茯苓飲** (人参3g)

**43** 8種 **六君子湯** (人参4g)
（＋ 天麻，麦芽，黄耆，沢瀉，白朮，黄柏，乾姜）→ **37** 12種 **半夏白朮天麻湯** (人参1.5g)
（− 甘草，大棗，蒼朮）

**111** 9種 **清心蓮子飲** (人参3g)
(人参，黄耆，茯苓，甘草，蓮肉，黄芩，麦門冬，地骨皮，車前子)

（＋ 陳皮，枳実）
（− 甘草，大棗）

（− 半夏，大棗，生姜）
（＋ 沢瀉，山楂子，蓮肉，山薬）

**128** 9種 **啓脾湯** (人参3g)

（＋ 半夏，陳皮）

**82** 5種 **桂枝人参湯** (人参3g)

**75** 6種 **四君子湯** (人参4g)

（＋ 黄耆，当帰，柴胡，陳皮，升麻）
（− 茯苓）
→ **41** 10種 **補中益気湯** (人参4g)

（＋ 麦門冬，五味子，黄柏）
（− 柴胡，升麻，生姜，大棗）
→ **136** 9種 **清暑益気湯** (人参3.5g)

**虚証**

（＋ 桂枝）
（＋ 茯苓，大棗）
（乾姜 → 生姜）

＋ **71** **四物湯** p266参照
(地黄，芍薬，川芎，当帰)
（＋ 黄耆，桂皮）
（− 生姜，大棗）

（＋ 黄耆，当帰，酸棗仁，竜眼肉，遠志，木香）
（蒼朮 → 白朮）

**100** 4種 **大建中湯** (人参3g)

**32** 4種 **人参湯** (人参3g)
（＋ 山椒，膠飴）
（− 甘草，蒼朮）
(乾姜，甘草，蒼朮，人参)

**48** 10種 **十全大補湯** (人参3g)
(黄耆，蒼朮，人参，当帰，桂皮，地黄，芍薬，甘草，川芎，茯苓)

**65** 12種 **帰脾湯** (人参3g)

**99** **小建中湯** p225参照
桂枝湯類であり，方剤名が大建中湯と酷似するが全く異なるもの

**凡例**
**27** 4種 **麻黄湯** (麻黄5g)
— 方剤を構成する生薬数
— 中心生薬の1日あたりの含有量
ツムラ漢方製剤番号

冷やす作用 / やや冷やす作用 / 中間 / やや温める作用 / 温める作用

補気作用をもつ重要生薬 1
# 人参 (ニンジン)

| 基原(科名) | オタネニンジンの細根を除いた根(ウコギ科)<br>軽く湯通ししたものを白参(ハクジン)，根を蒸して陽乾にしたものを紅参(コウジン)という．別名：朝鮮人参，高麗人参 |
|---|---|
| 古典による分類 | 神農本草経　上品 |
| 有効成分 | ジンゼノサイド Rb1, Rc, Rd, Re, Rf, Rg1 など，$\beta$-エレメン，パナキシノール |
| 漢方的な作用 | ①**健胃作用**：下痢を止め，消化を促進し，体力を増進する．<br>②**強壮作用**：生体の防御機構を高め，精力減退などを改善する．<br>③**補気作用**：大いに元気を補う． |
| 薬性 | 微温，気 |
| 配合作用 | 人参＋黄耆＝胃腸虚弱に伴う疲労感，病中病後の体力低下，胃下垂，脱肛，子宮脱などを治す．<br>人参＋白朮＝食欲不振，消化不良，腹部膨満感，慢性下痢，めまい，貧血，脱力感などを治す．<br>人参＋酸棗仁＝心悸亢進，不眠，精神不安などを治す．<br>人参＋地黄＝造血を促進し，貧血を治す．<br>人参＋石膏＝煩わしい口渇を治す．<br>人参＋附子＝冷えによる胃腸機能の低下，腹痛，下痢を治す．<br>人参＋知母＝熱または水の不足による口渇を治す． |
| 薬理作用 | **主作用** ①中枢神経調整作用(興奮または抑制)，②抗ストレス作用，③強壮作用，④代謝促進作用，⑤抗潰瘍作用，⑥抗菌作用，⑦抗炎症作用，⑧抗老化作用(SOD の活性上昇)，⑨心循環改善作用，⑩疲労回復促進作用，⑪血圧低下作用，⑫血糖降下作用，⑬赤血球増加作用，⑭消化運動亢進作用，⑮副腎皮質機能増強作用など多数<br>**副作用** 不眠，中枢興奮，血圧上昇，のぼせなど |
| その他 | **類似生薬** **竹節人参(竹参)**：滋養強壮作用は人参に比べ劣るが，健胃作用や鎮咳去痰作用は優れているため，人参の代用品として用いることがある．<br>**三七人参(田七)**：止血作用，駆瘀血作用，止痛作用に優れているため，種々の出血性疾患に用いられる．慢性肝炎の改善にも用いられる．<br>**西洋人参(洋参・広東人参・アメリカ人参)**：疲労回復作用は人参より劣るが，清熱作用に優れているため，熱証患者の滋養強壮に用いる．<br>**用法・用量** 3020 コウジン末として基本方剤に通常 0.5〜3.0 g 加えて用いることがある． |

補気作用をもつ重要生薬2
# 黄耆（オウギ）

| 基原(科名) | キバナオウギ *Astragalus membranaceus* Bunge または *Astragalus mongholicus* Bunge の根（マメ科） |
|---|---|
| 古典による分類 | 神農本草経　上品 |
| 有効成分 | ホルモノネチン，アストラガロシドⅠ～Ⅷ，γ-アミノ酪酸など |
| 漢方的な作用 | ①**強壮作用**：消化機能を回復させて，慢性疲労，虚弱体質などを治す．<br>②**利水作用**：体表の浮腫や水腫を治す．<br>③**止汗作用**：虚弱体質者の多汗に用い，利尿を促すことによって止汗作用を示す．<br>④**排膿作用**：熱のないできものに用いて，排膿を促進する．化膿性体質の改善作用も認められる． |
| 薬性 | 微温，気，甘 |
| 配合作用 | 黄耆＋人参＝胃腸虚弱に伴う疲労感，病中病後の体力低下，胃下垂，脱肛，子宮脱などを治す．<br>黄耆＋防已＝体表の気を補い，湿邪を排除し，利尿作用により水腫や寝汗を治す．<br>黄耆＋升麻＝胃下垂，脱肛，子宮下垂を治す．<br>黄耆＋当帰＝造血機能を促進する．また下部に停滞した気をめぐらし，めまい，立ちくらみ，痔疾，子宮脱，夜尿症を治す． |
| 薬理作用 | **主作用** ①免疫賦活作用，②血圧降下作用，③利尿作用，④強壮作用，⑤抗潰瘍作用，⑥末梢血管拡張作用，⑦抗疲労作用，⑧マクロファージ産生促進作用など<br>**副作用** 大量に用いると軽度の瘙痒感と発疹が出現することがある． |

# ①人参湯類

## 32 人参湯（ニンジントウ）

**構成生薬**

| 生薬名 | 読みがな | 薬能 | 含有量(g) |
|---|---|---|---|
| 甘草 | カンゾウ | 気水 | 3 |
| 人参 | ニンジン | 気 | 3 |
| 蒼朮 | ソウジュツ | 気水 | 3 |
| 乾姜 | カンキョウ | 気水 | 3 |

**概要** **陰虚証**，裏寒*の代表的な方剤で，消化器の異常を治す作用があり，別名を「理中丸」ともいう．人参には気を益し心窩部のつかえを取り除く効果がある．

**使用目標** 比較的体力がない人で，**顔色不良**，**食欲不振**，**胃部停滞感**，**下痢**などの胃腸機能が低下している場合に用いる．また，**手足の冷え**，多量の希薄尿，

*裏寒 ⇒ 裏寒とは，消化機能の低下した状態で，下痢，腹痛，口への胃液逆流，薄い唾液が口にたまる，手足の冷えなど人参湯，真武湯などの温補剤が必要となる状態．

**薄い唾液が口中にたまる**，浮腫，頭重，めまい，貧血，出血などの症状も考慮して使用する．

効能または効果　体質虚弱の人，あるいは虚弱により体力低下した人の次の諸症：急性・慢性胃腸カタル，胃アトニー症，胃拡張，悪阻（つわり），萎縮腎

用法・用量　1日7.5gを2～3回，食前または食間に経口投与する．

禁忌　アルドステロン症，ミオパチー，低カリウム血症のある患者

注意事項　甘草を含むため，「注意を要する生薬一覧」p204 を参照すること．

相互作用　甘草を含むため，「相互作用」の項 p201 を参照すること．

副作用　偽アルドステロン症，ミオパチー，過敏症

応用疾患　過敏性腸症候群，潰瘍性大腸炎，甲状腺機能低下症，術後の体力・免疫力低下，妊娠悪阻，白内障など

## 82 桂枝人参湯（ケイシニンジントウ）

構成生薬

| 生薬名 | 読みがな | 薬能 | 含有量(g) 1 | 2 | 3 | 4 | 5 |
|---|---|---|---|---|---|---|---|
| 甘草 | カンゾウ | 気水 | | | | | |
| 人参 | ニンジン | 気 | | | | | |
| 蒼朮 | ソウジュツ | 気水 | | | | | |
| 桂皮 | ケイヒ | 気 | | | | | |
| 乾姜 | カンキョウ | 気水 | | | | | |

概要　**陰虚証**，人参湯に桂皮を加えた方剤で，人参湯を用いるような胃腸虚弱で，頭痛などの表証がある例に適している．

使用目標　比較的体力がない人で，食欲不振（顕著でない），悪心・嘔吐，胃部停滞感，下痢などの胃腸症状に，**頭痛**，**頭重**，心悸亢進や，時に発熱や悪寒などを伴い，冷え症で顔色悪く，疲れやすい場合に用いる．**心下痞硬**\*が認められる場合が多い．

\*心下痞硬 ➡ みぞおちがつかえて硬くなっている状態．

効能または効果　胃腸の弱い人の次の諸症：頭痛，動悸，慢性胃腸炎，胃アトニー

用法・用量　1日7.5gを2～3回，食前または食間に経口投与する．

禁忌　アルドステロン症の患者，ミオパチーのある患者，低カリウム血症のある患者

注意事項　甘草を含むため，「注意を要する生薬一覧」p204 を参照すること．

相互作用　甘草を含むため，「相互作用」の項 p201 を参照すること．

副作用　偽アルドステロン症，ミオパチー，過敏症

応用疾患　筋緊張性頭痛，片頭痛など

## 69 茯苓飲 (ブクリョウイン)

### 構成生薬

| 生薬名 | 読みがな | 薬能 | 含有量(g) |
|---|---|---|---|
| 枳実 | キジツ | 気 | 1.5 |
| 茯苓 | ブクリョウ | 血水 | 2.4 |
| 人参 | ニンジン | 気 | 3 |
| 生姜 | ショウキョウ | 水 | 1 |
| 陳皮 | チンピ | 気 | 3 |
| 蒼朮 | ソウジュツ | 気水 | 4 |

**概要** 陰虚証，積極的に胃内停水*を取り除く方剤で，人参湯よりも体力のある人に用いる．

**使用目標** 比較的体力がない人で，胃内に水分が停滞しているために**心窩部振水音**が生じ，**胃部膨満感**，胸やけ，胃液分泌過多，げっぷ，悪心・**嘔吐**，**尿量減少**，心悸亢進，手足の軽い浮腫などがある場合に用いる．**心下痞硬**\*\*が認められる場合が多い．

**効能または効果** 吐きけや胸やけがあり，尿量が減少するものの次の諸症：胃炎，アトニー，溜飲\*\*\*

**用法・用量** 1日7.5gを2～3回，食前または食間に経口投与する．

**副作用** 過敏症

**応用疾患** 逆流性食道炎，慢性胃炎・機能性ディスペプシアなど

\*胃内停水 ➡ 胃内停水とは，心窩部に指頭で衝撃を与えると，ピッチャピッチャと水の音が聞こえる状態で，胃アトニー，胃下垂，胃拡張などのときにしばしば現れる．人参湯，六君子湯，五苓散，茯苓飲，苓桂朮甘湯などを用いるときの腹証である．

\*\*心下痞硬 ➡ みぞおちがつかえて硬くなっている状態．

\*\*\*溜飲 ➡ 食物が胃に停滞し，酸性の胃液がのどに上がってくること．

## 100 大建中湯 (ダイケンチュウトウ) [ベスト30]

### 構成生薬

| 生薬名 | 読みがな | 薬能 | 含有量(g) |
|---|---|---|---|
| 人参 | ニンジン | 気 | 2 |
| 山椒 | サンショウ | 気 | 1.5 |
| 乾姜 | カンキョウ | 気水 | 3 |

本剤15g中粉末飴10gを含有する．

**概要** 陰虚証，消化管を温めて，補う重要な方剤である．山椒と乾姜は温性刺激剤で，弛緩した組織に活力を与え，緊張させる働きがある．また，人参は消化機能を高め，膠飴は急迫症状を和らげると同時に滋養の効果もある．方剤名は小建中湯と類似するが，ただ飴だけが共通するのみで，構成生薬の内容は大きく異

なる．本方剤はむしろ人参湯に近い．

**使用目標** 体力がない人で，**顔色不良**，**四肢や腹部が冷え**，**全身倦怠感**，腹痛，**腹部膨満**，**鼓腸**，**腹中雷鳴**，食欲不振，悪心・嘔吐，腹壁が薄く軟弱無力で腸の蠕動不安（蠕動が亢進しているところを望見できる）を認め，冷えにより症状の悪化する場合などに用いる．

**効能または効果** 腹が冷えて痛み，腹部膨満感のあるもの

**用法・用量** 1日15.0 gを2～3回，食前または食間に経口投与する．

**慎重投与** 肝機能障害のある患者

**副作用** 肝機能障害・黄疸，過敏症，消化器症状

**応用疾患** 術後イレウス・術後排便障害，クローン病における腸閉塞，肝切除後の高アンモニア血症・腸管麻痺，過敏性腸症候群，虚血性大腸炎，便秘症，向精神薬による便秘など

**薬理作用** 消化管運動促進作用（セロトニン受容体やバニロイド受容体を介していると考えられている），消化管ホルモンに対する作用（ガストリン，セロトニン，サブスタンスPの上昇）

## 75 四君子湯（シクンシトウ）

**構成生薬**

| 生薬名 | 読みがな | 薬能 | 含有量(g) 1 | 2 | 3 | 4 | 5 |
|---|---|---|---|---|---|---|---|
| 茯苓 | ブクリョウ | 血水 | | | | | |
| 甘草 | カンゾウ | 気水 | | | | | |
| 人参 | ニンジン | 気 | | | | | |
| 生姜 | ショウキョウ | 水 | | | | | |
| 大棗 | タイソウ | 気 | | | | | |
| 蒼朮 | ソウジュツ | 気水 | | | | | |

**概要** **陰虚証**，脾胃（胃腸）虚弱で食欲不振がある場合の基本的な方剤で，単独ではあまり繁用されないが，これを加味した方剤には多くのものがある．本方剤は人参湯の乾姜を生姜に代えて，茯苓や大棗を加えたもので，人参湯ほど虚していなく，六君子湯より体力が低下している場合に用いる．

**使用目標** 体力が低下し**顔色不良**な人が，胃腸機能が低下して，**食欲不振**，心窩部の膨満感，胃内停水，食後の眠気，食後の胃のもたれ・張り，腹鳴，**全身倦怠感**，気力低下，手足の冷え，**貧血傾向**などを伴う場合に用いる．

**効能または効果** やせて顔色が悪くて，食欲がなく，疲れやすいものの次の諸症：胃腸虚弱，慢性胃炎，胃のもたれ，嘔吐，下痢など

**用法・用量** 1日7.5 gを2～3回，食前または食間に経口投与する．

**注意事項** 甘草を含むため，「注意を要する生薬一覧」p204 を参照すること．

**相互作用** 甘草を含むため,「相互作用」の項 p201 を参照すること.
**副作用** 偽アルドステロン症, ミオパチー, 過敏症
**応用疾患** 貧血, 術後の体力・免疫力低下など
**薬理作用** 潰瘍に対する作用(胃粘膜病変および胃粘膜血流の減少の抑制), 制吐作用(末梢性および中枢性嘔吐に対する嘔吐回数の減少)

## 43 六君子湯(リックンシトウ) ベスト30

**構成生薬**

| 生薬名 | 読みがな | 薬能 | 含有量(g) |
|---|---|---|---|
| 茯苓 | ブクリョウ | 血水 | 4 |
| 甘草 | カンゾウ | 気水 | 1 |
| 人参 | ニンジン | 気 | 4 |
| 生姜 | ショウキョウ | 水 | 0.5 |
| 大棗 | タイソウ | 気 | 2 |
| 陳皮 | チンピ | 気 | 2 |
| 蒼朮 | ソウジュツ | 気水 | 4 |
| 半夏 | ハンゲ | 水 | 4 |

**概要** 陰証, 中間〜虚証. 四君子湯に半夏と陳皮を加えたもので, 四君子湯よりも悪心・嘔吐などの胃症状が強い場合に用いる. また, 本方剤は虚証から中間証に近いところまで幅広く使用することができるが, 軟便傾向でより虚証の人には四君子湯がよい. 本方剤は**上腹部の不定愁訴**に最も繁用されている.

**使用目標** 比較的体力の低下した人が, **胃腸機能も低下**し, **食欲不振**, **心窩部の膨満感**を訴え, **胃内停水**＊, **食後の眠気**, 便秘または軟便, 全身倦怠感, 手足の冷え, 感情不安定などを伴う場合に用いられる.

**効能または効果** 胃腸の弱いもので, 食欲がなく, みぞおちがつかえ, 疲れやすく, 貧血性で手足が冷えやすいものの次の諸症:胃炎, 胃アトニー, 胃下垂, 消化不良, 食欲不振, 胃痛, 嘔吐

**用法・用量** 1日7.5gを2〜3回, 食前または食間に経口投与する.

**注意事項** 甘草を含むため,「注意を要する生薬一覧」p204 を参照すること.

**相互作用** 甘草を含むため,「相互作用」の項 p201 を参照すること.

**副作用** 偽アルドステロン症, ミオパチー, 肝機能障害・黄疸, 過敏症, 消化器症状

**応用疾患** 上腹部不定愁訴, 鉄欠乏性貧血, 胃切除後の消化器症状, 逆流性食道炎, 慢性胃炎・機能性ディスペプシア, 肝硬変, 胆嚢ジスキネジア, パーキンソン病, うつ病・抑うつ状態, NSAIDsによる消化器症状, やせ, CDDPによる食欲不振, 口内炎, 舌炎など

＊**胃内停水** ⇒ 胃内停水とは, 心窩部に指頭で衝撃を与えると, ピッチャピッチャと水の音が聞こえる状態で, 胃アトニー, 胃下垂, 胃拡張などのときにしばしば現れる. 人参湯, 六君子湯, 五苓散, 茯苓飲, 苓桂朮甘湯などを用いるときの腹証である.

**薬理作用** 胃排出促進作用，食欲改善作用（食欲増進ホルモンであるグレリンの血中濃度を上昇させることによる），胃粘膜血流量増加作用，胃粘膜電位差低下抑制作用，胃・噴門部面積拡張作用，胃の食物貯留能改善作用

## 128 啓脾湯（ケイヒトウ）

**構成生薬**

| 生薬名 | 読みがな | 薬能 | 含有量(g) 1 | 2 | 3 | 4 | 5 |
|---|---|---|---|---|---|---|---|
| 沢瀉 | タクシャ | 水 | ■ | ■ | | | |
| 茯苓 | ブクリョウ | 血水 | ■ | ■ | ■ | | |
| 山薬 | サンヤク | 気 | ■ | ■ | ■ | | |
| 蓮肉 | レンニク | 気 | ■ | ■ | ■ | | |
| 甘草 | カンゾウ | 気水 | ■ | | | | |
| 山楂子 | サンザシ | 血 | ■ | ■ | | | |
| 人参 | ニンジン | 気 | ■ | ■ | ■ | | |
| 陳皮 | チンピ | 気 | ■ | ■ | | | |
| 蒼朮 | ソウジュツ | 気水 | ■ | ■ | ■ | ■ | |

脾すなわち消化器系を啓く（力をつける）という意味から命名された．

**概要** 陰虚証，六君子湯から半夏，大棗，生姜を除き，利水作用のある沢瀉，止瀉作用のある山楂子・蓮肉・山薬を加えた方剤で，脾胃が虚して，慢性の水様性下痢を生ずるものに用いる．

**使用目標** 比較的体力がない人で，**下痢**（裏急後重を伴わず，大便の性状は泥状ないしは水様性），**顔色不良**，**貧血傾向**，全身倦怠感，**食欲不振**，嘔吐，軽度の腹痛などを伴う場合に用いる．真武湯（四肢の冷えが著明）を投与しても効果がないときなどに本方剤の適応がある．

**効能または効果** やせて，顔色が悪く，食欲がなく，下痢の傾向があるものの次の諸症：胃腸虚弱，慢性胃腸炎，消化不良，下痢

**用法・用量** 1日7.5gを2〜3回，食前または食間に経口投与する．

**注意事項** 甘草を含むため，「注意を要する生薬一覧」p204 を参照すること．

**相互作用** 甘草を含むため，「相互作用」の項 p201 を参照すること．

**副作用** 偽アルドステロン症，ミオパチー，過敏症

**応用疾患** やせなど

## ② 参耆剤

### 37 半夏白朮天麻湯　ベスト30

**構成生薬**

| 生薬名 | 読みがな | 薬能 | 含有量(g) |
|---|---|---|---|
| 沢瀉 | タクシャ | 水 | 1.5 |
| 黄柏 | オウバク | 血 | 1 |
| 茯苓 | ブクリョウ | 血水 | 3 |
| 天麻 | テンマ | 気 | 2 |
| 麦芽 | バクガ | 気 | 2 |
| 黄耆 | オウギ | 気 | 1.5 |
| 人参 | ニンジン | 気 | 1.5 |
| 生姜 | ショウキョウ | 水 | 0.5 |
| 陳皮 | チンピ | 気 | 3 |
| 半夏 | ハンゲ | 水 | 3 |
| 白朮 | ビャクジュツ | 水 | 3 |
| 乾姜 | カンキョウ | 気水 | 1 |

**概要**　陰虚証．六君子湯から甘草と大棗を除き，めまいや頭痛に効果がある天麻，体力を補う黄耆，水滞を取り除く沢瀉，身体を温める乾姜，消化や健胃作用のある麦芽や黄柏，また蒼朮より消化機能調節作用が強いとされる白朮が代わりに配合されている．したがって，水滞によるめまいや頭痛に本方剤は繁用されている．類似方剤の苓桂朮甘湯は陽虚証に用いる．

**使用目標**　比較的体力がない人で，**胃腸虚弱**で血色が悪く，冷え症で，持続性のあまり激しくない頭痛，頭重感，めまい，肩こり，**心悸亢進**などを訴え，**悪心・嘔吐，食欲不振，食後倦怠感による傾眠，心窩部の停滞感**などを伴う場合に用いる．本方剤と呉茱萸湯も類似するが，前者はめまい，後者は頭痛を主症状とする．

**効能または効果**　胃腸虚弱で下肢が冷え，めまい，頭痛などがある者

**用法・用量**　1日7.5gを2～3回，食前または食間に経口投与する．

**注意事項**　湿疹，皮膚炎などが悪化することがある．

**副作用**　過敏症

**応用疾患**　めまい，片頭痛，自律神経失調症，起立性調節障害，起立性低血圧，メニエール病など

## 41 補中益気湯 (ホチュウエッキトウ)　ベスト30

前述（p248 参照）

## 111 清心蓮子飲 (セイシンレンシイン)

**構成生薬**

| 生薬名 | 読みがな | 薬能 | 含有量(g) 1 | 2 | 3 | 4 | 5 |
|---|---|---|---|---|---|---|---|
| 黄芩 | オウゴン | 血 | ■ | ■ | | | |
| 車前子 | シャゼンシ | 水 | ■ | ■ | ■ | | |
| 地骨皮 | ジコッピ | 血 | ■ | ■ | | | |
| 麦門冬 | バクモンドウ | 水 | ■ | ■ | ■ | | |
| 茯苓 | ブクリョウ | 血水 | ■ | ■ | ■ | | |
| 蓮肉 | レンニク | 気 | ■ | ■ | | | |
| 甘草 | カンゾウ | 気水 | ■ | ■ | | | |
| 黄耆 | オウギ | 気 | ■ | ■ | | | |
| 人参 | ニンジン | 気 | ■ | ■ | | | |

**概要**　陽虚証．水滞を取り除く茯苓と，消炎・利尿作用のある車前子に，胃腸虚弱・虚弱体質の人にも使用できるように，人参や黄耆などが配合されたものである．八味地黄丸などの地黄剤は胃腸を悪くすることがあるため，特に胃腸虚弱な人には本方剤が適している．

**使用目標**　**胃腸虚弱**で比較的体力がない人が，慢性的に排尿困難，**残尿感**，**排尿痛**，**頻尿**などを訴え，口渇多飲，口舌乾燥感，心窩部のつかえ感，**神経不安**を伴う場合に用いる．

**効能または効果**　全身倦怠感があり，口や舌が乾き，尿が出しぶるものの次の諸症：残尿感，頻尿，排尿痛

**用法・用量**　1日7.5gを2〜3回，食前または食間に経口投与する．

**注意事項**　甘草を含むため，「注意を要する生薬一覧」p204 を参照すること．また，湿疹，皮膚炎などが悪化することがある．

**相互作用**　甘草を含むため，「相互作用」の項 p201 を参照すること．

**副作用**　間質性肺炎，偽アルドステロン症，ミオパチー，肝機能障害・黄疸，過敏症

**応用疾患**　糖尿病，尿路感染症，尿路結石，前立腺肥大症，尿路不定愁訴など

# 136 清暑益気湯 (セイショエッキトウ)

## 構成生薬

| 生薬名 | 読みがな | 薬能 | 含有量(g) |
|---|---|---|---|
| 黄柏 | オウバク | 血 | 1 |
| 麦門冬 | バクモンドウ | 水 | 3.5 |
| 甘草 | カンゾウ | 気水 | 1.5 |
| 黄耆 | オウギ | 気 | 3 |
| 人参 | ニンジン | 気 | 3 |
| 五味子 | ゴミシ | 水 | 2 |
| 陳皮 | チンピ | 気 | 3 |
| 当帰 | トウキ | 血 | 3 |
| 蒼朮 | ソウジュツ | 気水 | 3.5 |

**概要** **陰虚証**．補中益気湯を夏バテ用として改良した方剤で，生姜，大棗，柴胡，升麻を除き，麦門冬，五味子，黄柏を加えたものである．

**使用目標** 比較的体力がない人で，**食欲不振**，**下痢傾向**，口渇，**全身倦怠感**を訴え，軟便，尿量減少，自然発汗，**手足のほてり**などを伴う場合に用いる．本方剤は，いわゆる夏やせ，夏まけに繁用されるものである．

**効能または効果** 暑気あたり，暑さによる食欲不振，下痢，全身倦怠，夏やせ

**用法・用量** 1日7.5 gを2～3回，食前または食間に経口投与する．

**注意事項** 甘草を含むため，「注意を要する生薬一覧」p204 を参照すること．また，湿疹，皮膚炎が悪化することがある．

**相互作用** 甘草を含むため，「相互作用」の項 p201 を参照すること．

**副作用** **偽アルドステロン症**，**ミオパチー**，過敏症，消化器症状

## 48 十全大補湯（ジュウゼンタイホトウ） ベスト30

**構成生薬**

| 生薬名 | 読みがな | 薬能 | 含有量(g) |
|---|---|---|---|
| 芍薬 | シャクヤク | 血 | 3 |
| 茯苓 | ブクリョウ | 血水 | 3 |
| 甘草 | カンゾウ | 気水 | 1.5 |
| 地黄[熟] | ジオウ | 血水 | 3 |
| 黄耆 | オウギ | 気 | 3 |
| 人参 | ニンジン | 気 | 3 |
| 桂皮 | ケイヒ | 気 | 3 |
| 川芎 | センキュウ | 気血 | 3 |
| 蒼朮 | ソウジュツ | 気水 | 3 |
| 当帰 | トウキ | 血 | 3 |

**概要** 陰虚証，四物湯*と四君子湯**の合方に，黄耆と桂皮を加え，生姜と大棗を除いたもので，気血がともに衰えた場合に対して，十種の生薬で，すべてを余すところなく大いに補する方剤という意味で命名されたものである．

**使用目標** 体力がない人が，病後，術後あるいは慢性疾患などで，**疲労衰弱，全身倦怠感，気力低下**，手足の冷え，食欲不振，**顔色不良，皮膚枯燥**，口腔内乾燥感，**貧血**などを伴う場合に用いる．

**効能または効果** 病後の体力低下，疲労倦怠，食欲不振，寝汗，手足の冷え，貧血

**用法・用量** 1日7.5gを2～3回，食前または食間に経口投与する．

**慎重投与** 著しく胃腸虚弱な患者，食欲不振・悪心・嘔吐のある患者

**注意事項** 甘草を含むため，「注意を要する生薬一覧」p204 を参照すること．

**相互作用** 甘草を含むため，「相互作用」の項 p201 を参照すること．

**副作用** 偽アルドステロン症，ミオパチー，肝機能障害・黄疸，過敏症，消化器症状

**応用疾患** 肝硬変からの肝癌移行，術前自己血貯血***，**癌術後の免疫低下**，抗癌剤（化学療法）による副作用，**慢性ウイルス性肝炎**，肝硬変，肛門周囲膿瘍・痔瘻，インターフェロン・リバビリン療法時の貧血，貧血，特発性血小板減少性紫斑病，糖尿病，やせ，男性更年期障害，妊娠貧血，関節リウマチなど

**薬理作用** 病後の体力低下に対する作用（抗癌剤・放射線の副作用の軽減，生存期間の延長），手足の冷えを改善する作用，貧血を改善する作用

---

*四物湯 ➡ 四種の生薬．

**四君子湯 ➡ 六種の生薬であるが原典は四種．

**三大補剤の鑑別点**
特に気力低下，食欲不振がひどいとき ➡ 補中益気湯

特に不眠，物忘れがひどいとき ➡ 人参養栄湯

特に貧血，皮膚の乾燥がひどいとき ➡ 十全大補湯

***術前自己血貯血 ➡ 十全大補湯を鉄剤・エリスロポエチンに併用することにより，非併用群と比較して有意にヘモグロビン値を増加させた．

# 65 帰脾湯（キヒトウ）

**構成生薬**

| 生薬名 | 読みがな | 薬能 | 含有量(g) 1 | 2 | 3 | 4 | 5 |
|---|---|---|---|---|---|---|---|
| 酸棗仁 | サンソウニン | 気 | ■ | ■ | ■ | | |
| 茯苓 | ブクリョウ | 血水 | ■ | ■ | ■ | | |
| 甘草 | カンゾウ | 気水 | ■ | | | | |
| 黄耆 | オウギ | 気 | ■ | ■ | ■ | | |
| 人参 | ニンジン | 気 | ■ | ■ | ■ | | |
| 生姜 | ショウキョウ | 水 | ■ | | | | |
| 木香 | モッコウ | 気 | ■ | ■ | | | |
| 遠志 | オンジ | 気 | ■ | ■ | | | |
| 大棗 | タイソウ | 気 | ■ | ■ | | | |
| 当帰 | トウキ | 血 | ■ | ■ | | | |
| 白朮 | ビャクジュツ | 水 | ■ | ■ | ■ | | |
| 竜眼肉 | リュウガンニク | 気血 | ■ | ■ | ■ | | |

**概要** **陰虚証**，**胃腸虚弱**な人が心身過労の結果，貧血や出血をきたし，健忘症や不眠，神経症状が生じたときの方剤で，人参や黄耆が胃腸の働きを整え，竜眼肉や酸棗仁が精神を安定させる．

**使用目標** 体力がない人で，**顔色が悪く**，**貧血気味**で，**心悸亢進**，**健忘**，**不眠**，**精神不安**，抑うつ気分などの精神症状を訴え，下血，吐血，鼻出血，盗汗（寝汗），食欲不振，**手足の冷え**，**全身倦怠感**などを伴う場合に用いる．補中益気湯や十全大補湯などの補剤が胸にもたれる場合には，本方剤が有効とされている．

**効能または効果** 虚弱体質で血色の悪い人の次の諸症：貧血，不眠症

**用法・用量** 1日7.5 gを2～3回，食前または食間に経口投与する．

**慎重投与** 食欲不振・悪心・嘔吐のある患者

**注意事項** 甘草を含むため，「注意を要する生薬一覧」p204 を参照すること．

**相互作用** 甘草を含むため，「相互作用」の項 p201 を参照すること．

**副作用** 偽アルドステロン症，ミオパチー，過敏症，消化器症状

**応用疾患** 貧血，特発性血小板減少性紫斑病，やせ，鼻出血など

## 方剤群別 6　地黄剤（ジオウザイ）

地黄剤とは，主薬の地黄による補血作用や補腎作用を期待したもので，前者の作用を基本とした四物湯群と，後者の作用を基本とした八味地黄丸群とがある．

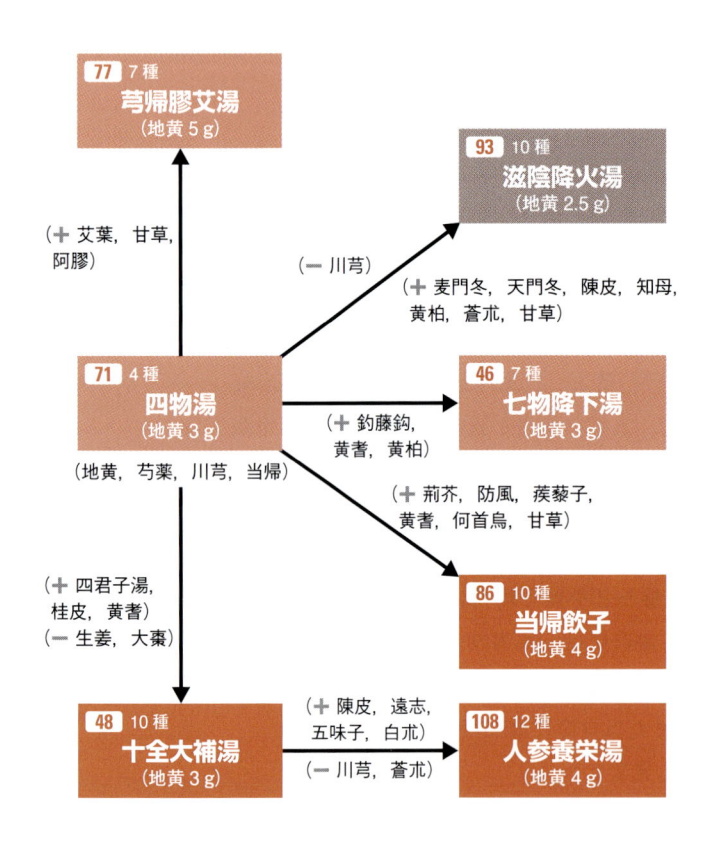

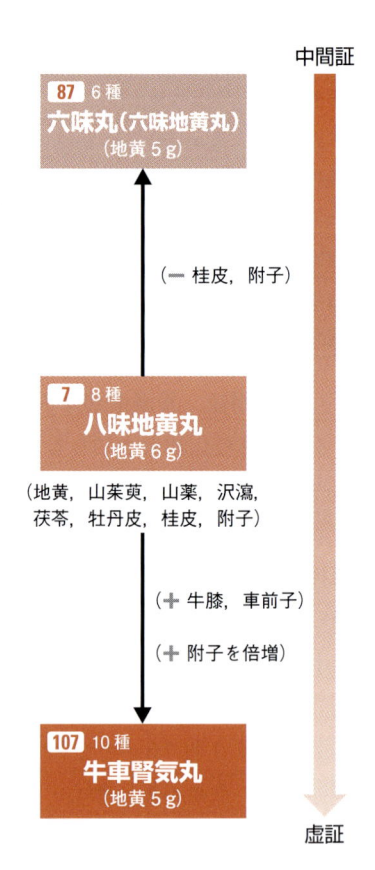

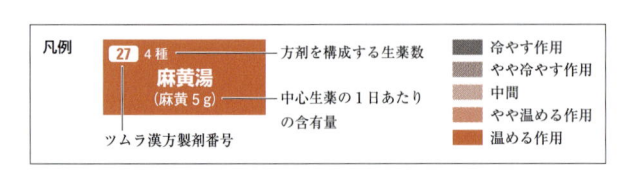

```
[77] 7種 芎帰膠艾湯（地黄 5 g）
 ↕ （＋ 艾葉, 甘草, 阿膠）
[71] 4種 四物湯（地黄 3 g）
    （地黄, 芍薬, 川芎, 当帰）
 → （－ 川芎）＋（＋ 麦門冬, 天門冬, 陳皮, 知母, 黄柏, 蒼朮, 甘草） → [93] 10種 滋陰降火湯（地黄 2.5 g）
 → （＋ 釣藤鈎, 黄耆, 黄柏） → [46] 7種 七物降下湯（地黄 3 g）
 → （＋ 荊芥, 防風, 蒺藜子, 黄耆, 何首烏, 甘草） → [86] 10種 当帰飲子（地黄 4 g）
 ↕ （＋ 四君子湯, 桂皮, 黄耆）（－ 生姜, 大棗）
[48] 10種 十全大補湯（地黄 3 g）
 → （＋ 陳皮, 遠志, 五味子, 白朮）（－ 川芎, 蒼朮） → [108] 12種 人参養栄湯（地黄 4 g）

[87] 6種 六味丸（六味地黄丸）（地黄 5 g）
 ↑ （－ 桂皮, 附子）
[7] 8種 八味地黄丸（地黄 6 g）
   （地黄, 山茱萸, 山薬, 沢瀉, 茯苓, 牡丹皮, 桂皮, 附子）
 ↓ （＋ 牛膝, 車前子）（＋ 附子を倍増）
[107] 10種 牛車腎気丸（地黄 5 g）
```

中間証 ↕ 虚証

**凡例**：[27] 4種 麻黄湯（麻黄 5 g）— 方剤を構成する生薬数／中心生薬の1日あたりの含有量／ツムラ漢方製剤番号

冷やす作用／やや冷やす作用／中間／やや温める作用／温める作用

地黄剤に用いられる重要生薬

# 地黄
(ジオウ)

| 基原(科名) | アカヤジオウまたはカイケイジオウの根(ゴマノハグサ科)<br>地黄には，乾地黄と熟地黄とがある．前者は生地黄を乾燥させたもので，清熱効果に加え滋潤・止血効果を目的として用いられる．一方，後者は生地黄を酒などで蒸し，乾燥させたもので，補血・滋養作用を主目的として用いられる．ただし，実際には乾地黄がエキス顆粒製剤では用いられることが多い． |
|---|---|
| 古典による分類 | 神農本草経　上品 |
| 有効成分 | カタルポール，レマニオシド A〜D，アクテオシド，糖類，アミノ酸類など |
| 漢方的な作用 | 清熱作用(主に乾地黄)，補血・補腎作用(主に熟地黄)<br>①**清熱作用**：身体の炎症を鎮め，熱を冷ます．<br>②**補血作用**：血虚(顔色さえず，つやなし，めまい，目のかすみ，気分が落ち着かない，皮膚瘙痒，筋肉痛，生理不順など)に有効である．<br>③**補腎作用**：腎虚(全身倦怠感，足腰のだるさ，夜間口渇，のぼせ，泌尿器・生殖器の失調，高齢者の慢性便秘など)，自律神経の失調や神経症，季肋部の腫脹・圧痛の症状を治す． |
| 薬性 | **乾地黄**：涼，血<br>**熟地黄**：微温，血<br>**乾地黄を配合するもの**：五淋散，三物黄芩湯，滋陰降火湯，七物降下湯，炙甘草湯，竜胆瀉肝湯<br>**熟地黄を配合するもの**：温清飲，芎帰膠艾湯，荊芥連翹湯，牛車腎気丸，柴胡清肝湯，四物湯，十全大補湯，潤腸湯，消風散，疎経活血湯，大防風湯，猪苓湯合四物湯，当帰飲子，人参養栄湯，八味地黄丸，六味丸<br>上記の分類は下記の文献を参考とした．<br>浅岡俊之：地黄と処方．漢方調剤研究 13：10-12，2005<br>佐竹元吉，他(監修)：漢方 210 処方 生薬解説．じほう，2001，pp83-86<br>高山宏世(編著)：漢方常用処方解説(改訂版)．日本漢方振興会漢方三考塾，1988 |
| 配合作用 | 地黄＋阿膠＝止血効果の増強作用を示す．<br>地黄＋芍薬＝血虚改善効果の増強作用を示す．<br>地黄(熟)＋当帰＝婦人の貧血，動悸，不整脈，月経不順などを治す．<br>地黄(熟)＋山薬＝陰虚による寝汗，口乾，瘙痒感などを治す．<br>地黄＋人参＝造血を促進し，貧血を治す．<br>地黄＋知母＝熱または水の不足による皮膚・関節などの炎症を鎮める作用を有する． |
| 薬理作用 | **主作用** ①利尿作用，②緩下作用，③血糖降下作用，④血液凝固抑制作用，⑤強心作用，⑥血流増加作用，⑦昇圧作用(少量で)，⑧降圧作用(大量で)，⑨免疫調節作用，⑩抗腫瘍作用<br>**副作用** 胃腸障害(六君子湯や人参湯などの人参剤を併用して予防するとよい) |

## ①四物湯類（補血剤）

### 46 七物降下湯（シチモツコウカトウ）

**構成生薬**

| 生薬名 | 読みがな | 薬能 | 含有量(g) 1　2　3　4　5 |
|---|---|---|---|
| 黄柏 | オウバク | 血 | 1-2 |
| 芍薬 | シャクヤク | 血 | 1-3 |
| 釣藤鈎 | チョウトウコウ | 気 | 1-3 |
| 地黄[乾] | ジオウ | 血水 | 1-3 |
| 黄耆 | オウギ | 気 | 1-2 |
| 川芎 | センキュウ | 気血 | 1-3 |
| 当帰 | トウキ | 血 | 1-3 |

**概要** 陰証，中間〜虚証．四物湯に降圧・鎮静作用のある釣藤鈎，虚を補う黄耆，健胃・消炎作用のある黄柏を加えたもので，身体虚弱で柴胡剤や瀉心湯類などが投与できないときの高血圧に用いられる．

**使用目標** 体力がふつう，またはそれ以下で，胃腸機能の比較的良好な人の**高血圧**において，**顔色不良**，**易疲労感**，のぼせ，めまい，耳鳴，頭痛・頭重，下半身の冷え，頻尿傾向，眼精疲労，眼底出血などを伴う場合に用いる．

**効能または効果** 身体虚弱の傾向のあるものの次の諸症：高血圧に伴う随伴症状（のぼせ，肩こり，耳鳴，頭重）

**用法・用量** 1日7.5gを2〜3回，食前または食間に経口投与する．

**慎重投与** 著しく胃腸虚弱な患者，食欲不振・悪心・嘔吐のある患者

**副作用** 消化器症状

**応用疾患** 高血圧，耳鳴など

**薬理作用** 血圧降下作用

### 71 四物湯（シモツトウ）

**構成生薬**

| 生薬名 | 読みがな | 薬能 | 含有量(g) 1　2　3　4　5 |
|---|---|---|---|
| 芍薬 | シャクヤク | 血 | 1-3 |
| 地黄[熟] | ジオウ | 血水 | 1-3 |
| 川芎 | センキュウ | 気血 | 1-3 |
| 当帰 | トウキ | 血 | 1-3 |

**概要** 陰虚証，血虚を治す代表的な漢方薬で，これ単独で用いることは少ないが，種々の生薬や方剤を加味・合方して多くの補血を目的とする方剤が作られている．ただし，地黄を含むため胃腸虚弱な人には適さない．

**使用目標** 比較的体力がない人で，顔色不良，手足が冷え，不眠や動悸，眼のかすみ，便秘傾向，諸種の**出血**や**貧血**があり，**皮膚の枯燥傾向や肌あれ**のある場合に用いる．また，これらに加えて**月経不順**，**自律神経失調症状**などを伴う婦人にも使用される．

**効能または効果** 皮膚が枯燥し，色つやの悪い体質で胃腸障害のない人の次の諸症：産後あるいは流産後の疲労回復，月経不順，冷え症，凍傷（しもやけ），しみ，血の道症

**用法・用量** 1日7.5gを2～3回，食前または食間に経口投与する．

**慎重投与** 著しく胃腸虚弱な患者，食欲不振・悪心・嘔吐のある患者

**副作用** 消化器症状

**応用疾患** 貧血，凍瘡（しもやけ），月経異常，切迫流・早産，産褥期の異常，不育症・習慣性流産など

## 77 芎帰膠艾湯（キュウキキョウガイトウ）

**構成生薬**

| 生薬名 | 読みがな | 薬能 | 含有量(g) |
|---|---|---|---|
| 芍薬 | シャクヤク | 血 | 4 |
| 甘草 | カンゾウ | 気水 | 3 |
| 阿膠 | アキョウ | 血 | 3 |
| 地黄［熟］ | ジオウ | 血水 | 3 |
| 川芎 | センキュウ | 気血 | 3 |
| 艾葉 | ガイヨウ | 血 | 3 |
| 当帰 | トウキ | 血 | 4 |

**概要** 陰証，中間～虚証．四物湯に止血作用のある艾葉と阿膠，さらに方剤全体を緩和する甘草を配合したもので，貧血がある虚弱体質者の下部からの出血に対する止血を目的とした方剤である．ただし，胃腸虚弱な人には適さない．

**使用目標** 比較的体力がない人で，顔色不良，**痔出血**，下血，性器出血，血尿などがあり，出血が長引いて，**貧血**，めまい，**手足の冷え**，下腹部痛などを伴う場合に用いる．

**効能または効果** 痔出血

**用法・用量** 1日9.0gを2～3回，食前または食間に経口投与する．

**慎重投与** 著しく胃腸虚弱な患者，食欲不振・悪心・嘔吐のある患者

**禁忌** アルドステロン症の患者，ミオパチーのある患者，低カリウム血症のあ

る患者

**注意事項** 甘草を含むため,「注意を要する生薬一覧」p204 を参照すること.

**相互作用** 甘草を含むため,「相互作用」の項 p201 を参照すること.

**副作用** 偽アルドステロン症,ミオパチー,消化器症状

**応用疾患** 特発性血尿,機能性子宮出血・過多月経,特発性顕微鏡的血尿,痔疾,切迫流・早産,鼻出血,眼底出血など

## 93 滋陰降火湯（ジインコウカトウ）

**構成生薬**

| 生薬名 | 読みがな | 薬能 | 含有量(g) |
|---|---|---|---|
| 天門冬 | テンモンドウ | 血水 | 1.5 |
| 黄柏 | オウバク | 血 | 1.5 |
| 知母 | チモ | 水 | 1.5 |
| 芍薬 | シャクヤク | 血 | 1.5 |
| 麦門冬 | バクモンドウ | 水 | 1.5 |
| 地黄[乾] | ジオウ | 血水 | 1.5 |
| 甘草 | カンゾウ | 気水 | 1.5 |
| 陳皮 | チンピ | 気 | 1.5 |
| 当帰 | トウキ | 血 | 1.5 |
| 蒼朮 | ソウジュツ | 気水 | 1.5 |

**概要** **陽虚証**,滋陰とは,体力の低下により血水が枯渇し,これによって熱を帯びたものを潤し,その熱を去ることであり,降火とは,熱を冷ますことである.すなわち陰を補い,火を瀉することから本方剤が命名された.呼吸器感染症の**急性期を過ぎた回復期**に,**痰が切れずに咳込みが続くとき**に用いる方剤である.

**使用目標** 体力がない人で,**皮膚が乾燥し浅黒く**,**頑固な咳嗽**,**粘稠できれにくい痰**があり,老人や虚弱者で微熱や便秘傾向のある場合に用いる.特に夕方から夜間にかけて,咳がよく出るときに使用されることが多い.

**効能または効果** のどに潤いがなく,痰が出なくて咳込むもの

**用法・用量** 1日7.5gを2～3回,食前または食間に経口投与する.

**慎重投与** 著しく胃腸虚弱な患者,食欲不振・悪心・嘔吐のある患者

**注意事項** 甘草を含むため,「注意を要する生薬一覧」p204 を参照すること.

**相互作用** 甘草を含むため,「相互作用」の項 p201 を参照すること.

**副作用** 偽アルドステロン症,ミオパチー,消化器症状

**応用疾患** 嗄声(しわがれ声),ドライアイなど

## 86 当帰飲子（トウキインシ）

**構成生薬**

| 生薬名 | 読みがな | 薬能 | 含有量(g) 1 | 2 | 3 | 4 | 5 |
|---|---|---|---|---|---|---|---|
| 芍薬 | シャクヤク | 血 | ■ | ■ | ■ | | |
| 甘草 | カンゾウ | 気水 | ■ | | | | |
| 黄耆 | オウギ | 気 | ■ | ■ | | | |
| 荊芥 | ケイガイ | 血 | ■ | ■ | | | |
| 防風 | ボウフウ | 気 | ■ | ■ | | | |
| 蒺藜子 | シツリシ | 気血 | ■ | ■ | ■ | | |
| 地黄[熟] | ジオウ | 血水 | ■ | ■ | ■ | ■ | |
| 何首烏 | カシュウ | 気血 | ■ | ■ | | | |
| 川芎 | センキュウ | 気血 | ■ | ■ | ■ | | |
| 当帰 | トウキ | 血 | ■ | ■ | ■ | | |

**概要** 陰虚証，四物湯に6つの生薬を加えたもので，そのうち，防風と荊芥は発散薬で，黄耆と何首烏は皮膚の栄養を高めるもので，蒺藜子は瘙痒を治すものである．高齢者や虚弱体質などで，**軽度の貧血**や**四肢冷感あり**，皮膚が乾燥し瘙痒がある場合に用いる．類方の温清飲より虚証の人に用いる方剤である．

**使用目標** 比較的体力がない人の皮膚疾患で，**激しい瘙痒**を主訴とし，一般的に分泌物は少なく，**皮膚が乾燥**して湿潤していない場合に用いる．冬季や夜間に悪化する高齢者の湿疹に使用されることが多い．また，瘙痒ははなはだしいが発疹がほとんどない場合や，眼の乾燥感を伴う場合にも用いられる．

**効能または効果** 冷え症のものの次の諸症：慢性湿疹（分泌物の少ないもの），かゆみ

**用法・用量** 1日7.5gを2〜3回，食前または食間に経口投与する．

**慎重投与** 著しく胃腸虚弱な患者，食欲不振，悪心・嘔吐のある患者

**注意事項** 甘草を含むため，「注意を要する生薬一覧」p204 を参照すること．

**相互作用** 甘草を含むため，「相互作用」の項 p201 を参照すること．

**副作用** 偽アルドステロン症，ミオパチー，過敏症，消化器症状

**応用疾患** 慢性湿疹，皮膚瘙痒症など

## 48 十全大補湯（ジュウゼンタイホトウ）  ベスト30

前述（p262 参照）

## 108 人参養栄湯（ニンジンヨウエイトウ）

### 構成生薬

| 生薬名 | 読みがな | 薬能 | 含有量(g) |
|---|---|---|---|
| 芍薬 | シャクヤク | 血 | 2 |
| 茯苓 | ブクリョウ | 血水 | 4 |
| 甘草 | カンゾウ | 気水 | 1 |
| 黄耆 | オウギ | 気 | 1.5 |
| 人参 | ニンジン | 気 | 3 |
| 地黄[熟] | ジオウ | 血水 | 4 |
| 五味子 | ゴミシ | 水 | 1 |
| 陳皮 | チンピ | 気 | 2 |
| 遠志 | オンジ | 気 | 2 |
| 桂皮 | ケイヒ | 気 | 2.5 |
| 当帰 | トウキ | 血 | 4 |
| 白朮 | ビャクジュツ | 水 | 4 |

**概要** 陰虚証．十全大補湯から川芎，蒼朮を除き，陳皮，遠志，五味子，白朮を加えたもので，鎮咳・去痰，鎮静，健胃作用が追加された方剤である．

**使用目標** 体力がない人で，病後・術後あるいは慢性疾患などで疲労衰弱している場合に用いられる．**四肢の倦怠感**，**顔色不良**，**貧血**，**食欲不振**，微熱，**寒がり**，下痢，**不眠**，**皮膚の乾燥**，心悸亢進，**息切れ**，咳嗽，呼吸困難，健忘などを投与の目安にするとよい．

**効能または効果** 病後の体力低下，疲労倦怠，食欲不振，寝汗，手足の冷え，貧血

**用法・用量** 1日9.0ｇを2～3回，食前または食間に経口投与する．

**慎重投与** 著しく胃腸虚弱な患者，食欲不振・悪心・嘔吐のある患者

**注意事項** 甘草を含むため，「注意を要する生薬一覧」 p204 を参照すること．

**相互作用** 甘草を含むため，「相互作用」の項 p201 を参照すること．

**副作用** 偽アルドステロン症，ミオパチー，肝機能障害・黄疸，過敏症，消化器症状

**応用疾患** 放射線療法による副作用（白血球減少），鉄欠乏性貧血（鉄剤との併用で有効），術前自己血貯血，シェーグレン症候群，再生不良性貧血，骨髄異形成症候群，混合性結合織病におけるレイノー現象，やせ，癌術後の体力・免疫力低下，うつ病・抑うつ状態，ドライアイ，口腔乾燥症，頻尿改善薬（オキシブチニン塩酸塩）による口腔内乾燥症，骨粗鬆症，上肢痛・しびれ，人工膝関節置換術後感染など

## ②八味地黄丸類（補腎剤）

### 7 八味地黄丸（ハチミジオウガン） ベスト30

**構成生薬**

| 生薬名 | 読みがな | 薬能 | 含有量(g) |
|---|---|---|---|
| 沢瀉 | タクシャ | 水 | 3 |
| 牡丹皮 | ボタンピ | 血 | 3 |
| 山薬 | サンヤク | 気 | 3 |
| 茯苓 | ブクリョウ | 血水 | 3 |
| 山茱萸 | サンシュユ | 気 | 3 |
| 地黄[熟] | ジオウ | 血水 | 5 |
| 桂皮 | ケイヒ | 気 | 1 |
| 附子 | ブシ | 水 | 0.5 |

**概要** 陰証，中間〜虚証，別名を腎気丸ともいい，腎虚*に用いる方剤である．

**使用目標** 体力がふつう，またはそれ以下の人の中年以降，**特に高齢者に繁用**され，**胃腸機能が健全**で，**腰部および下肢の脱力感・冷え・しびれ**，皮膚の乾燥，浮腫などがあり，排尿の異常（**夜間頻尿**など）を訴える場合に用いられる．腹診では**臍下不仁**\*\*を示すことが多い．

**効能または効果** 疲労，倦怠感著しく，尿利減少または頻数，口渇し，手足に交互的に冷感と熱感のあるものの次の諸症：腎炎，糖尿病，陰萎，坐骨神経痛，腰痛，脚気，膀胱カタル，前立腺肥大，高血圧

**用法・用量** 1日7.5gを2〜3回，食前または食間に経口投与する．

**慎重投与** 体力の充実している患者，暑がり・のぼせが強く・赤ら顔の患者，著しく胃腸虚弱な患者，食欲不振・悪心・嘔吐のある患者，小児

**注意事項** 附子を含むため，「注意を要する生薬一覧」p204 を参照すること．

**副作用** 過敏症，肝機能障害，消化器症状など

**応用疾患** 腰痛・下肢痛，老人性皮膚瘙痒症，脳血管障害，高齢者の四肢の冷えやしびれ，腰部脊柱管狭窄症，認知症，肝硬変に伴う腓腹筋けいれん，前立腺肥大症・高齢者排尿障害，統合失調症，更年期障害（女性），高血圧，糖尿病，脂質異常症，慢性腎疾患，尿路感染症，男性更年期障害，男性不妊症，尿路不定愁訴，術後の体力・免疫力低下，直腸癌術後の排尿障害，坐骨神経痛，変形性膝関節症，四肢・関節痛，難聴，耳鳴，ドライアイ，白内障，緑内障，眼精疲労，口腔乾燥症など

**薬理作用** 糖尿病抑制作用，循環器系に対する作用（血管弾性率の低下の抑制），骨代謝に対する作用，造精機能に対する作用，利尿作用，血圧降下作用，腎臓に対する作用（糸球体濾過量低下の抑制）

*腎虚 ⇒ 加齢に伴う身体機能の低下，特に腎泌尿生殖器系および腰部以下の運動機能低下などを示す．

\*\*臍下不仁 ⇒ 臍の下が上腹部に比べて，著しく無力なもの．

## 107 牛車腎気丸（ゴシャジンキガン）

ベスト30

**構成生薬**

| 生薬名 | 読みがな | 薬能 | 含有量(g) |
|---|---|---|---|
| 車前子 | シャゼンシ | 水 | 3 |
| 沢瀉 | タクシャ | 水 | 3 |
| 牡丹皮 | ボタンピ | 血 | 3 |
| 牛膝 | ゴシツ | 血 | 3 |
| 山薬 | サンヤク | 気 | 3 |
| 茯苓 | ブクリョウ | 血水 | 3 |
| 山茱萸 | サンシュユ | 気 | 3 |
| 地黄[熟] | ジオウ | 血水 | 5 |
| 桂皮 | ケイヒ | 気 | 1 |
| 附子 | ブシ | 水 | 1 |

**概要** 陰虚証，八味地黄丸に利尿作用のある牛膝と車前子を加え，附子を2倍に増量した方剤で，しびれや痛み，尿量減少や浮腫が強く，胃腸機能が正常な場合に用いる．

**使用目標** 比較的体力の低下した人，あるいは高齢者で**腰部および下肢の脱力感，冷え，しびれ**などがあり，排尿の異常（**夜間頻尿**，多尿，頻尿，乏尿，排尿痛など）を訴える場合や，疲労倦怠感，腰痛，口渇，耳鳴，皮膚の瘙痒感などを伴う場合に用いる．腹診では**臍下不仁**＊を示す場合が多い．

＊＊**臍下不仁** ⇒ 臍の下が上腹部に比べて，著しく無力なもの．

**効能または効果** 疲れやすくて，四肢が冷えやすく尿量減少または多尿で時に口渇がある次の諸症：下肢痛，腰痛，しびれ，老人のかすみ目，かゆみ，排尿困難，頻尿，むくみ

**用法・用量** 1日7.5gを2～3回，食前または食間に経口投与する．

**慎重投与** 体力の充実している患者，暑がりで，のぼせが強く，赤ら顔の患者，著しく胃腸虚弱な患者，食欲不振・悪心・嘔吐のある患者，小児

**注意事項** 附子を含むため，「注意を要する生薬一覧」 p204 を参照すること．

**副作用** 間質性肺炎，肝機能障害・黄疸，過敏症，消化器症状

**応用疾患** **肝硬変に伴う腓腹筋けいれん（こむらがえり）**，**糖尿病性神経障害**，老人性皮膚瘙痒症，リンパ浮腫，**腰痛・下肢痛**，糖尿病性角膜障害，前立腺肥大・老齢者排尿障害，男性不妊症，骨粗鬆症，尿路感染症，尿路不定愁訴，男性更年期障害，パクリタキセルによる末梢神経障害，坐骨神経痛，白内障など

**薬理作用** しびれ・冷感に対する作用，水晶体混濁に対する作用，神経伝達速度に対する作用（坐骨神経伝導速度低下の抑制），鎮痛作用，血流量増加作用

## 87 六味丸（ロクミガン）

**構成生薬**

| 生薬名 | 読みがな | 薬能 | 含有量(g) |
|---|---|---|---|
| 沢瀉 | タクシャ | 水 | 3 |
| 牡丹皮 | ボタンピ | 血 | 3 |
| 山薬 | サンヤク | 気 | 3 |
| 茯苓 | ブクリョウ | 血水 | 3 |
| 山茱萸 | サンシュユ | 気 | 3 |
| 地黄[熟] | ジオウ | 血水 | 5 |

**概要** **陰証**，**中間〜虚証**，別名は六味地黄丸ともよばれ，八味地黄丸から桂皮と附子を除いたもので，**冷えがなく**，顔色もよく，口渇がある場合に用いる方剤である．

**使用目標** 比較的体力のない人で，**腰部および下肢の脱力感**，**しびれ**などがあり，尿意頻数(**夜間頻尿**など)，排尿時違和感などを訴え，疲労倦怠感，耳鳴，難聴，めまい，ふらつき，立ちくらみ，動悸，腰痛などを伴う場合に用いる．特にネフローゼ症候群や小児の夜尿症などに使用される．

**効能または効果** 疲れやすく尿量減少または多尿で，時に口渇があるものの次の諸症：排尿困難，頻尿，むくみ，かゆみ

**用法・用量** 1日7.5gを2〜3回，食前または食間に経口投与する．

**慎重投与** 著しく胃腸虚弱な患者，食欲不振，悪心・嘔吐のある患者

**副作用** 消化器症状

**応用疾患** 老人性腟炎，糖尿病，夜尿症，慢性腎疾患，前立腺肥大症，男性不妊症，白内障など

## 方剤群別 7 附子剤（ブシザイ）

附子剤とは，構成生薬の中に附子を含有するもので，附子の温補作用や鎮痛作用を期待した方剤群をいう．

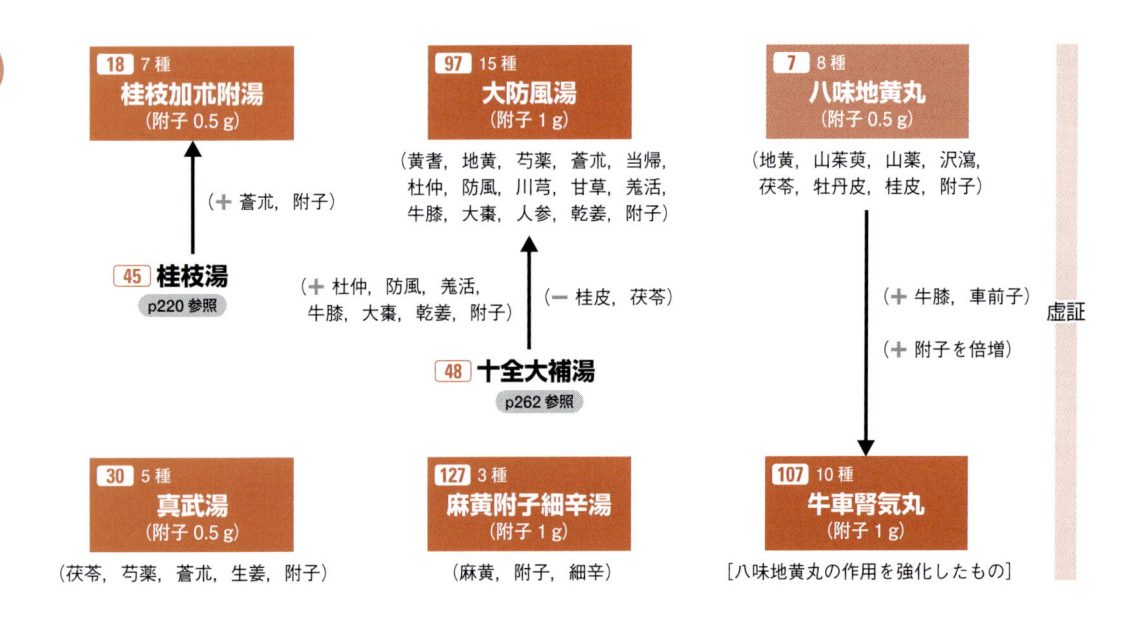

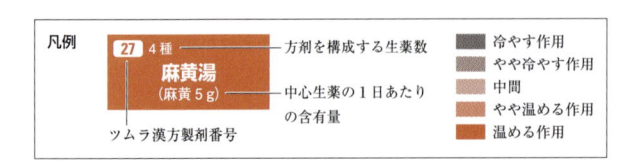

**18** 7種
**桂枝加朮附湯**
（附子 0.5 g）

（＋ 蒼朮，附子）

**45 桂枝湯**
p220 参照

**30** 5種
**真武湯**
（附子 0.5 g）

（茯苓，芍薬，蒼朮，生姜，附子）

**97** 15種
**大防風湯**
（附子 1 g）

（黄耆，地黄，芍薬，蒼朮，当帰，
杜仲，防風，川芎，甘草，羌活，
牛膝，大棗，人参，乾姜，附子）

（＋ 杜仲，防風，羌活，
牛膝，大棗，乾姜，附子）　　（－ 桂皮，茯苓）

**48 十全大補湯**
p262 参照

**127** 3種
**麻黄附子細辛湯**
（附子 1 g）

（麻黄，附子，細辛）

**7** 8種
**八味地黄丸**
（附子 0.5 g）

（地黄，山茱萸，山薬，沢瀉，
茯苓，牡丹皮，桂皮，附子）

（＋ 牛膝，車前子）

（＋ 附子を倍増）

**107** 10種
**牛車腎気丸**
（附子 1 g）

［八味地黄丸の作用を強化したもの］

虚証

**凡例**
**27** 4種 ─── 方剤を構成する生薬数
**麻黄湯**
（麻黄 5 g） ─── 中心生薬の1日あたりの含有量
ツムラ漢方製剤番号

- 冷やす作用
- やや冷やす作用
- 中間
- やや温める作用
- 温める作用

附子剤に用いられる重要生薬
# 附子(ブシ)

| | |
|---|---|
| 基原(科名) | ハナトリカブトまたは同属植物の塊根(キンポウゲ科)<br>花が舞楽の舞い手がかぶる鳳凰の頭の形を模した冠である鳥兜に似ていることから命名された．塊根を乾燥させたもので，母根を烏頭(ウズ)，子根を附子(ブシ)といい，前者は鎮痛作用，後者は温熱作用を主目的として用いられる． |
| 古典による分類 | 神農本草経　下品 |
| 有効成分 | アコニチン，メサコニチン，ヒパコニチン，ハイゲナミンなどのアルカロイドなど |
| 漢方的な作用 | 温補・利水および鎮痛作用<br>①**温補作用**：陽気を補いめぐらし，身体を温め，冷えを除くことから，四肢厥冷(手足の末端から冷えが突き上げてくる状態)に対して有効である．<br>②**鎮痛作用**：寒邪・湿邪による関節痛・筋肉痛・腰痛に用い，これらの邪を除いて，気をめぐらせて，鎮痛効果を発揮する． |
| 薬性 | 熱(大熱)，水 |
| 配合作用 | 附子＋桂皮＝身体を冷やすことによって起きる神経痛・関節炎を治す．<br>附子＋乾姜＝極度の新陳代謝の衰弱，体温低下，四肢冷寒，水様性下痢，危篤状態を改善する作用を有す．<br>附子＋人参＝冷えによる胃腸機能の低下，腹痛，下痢を治す．<br>附子＋茯苓＝水分代謝を正常に近づけ，尿量減少，浮腫を治す．<br>附子＋麻黄＝熱感がない，はなはだしい悪寒を伴う感冒などを治す．<br>附子＋蒼朮(または白朮)＝身体を温め，新陳代謝を亢進させ，湿を除く作用を増し，神経痛，関節痛，関節リウマチを治す． |
| 薬理作用 | **主作用**　①強心作用，②鎮痛作用，③抗炎症作用(ステロイド様作用)，④血糖降下作用，⑤血管拡張作用など<br>**作用機序**　アコニチンは神経細胞の Na チャンネル受容体に結合し，チャンネルを開放させる．その結果，$Na^+$ が細胞内へ流入し，アセチルコリンの遊離が抑制され，神経伝達が遮断される．<br>**副作用**　心悸亢進，のぼせ，発汗，舌のしびれ，めまい，悪心など<br>**中毒**　不整脈，血圧低下，けいれん，意識障害など |
| その他 | **修治ブシ末**：オートクレーブにて高圧蒸気処理すると加水分解され，毒性の高いジエステル型アルカロイドから低いモノエステル型，非エステル型に変化し，その毒性は 1/150 以下となる．なお，低毒化した成分および溶出されない成分の中には強心作用をもつものがある．<br>**用法・用量**　3023　ブシ末として基本方剤に通常 1 日量 0.5〜3.0 g 加えて用いることがある．ただし少量から開始し，効果がなければ様子をみながら増量すること． |

## 30 真武湯（シンブトウ）

### 構成生薬

| 生薬名 | 読みがな | 薬能 | 含有量(g) |
|---|---|---|---|
| 芍薬 | シャクヤク | 血 | 3 |
| 茯苓 | ブクリョウ | 血水 | 4 |
| 生姜 | ショウキョウ | 水 | 1.5 |
| 蒼朮 | ソウジュツ | 気水 | 3 |
| 附子 | ブシ | 水 | 0.5 |

**＊裏寒** ➡ 裏寒とは，消化機能の低下した状態で，下痢，腹痛，口への胃液逆流，薄い唾液が口にたまる，手足の冷えなど人参湯，真武湯などの温補剤が必要と思われる状態．

**概要** 陰虚証，顔色が悪く，四肢の冷えがあり，虚弱体質者の慢性下痢（水様性下痢）に用いられる．高度の裏寒＊証で水分の停滞がある場合に対し，附子の強い温熱作用により機能を亢進し，水分の正常排泄を促す．また，過剰な水分を取り除く茯苓と蒼朮，痛みを和らげる芍薬，健胃の目的で生姜が配合されている．なお，別名を中国の四神である北の神にちなんで玄武湯（ゲンブトウ）ともよぶ．

**使用目標** 新陳代謝が低下した人で，**全身倦怠感**や**末梢以外の四肢や身体の冷え・痛み**があり，**下痢（水様性）**または軟便，腹痛（比較的軽度）などを訴え，尿量減少，浮腫，**めまい**，身体動揺感，心悸亢進などを伴う場合に用いられる．

**効能または効果** 新陳代謝の沈衰しているものの次の諸症：胃腸疾患，胃腸虚弱症，慢性腸炎，消化不良，胃アトニー症，胃下垂症，ネフローゼ，腹膜炎，脳溢血，脊髄疾患による運動ならびに知覚麻痺，神経衰弱，高血圧症，心臓弁膜症，心不全で心悸亢進，半身不随，リウマチ，老人性瘙痒症

**用法・用量** 1日7.5gを2〜3回，食前または食間に経口投与する．

**慎重投与** 体力の充実している患者，暑がりで，のぼせが強く，赤ら顔の患者，小児．

**注意事項** 附子を含むため，「注意を要する生薬一覧」p204 を参照すること．

**副作用** 過敏症，心悸亢進，のぼせ，舌のしびれ，悪心など

**応用疾患** 脳血管障害，慢性心不全，本態性低血圧，起立性低血圧，過敏性腸症候群，やせ，甲状腺機能低下症，下部消化管術後の下痢，メニエール病など

**薬理作用** 血圧降下作用

## 97 大防風湯（ダイボウフウトウ）

**構成生薬**

| 生薬名 | 読みがな | 薬能 | 含有量(g) |
|---|---|---|---|
| 芍薬 | シャクヤク | 血 | 3 |
| 甘草 | カンゾウ | 気水 | 1.5 |
| 牛膝 | ゴシツ | 血 | 1.5 |
| 人参 | ニンジン | 気 | 1.5 |
| 黄耆 | オウギ | 気 | 3 |
| 地黄[熟] | ジオウ | 血水 | 3 |
| 防風 | ボウフウ | 気 | 3 |
| 羌活 | キョウカツ | 水 | 1.5 |
| 大棗 | タイソウ | 気 | 1.5 |
| 川芎 | センキュウ | 気血 | 2 |
| 蒼朮 | ソウジュツ | 気水 | 3 |
| 当帰 | トウキ | 血 | 3 |
| 杜仲 | トチュウ | 水 | 3 |
| 乾姜 | カンキョウ | 気水 | 1 |
| 附子 | ブシ | 水 | 1 |

**概要** 陰虚証．十全大補湯から桂皮と茯苓を除いたものに，発散・鎮痛作用を示す防風と羌活，理血作用を示す牛膝，鎮痛作用を示す杜仲と附子などを加えた方剤である．附子が入っているため，**十全大補湯よりも冷えが強いときに用いる**．

**使用目標** 体力がない人で，顔色が悪く，**貧血傾向で関節の腫脹・疼痛**，運動機能障害などがあり，これらの症状が慢性に経過し，**冷えによって増悪**する場合に用いられる．特に下肢の関節炎に用いられることが多いが，胃腸虚弱な人には適さない．

**効能または効果** 関節が腫れて痛み，麻痺，強直して屈伸しがたいものの次の諸症：下肢の関節リウマチ，慢性関節炎，痛風

**用法・用量** 1日10.5gを2～3回，食前または食間に経口投与する．

**注意事項** 附子，甘草を含むため，「注意を要する生薬一覧」p204 を参照すること．

**相互作用** 甘草を含むため，「相互作用」の項 p201 を参照すること．

**慎重投与** 体力の充実している患者，暑がりで，のぼせが強く，赤ら顔の患者，著しく胃腸虚弱な患者，食欲不振・悪心・嘔吐のある患者，小児

**副作用** 偽アルドステロン症，ミオパチー，過敏症，消化器症状

**応用疾患** 痛風，関節リウマチ，変形性膝関節症など

**薬理作用** 関節リウマチモデルに対する改善作用

## 18 桂枝加朮附湯
（ケイシカジュツブトウ）

前述（p221）参照）

## 127 麻黄附子細辛湯
（マオウブシサイシントウ）

前述（p213）参照）

## 7 八味地黄丸
（ハチミジオウガン）　ベスト30

前述（p271）参照）

## 107 牛車腎気丸
（ゴシャジンキガン）　ベスト30

前述（p272）参照）

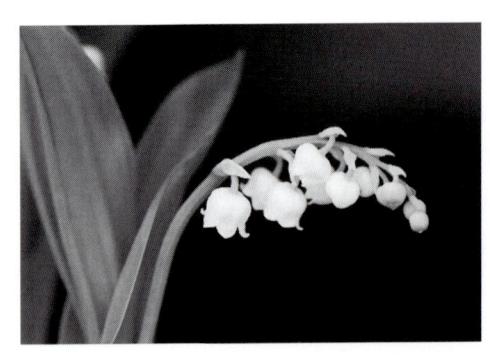

身近な有毒植物④ **スズラン（ユリ科）**
寒い地方に自生する植物であるが，家庭での観賞用としてドイツスズランが栽培されている．毒成分は強心配糖体のコンバラトキシン，コンバラマリンなどで，全草に分布するが，特に葉と根に多い．誤って経口摂取すると悪心・嘔吐，頭痛，めまい，視覚障害，血圧低下，急性心不全，心停止を生じ，死亡することもある．ギョウジャニンニクと類似しているため誤って摂取することがあるが，スズランを活けた水を飲んで死亡した例もある．

## 方剤群別 ⑧ 瀉心湯類と関連方剤 (シャシントウルイ)

　瀉心湯類とは，心窩部のつかえを取り去る作用をもつ方剤群で，構成生薬の中に，黄芩と黄連が配合されていることが多いのが特徴である．この2者が配合された方剤群を芩連剤（ゴンレン）といい，いずれも清熱作用を有し，前者は主に上焦の症状である，のぼせ，精神不安，不眠，鼻血などを，後者は主に下焦の症状である，嘔吐，腹痛，下痢などを治す作用がある．

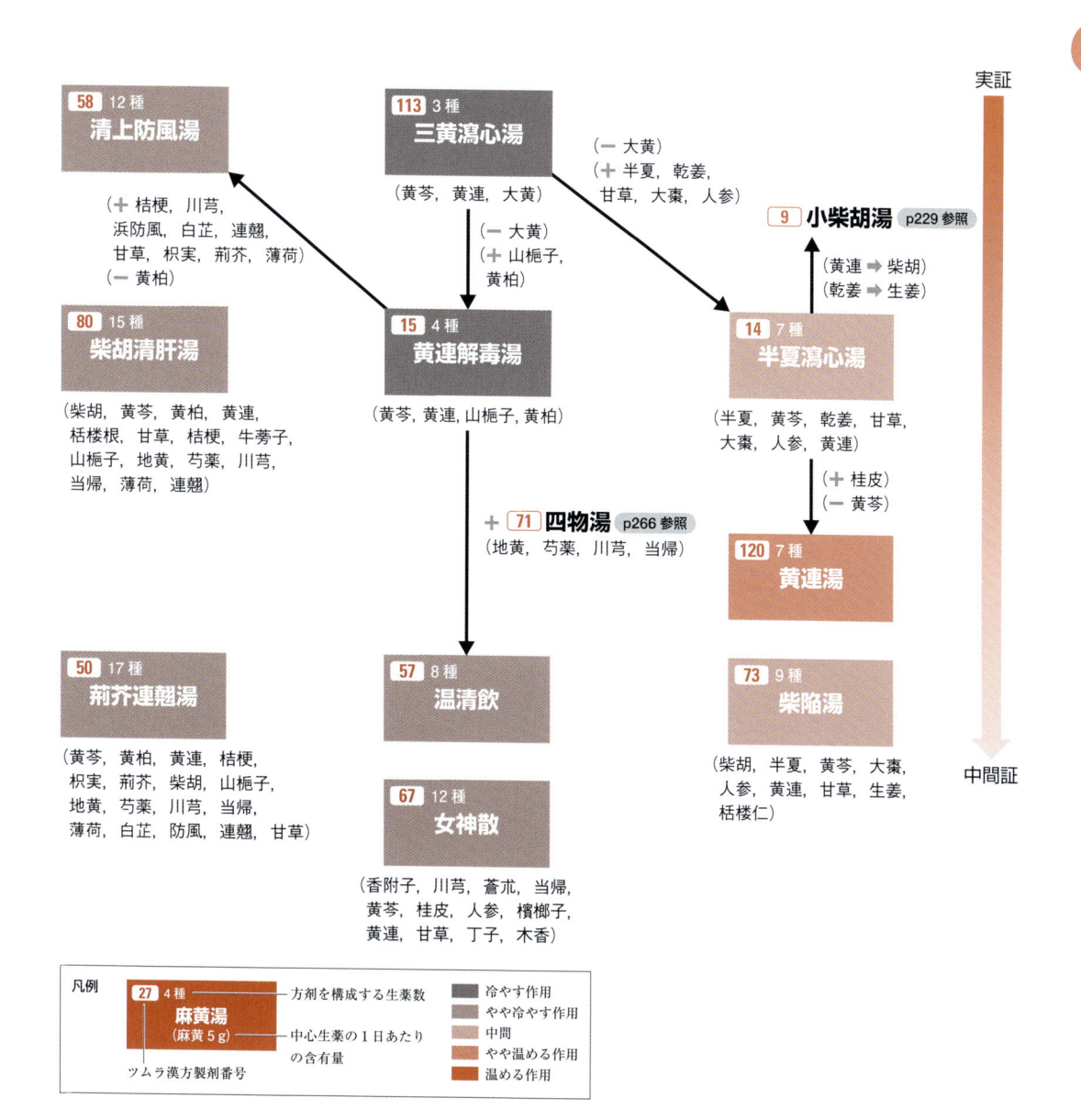

### 方剤関連図

**[58] 12種 清上防風湯**
(＋桔梗，川芎，浜防風，白芷，連翹，甘草，枳実，荊芥，薄荷)
(－黄柏)

**[113] 3種 三黄瀉心湯**
(黄芩，黄連，大黄)
(－大黄)
(＋半夏，乾姜，甘草，大棗，人参) → [9] 小柴胡湯 p229参照
(－大黄)(＋山梔子，黄柏) ↓

**[80] 15種 柴胡清肝湯**
(柴胡，黄芩，黄柏，黄連，栝楼根，甘草，桔梗，牛蒡子，山梔子，地黄，芍薬，川芎，当帰，薄荷，連翹)

**[15] 4種 黄連解毒湯**
(黄芩，黄連，山梔子，黄柏)

**[14] 7種 半夏瀉心湯**
(半夏，黄芩，乾姜，甘草，大棗，人参，黄連)
(黄連→柴胡)(乾姜→生姜)
(＋桂皮)(－黄芩) ↓

**[120] 7種 黄連湯**

**＋[71] 四物湯 p266参照**
(地黄，芍薬，川芎，当帰)

**[50] 17種 荊芥連翹湯**
(黄芩，黄柏，黄連，桔梗，枳実，荊芥，柴胡，山梔子，地黄，芍薬，川芎，当帰，薄荷，白芷，防風，連翹，甘草)

**[57] 8種 温清飲**

**[67] 12種 女神散**
(香附子，川芎，蒼朮，当帰，黄芩，桂皮，人参，檳榔子，黄連，甘草，丁子，木香)

**[73] 9種 柴陥湯**
(柴胡，半夏，黄芩，大棗，人参，黄連，甘草，生姜，栝楼仁)

実証 → 中間証

**凡例**
[27] 4種 麻黄湯 (麻黄5g) ─ 方剤を構成する生薬数 / 中心生薬の1日あたりの含有量 / ツムラ漢方製剤番号

- 冷やす作用
- やや冷やす作用
- 中間
- やや温める作用
- 温める作用

## 瀉心湯類に用いられる重要生薬
# 黄連 (オウレン)

| 基原(科名) | オウレンまたはその他同属植物の根をほとんど除いた根茎(キンポウゲ科)<br>根茎を乾燥したものを用いる. |
|---|---|
| 古典による分類 | 神農本草経　上品 |
| 有効成分 | ベルベリン，パルマチン，コプチシンなどのアルカロイドなど |
| 漢方的な作用 | 止瀉作用，健胃・整腸作用，消炎作用，精神安定作用<br>①**止瀉作用**：炎症性の下痢を止める作用がある．<br>②**健胃・整腸作用**：急性の胃腸炎による悪心・嘔吐，下痢を治す効果を発揮する．<br>③**消炎作用**：化膿性の皮膚炎，結膜炎，気管支炎などの炎症性疾患に対して，抗炎症作用を示す．<br>④**精神安定作用**：不安，興奮，不眠などの症状を改善する作用を有する． |
| 薬性 | 寒，血 |
| 配合作用 | 黄連＋黄芩＝心窩部の膨満感，口苦，嘔吐，頭痛，不眠，高血圧などを改善する．<br>黄連＋大黄＝上半身の充血性炎症(結膜炎，口内炎，上気道炎など)，鼻出血，吐血，痔出血，不眠などを改善する．<br>黄連＋山梔子＝眼の充血，鼻出血，喀血，吐血，血尿など，種々の充血・出血などに対して改善する． |
| 薬理作用 | 主作用 ①止瀉作用，②抗消化性潰瘍作用，③健胃作用，④抗炎症作用，⑤中枢抑制作用，⑥降圧作用，⑦免疫賦活作用，⑧抗菌作用，⑨肝障害改善作用，⑩鎮痙作用，⑪利胆作用など |

## 113 三黄瀉心湯 (サンオウシャシントウ)

### 構成生薬

| 生薬名 | 読みがな | 薬能 | 含有量(g) 1 | 2 | 3 | 4 | 5 |
|---|---|---|---|---|---|---|---|
| 黄芩 | オウゴン | 血 | ■ | ■ | ■ | | |
| 黄連 | オウレン | 血 | ■ | ■ | ■ | | |
| 大黄 | ダイオウ | 血 | ■ | ■ | ■ | | |

3種の構成生薬すべての名前に「黄」が入っていることから「三黄」の名がつけられた．

*心下痞硬 ➡ 心下痞硬とは，みぞおちがつかえて硬い状態をいう．

**概要** 陽実証．瀉心湯類の中で最も実証向けで，黄芩，黄連以外に大黄を配合することで，瀉下，消炎，解熱作用が増強され，便通を整えて，激しい熱証を取り除く方剤で，黄連解毒湯よりも実証向きである．

**使用目標** 体格がよく，体力もある人が，暑がり，**のぼせ気味で顔面紅潮**し，**心下痞硬***，**便秘**を訴え，気分がイライラして落ち着かず，鼻出血，痔出血，**精神不安，不眠，神経過敏**などを伴う場合に用いる．

**効能または効果** 比較的体力があり，のぼせ気味で，顔面紅潮し，精神不安で，便秘傾向のあるものの次の諸症：高血圧の随伴症状（のぼせ，肩こり，耳鳴，頭重，不眠，不安），鼻血，痔出血，便秘，更年期障害，血の道症

**用法・用量** 1日7.5gを2～3回，食前または食間に経口投与する．

**慎重投与** 下痢，軟便のある患者，著しく胃腸虚弱な患者，著しく体力の衰えている患者

**注意事項** 大黄を含むため，「注意を要する生薬一覧」p204 を参照すること．

**副作用** 消化器症状

**応用疾患** 慢性胃炎，消化性潰瘍，痔疾，不眠症，月経異常，更年期障害，難聴，耳鳴，鼻出血，白内障，眼底出血など

**薬理作用** 血圧降下作用，中枢神経系に対する作用

## 15 黄連解毒湯（オウレンゲドクトウ）

**構成生薬**

| 生薬名 | 読みがな | 薬能 | 含有量(g) 1 | 2 | 3 | 4 | 5 |
|---|---|---|---|---|---|---|---|
| 黄芩 | オウゴン | 血 | ■■ | ■ | | | |
| 黄連 | オウレン | 血 | ■■ | | | | |
| 山梔子 | サンシシ | 気血 | ■■ | ■ | | | |
| 黄柏 | オウバク | 血 | ■ | | | | |

**概要** **陽証**，**実～中間証**．黄芩と黄連を配合するため瀉心湯類に属するが，三黄瀉心湯ほど実証でなく，頑固な便秘がないものに適する方剤である．のぼせ，赤ら顔などの身体上部の症状を治す一方，精神を鎮静させる作用が強い．また，山梔子には止血作用があり，鼻出血にも効果がある．本方は「解毒」という名のとおり，かつては，ふぐ中毒，朝鮮朝顔中毒などに用いられたが，現在では二日酔い（酒毒）など，応用範囲の広い方剤である．

**使用目標** 体力がふつう，またはそれ以上の人が，のぼせ気味で**顔面紅潮**し，**心窩部の痞え**，舌の乾燥，口渇，口内炎，**各種の出血**（鼻出血，痔出血など），眼の充血，耳鳴，頭痛，**精神不安**，**不眠**，イライラなどの精神神経症状を訴える場合に用いる．

**効能または効果** 比較的体力があり，のぼせ気味で，イライラする傾向のあるものの次の諸症：喀血，吐血，下血，脳溢血，高血圧，心悸亢進，ノイローゼ，皮膚瘙痒症，胃炎

**用法・用量** 1日7.5gを2～3回，食前または食間に経口投与する．

**慎重投与** 著しく体力の衰えている患者．漢方製剤を併用する場合には含有生薬の重複に注意する．

**副作用** 間質性肺炎，肝機能障害・黄疸，過敏症，消化器症状

**応用疾患** 脳血管障害，痤瘡，老人性皮膚瘙痒症，高血圧・高血圧症随伴症状，慢性胃炎，消化性潰瘍，保存期腎不全患者・透析患者の瘙痒症，認知症，パーキンソン病，統合失調症，うつ病・神経症，掌蹠膿疱症，レイノー現象，アトピー性皮膚炎，歯周病の急性発作，抗癌剤による粘膜障害，不眠症，慢性胃炎・機能性ディスペプシア，血友病，特発性血小板減少性紫斑病，妊娠高血圧症候群，帯状疱疹，メニエール病，難聴，鼻出血，眼底出血，口内炎，舌炎など

**薬理作用** 胃粘膜障害に対する改善作用，抗炎症作用，循環系に対する作用（血圧上昇の抑制，海馬での局所脳血流量の増加）など

## 57 温清飲 (ウンセイイン)

後述（p321）参照

## 14 半夏瀉心湯 (ハンゲシャシントウ) ベスト30

**構成生薬**

| 生薬名 | 読みがな | 薬能 | 含有量(g) 1 | 2 | 3 | 4 | 5 |
|---|---|---|---|---|---|---|---|
| 黄芩 | オウゴン | 血 | | | | | |
| 黄連 | オウレン | 血 | | | | | |
| 甘草 | カンゾウ | 気水 | | | | | |
| 人参 | ニンジン | 気 | | | | | |
| 大棗 | タイソウ | 気 | | | | | |
| 半夏 | ハンゲ | 水 | | | | | |
| 乾姜 | カンキョウ | 気水 | | | | | |

**概要** 陽証，虚実中間証，胃腸を調整するもので，胃内停水があり，嘔吐から下痢といった一連の水毒症状を取り除く方剤である．本方剤は，2つの捉え方ができる．1つは，瀉心湯の中心生薬である黄芩・黄連に，半夏，乾姜，人参などを配合したもの，もう1つは，小柴胡湯の柴胡を黄連に，生姜を乾姜に置き換えたものである．

**使用目標** 体力がふつうの人で，**心下痞硬\***，**腹中雷鳴**があり，**悪心**，**嘔吐**，**食欲不振**，げっぷ，**下痢\*\***などを訴える場合に用いる．また，不安や不眠などの精神神経症状や胃内停水などを伴う場合に使用することがある．

**効能または効果** みぞおちのつかえ，時に悪心，嘔吐があり，食欲不振で腹が鳴って軟便または下痢の傾向のあるものの次の諸症：急・慢性胃腸カタル，醗酵

\*心下痞硬 ➡ 心窩部の抵抗・停滞感・重圧感．

\*\*下痢 ➡ 一般的に，下痢するとスッキリするタイプは本方の適応で，ガックリするタイプは人参湯がよいとされている．

性下痢，消化不良，胃下垂，神経性胃炎，胃弱，二日酔い，げっぷ，胸やけ，口内炎，神経症

**用法・用量** 1日7.5gを2～3回，食前または食間に経口投与する．

**禁忌** アルドステロン症の患者，ミオパチーのある患者，低カリウム血症のある患者

**注意事項** 甘草を含むため，「注意を要する生薬一覧」p204 を参照すること．

**相互作用** 甘草を含むため，「相互作用」の項 p201 を参照すること．

**副作用** 間質性肺炎，偽アルドステロン症，ミオパチー，肝機能障害・黄疸，過敏症

**応用疾患** 抗癌剤(イリノテカン塩酸塩水和物)による下痢，急性胃炎，消化性潰瘍，胃切除後の消化器症状，口内炎，舌炎，舌痛症，逆流性食道炎，慢性胃炎・機能性ディスペプシア，過敏性腸症候群，慢性膵炎，吃逆(しゃっくり)など

**薬理作用** 胃排出促進作用，胃粘膜障害に対する改善作用，制吐作用，止瀉作用

## 120 黄連湯（オウレントウ）

**構成生薬**

| 生薬名 | 読みがな | 薬能 | 含有量(g) |
|---|---|---|---|
| 黄連 | オウレン | 血 | 3 |
| 甘草 | カンゾウ | 気水 | 3 |
| 人参 | ニンジン | 気 | 3 |
| 桂皮 | ケイヒ | 気 | 3 |
| 大棗 | タイソウ | 気 | 3 |
| 半夏 | ハンゲ | 水 | 5 |
| 乾姜 | カンキョウ | 気水 | 3 |

**概要** 陽証・虚実中間証．半夏瀉心湯から黄芩を除き，桂皮を加えたことで，胃を温めて，のぼせを改善する作用や心窩部痛を取り除く作用をもたせた方剤である．半夏瀉心湯を使用したいが，やや冷えとのぼせのある場合に適する．

**使用目標** 体力がふつうの人で，**上腹部痛**，**悪心・嘔吐**があり，**心下痞硬**\*，**心煩**\*\*，食欲不振，舌苔，口臭などを伴う場合に用いられる．

**効能または効果** 胃部の停滞感や重圧感，食欲不振のあるものの次の諸症：急性胃炎，二日酔，口内炎

**用法・用量** 1日7.5gを2～3回，食前または食間に経口投与する．

**禁忌** アルドステロン症の患者，ミオパチーのある患者，低カリウム血症のある患者

**注意事項** 甘草を含むため，「注意を要する生薬一覧」p204 を参照すること．

\*心下痞硬 ⇒ 心窩部の抵抗・停滞感・重圧感．

\*\*心煩 ⇒ 胸苦しいこと．

**相互作用** 甘草を含むため,「相互作用」の項 p201 を参照すること.
**副作用** 偽アルドステロン症, ミオパチー, 過敏症
**応用疾患** 消化性潰瘍, **口内炎**, 舌痛症, 舌炎など

## 73 柴陥湯（サイカントウ）

前述（p238 参照）

## 67 女神散（ニョシンサン）

後述（p304 参照）

## 58 清上防風湯（セイジョウボウフウトウ）

**構成生薬**

| 生薬名 | 読みがな | 薬能 | 含有量(g) 1 | 2 | 3 | 4 | 5 |
|---|---|---|---|---|---|---|---|
| 黄芩 | オウゴン | 血 | ▓▓ | | | | |
| 山梔子 | サンシシ | 気血 | ▓▓ | | | | |
| 黄連 | オウレン | 血 | ▓ | | | | |
| 浜防風 | ハマボウフウ | 気 | ▓ | | | | |
| 連翹 | レンギョウ | 血 | ▓ | | | | |
| 枳実 | キジツ | 気 | ▓ | | | | |
| 薄荷 | ハッカ | 気 | ▓ | | | | |
| 桔梗 | キキョウ | 気 | ▓ | | | | |
| 甘草 | カンゾウ | 気水 | ▓ | | | | |
| 荊芥 | ケイガイ | 血 | ▓ | | | | |
| 川芎 | センキュウ | 気血 | ▓▓ | | | | |
| 白芷 | ビャクシ | 気血 | ▓▓ | | | | |

**概要** **陽実証**. 黄連解毒湯から黄柏を除き, 顔面・頭部の熱性皮膚疾患に有効な浜防風, 連翹, 荊芥, 薄荷などを加えたもので, 青年男女の顔面や頭部の化膿性皮膚疾患に用いる方剤である.

**使用目標** 比較的体力がある人で, 便秘傾向, 首から上の発疹で発赤が強く, ほてり, 熱感, 腫脹, 化膿している場合に用いる. また, 赤鼻や赤ら顔にも使用される.

**効能または効果** にきび

**用法・用量** 1日7.5gを2〜3回，食前または食間に経口投与する．
**慎重投与** 著しく胃腸虚弱な患者，食欲不振・悪心・嘔吐のある患者
**注意事項** 甘草を含むため，「注意を要する生薬一覧」p204 を参照すること．
**相互作用** 甘草を含むため，「相互作用」の項 p201 を参照すること．
**副作用** 偽アルドステロン症，ミオパチー，肝機能障害・黄疸，過敏症，消化器症状
**応用疾患** 慢性湿疹など
**薬理作用** 抗菌作用

## 80 柴胡清肝湯（サイコセイカントウ）

前述（p241 参照）

## 50 荊芥連翹湯（ケイガイレンギョウトウ）

前述（p245 参照）

身近な有毒植物⑤ **クレマチス（キンポウゲ科）**
園芸品種としては「テッセン」や「カザグルマ」があり，人気の高い観賞植物である．毒成分であるプロトアネモニンは全草にあり，誤って多食すると口腔の腫脹，嘔吐，胃粘膜のびらん，下痢，腹痛などの胃腸障害が出現し，また樹液が皮膚に付くと接触性皮膚炎を生ずる．

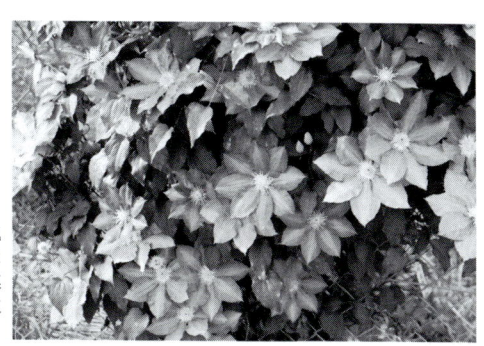

## 方剤群別 9　承気湯類と関連方剤 (ジョウキトウルイ)

承気湯類の承気とは，順気ともいい，気のめぐりをよくすることであり，これによって腹部膨満や便秘を治す方剤群である．

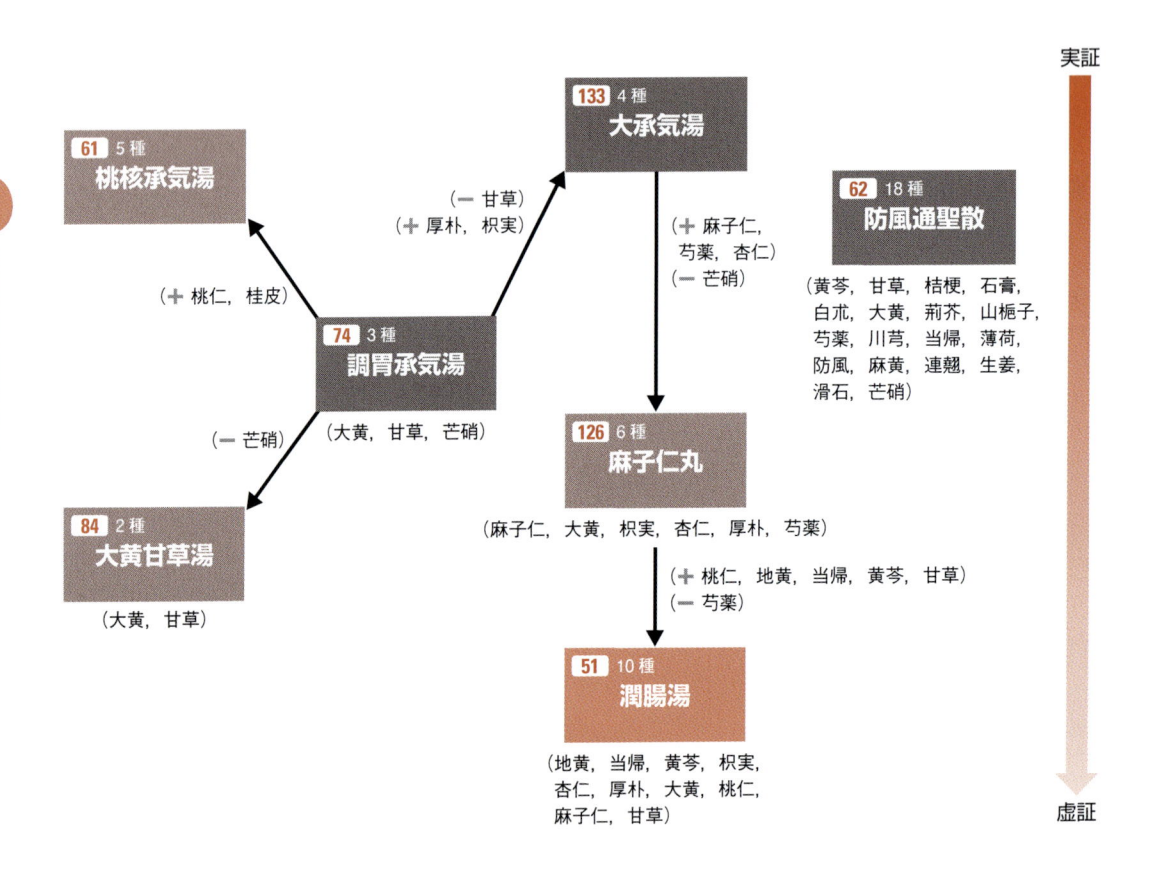

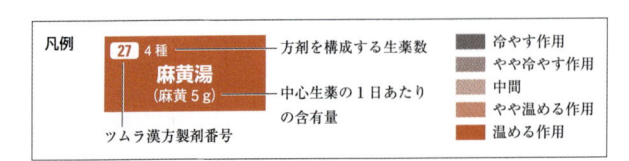

**133** 4種
**大承気湯**

**61** 5種
**桃核承気湯**

（− 甘草）
（＋ 厚朴，枳実）

**62** 18種
**防風通聖散**
（黄芩，甘草，桔梗，石膏，白朮，大黄，荊芥，山梔子，芍薬，川芎，当帰，薄荷，防風，麻黄，連翹，生姜，滑石，芒硝）

（＋ 麻子仁，芍薬，杏仁）
（− 芒硝）

（＋ 桃仁，桂皮）

**74** 3種
**調胃承気湯**
（大黄，甘草，芒硝）

（− 芒硝）

**126** 6種
**麻子仁丸**
（麻子仁，大黄，枳実，杏仁，厚朴，芍薬）

**84** 2種
**大黄甘草湯**
（大黄，甘草）

（＋ 桃仁，地黄，当帰，黄芩，甘草）
（− 芍薬）

**51** 10種
**潤腸湯**
（地黄，当帰，黄芩，枳実，杏仁，厚朴，大黄，桃仁，麻子仁，甘草）

実証 ←→ 虚証

**凡例**
**27** 4種
**麻黄湯**
（麻黄 5 g）
─ 方剤を構成する生薬数
─ 中心生薬の1日あたりの含有量
ツムラ漢方製剤番号

■ 冷やす作用
■ やや冷やす作用
■ 中間
■ やや温める作用
■ 温める作用

## 133 大承気湯（ダイジョウキトウ）

**構成生薬**

| 生薬名 | 読みがな | 薬能 | 含有量(g) |
|---|---|---|---|
| 大黄 | ダイオウ | 血 | 2 |
| 芒硝* | ボウショウ | 血 | 1.3 |
| 枳実 | キジツ | 気 | 3 |
| 厚朴 | コウボク | 気 | 5 |

\* 1.3 g

**概要** 陽実証．本方剤は峻下剤に属し，調胃承気湯から甘草を除き，厚朴と枳実を加えたものであり，漢方薬の中で最も強い瀉下作用を有する．

**使用目標** 体力の充実した人で，腹部，**特に臍を中心に充実して膨満感が強く**，**便秘**し，のぼせ，**ほてり**，口渇，舌の乾燥，悪心，不安・不眠・興奮などの精神症状を伴う場合に用いられる．排便の状況に合わせて，用量を加減して使用する．

**効能または効果** 腹部が硬くつかえて，便秘するもの，あるいは肥満体質で便秘するもの．常習便秘，急性便秘，高血圧，神経症，食あたり

**用法・用量** 1日7.5gを2～3回，食前または食間に経口投与する．

**慎重投与** 下痢，軟便のある患者，著しく胃腸虚弱な患者，著しく体力の衰えている患者，食塩制限のある患者．

**注意事項** 大黄を含むため，「注意を要する生薬一覧」 p204 を参照すること．

**副作用** 消化器症状

## 74 調胃承気湯（チョウイジョウキトウ）

**構成生薬**

| 生薬名 | 読みがな | 薬能 | 含有量(g) |
|---|---|---|---|
| 大黄 | ダイオウ | 血 | 2 |
| 芒硝 | ボウショウ | 血 | 1 |
| 甘草 | カンゾウ | 気水 | 1 |

**概要** **陽証，実～中間証**．大黄，甘草，芒硝からなる方剤で，大承気湯よりも緩和な作用を有する．芒硝には瀉下作用のほかに，湿潤作用があるため，口腔内の乾燥を伴った腹部膨満感のある便秘に用いる．

**使用目標** 体力がふつう，またはそれ以上の人の**便秘**で，**心下痞硬**\*，**腹部膨満感が強く**，腹痛がある場合に用いる．

\*心下痞硬 ➡ 心窩部の抵抗・停滞感・重圧感．

| 効能または効果 | 便秘 |
| 用法・用量 | 1日7.5gを2～3回，食前または食間に経口投与する． |
| 慎重投与 | 下痢・軟便のある患者，著しく胃腸虚弱な患者，著しく体力の衰えている患者，食塩制限の必要な患者 |
| 注意事項 | 大黄，甘草を含むため，「注意を要する生薬一覧」p204 を参照すること． |
| 相互作用 | 甘草を含むため，「相互作用」の項 p201 を参照すること． |
| 副作用 | 偽アルドステロン症，ミオパチー，消化器症状 |

## 51 潤腸湯（ジュンチョウトウ）

### 構成生薬

| 生薬名 | 読みがな | 薬能 | 含有量(g) 1 | 2 | 3 | 4 | 5 | 6 |
|---|---|---|---|---|---|---|---|---|
| 黄芩 | オウゴン | 血 | ■ | ■ | | | | |
| 大黄 | ダイオウ | 血 | ■ | ■ | | | | |
| 枳実 | キジツ | 気 | ■ | ■ | | | | |
| 桃仁 | トウニン | 血水 | ■ | ■ | | | | |
| 麻子仁 | マシニン | 血 | ■ | ■ | ■ | ■ | | |
| 甘草 | カンゾウ | 気水 | ■ | | | | | |
| 地黄[熟] | ジオウ | 血水 | ■ | ■ | ■ | ■ | ■ | ■ |
| 杏仁 | キョウニン | 水 | ■ | ■ | | | | |
| 厚朴 | コウボク | 気 | ■ | ■ | | | | |
| 当帰 | トウキ | 血 | ■ | ■ | ■ | | | |

**概要** 陰虚証，虚弱者の便秘薬であり，麻子仁丸に似るが，皮膚が乾燥し，血液循環が悪く，貧血傾向のある人で，大便の乾固の程度が，より強い場合に用いられる．

**使用目標** 体力のやや低下した人の弛緩性またはけいれん性**便秘**で，**皮膚が枯燥，疲労倦怠感**，腹壁弛緩し糞塊(兎糞状)が触知される場合に用いる．また，水分制限している人や，多尿で腸内の水分が不足している状態のときに使用する場合がある．

**効能または効果** 便秘

**用法・用量** 1日7.5gを2～3回，食前または食間に経口投与する．

**慎重投与** 下痢・軟便のある患者，著しく胃腸虚弱な患者，食欲不振・悪心・嘔吐のある患者，著しく体力の衰えている患者

**注意事項** 大黄，甘草を含むため，「注意を要する生薬一覧」p204 を参照すること．

**相互作用** 甘草を含むため，「相互作用」の項 p201 を参照すること．

**副作用** 間質性肺炎，偽アルドステロン症，ミオパチー，肝機能障害・黄疸，消化器症状

## 84 大黄甘草湯 (ダイオウカンゾウトウ)

**構成生薬**

| 生薬名 | 読みがな | 薬能 | 含有量(g) 1 | 2 | 3 | 4 | 5 |
|---|---|---|---|---|---|---|---|
| 大黄 | ダイオウ | 血 | ■ | ■ | ■ | ■ | |
| 甘草 | カンゾウ | 気水 | ■ | | | | |

**概要** 陰陽に関係なく，**虚実中間証**，調胃承気湯から芒硝を除いた方剤で，緩下作用のある大黄と，緩和作用のある甘草の2味からなる．承気湯類（大承気湯，調胃承気湯，桃核承気湯など）では作用が強くて使用できない場合に繁用される．

**使用目標** **常習便秘**で，便秘以外にはほとんど症状がない場合に広く用いられる．

**効能または効果** 便秘症

**用法・用量** 1日7.5gを2〜3回，食前または食間に経口投与する．

**慎重投与** 下痢・軟便の患者，著しく胃腸虚弱な患者，著しく体力の衰えている患者

**注意事項** 大黄，甘草を含むため，「注意を要する生薬一覧」p204 を参照すること．

**相互作用** 甘草を含むため，「相互作用」の項 p201 を参照すること．

**副作用** 偽アルドステロン症，ミオパチー，消化器症状

**応用疾患** 便秘症 など

## 126 麻子仁丸 (マシニンガン)

**構成生薬**

| 生薬名 | 読みがな | 薬能 | 含有量(g) 1 | 2 | 3 | 4 | 5 |
|---|---|---|---|---|---|---|---|
| 大黄 | ダイオウ | 血 | ■ | ■ | ■ | | |
| 枳実 | キジツ | 気 | ■ | ■ | | | |
| 芍薬 | シャクヤク | 血 | ■ | ■ | | | |
| 麻子仁 | マシニン | 血 | ■ | ■ | | | |
| 杏仁 | キョウニン | 水 | ■ | ■ | | | |
| 厚朴 | コウボク | 気 | ■ | ■ | | | |

**概要** **陽証**，**中間〜虚証**，大黄による瀉下作用を，腸を潤す麻子仁と杏仁とで，緩和になるようにした方剤であり，虚弱者の便秘薬である．

**使用目標** 体力がふつう，またはそれ以下の人の**習慣性便秘**で，大便は硬く，**糞塊（兎糞状）**を呈することが多く，**疲労倦怠感**，**多尿・頻尿**（このため，結果的

に水分が不足して便秘する），**皮膚の乾燥があり，高齢者や病後の虚弱者に繁用される．**

**効能または効果** 便秘

**用法・用量** 1日7.5gを2〜3回，食前または食間に経口投与する．

**慎重投与** 下痢，軟便のある患者，著しく胃腸虚弱な患者

**注意事項** 大黄を含むため，「注意を要する生薬一覧」p204 を参照すること．

**副作用** 消化器症状

**応用疾患** 妊娠中の便秘など

## 61 桃核承気湯（トウカクジョウキトウ）

後述（p327 参照）

## 62 防風通聖散（ボウフウツウショウサン） ベスト30

### 構成生薬

| 生薬名 | 読みがな | 薬能 | 含有量(g) |
|---|---|---|---|
| 石膏 | セッコウ | 水 | 2 |
| 滑石 | カッセキ | 水 | 3 |
| 黄芩 | オウゴン | 血 | 2 |
| 大黄* | ダイオウ | 血 | 1.5 |
| 山梔子** | サンシシ | 気血 | 1.2 |
| 芒硝*** | ボウショウ | 血 | 0.7 |
| 芍薬** | シャクヤク | 血 | 1.2 |
| 薄荷** | ハッカ | 気 | 1.2 |
| 連翹** | レンギョウ | 血 | 1.2 |
| 甘草 | カンゾウ | 気水 | 2 |
| 桔梗 | キキョウ | 気 | 2 |
| 荊芥** | ケイガイ | 血 | 1.2 |
| 防風** | ボウフウ | 気 | 1.2 |
| 生姜**** | ショウキョウ | 水 | 0.3 |
| 川芎** | センキュウ | 気血 | 1.2 |
| 当帰** | トウキ | 血 | 1.2 |
| 麻黄** | マオウ | 水 | 1.2 |
| 白朮 | ビャクジュツ | 水 | 2 |

* 1.5 g， ** 1.2 g， *** 0.7 g， **** 0.3 g

**概要** 陽実証，麻黄や石膏など非常に多くの生薬が配合されており，全体としては発汗，清熱，瀉下，利水，血行促進作用などを有し，代謝の亢進，いわゆる水滞*の改善，排便を促進し，肥満体質を改善する方剤である．特に，メタボリック症候群に適する方剤とされている．

*水滞 ⇒ 水分代謝の異常による水分の滞り．

**使用目標** 体力の充実した，いわゆる卒中体質者で，**便秘，顔面紅潮，肥満，充血，**ほてり，発疹，化膿傾向，**腹部は臍を中心に膨満して力のあるいわゆる太鼓腹**の場合に用いる．

**効能または効果** 腹部に皮下脂肪が多く，便秘がちなものの次の諸症：高血圧の随伴症状(動悸，肩こり，のぼせ)，肥満症，むくみ，便秘

**用法・用量** 1日7.5 gを2～3回，食前または食間に経口投与する．

**慎重投与** 下痢・軟便のある患者，病後の衰弱期，著しく体力の衰えている患者，著しく胃腸虚弱な患者，食欲不振・悪心・嘔吐のある患者，発汗傾向の著しい患者，狭心症・心筋梗塞など循環器系の障害のある患者，重症高血圧症の患者，高度の腎障害のある患者，排尿障害のある患者，甲状腺機能亢進症のある患者

**注意事項** 麻黄，大黄，甘草を含むため，「注意を要する生薬一覧」p204 を参照すること．

**相互作用** 麻黄，甘草を含むため，「相互作用」の項 p201 を参照すること．

**副作用** **間質性肺炎，偽アルドステロン症，ミオパチー，肝機能障害・黄疸，**過敏症，自律神経系症状，消化器症状，泌尿器症状

**応用疾患** **肥満症，**便秘症，本態性高血圧，虚血性心疾患，糖尿病，脂質異常症，痛風(体質改善)，じん麻疹，白内障など

**薬理作用** 肥満に対する改善作用

## 方剤群別 ⑩ 麦門冬（バクモンドウ）を含む方剤

麦門冬を含む方剤群は，麦門冬のもつ鎮咳去痰・清熱・滋陰作用などを期待したものである．

**104** 9種 **辛夷清肺湯**（麦門冬 5 g）
（石膏，麦門冬，黄芩，山梔子，知母，辛夷，枇杷葉，升麻，百合）

**47** 11種 **釣藤散**（麦門冬 3 g）
（石膏，釣藤鈎，陳皮，麦門冬，半夏，茯苓，菊花，人参，防風，甘草，生姜）

**111** 9種 **清心蓮子飲**（麦門冬 4 g）
（麦門冬，茯苓，黄芩，車前子，人参，黄耆，地骨皮，甘草，蓮肉）

**29** 6種 **麦門冬湯**（麦門冬 10 g）
（麦門冬，半夏，大棗，甘草，人参，粳米）

**93** 10種 **滋陰降火湯**（麦門冬 2.5 g）
（蒼朮，地黄，芍薬，陳皮，天門冬，当帰，麦門冬，黄柏，甘草，知母）

**64** 9種 **炙甘草湯**（麦門冬 6 g）
（地黄，麦門冬，桂皮，大棗，人参，麻子仁，生姜，炙甘草，阿膠）

**91** 13種 **竹筎温胆湯**（麦門冬 3 g）
（半夏，柴胡，麦門冬，茯苓，桔梗，枳実，香附子，陳皮，黄連，甘草，生姜，人参，竹筎）

**92** 13種 **滋陰至宝湯**（麦門冬 3 g）
（香附子，柴胡，芍薬，知母，陳皮，当帰，麦門冬，白朮，茯苓，貝母，甘草，薄荷，地骨皮）

**136** 9種 **清暑益気湯**（麦門冬 3.5 g）
（蒼朮，人参，麦門冬，黄耆，陳皮，当帰，黄柏，甘草，五味子）

**106** 12種 **温経湯**（麦門冬 4 g）
（麦門冬，半夏，当帰，甘草，桂皮，芍薬，川芎，人参，牡丹皮，呉茱萸，生姜，阿膠）

**90** 16種 **清肺湯**（麦門冬 3 g）
（当帰，麦門冬，茯苓，黄芩，桔梗，杏仁，山梔子，桑白皮，大棗，陳皮，天門冬，貝母，甘草，五味子，生姜，竹筎）

中間証 → 虚証

**凡例**：**27** 4種 **麻黄湯**（麻黄 5 g）
― 方剤を構成する生薬数
― 中心生薬の1日あたりの含有量
ツムラ漢方製剤番号

冷やす作用／やや冷やす作用／中間／やや温める作用／温める作用

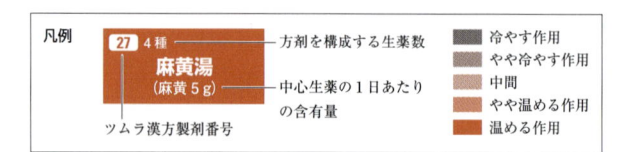

## 重要生薬
### 麦門冬（バクモンドウ）

| 基原（科名） | ジャノヒゲまたはその他同属植物の根の膨大部（ユリ科） |
|---|---|
| 古典による分類 | 神農本草経　上品 |
| 有効成分 | オフィオポゴニンA～Dのステロイドサポニン，オフィオポゴノンA，Bなどのホモイソフラボノイドなど |
| 漢方的な作用 | 鎮咳去痰・清熱・滋陰作用<br>①**鎮咳去痰作用**：乾燥性の咳と粘性の痰を有する場合に用い，肺の津液（血液以外の生理的体液）を潤し，鎮咳去痰作用を現す．<br>②**清熱作用**：体内のいわゆる津液を補い，口渇を止め，虚熱による寝汗を治す．<br>③**滋陰作用**：体力がなくなり，血液や津液が枯渇し熱を帯びたものを潤して熱を冷ます． |
| 薬性 | 涼，水 |
| 配合作用 | 麦門冬＋粳米＝胃，咽頭，肺の津液を補う．<br>麦門冬＋人参＝胃，肺の津液を補い，煩熱を治す．<br>麦門冬＋天門冬＝肺の津液を補い，肺燥を治し，鎮咳去痰作用を有する．<br>麦門冬＋半夏＝胃を整え，津液を補い，鎮咳去痰作用を現す．<br>麦門冬＋知母＝乾燥性の咳嗽を治す． |
| 薬理作用 | **主作用** ①抗炎症作用，②血糖降下作用，③咳反射抑制作用，④抗腫瘍作用，⑤抗菌作用など |

## 47 釣藤散（チョウトウサン）　ベスト30

### 構成生薬

| 生薬名 | 読みがな | 薬能 | 含有量(g) |
|---|---|---|---|
| 石膏 | セッコウ | 水 | 5 |
| 釣藤鈎 | チョウトウコウ | 気 | 3 |
| 麦門冬 | バクモンドウ | 水 | 3 |
| 菊花 | キクカ | 血 | 2 |
| 茯苓 | ブクリョウ | 血水 | 3 |
| 甘草 | カンゾウ | 気水 | 1 |
| 人参 | ニンジン | 気 | 2 |
| 防風 | ボウフウ | 気 | 2 |
| 生姜 | ショウキョウ | 水 | 1 |
| 陳皮 | チンピ | 気 | 3 |
| 半夏 | ハンゲ | 水 | 3 |

**概要** 陽証，中間〜虚証，主薬の釣藤鈎には中枢神経抑制作用，血圧降下作用，脳血流保持作用などがあり，石膏には清熱作用があり精神を安定させる．本方は石膏を多く含有するため，主に陽(熱)証の人に用いる方剤である．

**使用目標** 体力がふつう，またはそれ以下の中年以降の人で，慢性に経過する**頭痛・頭重感(特に朝方)**，**肩こり**，めまいなどを訴え，高血圧，**のぼせ**，耳鳴，**イライラ**，不眠，健忘，抑うつなどがある場合に用いる．

**効能または効果** 慢性に続く頭痛で中年以降，または高血圧の傾向のあるもの

**用法・用量** 1日7.5gを2〜3回，食前または食間に経口投与する．

**注意事項** 甘草を含むため，「注意を要する生薬一覧」p204 を参照すること．

**相互作用** 甘草を含むため，「相互作用」の項 p201 を参照すること．

**副作用** 偽アルドステロン症，ミオパチー，過敏症，消化器症状

**応用疾患** 認知症，脳血管障害，耳鳴，高血圧・高血圧症随伴症状，頭痛，妊娠高血圧症候群，更年期障害，メニエール病，緑内障など

**薬理作用** 血圧降下作用，脳血流保持作用

## 104 辛夷清肺湯 (シンイセイハイトウ)

後述(p319 参照)

## 29 麦門冬湯 (バクモンドウトウ) ベスト30

**構成生薬**

| 生薬名 | 読みがな | 薬能 | 含有量(g) |
|---|---|---|---|
| 麦門冬 | バクモンドウ | 水 | 10 |
| 粳米 | コウベイ | 気 | 5 |
| 甘草 | カンゾウ | 気水 | 2 |
| 人参 | ニンジン | 気 | 2 |
| 大棗 | タイソウ | 気 | 3 |
| 半夏 | ハンゲ | 水 | 5 |

**概要** 陽証，中間〜虚証，麦門冬は粳米や人参とともに，体液を保持して咽頭などを潤し，半夏は咳で吐きそうになるのを抑える作用がある．

**使用目標** 体力ふつう，もしくはそれ以下の人で，下から突き上げる**激しい乾咳**が**発作性に頻発**して顔面紅潮し，**咽頭乾燥感や粘稠できれにくい痰**を伴う場合に用いる．また，皮膚の乾燥，声がれ，嗄声，吃逆(しゃっくり)にも使用する．

**効能または効果** 痰のきれにくい咳，気管支炎，気管支喘息

(用法・用量) 1日 9.0 g を 2〜3 回，食前または食間に経口投与する．
(注意事項) 甘草を含むため，「注意を要する生薬一覧」 p204 を参照すること．
(相互作用) 甘草を含むため，「相互作用」の項 p201 を参照すること．
(副作用) 間質性肺炎，偽アルドステロン症，ミオパチー，肝機能障害・黄疸，過敏症
(応用疾患) **かぜ症候群**，インフルエンザ(回復期)，小児ウイルス感染症(回復期)，**ドライアイ**，シェーグレン症候群，気管支喘息，気管支炎，COPD，向精神薬による口渇，放射線療法による副作用，妊娠中の咳，慢性副鼻腔炎，嗄声(しわがれ声)，口腔乾燥症など
(薬理作用) 鎮咳作用(中枢ではなく，主に末梢に働きかけて咳の誘発物質の増加抑制をすると考えられている)，去痰作用，気管支拡張作用

## 111 清心蓮子飲（セイシンレンシイン）

前述（p260 参照）

## 93 滋陰降火湯（ジインコウカトウ）

前述（p268 参照）

## 64 炙甘草湯（シャカンゾウトウ）

### 構成生薬

| 生薬名 | 読みがな | 薬能 | 含有量(g) 5　　　10 |
|---|---|---|---|
| 麦門冬 | バクモンドウ | 水 | ■■■■■ |
| 地黄[乾] | ジオウ | 血水 | ■■■■■ |
| 麻子仁 | マシニン | 血 | ■■■■ |
| 炙甘草 | シャカンゾウ | 気 | ■■■ |
| 阿膠 | アキョウ | 血 | ■■■ |
| 人参 | ニンジン | 気 | ■■■ |
| 生姜 | ショウキョウ | 水 | ■ |
| 桂皮 | ケイヒ | 気 | ■■ |
| 大棗 | タイソウ | 気 | ■ |

(概要) **陽虚証**．桂枝湯から芍薬を除き，空咳を治す麦門冬，緩下作用のある麻子仁，補血作用のある地黄，強壮作用のある人参，鎮静・止血作用のある阿膠を

主薬の炙甘草は甘草をあぶり，滋養や緩和作用を強めたものである．

加えた方剤である．

**使用目標** 比較的体力の低下した人で，**胸内苦悶感**，**心悸亢進**，頻脈，不整脈，息切れなどを訴え，**皮膚の枯燥**，**疲労倦怠感**，口乾（口渇と異なり水を欲しない），手足のほてり，のぼせ，便秘，むくみ，顔面不良，貧血などを伴う場合に用いる．
**効能または効果** 体力が衰えて，疲れやすいものの動悸，息切れ
**用法・用量** 1日9.0gを2〜3回，食前または食間に経口投与する．
**慎重投与** 著しく胃腸虚弱な患者，食欲不振・悪心・嘔吐のある患者
**禁忌** アルドステロン症の患者，ミオパチーの患者，低カリウム血症の患者
**注意事項** 甘草を含むため，「注意を要する生薬一覧」p204 を参照すること．
**相互作用** 甘草を含むため，「相互作用」の項 p201 を参照すること．
**副作用** 偽アルドステロン症，ミオパチー，過敏症，消化器症状
**応用疾患** 期外収縮（不整脈），甲状腺機能亢進症，リトドリン塩酸塩による動悸，ドライアイなど

## 91 竹筎温胆湯（チクジョウンタントウ）

前述（p249 参照）

## 92 滋陰至宝湯（ジインシホウトウ）

前述（p244 参照）

## 136 清暑益気湯（セイショエッキトウ）

前述（p261 参照）

## 106 温経湯（ウンケイトウ） ベスト30

後述（p333 参照）

## 90 清肺湯（セイハイトウ）

後述（p320 参照）

## 方剤群別 ⑪ 厚朴・香附子・蘇葉を含む主な方剤
コウボク　コウブシ　ソヨウ

　厚朴，香附子，蘇葉を配合する主な方剤とは，これらの生薬が気のうっ滞を取り除き，気をめぐらす作用（理気作用）を有するため，主に気うつに使用される方剤群である．

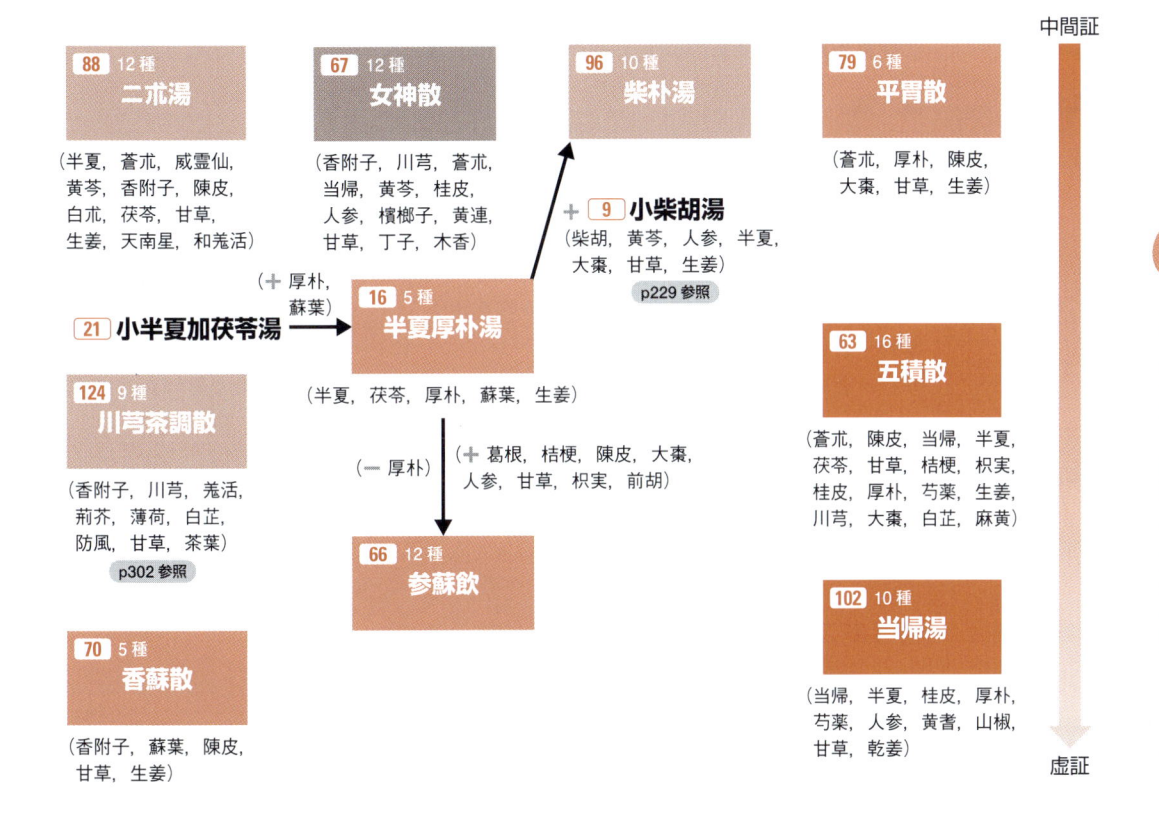

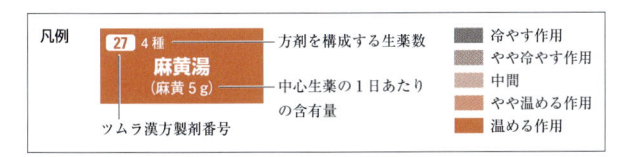

**88** 12種 **二朮湯**
（半夏，蒼朮，威霊仙，黄芩，香附子，陳皮，白朮，茯苓，甘草，生姜，天南星，和羌活）

**67** 12種 **女神散**
（香附子，川芎，蒼朮，当帰，黄芩，桂皮，人参，檳榔子，黄連，甘草，丁子，木香）

**96** 10種 **柴朴湯**
＋ **9** 小柴胡湯
（柴胡，黄芩，人参，半夏，大棗，甘草，生姜）
p229 参照

**79** 6種 **平胃散**
（蒼朮，厚朴，陳皮，大棗，甘草，生姜）

**21** 小半夏加茯苓湯 →（＋厚朴，蘇葉）→ **16** 5種 **半夏厚朴湯**
（半夏，茯苓，厚朴，蘇葉，生姜）

**124** 9種 **川芎茶調散**
（香附子，川芎，羌活，荊芥，薄荷，白芷，防風，甘草，茶葉）
p302 参照

（－厚朴）＋（葛根，桔梗，陳皮，大棗，人参，甘草，枳実，前胡）→ **66** 12種 **参蘇飲**

**63** 16種 **五積散**
（蒼朮，陳皮，当帰，半夏，茯苓，甘草，桔梗，枳実，桂皮，厚朴，芍薬，生姜，川芎，大棗，白芷，麻黄）

**102** 10種 **当帰湯**
（当帰，半夏，桂皮，厚朴，芍薬，人参，黄耆，山椒，甘草，乾姜）

**70** 5種 **香蘇散**
（香附子，蘇葉，陳皮，甘草，生姜）

中間証 ↓ 虚証

**凡例**　**27** 4種 **麻黄湯**（麻黄5g）
— 方剤を構成する生薬数
— 中心生薬の1日あたりの含有量
— ツムラ漢方製剤番号

冷やす作用 / やや冷やす作用 / 中間 / やや温める作用 / 温める作用

理気作用をもつ重要生薬 1
# 厚朴 (コウボク)

| | |
|---|---|
| 基原(科名) | ホウノキの樹皮(モクレン科) |
| 古典による分類 | 神農本草経　中品 |
| 有効成分 | β-オイデスモール，ホオノキオールなどの精油成分，マグノクラリン，マグノフロリンなどのアルカロイドなど |
| 漢方的な作用 | 抗うつ作用，鎮咳去痰作用，健胃作用<br>①**抗うつ作用**：気のうっ滞を治す．<br>②**鎮咳去痰作用**：精神的な要因による咳や梅核気に用い，患部の緊張緩和をはかり，諸症状を改善する．<br>③**健胃作用**：胃腸部の機能を高め，腹部の膨満感や停滞するガスを取り除く． |
| 薬性 | 温，気 |
| 配合作用 | 厚朴＋蘇葉＝気のうっ滞による咳や胸部不快感を治す．<br>厚朴＋枳実＝気のうっ滞による腹部膨満感や腹痛などを治す．<br>厚朴＋半夏＝咽中炙臠(器質的には何もなく，咽喉・食道の閉塞感があることで，梅核気と同意語で，西洋医学ではヒステリー球とよぶ)，胃の機能失調などで生ずる嘔吐や咳を治す．<br>厚朴＋杏仁＝気逆による喘鳴を治す．<br>厚朴＋蒼朮＝胃腸部の水滞(水分代謝の異常による水分の停滞)によるつかえ，悪心・嘔吐，下痢などを治す． |
| 薬理作用 | **主作用**　①筋弛緩・抗けいれん作用，②鎮静作用，③抗消化性潰瘍作用，④抗炎症・抗アレルギー作用，⑤抗菌作用，⑥中枢抑制作用など |

理気作用をもつ重要生薬 2
# 香附子 (コウブシ)

| | |
|---|---|
| 基原(科名) | ハマスゲの細根などを除いた根茎(カヤツリグサ科) |
| 古典による分類 | 神農本草経　中品 |
| 有効成分 | α-シペロン，シペレン，シペロール，α-ピネンなどのテルペン類など |
| 漢方的な作用 | 抗うつ作用，月経正常化作用，鎮痛作用<br>①**抗うつ作用**：気のうっ滞を治す．<br>②**月経正常化作用**：月経を整え，月経不順や月経痛を治す．<br>③**鎮痛作用**：胃痛，腹痛を治す． |
| 薬性 | 平，気 |

| | |
|---|---|
| 配合作用 | 香附子＋蘇葉＝気うつに伴う精神不快症状を治す．弱い発汗作用を有する．<br>香附子＋柴胡＝肝うつ（ストレスや暴飲暴食で，肝気がうっ結し，身体のみならず，精神面も変調をきたした状態）による胸脇痛や気の上逆による頭痛などを治す．<br>香附子＋当帰＝月経を整え，痛みを和らげる． |
| 薬理作用 | **主作用** ①プロスタグランジン生合成阻害作用，②胆汁分泌の亢進作用，③鎮痛作用，④子宮筋弛緩作用，⑤抗ヒスタミン作用など |

※香附子は猛毒の附子（ブシ）と名前は似ているが，全く無関係であるため混同しないこと．

理気作用をもつ重要生薬3
# 蘇葉（ソヨウ）

| | |
|---|---|
| 基原（科名） | シソまたはその近縁植物の葉および枝先（シソ科） |
| 古典による分類 | 神農本草経　中品 |
| 有効成分 | ペリルアルデヒド（精油成分），シソニン（アントシアニン） |
| 漢方的な作用 | 発汗・鎮咳去痰・健胃・止嘔・解毒・鎮痛作用<br>①**発汗作用**：水腫・浮腫などを除く作用を有し，軽い感冒の初期に用いる．<br>②**鎮咳去痰作用**：肺機能を正常化し，神経性の咳や咽頭違和感を治す．<br>③**健胃・止嘔作用**：胃の機能を正常化し，嘔気を止める．<br>④**解毒作用**：魚貝類の中毒を予防し，同時に解毒する働きがある．刺身のつまによくシソ葉が付いてくる理由でもある． |
| 薬性 | 温，気 |
| 配合作用 | 蘇葉＋乾姜＝胃腸虚弱者の感冒を治す．<br>蘇葉＋桔梗＝感冒時の鼻閉，痰を多く伴う咳などの症状を有する胃腸虚弱者に適す．<br>蘇葉＋厚朴＝気逆，気うつによる咳や胸部不快感を治す．<br>蘇葉＋麻黄＝発汗・鎮咳去痰作用により，感冒・咳・喘鳴を治す．<br>蘇葉＋香附子＝気うつに伴う精神不快症状を治す．弱い発汗作用を有する． |
| 薬理作用 | **主作用** ①鎮静作用，②免疫賦活作用，③抗菌・抗真菌作用，④抗胃潰瘍作用など |

## 96 柴朴湯（サイボクトウ）　ベスト30

前述（p234 参照）

## 88 二朮湯（ニジュツトウ）

後述（p349 参照）

## 16 半夏厚朴湯（ハンゲコウボクトウ） ベスト30

**構成生薬**

| 生薬名 | 読みがな | 薬能 | 含有量(g) |
|---|---|---|---|
| 茯苓 | ブクリョウ | 血水 | 5 |
| 生姜 | ショウキョウ | 水 | 1 |
| 蘇葉 | ソヨウ | 気 | 2 |
| 厚朴 | コウボク | 気 | 3 |
| 半夏 | ハンゲ | 水 | 6 |

**概要** 陰証，中間〜虚証，気のめぐりをよくし，上衝した気を下げる作用をもつ気剤の代表である．また，本方剤は小半夏加茯苓湯に厚朴と蘇葉を加えたもので，この両者はともに気うつによる気の変調を整える作用を有する．

**使用目標** 体力がふつう，またはそれ以下の人で，顔色がすぐれず，**神経症的傾向**があり，**咽喉が塞がる感じ**（**咽中炙臠**\*）（いんちゅうしゃれん）を訴え，動悸，息切れ，めまい，頭重感，悪心・嘔吐，食欲不振，精神不安，抑うつ，不眠，呼吸困難，胃内停水，下肢の浮腫などを伴う場合に用いる．

**効能または効果** 気分がふさいで，咽喉，食道部に異物感があり，時に動悸，めまい，嘔気などを伴う次の諸症：不安神経症，神経性胃炎，つわり，咳，しわがれ声，神経性食道狭窄症，不眠症

**用法・用量** 1日7.5gを2〜3回，食前または食間に経口投与する．

**応用疾患** 脳血管障害患者の肺炎，自律神経失調症，うつ病・抑うつ状態，神経症，咽喉頭異常感症，不眠症，嗄声（しわがれ声），男性更年期障害，妊娠悪阻など

\*咽中炙臠 ➡ 梅核気やヒステリー球と同意語．

## 79 平胃散（ヘイイサン）

**構成生薬**

| 生薬名 | 読みがな | 薬能 | 含有量(g) |
|---|---|---|---|
| 甘草 | カンゾウ | 気水 | 1 |
| 生姜 | ショウキョウ | 水 | 1 |
| 大棗 | タイソウ | 気 | 2 |
| 厚朴 | コウボク | 気 | 3 |
| 陳皮 | チンピ | 気 | 3 |
| 蒼朮 | ソウジュツ | 気水 | 4 |

**概要** 陽証，**虚実中間証**，胃の消化機能が悪く，食物が停滞し，胃内停水があり，心窩部が痞えて腹部膨満感などの消化不良症状を伴うものに適した方剤である．蒼朮には水滞*を去り，厚朴には気うつを取り除く作用がある．安中散のように明らかな虚証でなく，心窩部痛も著明でない場合に用いる芳香性健胃薬である．

*水滞 ➡ 水分代謝の異常による水分の滞り．

**使用目標** 体力がふつうの人で，消化機能障害をきたして**心窩部不快感，腹部膨満感**などを訴え，胃内停水，**食欲不振，悪心**，食後の腹鳴，下痢など伴う場合に用いる．一般に急性の胃腸障害に繁用される．

**効能または効果** 胃がもたれて消化不良の傾向のある次の諸症：急性・慢性胃カタル，胃アトニー，消化不良，食欲不振

**用法・用量** 1日7.5gを2～3回，食前または食間に経口投与する．

**注意事項** 甘草を含むため，「注意を要する生薬一覧」 p204 を参照すること．

**相互作用** 甘草を含むため，「相互作用」の項 p201 を参照すること．

**副作用** 偽アルドステロン症，ミオパチー

**応用疾患** 慢性胃炎・機能性ディスペプシア，過敏性腸症候群など

## 66 参蘇飲（ジンソイン）

**構成生薬**

| 生薬名 | 読みがな | 薬能 | 含有量(g) |
|---|---|---|---|
| 前胡 | ゼンコ | 気水 | 2 |
| 枳実 | キジツ | 気 | 1.5 |
| 茯苓 | ブクリョウ | 血水 | 3 |
| 葛根 | カッコン | 気 | 2 |
| 桔梗 | キキョウ | 気 | 2 |
| 甘草 | カンゾウ | 気水 | 1 |
| 人参 | ニンジン | 気 | 1.5 |
| 生姜 | ショウキョウ | 水 | 1 |
| 蘇葉 | ソヨウ | 気 | 1 |
| 大棗 | タイソウ | 気 | 1.5 |
| 陳皮 | チンピ | 気 | 2 |
| 半夏 | ハンゲ | 水 | 3 |

**概要** **陽虚証**，半夏厚朴湯から厚朴を除き，首筋のこりをとる葛根，鎮咳去痰作用のある桔梗，健胃作用のある枳実，頭痛と咳を鎮める作用のある前胡などを加えた方剤である．

**使用目標** 比較的体力がなく**胃腸虚弱**の人が，柴胡剤を使用できない場合の**感冒**で，すでに数日を経てやや長びき，軽度の頭痛，鼻閉，微熱，**咳嗽**，喘鳴，濃

厚な喀痰，悪心・嘔吐，心窩部のつかえ，**不安**，**抑うつ気分**などを伴う場合に用いる．

**効能または効果** 感冒，咳

**用法・用量** 1日7.5gを2〜3回，食前または食間に経口投与する．

**注意事項** 甘草を含むため，「注意を要する生薬一覧」p204 を参照すること．

**相互作用** 甘草を含むため，「相互作用」の項 p201 を参照すること．

**副作用** 偽アルドステロン症，ミオパチー，過敏症など

**応用疾患** 妊娠中の感冒など

## 124 川芎茶調散（センキュウチャチョウサン）

**構成生薬**

| 生薬名 | 読みがな | 薬能 | 含有量(g) |
|---|---|---|---|
| 薄荷 | ハッカ | 気 | 1 |
| 茶葉 | チャヨウ | 水 | 1 |
| 香附子 | コウブシ | 気 | 2 |
| 甘草 | カンゾウ | 気水 | 1.5 |
| 荊芥 | ケイガイ | 血 | 1 |
| 防風 | ボウフウ | 気 | 1 |
| 羌活 | キョウカツ | 水 | 1 |
| 白芷 | ビャクシ | 気血 | 2 |
| 川芎 | センキュウ | 気血 | 3 |

**概要** 陰陽虚実関係なく，悪心・嘔吐を伴わない強い頭痛を治す方剤である．川芎・香附子・白芷により血のめぐりをよくし，かつ羌活・荊芥・薄荷による発汗作用で頭痛を改善する．これらにお茶を入れて味を調節したものが本方剤である．

**使用目標** 体力の強弱にかかわりなく，**感冒などの初期にみられる頭痛や特発性の頭痛**に，また感冒の初期で，頭痛のほか，悪寒，発熱，関節痛，筋肉痛，めまい，鼻閉などのある場合に用いる．

**効能または効果** かぜ，血の道症，頭痛

**用法・用量** 1日7.5gを2〜3回，食前または食間に経口投与する．

**慎重投与** 著しく胃腸虚弱な患者，食欲不振・悪心・嘔吐のある患者

**注意事項** 甘草を含むため，「注意を要する生薬一覧」p204 を参照すること．

**相互作用** 甘草を含むため，「相互作用」の項 p201 を参照すること．

**副作用** 偽アルドステロン症，ミオパチー，消化器症状

**応用疾患** パーキンソン病，頭痛など

# 63 五積散（ゴシャクサン）

**構成生薬**

| 生薬名 | 読みがな | 薬能 | 含有量(g) |
|---|---|---|---|
| 枳実 | キジツ | 気 | 1 |
| 芍薬 | シャクヤク | 血 | 1 |
| 茯苓 | ブクリョウ | 血水 | 2 |
| 甘草 | カンゾウ | 気水 | 1 |
| 桔梗 | キキョウ | 気 | 1 |
| 桂皮 | ケイヒ | 気 | 1 |
| 厚朴 | コウボク | 気 | 1 |
| 生姜 | ショウキョウ | 水 | 1 |
| 川芎 | センキュウ | 気血 | 1 |
| 大棗 | タイソウ | 気 | 1 |
| 白芷 | ビャクシ | 気血 | 1 |
| 麻黄 | マオウ | 水 | 1 |
| 陳皮 | チンピ | 気 | 2 |
| 当帰 | トウキ | 血 | 2 |
| 半夏 | ハンゲ | 水 | 2 |
| 蒼朮 | ソウジュツ | 気水 | 3 |

**概要** 陰証，中間～虚証．五つの集積した病因（気，血，痰，寒，食）を取り除く，すなわち気をめぐらし，血の停滞を除き，水毒を去り，冷えを温め，食べ物の停滞を改善する意味から命名された方剤である．

**使用目標** 体力がふつうの人で，顔色不良，**寒さや湿気によって**，**腰痛**，下腹部痛，下肢の痛みなどを訴え，女性では月経不順や月経困難などのある場合に用いる．**上半身のほてり**，**下半身の冷え**，寒冷や湿気に適応できずに不調を訴える場合に応用され，近年では冷房病に繁用されている．

**効能または効果** 慢性に経過し，症状の激しくない次の諸症：胃腸炎，腰痛，神経痛，関節痛，月経痛，頭痛，冷え症，更年期障害，感冒

**用法・用量** 1日7.5gを2～3回，食前または食間に経口投与する．

**慎重投与** 病後の衰弱期，著しく体力の衰えている患者，著しく胃腸虚弱な患者，食欲不振・悪心・嘔吐のある患者，発汗傾向の著しい患者，狭心症・心筋梗塞などの循環器系の障害のある患者，重症高血圧症の患者，高度の腎障害のある患者，排尿障害のある患者，甲状腺機能亢進症のある患者

**注意事項** 麻黄，甘草を含むため，「注意を要する生薬一覧」 p204 を参照すること．

**相互作用** 麻黄，甘草を含むため，「相互作用」の項 p201 を参照すること．

**副作用** 偽アルドステロン症，ミオパチー，過敏症，自律神経症状，消化器

症状，泌尿器症状

**応用疾患** 月経困難症，月経前症候群，腰痛症，坐骨神経痛，肩関節周囲炎など

## 67 女神散（ニョシンサン）

**構成生薬**

| 生薬名 | 読みがな | 薬能 | 含有量(g) |
|---|---|---|---|
| 黄芩 | オウゴン | 血 | 2 |
| 黄連 | オウレン | 血 | 1.5 |
| 香附子 | コウブシ | 気 | 3 |
| 甘草 | カンゾウ | 気水 | 1.5 |
| 人参 | ニンジン | 気 | 1.5 |
| 丁子 | チョウジ | 気 | 1 |
| 木香 | モッコウ | 気 | 2 |
| 桂皮 | ケイヒ | 気 | 2 |
| 檳榔子 | ビンロウジ | 水 | 2 |
| 川芎 | センキュウ | 気血 | 3 |
| 蒼朮 | ソウジュツ | 気水 | 3 |
| 当帰 | トウキ | 血 | 3 |

**概要** 陽証，やや実証～中間．当帰芍薬散から芍薬・茯苓・沢瀉を除き，心窩部のつかえをとる黄芩・黄連，芳香性健胃作用のある香附子・木香・丁字，のぼせ改善作用のある桂皮などを加えた方剤である．

**使用目標** 体力がふつう，またはそれ以上の人で，**性周期や更年期**などに関連し，**のぼせ・ほてり**，**めまい・立ちくらみ**があり，**顔面潮紅**，動悸，**頭痛**，頭重，**肩こり**，不眠，**精神不安**などの精神神経症状（症状は加味逍遙散などに比べ，一定していることが多い）がある場合に用いる．

**効能または効果** のぼせとめまいのあるものの次の諸症：産前産後の神経症，月経不順，血の道症

**用法・用量** 1日7.5gを2～3回，食前または食間に経口投与する．

**慎重投与** 著しく胃腸虚弱な患者，食欲不振・悪心・嘔吐のある患者

**注意事項** 甘草を含むため，「注意を要する生薬一覧」p204 を参照すること．

**相互作用** 甘草を含むため，「相互作用」の項 p201 を参照すること．

**副作用** 偽アルドステロン症，ミオパチー，肝機能障害・黄疸，過敏症，消化器症状

**応用疾患** 自律神経失調症，産褥期の異常，更年期障害など

## 102 当帰湯（トウキトウ）

**構成生薬**

| 生薬名 | 読みがな | 薬能 | 含有量(g) |
|---|---|---|---|
| 芍薬 | シャクヤク | 血 | 3 |
| 甘草 | カンゾウ | 気水 | 1.5 |
| 黄耆 | オウギ | 気 | 1.5 |
| 人参 | ニンジン | 気 | 1.5 |
| 山椒 | サンショウ | 気 | 1.5 |
| 桂皮 | ケイヒ | 気 | 3 |
| 厚朴 | コウボク | 気 | 3 |
| 当帰 | トウキ | 血 | 4 |
| 半夏 | ハンゲ | 水 | 3 |
| 乾姜 | カンキョウ | 気水 | 1.5 |

**概要** 陰虚証，気血がともに虚した状態で，激痛を緩和し，イライラなどの精神症状を鎮める作用を有する．胸背部の痛みがあるときに用いる方剤である．

**使用目標** 比較的体力がない人で，**冷え症**があり，**顔色不良**，**貧血傾向**，**胸腹部より背部にかけての放散痛**（狭心症様，肋骨神経痛様の痛み）を訴える場合に用いる．

**効能または効果** 背中に寒冷を覚え，腹部膨満感や腹痛のあるもの

**用法・用量** 1日 7.5 g を 2～3 回，食前または食間に経口投与する．

**慎重投与** 著しく胃腸虚弱な患者，食欲不振・悪心・嘔吐のある患者

**注意事項** 甘草を含むため，「注意を要する生薬一覧」p204 を参照すること．

**相互作用** 甘草を含むため，「相互作用」の項 p201 を参照すること．

**副作用** 偽アルドステロン症，ミオパチー，過敏症，消化器症状

**応用疾患** 狭心痛など

## 70 香蘇散（コウソサン）

**構成生薬**

| 生薬名 | 読みがな | 薬能 | 含有量(g) |
|---|---|---|---|
| 香附子 | コウブシ | 気 | 4 |
| 甘草 | カンゾウ | 気水 | 1 |
| 生姜 | ショウキョウ | 水 | 1 |
| 蘇葉 | ソヨウ | 気 | 1 |
| 陳皮 | チンピ | 気 | 3 |

**概要** 陰虚証．香附子と蘇葉は弱い発汗作用を示し，他の生薬は消化機能を助ける．また香附子，蘇葉，陳皮には抗うつ作用や精神安定作用がある．

**使用目標** 比較的体力がなく**胃腸虚弱な人**で，**抑うつ傾向・不安・不眠**のある感冒の初期で，**食欲不振**，**心下痞硬**\*，軽度の悪寒，発熱，耳鳴，めまいなどを伴う場合に用いられる．麻黄剤（葛根湯や麻黄湯など）が使用できない場合用いる方剤である．感冒に限らず，神経質で食欲のない場合にも使用されることがある．

\***心下痞硬** ⇒ 心窩部の抵抗・停滞感・重圧感．

**効能または効果** 胃腸虚弱で神経質の人のかぜの初期

**用法・用量** 1日7.5gを2〜3回，食前または食間に経口投与する．

**注意事項** 甘草を含むため，「注意を要する生薬一覧」 p204 を参照すること．

**相互作用** 甘草を含むため，「相互作用」の項 p201 を参照すること．

**副作用** 偽アルドステロン症，ミオパチー

**応用疾患** うつ病・神経症，かぜ症候群・インフルエンザ（初期），小児ウイルス感染症（初期），咽喉頭異常感症，妊娠中の感冒など

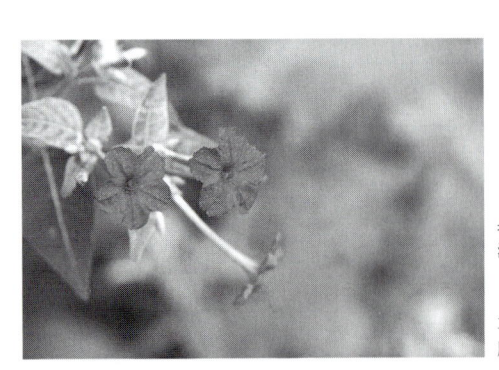

**11 厚朴・香附子・蘇葉を含む主な方剤【方剤群別】**

身近な有毒植物⑥**オシロイバナ（オシロイバナ科）**
漢字では「御白粉花」と書き，英語では「フォーオクロック」とよばれている．後者は夕方（午後4時）から翌朝まで開花していることに由来する．毒成分としてトリゴネリンを全草，特に根・種に多く含み，誤って経口摂取すると嘔吐，腹痛，下痢などが生ずる．

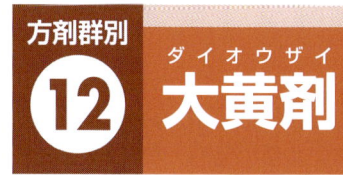

## 方剤群別 ⑫ 大黄剤（ダイオウザイ）

　大黄剤は大黄を含有する方剤で，その瀉下作用，清熱作用，活血作用により，便秘，炎症症状や上焦の熱証（のぼせ，鼻血など），打撲や月経異常などの瘀血症状の改善に用いる．

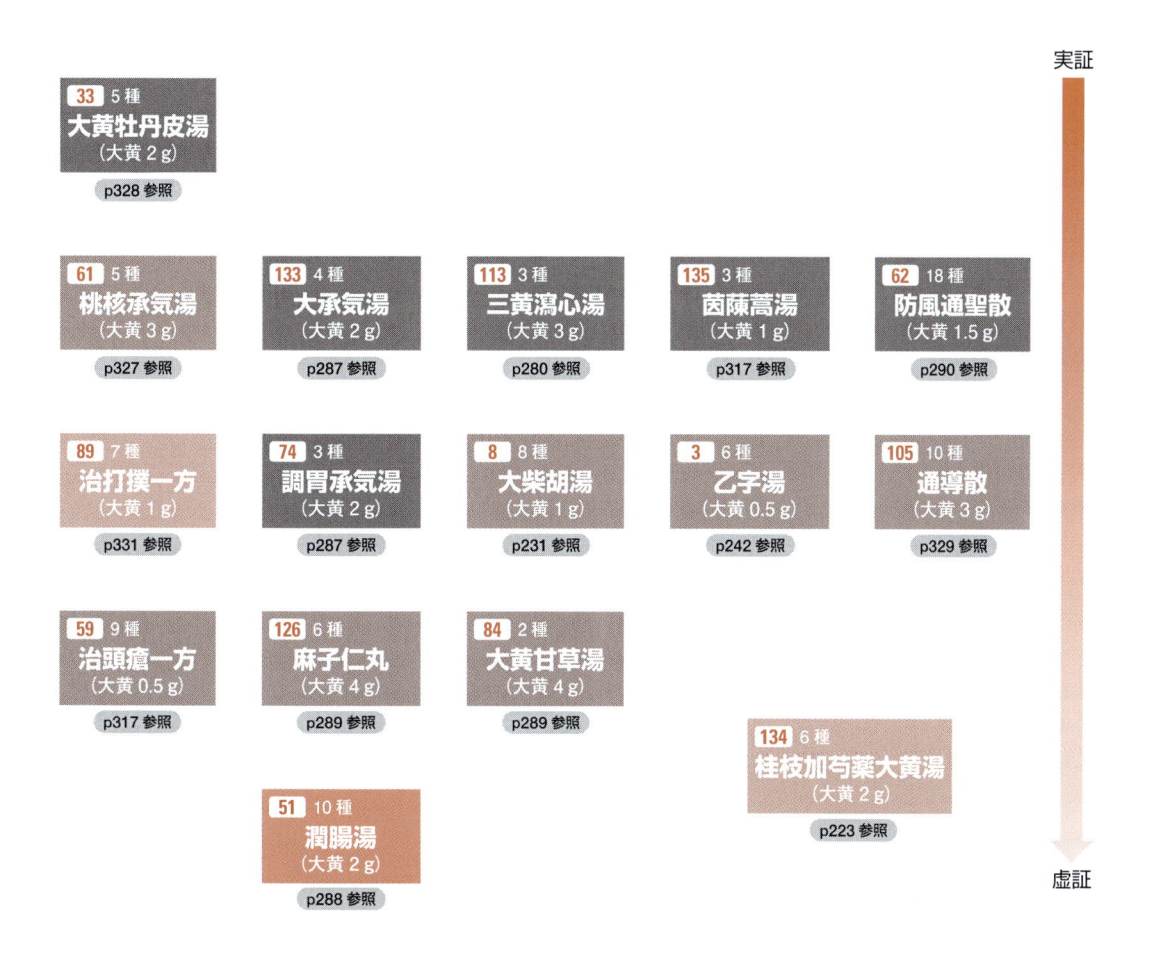

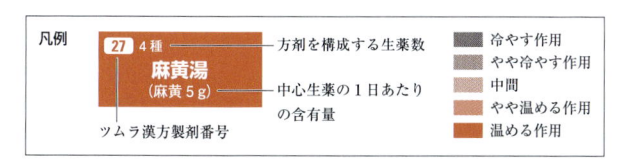

実証 → 虚証

- **33** 5種　大黄牡丹皮湯（大黄2g）　p328 参照
- **61** 5種　桃核承気湯（大黄3g）　p327 参照
- **133** 4種　大承気湯（大黄2g）　p287 参照
- **113** 3種　三黄瀉心湯（大黄3g）　p280 参照
- **135** 3種　茵蔯蒿湯（大黄1g）　p317 参照
- **62** 18種　防風通聖散（大黄1.5g）　p290 参照
- **89** 7種　治打撲一方（大黄1g）　p331 参照
- **74** 3種　調胃承気湯（大黄2g）　p287 参照
- **8** 8種　大柴胡湯（大黄1g）　p231 参照
- **3** 6種　乙字湯（大黄0.5g）　p242 参照
- **105** 10種　通導散（大黄3g）　p329 参照
- **59** 9種　治頭瘡一方（大黄0.5g）　p317 参照
- **126** 6種　麻子仁丸（大黄4g）　p289 参照
- **84** 2種　大黄甘草湯（大黄4g）　p289 参照
- **134** 6種　桂枝加芍薬大黄湯（大黄2g）　p223 参照
- **51** 10種　潤腸湯（大黄2g）　p288 参照

**凡例**
- **27** 4種　麻黄湯（麻黄5g）
  - 27：ツムラ漢方製剤番号
  - 4種：方剤を構成する生薬数
  - 麻黄5g：中心生薬の1日あたりの含有量

色分け：冷やす作用／やや冷やす作用／中間／やや温める作用／温める作用

大黄剤に用いられる重要生薬
# 大黄(ダイオウ)

| | |
|---|---|
| 基原(科名) | *Rheum palmatum* Linne，*Rheum tanguticum* Maximowicz，*Rheum officinale* Baillon，*Rheum coreanum* Nakai またはそれらの種間雑種の通例，根茎(タデ科) |
| 古典による分類 | 神農本草経　下品 |
| 有効成分 | クリソファノール，エモジン，レイン(アントラキノン誘導体)<br>センノシド A〜F(ジアントロン誘導体) |
| 漢方的な作用 | 瀉下作用，消炎作用，駆瘀血作用<br>①瀉下作用：主に急性の便秘に用いられ，しばしば本剤の作用を緩和する甘草と併用する．また，慢性の便秘には，麻子仁や杏仁と併用する．<br>②消炎作用：炎症症状や上部の熱証に用いる．<br>③駆瘀血作用：打撲や月経異常などの瘀血症状に用いる． |
| 薬性 | 寒，気・血 |
| 配合作用 | 大黄＋石膏＝乾燥性便秘を治す．<br>大黄＋芒硝＝胃腸の炎症による乾燥性便秘を治す．<br>大黄＋黄連＝上半身の充血性炎症(結膜炎，口内炎，上気道炎など)，鼻出血，吐血，痔出血，不眠などを治す．<br>大黄＋茵蔯蒿＝黄疸や胆石による症状に用い，湿熱を治す．<br>大黄＋牡丹皮＝炎症性の瘀血を取り除き，皮膚炎や腸疾患を治す．<br>大黄＋桃仁＝はなはだしい瘀血による婦人科領域，皮膚科領域の症状を治す． |
| 薬理作用 | **主作用** ①瀉下作用，②抗菌作用，③血中尿素窒素(BUN)低下作用，④抗炎症作用，⑤脂質代謝改善作用，⑥血液凝固抑制作用，⑦免疫賦活作用，⑧抗ウイルス作用，⑨活性酸素消去(SOD)作用，⑩中枢神経抑制作用<br>**副作用** 食欲不振，腹痛，下痢など<br>・妊娠または妊娠している可能性のある婦人には投与しないことが望ましい(大黄の子宮収縮作用および骨盤内臓器の充血作用により流早産の危険性がある)．<br>・授乳中の婦人には慎重に投与すること(大黄中のアントラキノン誘導体が母乳中に移行し，乳児の下痢を起こすことがある)． |

## 方剤群別 13 半夏剤（ハンゲザイ）

　半夏剤は半夏を5g以上配合する方剤をわれわれが独自にまとめたもので，半夏のもつ健胃作用，去痰作用，理気作用により，悪心・嘔吐，咳嗽・喀痰，抑うつ・神経症状などの改善に用いる．

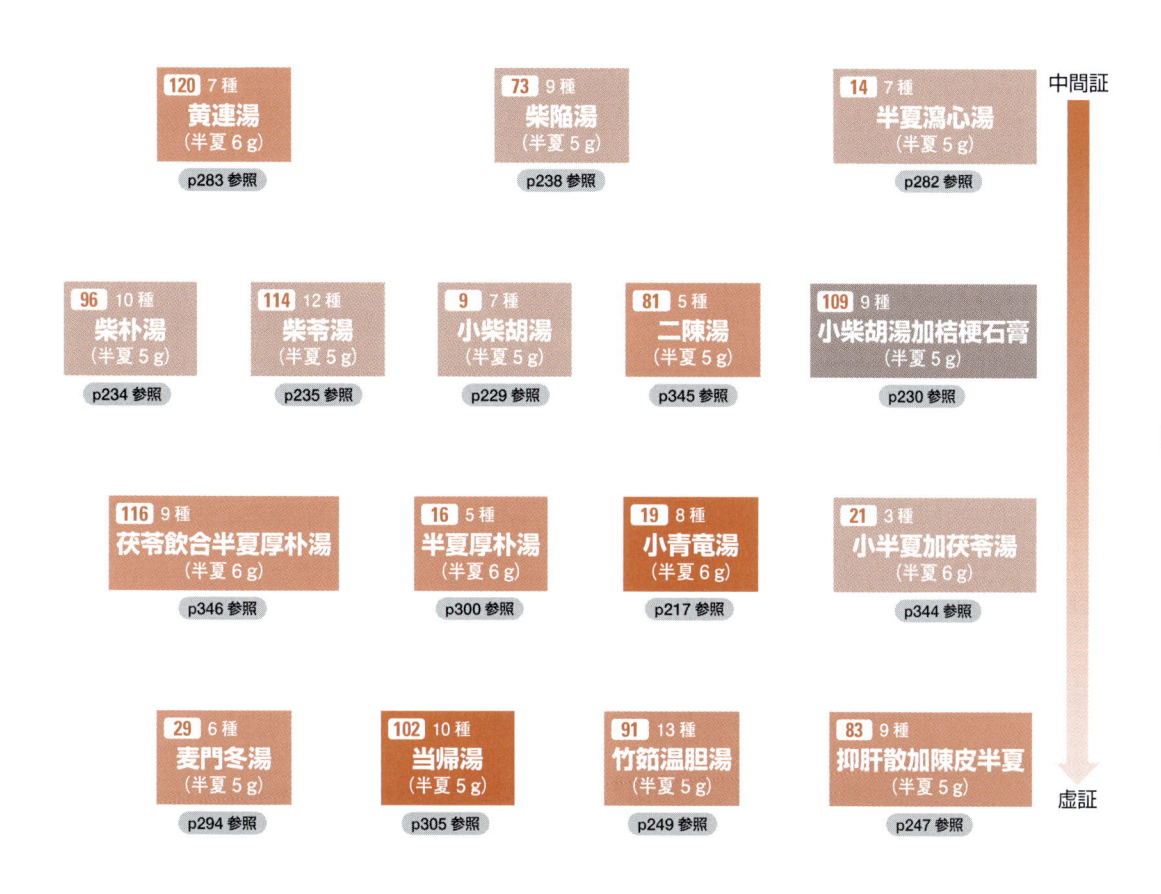

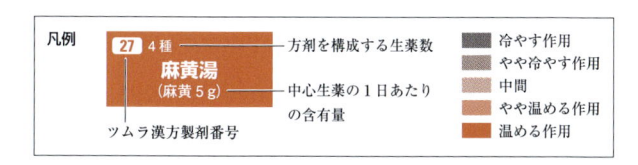

中間証

**120** 7種
黄連湯
（半夏6g）
p283 参照

**73** 9種
柴陥湯
（半夏5g）
p238 参照

**14** 7種
半夏瀉心湯
（半夏5g）
p282 参照

**96** 10種
柴朴湯
（半夏5g）
p234 参照

**114** 12種
柴苓湯
（半夏5g）
p235 参照

**9** 7種
小柴胡湯
（半夏5g）
p229 参照

**81** 5種
二陳湯
（半夏5g）
p345 参照

**109** 9種
小柴胡湯加桔梗石膏
（半夏5g）
p230 参照

**116** 9種
茯苓飲合半夏厚朴湯
（半夏6g）
p346 参照

**16** 5種
半夏厚朴湯
（半夏6g）
p300 参照

**19** 8種
小青竜湯
（半夏6g）
p217 参照

**21** 3種
小半夏加茯苓湯
（半夏6g）
p344 参照

**29** 6種
麦門冬湯
（半夏5g）
p294 参照

**102** 10種
当帰湯
（半夏5g）
p305 参照

**91** 13種
竹茹温胆湯
（半夏5g）
p249 参照

**83** 9種
抑肝散加陳皮半夏
（半夏5g）
p247 参照

虚証

**凡例**
**27** 4種 ──方剤を構成する生薬数
麻黄湯
（麻黄5g） ──中心生薬の1日あたりの含有量
ツムラ漢方製剤番号

■ 冷やす作用
■ やや冷やす作用
■ 中間
■ やや温める作用
■ 温める作用

半夏剤に用いられる重要生薬
# 半夏（ハンゲ）

| | |
|---|---|
| 基原（科名） | カラスビシャクのコルク層を除いた塊茎（サトイモ科） |
| 古典による分類 | 神農本草経　下品 |
| 有効成分 | 3,4-ジヒドロキシベンズアルデヒドジグルコシド（半夏特有のえぐ味成分），ホモゲンチジン酸，エフェドリン，アラビノガラクツロナンなど |
| 漢方的な作用 | 鎮嘔作用，鎮咳去痰作用<br>①鎮嘔作用：心下部から突き上げてくるような嘔吐に使用し，胃の働きを整えて，胃内停水を除き，制吐する．<br>②鎮咳去痰作用：湿性の咳の場合に用い，咽頭・気管部位などの湿を除き，鎮咳去痰作用を現す． |
| 薬性 | 温，水 |
| 配合作用 | 半夏＋生姜＝制吐作用を増強する際の理想的な組み合わせであり，生姜は半夏の有害作用（強いえぐ味や口腔粘膜刺激作用）も軽減させる作用を有す．<br>半夏＋乾姜＝胃部の冷えを温めて，胃内停水を除去し，制吐作用を現す．<br>半夏＋厚朴＝咽中炙臠，胃の働きの低下，胃部不快感，心下部から突き上げてくる嘔吐や咳嗽を治す．<br>半夏＋茯苓＝利水剤である茯苓とともに胃内停水を取り除き，制吐作用を現す．<br>半夏＋五味子＝胃内停水を取り除き，鎮咳去痰作用を現す．<br>半夏＋天麻＝湿を取り除き，頭痛やめまいを治す．<br>半夏＋黄芩＝清熱作用で，上逆を治すことにより痞満を除き，嘔逆を引き落ろす．<br>半夏＋麦門冬＝胃を整え，津液を補い，鎮咳去痰作用を現す． |
| 薬理作用 | 主作用　①鎮吐作用（妊娠悪阻など），②鎮咳去痰作用，③鎮静作用，④抗ストレス作用，⑤唾液分泌亢進作用，⑥抗消化性潰瘍作用，⑦腸管内輸送促進作用，⑧免疫賦活作用，⑨抗アレルギー作用，⑩抗ウイルス作用，⑪降圧作用，⑫ホルモン様作用，⑬抗変異原作用，⑭鎮痙・鎮痛作用，⑮抗炎症作用など<br>副作用　強いえぐ味（3,4-ジヒドロキシベンズアルデヒドジグルコシドによる）や口腔粘膜刺激作用（シュウ酸による）がある．これらによる口腔内のしびれ感，灼熱感，嗄声などがある． |
| その他 | 備考　半夏は漢方保険適用方剤中の約2割に配合されている． |

## 方剤群別 14 石膏剤（セッコウザイ）

石膏剤は石膏を含有する方剤群であり，その清熱作用，利水作用により，熱性疾患，浮腫や関節などの炎症性腫脹の改善に用いる．

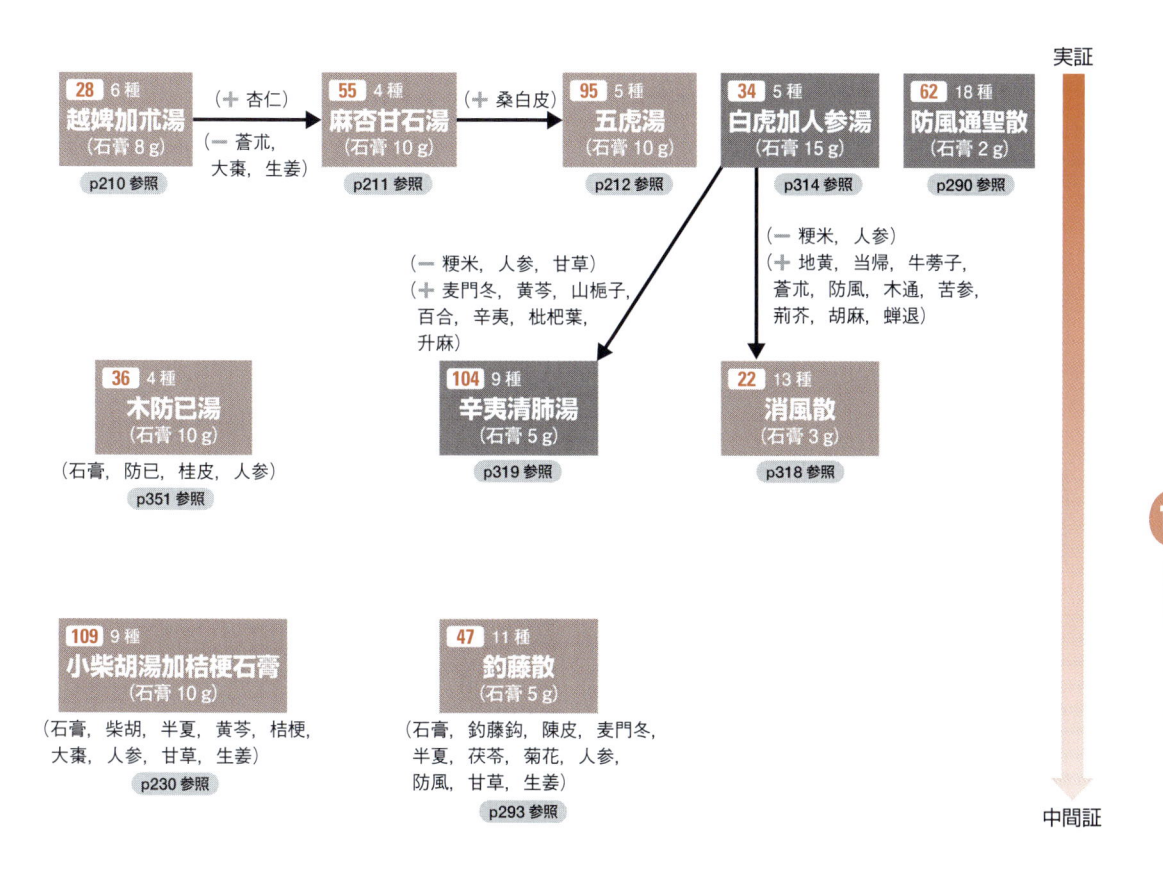

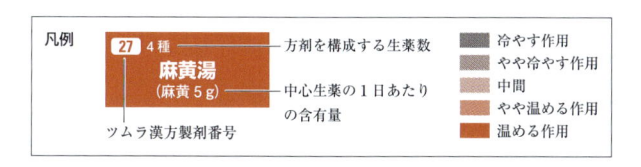

**28** 6種 越婢加朮湯（石膏8g）p210参照
　（＋杏仁）
　（－蒼朮，大棗，生姜）
→ **55** 4種 麻杏甘石湯（石膏10g）p211参照
　（＋桑白皮）
→ **95** 5種 五虎湯（石膏10g）p212参照

**34** 5種 白虎加人参湯（石膏15g）p314参照

**62** 18種 防風通聖散（石膏2g）p290参照

（－粳米，人参，甘草）
（＋麦門冬，黄芩，山梔子，百合，辛夷，枇杷葉，升麻）
↓
**104** 9種 辛夷清肺湯（石膏5g）p319参照

（－粳米，人参）
（＋地黄，当帰，牛蒡子，蒼朮，防風，木通，苦参，荊芥，胡麻，蝉退）
↓
**22** 13種 消風散（石膏3g）p318参照

**36** 4種 木防已湯（石膏10g）
（石膏，防已，桂皮，人参）p351参照

**109** 9種 小柴胡湯加桔梗石膏（石膏10g）
（石膏，柴胡，半夏，黄芩，桔梗，大棗，人参，甘草，生姜）p230参照

**47** 11種 釣藤散（石膏5g）
（石膏，釣藤鈎，陳皮，麦門冬，半夏，茯苓，菊花，人参，防風，甘草，生姜）p293参照

実証 ↕ 中間証

【凡例】
**27** 4種 麻黄湯（麻黄5g）
- 方剤を構成する生薬数
- 中心生薬の1日あたりの含有量
- ツムラ漢方製剤番号

冷やす作用／やや冷やす作用／中間／やや温める作用／温める作用

## 方剤群別 15 清熱剤（セイネツザイ）

清熱剤とは，清熱（熱を除去する）作用を有し，熱証（実熱）を治療する方剤群をいい，一般的に虚熱〔脱水や栄養不足によって，津液（体液）を消費したため生ずる陰虚証の人の熱〕には用いない．ここでは，黄連解毒湯は清熱剤の代表的な方剤であるため，図中に示すが，それ以外の清熱剤で前述した 113 三黄瀉心湯，58 清上防風湯，111 清心連子飲，50 荊芥連翹湯，6 十味敗毒湯，3 乙字湯，80 柴胡清肝湯は除く．

実証 → 虚証

**59** 9種 **治頭瘡一方**
（川芎，蒼朮，連翹，防風，甘草，荊芥，紅花，大黄，忍冬）

**135** 3種 **茵蔯蒿湯**
（茵蔯蒿，山梔子，大黄）

**34** 5種 **白虎加人参湯**
（石膏，知母，甘草，人参，粳米）

**76** 9種 **竜胆瀉肝湯**
（地黄，当帰，木通，黄芩，車前子，沢瀉，甘草，山梔子，竜胆）

**121** 3種 **三物黄芩湯**
（地黄，黄芩，苦参）

**15** 4種 **黄連解毒湯**
（黄芩，黄連，山梔子，黄柏）p281 参照

**104** 9種 **辛夷清肺湯**
（石膏，麦門冬，黄芩，山梔子，知母，辛夷，枇杷葉，升麻，百合）

（− 竜胆）（＋ 茯苓，芍薬，滑石）

**56** 11種 **五淋散**
（茯苓，黄芩，甘草，地黄，車前子，沢瀉，当帰，木通，山梔子，芍薬，滑石）

＋ **71** 四物湯 p266 参照

**57** 8種 **温清飲**
（地黄，芍薬，川芎，当帰，黄芩，黄柏，黄連，山梔子）

**22** 13種 **消風散**
（石膏，地黄，当帰，牛蒡子，蒼朮，防風，木通，知母，甘草，苦参，荊芥，胡麻，蝉退）

**122** 6種 **排膿散及湯**
（桔梗，甘草，枳実，芍薬，大棗，生姜）

**90** 16種 **清肺湯**
（当帰，麦門冬，茯苓，黄芩，桔梗，杏仁，山梔子，桑白皮，大棗，陳皮，天門冬，貝母，甘草，五味子，生姜，竹茹）

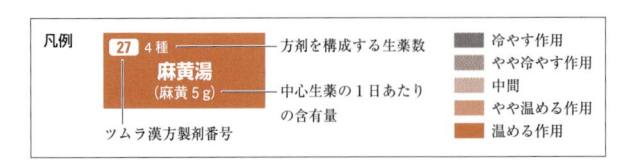

凡例：**27** 4種 **麻黄湯**（麻黄5g）
— 方剤を構成する生薬数
— 中心生薬の1日あたりの含有量
ツムラ漢方製剤番号

冷やす作用／やや冷やす作用／中間／やや温める作用／温める作用

清熱作用をもつ重要生薬 1
# 石膏（セッコウ）

| 基原（科名） | 天然の含水硫酸カルシウム（軟石膏） |
|---|---|
| 古典による分類 | 神農本草経　中品 |
| 有効成分 | 含水硫酸カルシウム・2 水和物（$CaSO_4・2H_2O$）など |
| 漢方的な作用 | 止渇作用，清熱作用，消炎作用，鎮静作用<br>①**止渇作用**：清熱作用により，解熱をはかり口渇を止める作用がある．<br>②**清熱作用**：生薬の中で最も清熱作用が強い．<br>③**消炎作用**：化膿性の皮膚炎，結膜炎，気管支炎などの炎症性疾患に対して，抗炎症作用を示す．<br>④**鎮静作用**：不安，興奮，不眠などの症状を改善する作用を有する． |
| 薬性 | 大寒，水 |
| 配合作用 | 石膏＋麻黄＝熱性疾患による解熱作用，咳嗽や喘鳴を治す．また筋肉や関節の炎症・痛みを取り除く．<br>石膏＋知母＝口渇やアレルギー性の皮膚炎を改善する作用を有する．<br>石膏＋大黄＝乾燥性便秘を治す．<br>石膏＋釣藤鈎＝血圧降下作用を有する．<br>石膏＋人参＝煩渇（激しい口渇）を治す． |
| 薬理作用 | **主作用**　①止渇作用，②利尿作用，③解熱作用，④鎮静・鎮痙作用，⑤抗炎症・抗アレルギー作用，⑥収斂作用<br>**副作用**　腰の冷え，下痢 |

清熱作用をもつ重要生薬 2
# 知母（チモ）

| 基原（科名） | ハナスゲの根茎（ユリ科） |
|---|---|
| 古典による分類 | 神農本草経　中品 |
| 有効成分 | チモサポニン A-I〜IV，マンギフェリン，アネマラン A〜D など |
| 漢方的な作用 | 清熱作用，滋潤作用<br>①**清熱作用**：熱による口渇や便秘を治す．<br>②**滋潤作用**：水を補い，寝汗，口渇を治す． |
| 薬性 | 寒，血・水 |
| 配合作用 | 知母＋石膏＝口渇やアレルギー性皮膚炎などを改善する．<br>知母＋地黄＝熱または水の不足による皮膚・関節などの炎症を鎮める．<br>知母＋麦門冬＝乾燥性の咳嗽を治す．<br>知母＋人参＝熱または水の不足による口渇を改善する．<br>知母＋黄芩＝肺や皮膚の炎症を鎮め，化膿状態を改善する． |

| 薬理作用 | **主作用** ①解熱作用，②血糖降下作用，③抗消化性潰瘍作用，④抗菌作用，⑤血小板凝集抑制作用，⑥血圧降下作用，⑦鎮痛作用，⑧呼吸中枢抑制作用など |
|---|---|

## 121 三物黄芩湯 (サンモツオウゴントウ)

**構成生薬**

| 生薬名 | 読みがな | 薬能 | 含有量(g) |
|---|---|---|---|
| 黄芩 | オウゴン | 血 | 3 |
| 苦参 | クジン | 水 | 3 |
| 地黄［乾］ | ジオウ | 血水 | 6 |

**概要** 陽証，実～中間証，地黄，黄芩，苦参の3者はいずれも清熱剤であり，特に地黄は手足のほてりを治す効果がある．したがって，産科疾患や皮膚科疾患に伴う手足のほてりに効果がある．

**使用目標** 体力がふつう，またはそれ以上の人で，**手足のほてり**があり，それが特に夜間(布団から足を出すほど)に著しく，**安眠できない場合**で，口渇，皮膚枯燥，頭痛を伴う場合などに用いる．

**効能または効果** 手足のほてり

**用法・用量** 1日7.5 gを2～3回，食前または食間に経口投与する．

**慎重投与** 著しく胃腸虚弱な患者，食欲不振・悪心・嘔吐のある患者

**副作用** 間質性肺炎，肝機能障害・黄疸，消化器症状

## 34 白虎加人参湯 (ビャッコカニンジントウ) ベスト30

**構成生薬**

| 生薬名 | 読みがな | 薬能 | 含有量(g) |
|---|---|---|---|
| 石膏 | セッコウ | 水 | 15 |
| 知母 | チモ | 水 | 5 |
| 粳米 | コウベイ | 気 | 8 |
| 甘草 | カンゾウ | 気水 | 2 |
| 人参* | ニンジン | 気 | 1.5 |

＊ 1.5 g

**概要** 陽実証，石膏と知母により全身の熱を冷まし，口渇を改善させ，人参や粳米で体力を回復させる作用がある．全身に熱証があり，多汗・多尿による体液の不足で，口腔内が乾燥して，激しい口渇を訴える場合に用いる方剤である．

**使用目標** 比較的体力のある人で，**体がほてり**，**激しい口渇**（冷水を好む）や**口舌が乾燥**し，**多尿**，**多汗**，皮膚瘙痒感などを伴う場合に用いる．なお，通常便秘はない．
**効能または効果** のどの渇きとほてりのあるもの
**用法・用量** 1日9.0gを2～3回，食前または食間に経口投与する．
**慎重投与** 胃腸虚弱な患者，著しく体力の衰えている患者
**注意事項** 甘草を含むため，「注意を要する生薬一覧」 p204 を参照すること．
**相互作用** 甘草を含むため，「相互作用」の項 p201 を参照すること．
**副作用** 偽アルドステロン症，ミオパチー，過敏症，消化器症状，肝機能異常
**応用疾患** 口腔乾燥症，シェーグレン症候群，糖尿病，アトピー性皮膚炎，慢性湿疹，酒さ，向精神薬による口渇など
**薬理作用** 口渇に対する改善作用

## 76 竜胆瀉肝湯 (リュウタンシャカントウ)

**構成生薬**

| 生薬名 | 読みがな | 薬能 | 含有量(g) |
|---|---|---|---|
| 木通 | モクツウ | 水 | 3 |
| 黄芩 | オウゴン | 血 | 3 |
| 車前子 | シャゼンシ | 水 | 3 |
| 沢瀉 | タクシャ | 水 | 3 |
| 山梔子 | サンシシ | 気血 | 1 |
| 竜胆 | リュウタン | 血 | 1 |
| 地黄[乾] | ジオウ | 血水 | 5 |
| 甘草 | カンゾウ | 気水 | 1 |
| 当帰 | トウキ | 血 | 5 |

**概要** **陽実証**，竜胆，黄芩，山梔子には清熱作用があり，当帰には血流改善作用がある．炎症性の尿路疾患に用いるが，本方剤は，冷え症や虚証には適さない．
**使用目標** 比較的体力のある人の急性，慢性の泌尿・生殖器の炎症で，下部腹直筋の外側が緊張し，**排尿障害**（排尿痛，頻尿，残尿感など），**帯下**，陰部瘙痒感，**掌蹠自汗**＊を伴う場合に用いる．
**効能または効果** 比較的体力があり，下腹部筋肉が緊張する傾向があるものの次の諸症：排尿痛，残尿感，尿の濁り，こしけ
**用法・用量** 1日7.5gを2～3回，食前または食間に経口投与する．
**慎重投与** 著しく胃腸虚弱な患者，食欲不振・悪心・嘔吐のある患者
**注意事項** 甘草を含むため，「注意を要する生薬一覧」 p204 を参照すること．

＊**掌蹠自汗** ⇒ 手のひらや足の裏に汗をかく．

（相互作用） 甘草を含むため，「相互作用」の項 p201 を参照すること．
（副作用） 偽アルドステロン症，ミオパチー，消化器症状
（応用疾患） 経尿道的前立腺切除術後の疼痛・不快感，尿路感染症，尿路結石，前立腺肥大症，尿路不定愁訴など

## 56 五淋散（ゴリンサン）

**構成生薬**

| 生薬名 | 読みがな | 薬能 | 含有量(g) |
|---|---|---|---|
| 黄芩 | オウゴン | 血 | 約3 |
| 車前子 | シャゼンシ | 水 | 約3 |
| 沢瀉 | タクシャ | 水 | 約3 |
| 木通 | モクツウ | 水 | 約3 |
| 滑石 | カッセキ | 水 | 約3 |
| 山梔子 | サンシシ | 気血 | 約2 |
| 地黄[乾] | ジオウ | 血水 | 約3 |
| 芍薬 | シャクヤク | 血 | 約3 |
| 茯苓 | ブクリョウ | 血水 | 約6 |
| 甘草 | カンゾウ | 気水 | 約3 |
| 当帰 | トウキ | 血 | 約3 |

本方の名称は，石淋（尿路結石），気淋（神経性頻尿），膏淋（クリーム状に濁った尿），労淋（疲労からくる慢性の尿路疾患），熱淋（炎症性の尿路疾患）の五つの淋を治すことから命名された．

（概要） 陽証，中間〜虚証，強い清熱作用を有する黄芩と山梔子，利水作用のある茯苓と沢瀉を配合しており，水毒に適した方剤である．猪苓湯では効果が少なく頑固な尿路症状が続く場合には，竜胆瀉肝湯を用いるとよいが，虚弱体質には使用できないため，本方剤が代わりに用いられる．

（使用目標） 体力がふつう，またはそれ以下の人の慢性に経過した尿路系の炎症で，頻尿，排尿痛，残尿感，排尿困難，尿混濁，血尿，尿量減少などがある場合に用いる．

（効能または効果） 頻尿，排尿痛，残尿感

（用法・用量） 1日7.5gを2〜3回，食前または食間に経口投与する．

（慎重投与） 著しく胃腸虚弱な患者，食欲不振・悪心・嘔吐のある患者

（禁忌） アルドステロン症の患者，ミオパチーのある患者，低カリウム血症のある患者

（注意事項） 甘草を含むため，「注意を要する生薬一覧」 p204 を参照すること．

（相互作用） 甘草を含むため，「相互作用」の項 p201 を参照すること．

（副作用） 偽アルドステロン症，ミオパチー，消化器症状

（応用疾患） 尿路感染症，尿路不定愁訴など

## 59 治頭瘡一方（ヂヅソウイッポウ）

**構成生薬**

| 生薬名 | 読みがな | 薬能 | 含有量(g) |
|---|---|---|---|
| 忍冬 | ニンドウ | 水 | 1 |
| 大黄 | ダイオウ | 血 | 0.5 |
| 連翹 | レンギョウ | 血 | 1 |
| 甘草 | カンゾウ | 気水 | 1 |
| 荊芥 | ケイガイ | 血 | 1 |
| 防風 | ボウフウ | 気 | 2 |
| 紅花 | コウカ | 血 | 2 |
| 川芎 | センキュウ | 気血 | 3 |
| 蒼朮 | ソウジュツ | 気水 | 3 |

**概要** 陽証，やや実証，荊芥や防風の清熱作用，忍冬の解毒作用により，主に小児の頭瘡に対する治療効果を発揮する方剤である．ただし，58 清上防風湯（p284 参照）のような強い清熱作用はない．

**使用目標** 比較的体力がある人の**首より上（顔面，頭部など）の湿疹**で，分泌物，びらん，痂皮，瘙痒感などを認め，かつ便秘傾向がある場合で，小児の湿疹に繁用される．

**効能または効果** 湿疹，くさ，乳幼児の湿疹

**用法・用量** 成人1日7.5gを2～3回，食前または食間に経口投与する．

**慎重投与** 下痢・軟便のある患者，著しく胃腸虚弱な患者，食欲不振・悪心・嘔吐のある患者，著しく体力の衰えている患者

**注意事項** 大黄，甘草を含むため，「注意を要する生薬一覧」p204 を参照すること．

**相互作用** 甘草を含むため，「相互作用」の項 p201 を参照すること．

**副作用** **偽アルドステロン症**，**ミオパチー**，消化器症状，過敏症

## 135 茵蔯蒿湯（インチンコウトウ）

**構成生薬**

| 生薬名 | 読みがな | 薬能 | 含有量(g) |
|---|---|---|---|
| 山梔子 | サンシシ | 気血 | 3 |
| 大黄 | ダイオウ | 血 | 1 |
| 茵蔯蒿 | インチンコウ | 気 | 4 |

概要　**陽実証**，茵蔯蒿には利尿作用や利胆作用があり，また消炎作用がある．黄疸の方剤として有名であるが，必ずしもこれがなくても，肝炎などに小柴胡湯や五苓散と合方し，使用されることがある．

使用目標　比較的体力があり，**心下痞硬**\*，**上腹部より胸部にかけての膨満感**，不快感を訴え，悪心，**便秘**し，頭汗，**黄疸**，**口渇**(口をすすぎたいだけの**口乾**のこともある)，**尿量減少**，皮膚瘙痒症などを伴う場合に用いる．

\*心下痞硬 ⇒ 心窩部の抵抗・停滞感・重圧感．

効能または効果　尿量減少，やや便秘がちで比較的体力のあるものの次の諸症：黄疸，肝硬変症，ネフローゼ，じん麻疹，口内炎

用法・用量　1日7.5gを2〜3回，食前または食間に経口投与する．

慎重投与　下痢，軟便のある患者，著しく胃腸虚弱な患者，著しく体力の衰えている患者

注意事項　大黄を含むため，「注意を要する生薬一覧」p204 を参照すること．

副作用　肝機能障害・黄疸，消化器症状

応用疾患　**閉塞性黄疸**，胆道閉塞症術後の肝線維化，肝硬変，胆嚢炎・胆管炎，胆石症，舌炎など

薬理作用　肝障害に対する改善作用，肝線維化抑制作用，利胆作用(胆汁流量および毛細胆管胆汁量の増加)

## 22 消風散（ショウフウサン）

### 構成生薬

| 生薬名 | 読みがな | 薬能 | 含有量(g) 1 | 2 | 3 | 4 | 5 |
|---|---|---|---|---|---|---|---|
| 石膏 | セッコウ | 水 | ■ | ■ | ▨ | | |
| 牛蒡子 | ゴボウシ | 気 | ■ | ■ | | | |
| 木通 | モクツウ | 水 | ■ | ■ | | | |
| 知母 | チモ | 水 | ■ | ■ | | | |
| 苦参 | クジン | 水 | ■ | | | | |
| 蝉退 | ゼンタイ | 気 | ■ | | | | |
| 胡麻 | ゴマ | 気血 | ▨ | | | | |
| 甘草 | カンゾウ | 気水 | ▨ | | | | |
| 荊芥 | ケイガイ | 血 | ■ | | | | |
| 防風 | ボウフウ | 気 | ■ | | | | |
| 地黄[熟] | ジオウ | 血水 | ■ | ■ | | | |
| 蒼朮 | ソウジュツ | 気水 | ■ | ■ | | | |
| 当帰 | トウキ | 血 | ■ | ■ | | | |

概要　**陽証**，**実〜中間証**，主薬の荊芥と防風は清熱作用を有し，木通と蒼朮は利水作用を有するため，湿熱を治す方剤である．夏に悪化する皮膚疾患に繁用される．

（使用目標）比較的体力がある人の亜急性・慢性の皮膚疾患で，**患部に熱感があって**，**分泌物が多く湿潤・発赤**し，**激しい瘙痒**があり，温まる（風呂上がり，こたつ，布団に入るなど）と症状が悪化し，浮腫，尿量減少，関節の腫脹，患部以外の皮膚の乾燥などを伴い，時に口渇を訴える場合に用いる．

（効能または効果）分泌物が多く，かゆみの強い慢性の皮膚病（湿疹，じん麻疹，水虫，あせも，皮膚瘙痒症）

（用法・用量）1日7.5gを2～3回，食前または食間に経口投与する．

（慎重投与）胃腸虚弱な患者，食欲不振・悪心・嘔吐のある患者，著しく体力の衰えている患者

（注意事項）甘草を含むため，「注意を要する生薬一覧」p204 を参照すること．患部が乾燥している皮膚疾患では，症状が悪化することがある．

（相互作用）甘草を含むため，「相互作用」の項 p201 を参照すること．

（副作用）偽アルドステロン症，ミオパチー，過敏症，消化器症状

（応用疾患）アトピー性皮膚炎，慢性湿疹，じん麻疹など

（薬理作用）抗ヒスタミン作用，抗アレルギー作用

## 104 辛夷清肺湯（シンイセイハイトウ）

（構成生薬）

| 生薬名 | 読みがな | 薬能 | 含有量(g) 1～5 |
|---|---|---|---|
| 石膏 | セッコウ | 水 | 5 |
| 黄芩 | オウゴン | 血 | 3 |
| 山梔子 | サンシシ | 気血 | 3 |
| 知母 | チモ | 水 | 3 |
| 麦門冬 | バクモンドウ | 水 | 3 |
| 百合 | ビャクゴウ | 水 | 3 |
| 枇杷葉 | ビワヨウ | 気 | 2 |
| 升麻 | ショウマ | 気 | 1 |
| 辛夷 | シンイ | 気 | 2 |

（概要）**陽証**，**実～中間証**．鼻閉を改善させる辛夷が配合されているが，他剤はすべて寒性の生薬であり，冷えを訴える人には使用を避ける．

（使用目標）体力がふつう，あるいはそれ以上の人で，**膿性鼻漏**，後鼻漏，**鼻閉**などの鼻症状で，頭痛・頭重や患部に熱感および疼痛，口渇を伴う場合に用いる．

（効能または効果）鼻づまり，慢性鼻炎，蓄膿症

（用法・用量）1日7.5gを2～3回，食前または食間に経口投与する．

（慎重投与）胃腸虚弱な患者，著しく体力の衰えている患者

（副作用）間質性肺炎，肝機能障害・黄疸，過敏症，消化器症状

応用疾患 慢性副鼻腔炎，アレルギー性鼻炎 など
薬理作用 抗炎症作用

## 90 清肺湯（セイハイトウ）

構成生薬

| 生薬名 | 読みがな | 薬能 | 含有量(g) 1 | 2 | 3 | 4 | 5 |
|---|---|---|---|---|---|---|---|
| 黄芩 | オウゴン | 血 | | 2 | | | |
| 山梔子 | サンシシ | 気血 | | 2 | | | |
| 桑白皮 | ソウハクヒ | 水 | | 2 | | | |
| 天門冬 | テンモンドウ | 血水 | | 2 | | | |
| 麦門冬 | バクモンドウ | 水 | | | 3 | | |
| 貝母 | バイモ | 水 | | 2 | | | |
| 竹筎 | チクジョ | 血 | | 2 | | | |
| 茯苓 | ブクリョウ | 血水 | | | 3 | | |
| 桔梗 | キキョウ | 気 | | 2 | | | |
| 甘草 | カンゾウ | 気水 | 1 | | | | |
| 五味子 | ゴミシ | 水 | 1 | | | | |
| 生姜 | ショウキョウ | 水 | 1 | | | | |
| 杏仁 | キョウニン | 水 | | 2 | | | |
| 大棗 | タイソウ | 気 | | 2 | | | |
| 陳皮 | チンピ | 気 | | 2 | | | |
| 当帰 | トウキ | 血 | | | 3 | | |

概要 陽虚証，湿性の咳を鎮める作用を有する生薬が多種含まれ，さらに，清熱作用を有する黄芩や山梔子などが配合された方剤である．

使用目標 比較的体力がない人で，**粘稠できれにくい痰が多く，激しい咳嗽**が遷延化し，咽・喉頭痛，声がれ，咽頭異常感，時に血痰，疲労倦怠感，息切れなどを伴う場合に用いる．

効能または効果 痰の多く出る咳

用法・用量 1日9.0 gを2〜3回，食前または食間に経口投与する．

慎重投与 著しく胃腸虚弱な患者，食欲不振・悪心・嘔吐のある患者

注意事項 甘草を含むため，「注意を要する生薬一覧」 p204 を参照すること．

相互作用 甘草を含むため，「相互作用」の項 p201 を参照すること．

副作用 間質性肺炎，偽アルドステロン症，ミオパチー，肝機能障害・黄疸，消化器症状

応用疾患 慢性閉塞性肺疾患（COPD，慢性肺気腫），気管支喘息，慢性気管支炎 など

**薬理作用** 去痰作用

# 57 温清飲（ウンセイイン）

**構成生薬**

| 生薬名 | 読みがな | 薬能 | 含有量(g) |
|---|---|---|---|
| 黄芩 | オウゴン | 血 | 1.5 |
| 黄柏 | オウバク | 血 | 1.5 |
| 黄連 | オウレン | 血 | 1.5 |
| 山梔子 | サンシシ | 気血 | 1.5 |
| 芍薬 | シャクヤク | 血 | 3 |
| 地黄[熟] | ジオウ | 血水 | 3 |
| 川芎 | センキュウ | 気血 | 3 |
| 当帰 | トウキ | 血 | 3 |

**概要** 陽証，**虚実中間証**，血虚を改善する四物湯と，清熱作用のある黄連解毒湯との合方である．一見，作用が相反するように思えるが，のぼせなど上半身の熱を冷まし，血行障害などからくる足の冷えを治す体質改善剤である．

**使用目標** 体力がふつうの人で，心下痞硬*し，不安，不眠などの精神神経症状，出血傾向，発熱，熱感，のぼせ，口渇，**激しい瘙痒感**があり，**分泌物の少ない慢性の皮膚症状**を伴う場合に用いる．また，皮膚は浅黒く**肌あれ**し，**渋紙のように枯燥**しているものに適する場合が多い．

*心下痞硬 ⇒ 心窩部の抵抗・停滞感・重圧感．

**効能または効果** 皮膚の色つやが悪く，のぼせるものに用いる：月経不順，月経困難，血の道症，更年期障害，神経症

**用法・用量** 1日7.5gを2～3回，食前または食間に経口投与する

**慎重投与** 著しく胃腸虚弱な患者，食欲不振・悪心・嘔吐のある患者

**副作用** **肝機能障害・黄疸**，過敏症，消化器症状

**応用疾患** 保存期腎不全患者・透析患者の瘙痒症，ベーチェット病，掌蹠膿疱症，全身性エリテマトーデス，月経異常，更年期障害，アトピー性皮膚炎，慢性湿疹，皮膚瘙痒症，眼底出血，口内炎，舌炎，歯周病など

黄連解毒湯の服用により，間質性肺炎の副作用が報告されているため，本方においても，その副作用に注意する必要がある．

# 122 排膿散及湯（ハイノウサンキュウトウ）

**構成生薬**

| 生薬名 | 読みがな | 薬能 | 含有量(g) 1-5 |
|---|---|---|---|
| 枳実 | キジツ | 気 | 約3 |
| 芍薬 | シャクヤク | 血 | 約3 |
| 桔梗 | キキョウ | 気 | 約3 |
| 甘草 | カンゾウ | 気水 | 約3 |
| 生姜 | ショウキョウ | 水 | 約1 |
| 大棗 | タイソウ | 気 | 約3 |

**概要** 陽証，**虚実中間証**，排膿散（局所の陽実証に用いる方剤）と，排膿湯（局所の陽虚証に用いる方剤）の合方であり，化膿性疾患の排膿に使用される．しかし，現在は抗菌薬の普及により，単独で用いることはほとんどなく，**抗菌薬と併用することで，治癒までの期間を短縮する効果が期待されている．**

**使用目標** 体力がふつうの人で，**熱感**，**発赤**，**疼痛**，**腫脹**を伴った急性化膿性皮膚疾患および歯槽膿漏，歯齦炎などで，病勢は強いが，**全身症状がないもの**に用いる．

**効能または効果** 患部が発赤，腫脹して疼痛を伴った化膿症，癰，癤，面疔，その他癤腫症

**用法・用量** 1日7.5gを2～3回，食前または食間に経口投与する．本方剤を生卵（卵黄）1個と一緒に服用することが古典に記載されている．

**禁忌** アルドステロン症の患者，ミオパチーのある患者，低カリウム血症のある患者

**注意事項** 甘草を含むため，「注意を要する生薬一覧」p204 を参照すること．

**相互作用** 甘草を含むため，「相互作用」の項 p201 を参照すること．

**副作用** **偽アルドステロン症**，**ミオパチー**

**応用疾患** 歯周病の急性発作など

## 方剤群別 16 気剤（キザイ）

　気剤とは，気がうっ滞した気うつや気の上衝した気逆に対して，気のめぐりをよくしたり，気を下げたりする効果のある方剤群をいう（主に気うつ・気逆に用いるものである）．気うつを改善する生薬としては，枳実，厚朴，紫蘇葉，香附子などがあり，気逆を改善する生薬としては，桂皮，黄連，呉茱萸などがある．

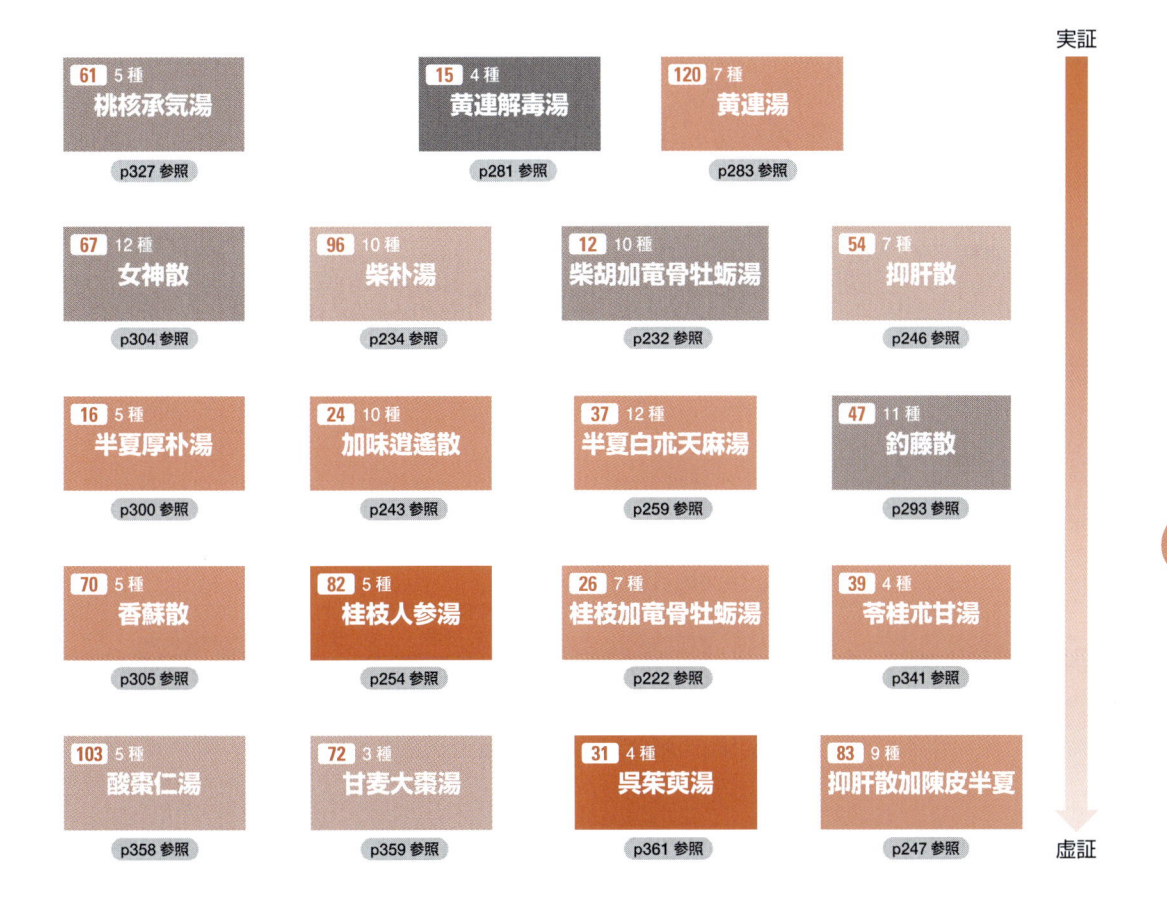

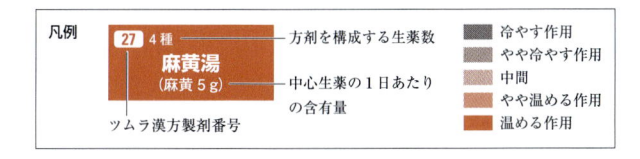

実証 ←→ 虚証

| 番号 | 種数 | 方剤名 | 参照 |
|---|---|---|---|
| 61 | 5種 | 桃核承気湯 | p327 |
| 15 | 4種 | 黄連解毒湯 | p281 |
| 120 | 7種 | 黄連湯 | p283 |
| 67 | 12種 | 女神散 | p304 |
| 96 | 10種 | 柴朴湯 | p234 |
| 12 | 10種 | 柴胡加竜骨牡蛎湯 | p232 |
| 54 | 7種 | 抑肝散 | p246 |
| 16 | 5種 | 半夏厚朴湯 | p300 |
| 24 | 10種 | 加味逍遙散 | p243 |
| 37 | 12種 | 半夏白朮天麻湯 | p259 |
| 47 | 11種 | 釣藤散 | p293 |
| 70 | 5種 | 香蘇散 | p305 |
| 82 | 5種 | 桂枝人参湯 | p254 |
| 26 | 7種 | 桂枝加竜骨牡蛎湯 | p222 |
| 39 | 4種 | 苓桂朮甘湯 | p341 |
| 103 | 5種 | 酸棗仁湯 | p358 |
| 72 | 3種 | 甘麦大棗湯 | p359 |
| 31 | 4種 | 呉茱萸湯 | p361 |
| 83 | 9種 | 抑肝散加陳皮半夏 | p247 |

凡例：
- 27 4種　麻黄湯（麻黄5g）
- 方剤を構成する生薬数
- 中心生薬の1日あたりの含有量
- ツムラ漢方製剤番号
- 冷やす作用
- やや冷やす作用
- 中間
- やや温める作用
- 温める作用

# 方剤群別 17 駆瘀血剤（クオケツザイ）

駆瘀血剤とは，血液の停滞である瘀血を改善する方剤群をいい，構成生薬として桃仁，牡丹皮，芍薬，当帰，川芎などを主に配合するもの．

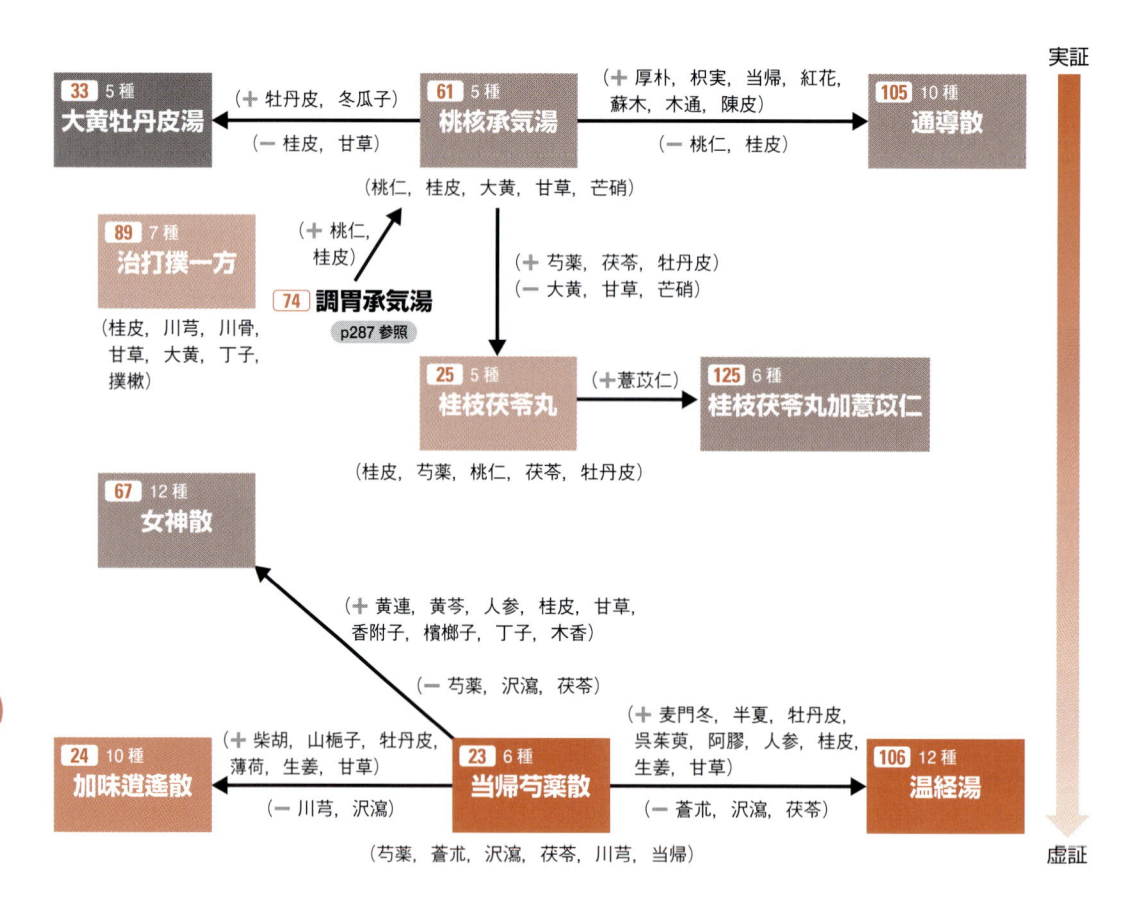

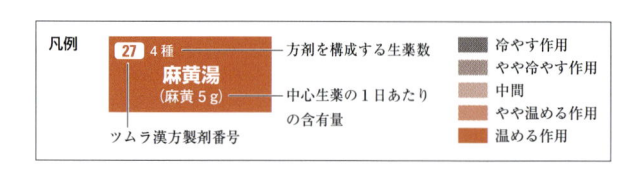

```
                                                              実証 ↑
[33] 5種          (＋ 牡丹皮，冬瓜子)   [61] 5種    (＋ 厚朴，枳実，当帰，紅花， [105] 10種
大黄牡丹皮湯 ←──────────────── 桃核承気湯        蘇木，木通，陳皮)    通導散
                  (－ 桂皮，甘草)                  ────────────────→
                                                  (－ 桃仁，桂皮)
                              (桃仁，桂皮，大黄，甘草，芒硝)

         [89] 7種          (＋ 桃仁，
         治打撲一方          桂皮)
                            ↗
                     [74] 調胃承気湯
         (桂皮，川芎，川骨，      p287 参照
         甘草，大黄，丁子，                (＋ 芍薬，茯苓，牡丹皮)
         撲樕)                             (－ 大黄，甘草，芒硝)
                                              ↓
                                          [25] 5種        (＋ 薏苡仁)   [125] 6種
                                          桂枝茯苓丸 ───────────→ 桂枝茯苓丸加薏苡仁

                                          (桂皮，芍薬，桃仁，茯苓，牡丹皮)

   [67] 12種
   女神散
     ↑
     │ (＋ 黄連，黄芩，人参，桂皮，甘草，
     │    香附子，檳榔子，丁子，木香)
     │ (－ 芍薬，沢瀉，茯苓)
     │
[24] 10種    (＋ 柴胡，山梔子，牡丹皮，   [23] 6種   (＋ 麦門冬，半夏，牡丹皮，   [106] 12種
加味逍遙散 ←   薄荷，生姜，甘草)         当帰芍薬散     呉茱萸，阿膠，人参，桂皮，   温経湯
              (－ 川芎，沢瀉)                          生姜，甘草)              ────→
                                                      (－ 蒼朮，沢瀉，茯苓)
                              (芍薬，蒼朮，沢瀉，茯苓，川芎，当帰)
                                                              ↓ 虚証
```

**凡例**

[27] 4種 ── 方剤を構成する生薬数
麻黄湯
（麻黄5g）── 中心生薬の1日あたりの含有量
↑
ツムラ漢方製剤番号

- ■ 冷やす作用
- ■ やや冷やす作用
- ■ 中間
- ■ やや温める作用
- ■ 温める作用

駆瘀血作用をもつ重要生薬 1
# 桃仁
トウニン

| 基原(科名) | モモおよびその同属植物の種子(バラ科)<br>成熟した種子を乾燥したものを用いる. |
|---|---|
| 古典による分類 | 神農本草経　中品 |
| 有効成分 | アミグダリン(青酸配糖体),プルナシン,脂肪油など |
| 漢方的な作用 | 駆瘀血作用および潤腸・通便作用<br>①**駆瘀血作用**：瘀血による月経不順・月経痛・頭痛,腹痛などの症状を改善する.<br>②**潤腸・通便作用**：脂肪油成分により,腸を潤し,乾燥性の便秘に効果を発揮する. |
| 薬性 | 平,血 |
| 配合作用 | 桃仁＋牡丹皮＝激しい瘀血による婦人科領域,皮膚科領域,打撲の内出血,痔疾患などの症状に効果を発揮する.<br>桃仁＋杏仁＝乾燥性の便秘に効果がある.<br>桃仁＋麻子仁＝乾燥性の便秘に効果がある.<br>桃仁＋大黄＝はなはだしい瘀血による婦人科領域,皮膚科領域の症状を治す. |
| 薬理作用 | **主作用**　①鎮痛作用,②抗アレルギー作用,③抗炎症作用,④子宮収縮作用,⑤血小板凝集抑制作用,⑥更年期障害改善作用など |

駆瘀血作用をもつ重要生薬 2
# 牡丹皮
ボタンピ

| 基原(科名) | ボタンの根皮(ボタン科)<br>根皮を乾燥したものを用いる.「立てば芍薬,座れば牡丹,歩く姿は百合の花」という言葉から,婦人病に関連している生薬であることを連想させる. |
|---|---|
| 古典による分類 | 神農本草経　中品 |
| 有効成分 | ペオニフロリン,ペオノールなど |
| 漢方的な作用 | 駆瘀血作用および清熱作用<br>①**駆瘀血作用**：瘀血による月経不順・月経痛・頭痛,腹痛などの症状を改善する.<br>②**清熱作用**：発熱性の疾患に用いられ,解熱作用を示す.鼻出血・発疹・吐血を改善する作用もある. |
| 薬性 | 涼,血 |
| 配合作用 | 牡丹皮＋芍薬＝瘀血による腹痛や鼻出血などに効果を現す.<br>牡丹皮＋桃仁＝激しい瘀血による婦人科領域,皮膚科領域,痔疾患などの症状に効果を現す.<br>牡丹皮＋大黄＝炎症性の瘀血症状を治す.<br>牡丹皮＋桂皮＝瘀血による月経不順や精神不安を治す. |

| 薬理作用 | **主作用** ①中枢抑制作用，②抗アレルギー作用，③抗炎症・解熱・鎮痛作用（NSAID 様作用），④免疫賦活作用，⑤血小板凝集抑制作用，⑥月経困難症改善作用，⑦ヒスタミン遊離抑制作用，⑧虫垂炎感染菌への抗菌作用，⑨抗けいれん作用，⑩血糖降下作用，⑪強心作用など |
|---|---|

駆瘀血作用をもつ重要生薬 3
# 芍薬 (シャクヤク)

| 基原(科名) | シャクヤクまたはその近縁植物の根皮（ボタン科）<br>一般に芍薬は赤芍と白芍に区別され，通常，前者は外皮を付けたまま乾燥したもので，後者は外皮を取り除いて乾燥させたものをいう．ただし，日本では白芍のみを芍薬として用いる．なお，「立てば芍薬，座れば牡丹，歩く姿は百合の花」という言葉から，婦人病に関連している生薬であることを連想させる． |
|---|---|
| 古典による分類 | 神農本草経　中品 |
| 有効成分 | ペオニフロリン，ペオニフロリゲノンなど |
| 漢方的な作用 | 駆瘀血作用および筋緊張緩和作用<br>①**駆瘀血作用**：瘀血による月経不順・月経痛・頭痛，腹痛などの症状を改善する．<br>②**筋緊張緩和作用**：手足や腹部の緊張を和らげ，手足の筋肉痛やけいれん，腹痛を改善する作用を有する． |
| 薬性 | 涼，血 |
| 配合作用 | 芍薬＋牡丹皮＝瘀血による腹痛や鼻出血などに効果を現す．<br>芍薬＋甘草＝芍薬甘草湯に代表されるように，筋肉の緊張，手足のけいれんや腹部の疼痛を緩和する作用を有する．<br>芍薬＋当帰＝貧血による動悸，耳鳴，めまい，月経異常，冷え症などを改善する作用を有する．<br>芍薬＋桂皮＝発汗抑制作用のほか，芍薬を増量することにより腹痛改善作用を現す．<br>芍薬＋枳実＝胸脇苦満などにおける筋肉の緊張を和らげる作用を有する．<br>芍薬＋柴胡＝肝気のうっ結を散ずる作用（肝うつによる頭暈，めまい，胸脇苦満，月経不順を治す）を有する．<br>芍薬＋地黄＝血虚改善効果の増強作用を示す．<br>芍薬＋黄芩＝清熱，緩急作用により，発熱，裏急後重を治す． |
| 薬理作用 | **主作用** ①鎮静・鎮痙・鎮痛作用，②末梢血管拡張作用，③抗炎症作用，④抗アレルギー作用，⑤免疫賦活作用，⑥胃運動促進作用，⑦抗潰瘍作用，⑧抗菌作用，⑨BUN 低下作用，⑩平滑筋弛緩作用，⑪子宮収縮抑制作用など |

駆瘀血作用をもつ重要生薬 4

# 当帰（トウキ）

| 基原（科名） | トウキまたはその他近縁植物の根（セリ科）<br>根を湯通ししてから乾燥させたものを用いる．特有の芳香がある．<br>「当帰」の命名は，夫に冷え症では困ると言われ実家に帰った夫人が，この薬草を煎じて飲んだところ冷えが治り，夫のもとに当（まさ）に喜び帰ったことによる． |
|---|---|
| 古典による分類 | 神農本草経　中品 |
| 有効成分 | リグスチリド，ブチリデンフタリドなど |
| 漢方的な作用 | 補血作用，安胎および便秘改善作用<br>①**補血**作用：補血による月経不順・月経痛・頭痛，腹痛などの症状を改善する．<br>②**安胎（補温）**作用：身体を補温しホルモンのバランスを整え，流産や不妊症を治す．<br>③**便秘改善**作用：腸を潤す作用がある． |
| 薬性 | 温，血 |
| 配合作用 | 当帰＋川芎＝血行を改善し，冷え症，月経痛，不妊症などを治す．<br>当帰＋芍薬＝貧血による動悸，めまい，耳鳴などを改善する作用を有する．<br>当帰＋地黄［熟］＝貧血に伴う動悸，不眠，月経不順などを治す．<br>当帰＋黄耆＝造血をはかり，痔疾，めまい，立ちくらみなどを改善する作用を有する．<br>当帰＋香附子＝月経を整え，痛みを和らげる作用を有する． |
| 薬理作用 | <u>主作用</u>　①中枢抑制作用，②鎮痛・鎮痙作用，③免疫賦活作用，④子宮収縮抑制作用，⑤血小板凝集抑制作用，⑥筋弛緩作用，⑦抗炎症作用，⑧抗腫瘍作用，⑨抗喘息作用など<br><u>副作用</u>　胃腸障害など |

## 61 桃核承気湯（トウカクジョウキトウ）

**構成生薬**

| 生薬名 | 読みがな | 薬能 | 含有量(g) 1　2　3　4　5 |
|---|---|---|---|
| 大黄 | ダイオウ | 血 | 3 |
| 芒硝* | ボウショウ | 血 | 2 |
| 桃仁 | トウニン | 血水 | 3 |
| 甘草 | カンゾウ | 気水 | 1.5 |
| 桂皮 | ケイヒ | 気 | 5 |

＊ 0.9 g

**概要**　陽実証，調胃承気湯に桃仁と桂皮を加えた方剤と捉えることができ，桂皮が表証を治し，桃仁の駆瘀血作用を，瀉下・消炎・清熱作用のある大黄と芒硝が助ける．顔色が赤黒く，25 桂枝茯苓丸（p330 参照）よりも瘀血の症状が強く

*上熱下寒 ➡ (じょうねつげかん)とは，同時に上半身にのぼせ，下半身に冷えを呈する状態をいう．

**小腹急結 ➡ 左下腹部の抵抗・圧痛．

現れているもので，これが原因で，下半身に循環障害が生じ，上熱下寒*を起こすものに使用される．

>[使用目標] 体格がよく，体力のある人で，**瘀血に伴い**，**小腹急結**を示し，**便秘**，**のぼせと足の冷え**があり，頭痛，めまい，肩こり，耳鳴，不眠，不安などの精神神経症状，腰痛，月経異常，月経痛を伴う場合に用いる．

>[効能または効果] 比較的体力があり，のぼせて便秘しがちなものの次の諸症：月経不順，月経困難症，月経時や産後の精神不安，腰痛，便秘，高血圧の随伴症状（頭痛，めまい，肩こり）

>[用法・用量] 1日7.5gを2〜3回，食前または食間に経口投与する．

>[慎重投与] 下痢・軟便のある患者，著しく胃腸虚弱な患者，著しく体力の衰えている患者，食塩制限が必要な患者

>[注意事項] 大黄，甘草を含むため，「注意を要する生薬一覧」p204 を参照すること．

>[相互作用] 甘草を含むため，「相互作用」の項 p201 を参照すること．

>[副作用] 偽アルドステロン症，ミオパチー，過敏症，消化器症状

>[応用疾患] 乳腺症，肥満症，痛風，月経異常，月経困難症，月経前症候群，産褥期の異常，肩関節周囲炎，腰痛症，変形性膝関節症，耳鳴など

## 33 大黄牡丹皮湯（ダイオウボタンピトウ）

>[構成生薬]

| 生薬名 | 読みがな | 薬能 | 含有量(g) |
|---|---|---|---|
| 冬瓜子 | トウガシ | 水 | 2 |
| 大黄 | ダイオウ | 血 | 2 |
| 芒硝* | ボウショウ | 血 | 1.8 |
| 牡丹皮 | ボタンピ | 血 | 2 |
| 桃仁 | トウニン | 血水 | 2 |

* 1.8 g

※ かつては虫垂炎のような化膿性疾患にも使用されていたが，現在は外科療法と抗生物質の投与が一般的である．ただし，抗生物質の投与で手術を回避でき，その後の経過中に本方剤を用いることがある．

>[概要] **陽実証**，桃核承気湯から桂皮と甘草を除き，駆瘀血作用のある牡丹皮，消炎・排膿・瀉下の効果をもつ冬瓜子を加えた方剤である．

>[使用目標] 体力がある人で，**右下腹部に自発痛・抵抗・圧痛**のあるものに用いる．便秘や腹満，月経異常のある場合や，**下半身に炎症や化膿**があり，発熱，腫脹，疼痛などを示す場合にも使用する．

>[効能または効果] 比較的体力があり，下腹部痛があって，便秘しがちなものの次の諸症：月経不順，月経困難，便秘，痔疾

**用法・用量** 1日7.5gを2～3回，食前または食間に経口投与する．
**慎重投与** 下痢，軟便のある患者，著しく胃腸虚弱な患者，著しく体力の衰えている患者，食塩制限が必要な患者（芒硝：硫酸ナトリウムを含有するため）
**注意事項** 大黄を含むため，「注意を要する生薬一覧」p204 を参照すること．
**副作用** 食欲不振，腹痛，下痢など
**応用疾患** 尿路感染症，尿路結石，前立腺肥大症，痔疾，痛風など

## 105 通導散（ツウドウサン）

**構成生薬**

| 生薬名 | 読みがな | 薬能 | 含有量(g) 1 | 2 | 3 | 4 | 5 |
|---|---|---|---|---|---|---|---|
| 大黄 | ダイオウ | 血 | | | ■ | | |
| 木通 | モクツウ | 水 | | ■ | | | |
| 芒硝* | ボウショウ | 血 | | ■ | | | |
| 枳実 | キジツ | 気 | | | ■ | | |
| 甘草 | カンゾウ | 気水 | | ■ | | | |
| 蘇木 | ソボク | 血 | | ■ | | | |
| 紅花 | コウカ | 血 | | ■ | | | |
| 厚朴 | コウボク | 気 | | ■ | | | |
| 陳皮 | チンピ | 気 | | ■ | | | |
| 当帰 | トウキ | 血 | | | ■ | | |

* 1.8 g

**概要** 陽実証．桃核承気湯に匹敵するほどの強い駆瘀血剤である．**瘀血と気うつ（胸満，腹満など）**を伴う場合に用いられるが，のぼせを治す作用は弱い．
**使用目標** 体格がよく，体力のある人で，顔は赤黒く，**心窩部や下腹部に圧痛**を訴え，**便秘，腹満**，頭痛，**のぼせ**，めまい，耳鳴，不眠，不安などの精神神経症状を伴う場合に用いる．なお，本方は桃核承気湯に比べ，精神神経症状が強い人に効果がある．
**効能または効果** 比較的体力があり下腹部に圧痛があって便秘しがちなものの次の諸症：月経不順，月経痛，更年期障害，腰痛，便秘，打ち身（打撲），高血圧の随伴症状（頭痛，めまい，肩こり）
**用法・用量** 1日7.5gを2～3回，食前または食間に経口投与する．
**慎重投与** 下痢・軟便のある患者，著しく胃腸虚弱な患者，食欲不振・悪心・嘔吐のある患者，著しく体力の衰えている患者，食塩制限の必要な患者（芒硝：硫酸ナトリウムを含有するため）
**注意事項** 大黄，甘草を含むため，「注意を要する生薬一覧」p204 を参照すること．妊婦または妊娠する可能性のある婦人に投与しないほうが望ましい（大黄，

芒硝，紅花を含有するため）．

**相互作用** 甘草を含むため，「相互作用」の項 p201 を参照すること．

**副作用** 偽アルドステロン症，ミオパチー，肝機能異常，消化器症状

**応用疾患** 乳腺症，脂質異常症，月経異常，更年期障害，眼底出血など

## 25 桂枝茯苓丸 （ケイシブクリョウガン） ベスト30

**構成生薬**

| 生薬名 | 読みがな | 薬能 | 含有量(g) | | | | |
|---|---|---|---|---|---|---|---|
| | | | 1 | 2 | 3 | 4 | 5 |
| 芍薬 | シャクヤク | 血 | | | | | |
| 牡丹皮 | ボタンピ | 血 | | | | | |
| 桃仁 | トウニン | 血水 | | | | | |
| 茯苓 | ブクリョウ | 血水 | | | | | |
| 桂皮 | ケイヒ | 気 | | | | | |

＊瘀血症状 ➡ 瘀血症状には，ホットフラッシュ，月経不順，痔疾，腰痛，不眠，精神不穏，眼のくまなどがある．

**概要** 陽証，実〜中間証，標準的な駆瘀血剤で，瘀血症状＊が桃核承気湯よりも弱い場合で，幅広く用いることができ，男性にも繁用される．桃仁と牡丹皮は瘀血を取り除き，桂皮はのぼせを治し，茯苓は利尿作用，芍薬は鎮痛・鎮痙作用を示す．小柴胡湯，猪苓湯，八味地黄丸など多くの方剤と合方して使用されている．

**使用目標** 体力がふつう，もしくはそれ以上の人で，**のぼせて赤ら顔**のことが多く，**小腹急結**（下腹部の抵抗・圧痛）を訴え，頭痛，**頭重**，**肩こり**，めまい，耳鳴，足の冷え（程度は軽い），**月経異常**，腹痛，腰痛を伴う場合に用いる．ただし，腹直筋の拘攣はあるが，通常便秘傾向はない．

**効能または効果** 体格はしっかりしていて赤ら顔が多く，腹部は大体充実，下腹部に抵抗のあるものの次の諸症：子宮ならびにその付属器の炎症，子宮内膜炎，月経不順，月経困難，帯下，更年期障害（頭痛，めまい，のぼせ，肩こりなど），冷え症，腹膜炎，打撲症，痔疾患，睾丸炎

**用法・用量** 1日7.5gを2〜3回，食前または食間に経口投与する．

**慎重投与** 著しく体力の衰えている患者

**副作用** 肝機能障害・黄疸，過敏症，消化器症状

**応用疾患** **更年期障害**，脳血管障害，**月経困難症**，子宮筋腫，骨折による腫脹，乳腺症，Gn-RHアナログ療法＊＊による副作用，全身性エリテマトーデス（大柴胡湯との併用），脂質異常症，痛風，慢性腎疾患（柴苓湯との併用），尿路結石，痔疾，月経異常，月経前症候群，不妊症，肩こり・肩関節周囲炎，坐骨神経痛，変形性膝関節症，慢性湿疹，酒さ，白内障，緑内障，眼底出血など

＊＊Gn-RHアナログ療法 ➡ 子宮筋腫や子宮内膜症のホルモン療法の一種で，性腺刺激放出ホルモン剤のブセレリンやナファレリンなどの投与で更年期障害様の副作用が生ずることがある．

**薬理作用** ホルモンに対する作用（血漿LH，FSHおよびエストラジオール値の減少），子宮に対する作用（子宮腺筋症の発症の抑制），更年期障害に対する作用

17 駆瘀血剤 [方剤群別]

## 125 桂枝茯苓丸加薏苡仁 (ケイシブクリョウガンカヨクイニン)

**構成生薬**

| 生薬名 | 読みがな | 薬能 | 含有量(g) |
|---|---|---|---|
| 薏苡仁 | ヨクイニン | 血水 | 10 |
| 芍薬 | シャクヤク | 血 | 4 |
| 牡丹皮 | ボタンピ | 血 | 4 |
| 桃仁 | トウニン | 血水 | 4 |
| 茯苓 | ブクリョウ | 血水 | 4 |
| 桂皮 | ケイヒ | 気 | 3 |

**概要** 陽証，実～中間証．桂枝茯苓丸に，利尿，消炎，排膿，イボとりなどの効果がある薏苡仁を加えた方剤である．

**使用目標** 体力がふつう，もしくはそれ以上の人で，**のぼせて赤ら顔**のことが多く，**小腹急結**\*などの瘀血の症状を認め，さらに**皮膚症状**(肌あれ，肝斑，痤瘡，イボ，じん麻疹，手掌角化症など)，頭痛，肩こり，めまい，のぼせ，足の冷え，月経困難症などを伴う場合に用いる．

\*小腹急結 ➡ 左下腹部の抵抗・圧痛．

**効能または効果** 比較的体力があり，時に下腹部痛，肩こり，頭重，めまい，のぼせて足冷えなどを訴えるものの次の諸症：月経不順，血の道症，にきび，しみ，手足のあれ

**用法・用量** 1日7.5gを2～3回，食前または食間に経口投与する．

**慎重投与** 著しく体力が衰えている患者

**副作用** 過敏症，消化器症状

## 89 治打撲一方 (チダボクイッポウ)

**構成生薬**

| 生薬名 | 読みがな | 薬能 | 含有量(g) |
|---|---|---|---|
| 川骨 | センコツ | 血 | 3 |
| 大黄 | ダイオウ | 血 | 1 |
| 樸樕 | ボクソク | 血 | 3 |
| 甘草 | カンゾウ | 気水 | 1.5 |
| 丁子 | チョウジ | 気 | 1 |
| 桂皮 | ケイヒ | 気 | 3 |
| 川芎 | センキュウ | 気血 | 3 |

**概要** 陽証，虚実中間証であるが，あまり証にはこだわらずに用いることがで

きる．川骨と撲樕には，打撲時の内出血を止める作用がある．ひどい腫れや痛みには，25 桂枝茯苓丸 p330 を併用する場合がある．

**使用目標** 打撲，捻挫などで，受傷直後ではなく，**主に亜急性期**において，患部に**内出血**，**血腫**，**腫脹**，**疼痛**がある場合に用いる．

**効能または効果** 打撲による腫れおよび痛み

**用法・用量** 1日7.5gを2〜3回，食前または食間に経口投与する．

**慎重投与** 下痢・軟便のある患者，著しく胃腸虚弱な患者，食欲不振・悪心・嘔吐のある患者，著しく体力の衰えている患者

**注意事項** 大黄，甘草を含むため，「注意を要する生薬一覧」p204 を参照すること．

**相互作用** 甘草を含むため，「相互作用」の項 p201 を参照すること．

**副作用** 偽アルドステロン症，ミオパチー，過敏症，消化器症状

## 23 当帰芍薬散 （トウキシャクヤクサン）　ベスト30

**構成生薬**

| 生薬名 | 読みがな | 薬能 | 含有量(g) 1 | 2 | 3 | 4 | 5 |
|---|---|---|---|---|---|---|---|
| 沢瀉 | タクシャ | 水 | ■ | ■ | ■ | | |
| 芍薬 | シャクヤク | 血 | ■ | ■ | ■ | | |
| 茯苓 | ブクリョウ | 血水 | ■ | ■ | ■ | | |
| 川芎 | センキュウ | 気血 | ■ | ■ | ■ | | |
| 当帰 | トウキ | 血 | ■ | ■ | ■ | | |
| 蒼朮 | ソウジュツ | 気水 | ■ | ■ | ■ | | |

**概要** **陰虚証**，緩和な駆瘀血剤で，血剤（芍薬，川芎，当帰）と水剤（沢瀉，茯苓，蒼朮）がバランスよく配合されている．当帰・川芎は血行改善作用，蒼朮・沢瀉・茯苓は利水作用，芍薬は鎮痛作用を有する．虚弱で血行不良があり，水滞*（水毒）のある婦人に繁用される．

**使用目標** 比較的体力がなく，やせた成人女子に使用されることが多く，一般に**冷え症（手足）**で**貧血傾向**があり，**疲労倦怠感**，**顔面蒼白**，**月経異常**，**胃内停水**\*\*，動悸，腰痛，耳鳴，性周期に伴って軽度の浮腫，腹痛などを呈する場合に用いる．

**効能または効果** 筋肉が一体に軟弱で疲労しやすく，腰脚の冷えやすいものの次の諸症：貧血，倦怠感，更年期障害（頭重，頭痛，めまい，肩こりなど），月経不順，月経困難，不妊症，動悸，慢性腎炎，妊娠中の諸病（浮腫，習慣性流産，痔，腹痛），脚気，半身不随，心臓弁膜症

**用法・用量** 1日7.5gを2〜3回，食前または食間に経口投与する．

**慎重投与** 著しく胃腸虚弱な患者，食欲不振・悪心・嘔吐のある患者

*水滞 ➡ 水分代謝の異常による水分の滞り．

**胃内停水 ➡ 胃内停水とは，心窩部に指頭で衝撃を与えると，ピッチャピッチャと水の音が聞こえる状態で，胃アトニー，胃下垂，胃拡張などのときにしばしば現れる．人参湯，六君子湯，五苓散，茯苓飲，苓桂朮甘湯などを用いるときの腹証である．

**副作用** 過敏症，肝障害，消化器症状

**応用疾患** <u>鉄欠乏性貧血</u>，<u>認知症</u>，脳血管障害，<u>更年期障害</u>，<u>月経困難症</u>(芍薬甘草湯との交互周期的投与)，<u>月経異常</u>，<u>月経前症候群</u>，<u>不妊症</u>，<u>不育症・習慣性流産</u>，<u>切迫流・早産</u>，妊娠高血圧症候群，妊娠貧血，<u>本態性低血圧</u>，<u>クローン病</u>，尿路結石，<u>尿路不定愁訴</u>，<u>関節リウマチ</u>，四肢・関節痛，<u>凍瘡(しもやけ)</u>，難聴，耳鳴，メニエール病など

**薬理作用** ホルモンに対する作用(エストラジオールおよびプロゲステロン分泌の促進)，血液流動性に対する作用，排卵誘発作用，更年期障害に対する作用，子宮に対する作用(子宮収縮の抑制)

## 67 女神散（ニョシンサン）

前述（p304 参照）

## 24 加味逍遙散（カミショウヨウサン） ベスト30

前述（p243 参照）

## 106 温経湯（ウンケイトウ） ベスト30

**構成生薬**

| 生薬名 | 読みがな | 薬能 | 含有量(g) |
|---|---|---|---|
| 麦門冬 | バクモンドウ | 水 | 4 |
| 芍薬 | シャクヤク | 血 | 2 |
| 牡丹皮 | ボタンピ | 血 | 2 |
| 甘草 | カンゾウ | 気水 | 2 |
| 阿膠 | アキョウ | 血 | 2 |
| 人参 | ニンジン | 気 | 2 |
| 生姜 | ショウキョウ | 水 | 1 |
| 桂皮 | ケイヒ | 気 | 2 |
| 川芎 | センキュウ | 気血 | 2 |
| 当帰 | トウキ | 血 | 3 |
| 半夏 | ハンゲ | 水 | 4 |
| 呉茱萸 | ゴシュユ | 気水 | 1 |

**概要** <u>陰虚証</u>，当帰芍薬散から利水剤である蒼朮，沢瀉，茯苓を除き，桂皮，

方剤名が酷似する温清飲は，四物湯と黄連解毒湯の合方であり，温めて血行を促進し，消炎・清熱作用を現すものである．

人参，牡丹皮，阿膠，生姜，甘草を加え，特に口唇の乾燥を改善するため半夏・麦門冬・呉茱萸を配合した方剤である．

**使用目標** 比較的体力の低下した冷え症の人で元気がなく，全身的に乾燥気味で，**顔色不良**，**手掌のほてり**，皮膚・**口唇の乾燥**，**下腹部の冷え**・痛みなどを訴え，胃腸虚弱で，性器出血，**月経異常**，不妊，**貧血**などのある婦人に用いる．

**効能または効果** 手足がほてり，唇が乾くものの次の諸症：月経不順，月経困難，こしけ，更年期障害，不眠，神経症，湿疹，足腰の冷え，しもやけ

**用法・用量** 1日7.5gを2〜3回，食前または食間に経口投与する．

**慎重投与** 著しく胃腸虚弱な患者，食欲不振・悪心・嘔吐のある患者

**注意事項** 甘草を含むため，「注意を要する生薬一覧」p204 を参照すること．

**相互作用** 甘草を含むため，「相互作用」の項 p201 を参照すること．

**副作用** 偽アルドステロン症，ミオパチー，過敏症，消化器症状

**応用疾患** 更年期障害，骨盤内うっ血症候群，冷え症，無排卵・多嚢胞性卵巣症候群，月経異常，月経困難症，月経前症候群，不妊症，不育症・習慣性流産，切迫流・早産，凍瘡（しもやけ）など

**薬理作用** 排卵誘発作用，性周期に対する作用（性周期の回復）

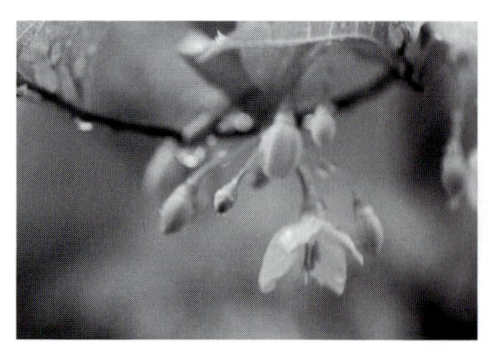

**身近な有毒植物⑦エゴノキ（エゴノキ科）**
春に白い花をたくさんぶら下げる木で，花が終わると丸い小さな果実をたくさん付ける．この果実（果皮も含む）には毒成分としてエゴサポニンというサポニンが含まれ，誤って経口摂取すると，咽頭の刺激症状，胃粘膜のびらんなどの胃腸障害や溶血などが生ずる．「エグイ味」の実から「エゴノキ」と命名されたとの謂れがある．

## 方剤群別 18 利水剤（①全身型）

　利水剤とは，水毒や水腫を改善する（水分代謝異常や偏在を是正し，正常の状態に戻す）方剤群をいい，構成生薬として蒼朮，白朮，茯苓，猪苓，沢瀉などを主薬として配合するもの．全身型の水毒は，全身的に水の停滞した状態で，浮腫，めまい，尿量異常，水様便などが現れる．

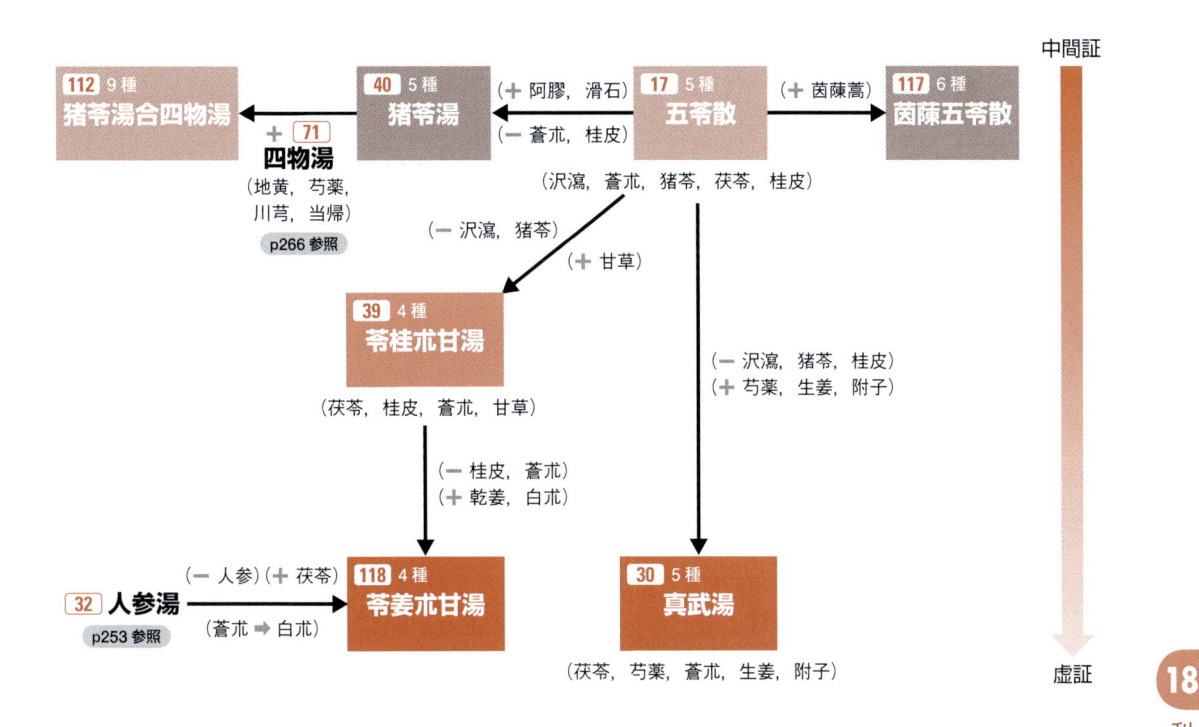

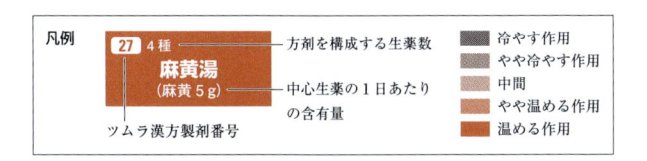

```
[112] 9種               [40] 5種    （＋阿膠，滑石）   [17] 5種    （＋茵蔯蒿）    [117] 6種
猪苓湯合四物湯  ←   猪苓湯   ←──────────   五苓散   ──────────→   茵蔯五苓散
                ＋ [71]                 （－蒼朮，桂皮）
                四物湯
              （地黄，芍薬，
               川芎，当帰）              （沢瀉，蒼朮，猪苓，茯苓，桂皮）
              p266 参照
                              （－沢瀉，猪苓）
                              （＋甘草）
                                    ↓
                               [39] 4種
                               苓桂朮甘湯
                                                    （－沢瀉，猪苓，桂皮）
                            （茯苓，桂皮，蒼朮，甘草）  （＋芍薬，生姜，附子）

                              （－桂皮，蒼朮）
                              （＋乾姜，白朮）
                                    ↓
 [32] 人参湯  （－人参）（＋茯苓）  [118] 4種         [30] 5種
            ──────────→  苓姜朮甘湯         真武湯
  p253 参照   （蒼朮 ➡ 白朮）

                                         （茯苓，芍薬，蒼朮，生姜，附子）
```

中間証 → 虚証

凡例：[27] 4種 麻黄湯（麻黄5g）　ツムラ漢方製剤番号／方剤を構成する生薬数／中心生薬の1日あたりの含有量

冷やす作用／やや冷やす作用／中間／やや温める作用／温める作用

利水作用をもつ重要生薬1
# 茯苓
ブクリョウ

| 基原(科名) | マツホドの通例，外層をほとんど除いた菌核(サルノコシカケ科) |
|---|---|
| 古典による分類 | 神農本草経　上品 |
| 有効成分 | パヒマン(多糖類)，エブリコ酸，エルゴステロールなど |
| 漢方的な作用 | 利水作用，健胃作用，精神安定作用<br>①**利水作用**：水腫・浮腫，胃内停水などを除く作用を有する．<br>②**健胃作用**：胃内停水による食欲不振などの症状を除き，胃腸機能を正常化する作用を有する．<br>③**精神安定作用**：気の上衝による精神不安などの症状を除き，精神を安定化する作用を有する． |
| 薬性 | 平，水・血 |
| 配合作用 | 茯苓+桂皮＝気の上衝によるめまい，頭痛，不安を治す．<br>茯苓+甘草＝動悸・息切れ，不安・不眠などを治す．<br>茯苓+白朮＝尿量減少による浮腫および口渇を治す．<br>茯苓+附子＝水分代謝を正常に近づけ，尿量減少，浮腫を治す．<br>茯苓+半夏＝利水剤である茯苓とともに胃内停水を取り除き，制吐作用を現す． |
| 薬理作用 | 主作用 ①利尿作用，②抗腫瘍作用，③免疫賦活作用，④抗炎症作用，⑤腎障害改善作用，⑥抗胃潰瘍作用，⑦プロゲステロン増加作用，⑧心臓収縮作用，⑨放射線障害保護作用など |

利水作用をもつ重要生薬2
# 沢瀉
タクシャ

| 基原(科名) | サジオモダカの塊根で，通例周皮を除いたもの(オモダカ科)<br>水草の一種であるため，水をさばく作用があると考えられ使用するようになった． |
|---|---|
| 古典による分類 | 神農本草経　上品 |
| 有効成分 | アリソールAおよびBのモノアセタート，アリスモール，アリスモキシドなど |
| 漢方的な作用 | 利水作用，抗炎症作用<br>①**利水作用**：水腫・浮腫などを除く作用を有し，めまい，耳鳴，嘔吐を治す．<br>②**抗炎症作用**：腎膀胱系の炎症による口渇を治す． |
| 薬性 | 寒，水 |
| 配合作用 | 沢瀉+滑石＝泌尿器系の炎症による口渇，血尿，尿量減少を治す．<br>沢瀉+山茱萸＝排尿を促進し，残尿感などの症状を取り除く．<br>沢瀉+白朮＝排尿異常，胃内停水，めまい，嘔吐，下痢などを取り除く． |

| 薬理作用 | **主作用** ①利尿作用，②血液凝固抑制作用，③抗脂肪肝作用，④肝コレステロール量低下作用，⑤免疫賦活作用，⑥ナトリウム排泄増加作用，⑦動脈収縮抑制作用，⑧弱い持続性の昇圧作用，⑨心拍出量減少作用，⑩冠血流量増加作用，⑪Ⅲ型アレルギーの抑制作用など |
|---|---|

利水作用をもつ重要生薬3
# 蒼朮 (ソウジュツ)

| 基原(科名) | ホソバオケラまたは *Atractylodes chinensis* Koidzumi の根茎(キク科) |
|---|---|
| 古典による分類 | 神農本草経　上品 |
| 有効成分 | (精油成分)ヒネソール，β-オイデスモール，アトラクチロジンなど |
| 漢方的な作用 | 利水作用，健胃作用，鎮痛作用，発汗作用<br>①**利水作用**：水腫・浮腫などを除く作用を有する．<br>②**健胃作用**：胃腸の水滞を除き，消化不良，食欲不振，下痢などを治す．<br>③**鎮痛作用**：水毒による関節痛・筋肉痛に対して，鎮痛作用を発揮する．<br>④**発汗作用**：体表の湿を除くための，発汗作用を示す． |
| 薬性 | 温，水・気 |
| 配合作用 | 蒼朮＋麻黄＝体表の湿を除き，関節痛・神経痛・筋肉痛を治す．<br>蒼朮(または白朮)＋附子＝身体を温め，新陳代謝を亢進させ，湿を除く作用を増し，神経痛，関節痛，関節リウマチを治す．<br>蒼朮＋白朮＝消化機能を回復させ，体表の湿を除き，神経痛や関節痛などを治す(二朮湯，胃苓湯)．<br>蒼朮＋黄柏＝胃腸の湿熱を冷まし，利尿作用を促進する効果を有する．<br>蒼朮＋厚朴＝胃腸部の水滞によるつかえ，悪心・嘔吐，下痢などを治す． |
| 薬理作用 | **主作用** ①利胆作用，②抗消化性潰瘍作用，③血糖降下作用，④抗炎症作用，⑤抗腫瘍作用⑥抗菌作用，⑦肝障害抑制作用，⑧小腸運動亢進作用，⑨細網内皮系の貪食活性化作用，⑩腸管免疫促進作用など |

〔参考〕
# 白朮 (ビャクジュツ)

| 基原(科名) | オケラまたはオオバナオケラの根茎(キク科) |
|---|---|
| 古典による分類 | 神農本草経　上品 |
| 有効成分 | (精油成分)アトラクチロン(白朮の特異的成分) |
| 蒼朮との区別 | **蒼朮**：利水作用が強く，発汗作用や気の働きを助ける作用もあり，実証の人に用いることが多い．<br>**白朮**：利水作用は弱いが，消化機能調節用や止汗作用を有し，虚証の人に用いることが多い． |

## 17 五苓散（ゴレイサン）　ベスト30

**構成生薬**

| 生薬名 | 読みがな | 薬能 | 含有量(g) |
|---|---|---|---|
| 沢瀉 | タクシャ | 水 | 4 |
| 猪苓 | チョレイ | 水 | 3 |
| 茯苓 | ブクリョウ | 血水 | 3 |
| 桂皮 | ケイヒ | 気 | 1.5 |
| 蒼朮 | ソウジュツ | 気水 | 3 |

**概要**　陽証，虚実中間証，利水作用のある生薬4種（沢瀉，蒼朮，猪苓，茯苓）に表証（のぼせ，めまい，発汗，頭痛など）を治す桂皮を配合したものである．主薬は猪苓と茯苓で，「苓」の字の生薬が中心となり，五つの生薬で構成されていることから，「五苓散」と名づけられた．利水剤の代表で，体液の過剰とその偏在をポイントとして用いる方剤である．ただし一般に，陰（寒）証や脱水による口渇には用いない．

**使用目標**　口渇ならびに尿量減少を主目標として，浮腫，悪心・嘔吐，下痢（水様性），頭痛，めまい，耳鳴，動悸，息切れなどの症状を伴う場合に用いる．心窩部に振水音（胃内停水）を認める場合には，この水分が体内に吸収されないため，体液が不足して口渇を訴え，尿量も減少すると考えられている．

**効能または効果**　口渇，尿利減少するものの次の諸症：浮腫，ネフローゼ，二日酔，急性胃腸カタル，下痢，悪心・嘔吐，めまい，胃内停水，頭痛，尿毒症，暑気あたり，糖尿病

**用法・用量**　1日7.5gを2〜3回，食前または食間に経口投与する．ただし，悪心・嘔吐がみられる場合には，できる限り少量の冷水で，1回量を数回に分けて服用するとよい．また胃内容物を吐いた場合には，過度に吐かないように追加投与しないことが望ましい．一方，乳幼児の胃腸型感冒などには，本方の適量を微温湯に溶かして注腸したり，坐薬を作り挿肛する処置が行われている．

**副作用**　過敏症

**応用疾患**　急性胃腸炎に伴う嘔吐，起立性低血圧，肝硬変，三叉神経痛，感冒性胃腸症に伴う下痢，向精神薬による口渇，上肢痛・しびれ，月経前症候群，抗うつ剤のSSRIによる嘔気，片頭痛，慢性心不全，尿路感染症，妊娠悪阻，妊娠高血圧症候群，妊娠貧血，メニエール病，耳鳴，口腔乾燥症など

**薬理作用**　アルコール代謝改善作用，利尿作用，消化管運動亢進作用

## 117 茵蔯五苓散（インチンゴレイサン）

**構成生薬**

| 生薬名 | 読みがな | 薬能 | 含有量(g) |
|--------|----------|------|-----------|
| 沢瀉 | タクシャ | 水 | 5 |
| 茵蔯蒿 | インチンコウ | 気 | 4 |
| 猪苓 | チョレイ | 水 | 3 |
| 茯苓 | ブクリョウ | 血水 | 3 |
| 桂皮 | ケイヒ | 気 | 2 |
| 蒼朮 | ソウジュツ | 気水 | 2.5 |

**概要** 陽証，虚実中間証．利水剤の代表方剤である五苓散に，黄疸を治す生薬である茵蔯蒿を加えた方剤である．本方剤は必ずしも黄疸がなくても用いることができ，熱証で口渇と尿量減少があれば適応となる．

**使用目標** 体力がふつうの人で，**口渇**，**尿量減少**，浮腫があり，**軽度の黄疸**や肝機能障害，食欲不振を伴う場合に用いる．ただし，黄疸，便秘，皮膚瘙痒感を伴うものには茵蔯蒿湯を選択する．

**効能または効果** のどが渇いて，尿が少ないものの次の諸症：嘔吐，じん麻疹，二日酔いのむかつき，むくみ

**用法・用量** 1日7.5gを2〜3回，食前または食間に経口投与する．

**副作用** 過敏症

## 40 猪苓湯（チョレイトウ） ベスト30

**構成生薬**

| 生薬名 | 読みがな | 薬能 | 含有量(g) |
|--------|----------|------|-----------|
| 沢瀉 | タクシャ | 水 | 3 |
| 滑石 | カッセキ | 水 | 3 |
| 猪苓 | チョレイ | 水 | 3 |
| 茯苓 | ブクリョウ | 血水 | 3 |
| 阿膠 | アキョウ | 血 | 3 |

**概要** 陽証，虚実中間証．五苓散から桂皮と蒼朮を除き，利水作用のある3つの生薬（沢瀉，猪苓，茯苓）に，止血作用のある阿膠，消炎・利尿作用のある滑石を加えた方剤である．五苓散と異なり，頭痛やめまいはなく，**排尿障害など限局された症状**（やや急性期）に効果がある．

(使用目標) 軽度の口渇，**尿量減少**，頻尿，**残尿感**，**排尿痛**，血尿，排尿困難などの排尿障害があり，腰や下肢の浮腫，不眠のある場合に用いる．
(効能または効果) 尿量減少，小便難，口渇を訴えるものの次の諸症：尿道炎，腎臓炎，腎石症，淋炎，排尿痛，血尿，腰以下の浮腫，残尿感，下痢
(用法・用量) 1日7.5gを2～3回，食前または食間に経口投与する．
(副作用) 過敏症，消化器症状
(応用疾患) 腎・尿管結石，向精神薬による排尿障害，尿道症候群，慢性腎疾患，尿路感染症，尿路不定愁訴，前立腺肥大症など
(薬理作用) 利尿作用，結石形成抑制作用，抗腎炎作用（尿中蛋白排泄量の減少）

## 112 猪苓湯合四物湯（チョレイトウゴウシモツトウ）

(構成生薬)

| 生薬名 | 読みがな | 薬能 | 含有量(g) 1〜3 | 4 | 5 |
|---|---|---|---|---|---|
| 沢瀉 | タクシャ | 水 | ■■■ | | |
| 滑石 | カッセキ | 水 | ■■■ | | |
| 芍薬 | シャクヤク | 血 | ■■■ | | |
| 猪苓 | チョレイ | 水 | ■■■ | | |
| 茯苓 | ブクリョウ | 血水 | ■■■ | | |
| 阿膠 | アキョウ | 血 | ■■■ | | |
| 地黄[熟] | ジオウ | 血水 | ■■■ | | |
| 川芎 | センキュウ | 気血 | ■■■ | | |
| 当帰 | トウキ | 血 | ■■■ | | |

(概要) **陽証**，**虚実中間証**，猪苓湯と四物湯の合方で，猪苓湯の証があり，皮膚のかさつきや色つやが悪いなど血虚の証がみられる場合に使用されるが，五苓散のような表証（めまい，頭痛など）を示す例には適さない．
(使用目標) 体力がふつうの人で，**頻尿**，**残尿感**，**排尿痛**などの排尿障害が慢性化し，それが反復して起こり，口渇，**顔色不良**，**貧血**，**皮膚乾燥**，不安，**不眠**，軽度の冷え，**月経異常**がある場合に用いる．
(効能または効果) 皮膚が枯燥し，色つやの悪い体質で胃腸障害のない人の次の諸症：排尿困難，排尿痛，残尿感，頻尿
(用法・用量) 1日7.5gを2～3回，食前または食間に経口投与する．
(慎重投与) 著しく胃腸虚弱な患者，食欲不振・悪心・嘔吐のある患者
(副作用) 消化器症状
(応用疾患) 尿道症候群，尿路感染症，尿路不定愁訴，前立腺肥大症など

## 39 苓桂朮甘湯 (リョウケイジュツカントウ)

**構成生薬**

| 生薬名 | 読みがな | 薬能 | 含有量(g) |
|---|---|---|---|
| 茯苓 | ブクリョウ | 血水 | 4 |
| 甘草 | カンゾウ | 気水 | 2 |
| 蒼朮 | ソウジュツ | 気水 | 3 |
| 桂皮 | ケイヒ | 気 | 3 |

**概要** 陽証，**中間～虚証**，五苓散から沢瀉と猪苓を除き，甘草を加えた方剤で，茯苓と蒼朮が水滞（水毒）を取り，桂皮が気の上衝を治す作用を有する．本方剤は，五苓散のような口渇，悪心・嘔吐，下痢のないことが鑑別点とされている．

**使用目標** 比較的体力がない人で，**めまい**，身体動揺感，**立ちくらみ**，頭重などを訴え，息切れ，**心悸亢進**，頭痛，のぼせ，尿量減少，不眠，精神不安，**胃内停水***などを伴う場合や乗り物酔いにも用いる．本方剤は，胃内停水が原因で，気の上衝や水の動揺が生じた結果，上記の症状が出現しているものに使用する．特に，神経性心悸亢進，起立性調節障害（OD），メニエール病に繁用される．

**効能または効果** めまい，ふらつきがあり，または動悸があり尿量が減少するものの次の諸症：神経質，ノイローゼ，めまい，動悸，息切れ，頭痛

**用法・用量** 1日7.5gを2～3回，食前または食間に経口投与する．

**注意事項** 甘草を含むため，「注意を要する生薬一覧」p204 を参照すること．

**相互作用** 甘草を含むため，「相互作用」の項 p201 を参照すること．

**副作用** 偽アルドステロン症，ミオパチー，過敏症

**応用疾患** 自律神経失調症，起立性調節障害（OD），起立性低血圧，不整脈，片頭痛，メニエール病，難聴，眼精疲労，緑内障など

*胃内停水 ➡ 胃内停水とは，心窩部に指頭で衝撃を与えると，ピッチャピッチャと水の音が聞こえる状態で，胃アトニー，胃下垂，胃拡張などのときにしばしば現れる．人参湯，六君子湯，五苓散，茯苓飲，苓桂朮甘湯などを用いるときの腹証である．

## 118 苓姜朮甘湯 (リョウキョウジュツカントウ)

**構成生薬**

| 生薬名 | 読みがな | 薬能 | 含有量(g) |
|---|---|---|---|
| 茯苓 | ブクリョウ | 血水 | 4 |
| 甘草 | カンゾウ | 気水 | 2 |
| 白朮 | ビャクジュツ | 水 | 3 |
| 乾姜 | カンキョウ | 気水 | 3 |

**概要** **陰虚証**，苓桂朮甘湯の桂皮と蒼朮の代わりに乾姜と白朮を配合した方剤

である．人参湯から主薬である人参を除き，その代わりに茯苓を配合したものと捉えることもできる．胃より下に水毒があり，腰などが冷えて痛みが生じたときに使用される．

**使用目標** 比較的体力がない人で，**腰部より下肢にかけての冷えが顕著**で，**頻尿，多尿**を訴え，**冷えにより，これらの症状が悪化**し，腰・下肢痛を訴える場合に用いられる．一般に口渇や食欲不振はないことが多い．

**効能または効果** 腰に冷えと痛みがあって，尿量が多い次の諸症：腰痛，腰の冷え，夜尿症

**用法・用量** 1日7.5gを2～3回，食前または食間に経口投与する．

**注意事項** 甘草を含むため，「注意を要する生薬一覧」 p204 を参照すること．

**相互作用** 甘草を含むため，「相互作用」の項 p201 を参照すること．

**副作用** 偽アルドステロン症，ミオパチー

**応用疾患** 腰痛症，坐骨神経痛など

## 30 真武湯（シンブトウ）

前述（ p276 参照）

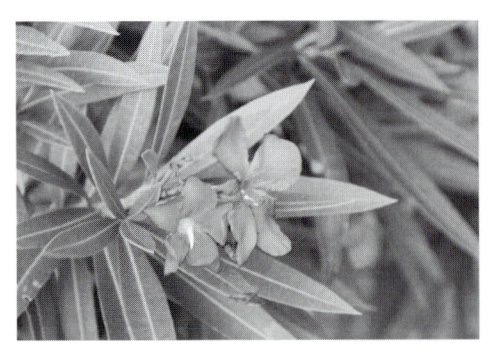

身近な有毒植物⑧ **キョウチクトウ（キョウチクトウ科）**
乾燥や大気汚染に強いため街路樹や校庭によく植えられている．毒成分はオレアンドリンで葉や樹皮に多く，誤って口にすると悪心・嘔吐，下痢などの胃腸障害，めまい，冷汗，不整脈（心室頻拍，房室ブロック，徐脈，心室細動），心停止が生ずる．海外で，この枝をバーベキューに用いて中毒を起こし死亡した例がある．

## 方剤群別 18 利水剤（②心下型）

心下型の水毒は胃腸に水が停滞した状態で，胃内停水，食欲不振，嘔気，水様性下痢，四肢の冷えなどがみられる．

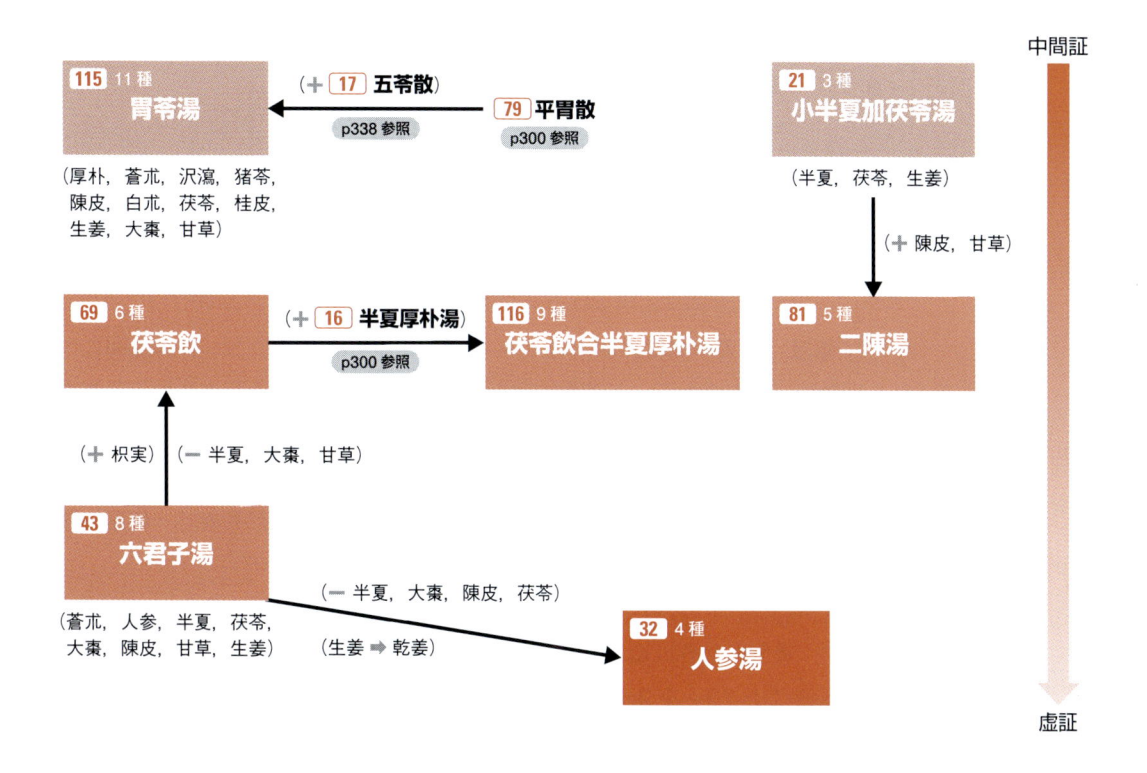

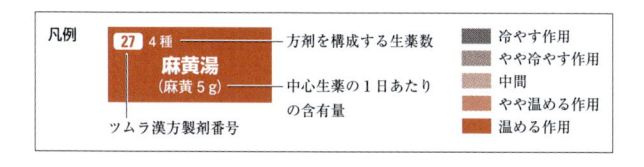

**115** 11種 **胃苓湯**
（＋ **17** 五苓散） ← **79** 平胃散
p338 参照　　p300 参照

（厚朴，蒼朮，沢瀉，猪苓，陳皮，白朮，茯苓，桂皮，生姜，大棗，甘草）

**21** 3種 **小半夏加茯苓湯**
（半夏，茯苓，生姜）

（＋ 陳皮，甘草）

**69** 6種 **茯苓飲** （＋ **16** 半夏厚朴湯） → **116** 9種 **茯苓飲合半夏厚朴湯**　**81** 5種 **二陳湯**
p300 参照

（＋ 枳実）（− 半夏，大棗，甘草）

**43** 8種 **六君子湯**
（− 半夏，大棗，陳皮，茯苓）　**32** 4種 **人参湯**
（生姜 ⇒ 乾姜）

（蒼朮，人参，半夏，茯苓，大棗，陳皮，甘草，生姜）

中間証 → 虚証

**凡例**
**27** 4種 **麻黄湯**（麻黄5g）
― 方剤を構成する生薬数
― 中心生薬の1日あたりの含有量
― ツムラ漢方製剤番号

冷やす作用
やや冷やす作用
中間
やや温める作用
温める作用

## 115 胃苓湯（イレイトウ）

**構成生薬**

| 生薬名 | 読みがな | 薬能 | 含有量(g) |
|---|---|---|---|
| 沢瀉 | タクシャ | 水 | ~1.5 |
| 猪苓 | チョレイ | 水 | ~1.5 |
| 茯苓 | ブクリョウ | 血水 | ~1.5 |
| 甘草 | カンゾウ | 気水 | ~1 |
| 生姜 | ショウキョウ | 水 | ~2 |
| 大棗 | タイソウ | 気 | ~2 |
| 桂皮 | ケイヒ | 気 | ~2 |
| 厚朴 | コウボク | 気 | ~2 |
| 蒼朮 | ソウジュツ | 気水 | ~2.5 |
| 陳皮 | チンピ | 気 | ~2 |
| 白朮 | ビャクジュツ | 水 | ~2.5 |

**概要** 陰証，虚実中間証，本方は利水剤の代表である五苓散と，胃腸虚弱に用いる平胃散の合方である．五苓散が加わることで平胃散の胃内停水を除く作用を増強させた方剤であるが，一般的に著しい陰（寒）虚証には適さない．

**使用目標** 体力がふつうの人で，心窩部に振水音を認め，**心窩部のつかえ**，**水様性の下痢**（食物の消化不良），**悪心・嘔吐**，**口渇**を呈し，腹部膨満感，**軽度の腹痛**，食後の腹鳴，**尿量減少**などを伴う場合に用いる．

**効能または効果** 水瀉性の下痢，嘔吐があり，口渇，尿量減少を伴う次の諸症：食あたり，暑気あたり，冷え腹，急性胃腸炎，腹痛

**用法・用量** 1日7.5gを2〜3回，食前または食間に経口投与する．

**注意事項** 甘草を含むため，「注意を要する生薬一覧」p204 を参照すること．

**相互作用** 甘草を含むため，「相互作用」の項 p201 を参照すること．

**副作用** 偽アルドステロン症，ミオパチー，過敏症

## 21 小半夏加茯苓湯（ショウハンゲカブクリョウトウ）

**構成生薬**

| 生薬名 | 読みがな | 薬能 | 含有量(g) |
|---|---|---|---|
| 茯苓 | ブクリョウ | 血水 | ~5 |
| 生姜 | ショウキョウ | 水 | ~1.5 |
| 半夏 | ハンゲ | 水 | 6 |

## 2 方剤群別からみた漢方薬　⑱ 利水剤（②心下型）

**概要**　陰陽に関係なく，中間～虚証．半夏は，胃内停水を去って制吐作用を有し，生姜は半夏のえぐ味を抑え，胃を温めて消化機能を改善する．茯苓は利水作用により，水滞（水毒）を治す．胃内停水があって，悪心・嘔吐する場合に広範に用いられるが，下痢などの症状がある場合には別の方剤を考慮する．

**使用目標**　体力がふつうの人で，**悪心・嘔吐**を主訴とし，**心窩部のつかえ**，**胃内停水\***，めまい，軽度の口渇，食欲不振，動悸などを伴う場合に用いられる．本方剤は，嘔吐した後に水を欲しがらないが，五苓散は欲しがるとされている．

**効能または効果**　体力中等度の次の諸症：妊娠嘔吐（つわり），そのほかの諸病の嘔吐（急性胃腸炎や湿性胸膜炎，水腫性脚気，蓄膿症）

**用法・用量**　1日7.5gを2～3回，食前または食間に経口投与する．なお，本方は一度に1回量を飲まず，少量ずつ冷服するとよい．また，エキス顆粒を湯に溶かし冷やした後に，生姜のしぼり汁を加えると効果が増強するといわれている．

**応用疾患**　妊娠悪阻など

\***胃内停水** ➡ 胃内停水とは，心窩部に指頭で衝撃を与えると，ピッチャピッチャと水の音が聞こえる状態で，胃アトニー，胃下垂，胃拡張などのときにしばしば現れる．人参湯，六君子湯，五苓散，茯苓飲，苓桂朮甘湯などを用いるときの腹証である．

## 81　二陳湯（ニチントウ）

**構成生薬**

| 生薬名 | 読みがな | 薬能 | 含有量(g) 1 | 2 | 3 | 4 | 5 |
|---|---|---|---|---|---|---|---|
| 茯苓 | ブクリョウ | 血水 | ■ | ■ | ■ | | |
| 甘草 | カンゾウ | 気水 | ■ | | | | |
| 生姜 | ショウキョウ | 水 | ■ | | | | |
| 陳皮 | チンピ | 気 | ■ | ■ | ■ | | |
| 半夏 | ハンゲ | 水 | ■ | ■ | ■ | ■ | ■ |

**概要**　陰証，中間～虚証．小半夏加茯苓湯\*に，健胃作用のある陳皮と，緩和作用のある甘草を加えた方剤である．尿量が減少し**胃内停水**\*\*があり，やや慢性的に悪心・嘔吐を訴えるものに使用される．

**使用目標**　体力がふつう，またはそれ以下の人で，**強い悪心・嘔吐**，胃部不快感，心窩部の痞えや痛みなどを訴え，めまい，動悸，片頭痛，冷え，時に胸痛，咳嗽などを伴う場合に用いる．

**効能または効果**　悪心・嘔吐

**用法・用量**　1日7.5gを2～3回，食前または食間に経口投与する．

**注意事項**　甘草を含むため，「注意を要する生薬一覧」 p204 を参照すること．

**相互作用**　甘草を含むため，「相互作用」の項 p201 を参照すること．

**副作用**　偽アルドステロン症，ミオパチー

**応用疾患**　妊娠悪阻など

\***小半夏加茯苓湯** ➡ 比較的急性的な悪心・嘔吐に用いられる

\*\***胃内停水** ➡ 胃内停水とは，心窩部に指頭で衝撃を与えると，ピッチャピッチャと水の音が聞こえる状態で，胃アトニー，胃下垂，胃拡張などのときにしばしば現れる．人参湯，六君子湯，五苓散，茯苓飲，苓桂朮甘湯などを用いるときの腹証である．

## 43 六君子湯 (リックンシトウ) ベスト30

前述（p257 参照）

## 69 茯苓飲 (ブクリョウイン)

前述（p255 参照）

## 116 茯苓飲合半夏厚朴湯 (ブクリョウインゴウハンゲコウボクトウ)

**構成生薬**

| 生薬名 | 読みがな | 薬能 | 含有量(g) 1 | 2 | 3 | 4 | 5 | 6 |
|---|---|---|---|---|---|---|---|---|
| 枳実 | キジツ | 気 | ▨ | | | | | |
| 茯苓 | ブクリョウ | 血水 | ▨ | ▨ | ▨ | ▨ | | |
| 人参 | ニンジン | 気 | ▨ | ▨ | ▨ | | | |
| 生姜 | ショウキョウ | 水 | ▨ | | | | | |
| 蘇葉 | ソヨウ | 気 | ▨ | ▨ | | | | |
| 厚朴 | コウボク | 気 | ▨ | ▨ | ▨ | | | |
| 陳皮 | チンピ | 気 | ▨ | ▨ | ▨ | | | |
| 蒼朮 | ソウジュツ | 気水 | ▨ | ▨ | ▨ | ▨ | | |
| 半夏 | ハンゲ | 水 | ▨ | ▨ | ▨ | ▨ | ▨ | |

**概要** 陰証，中間〜虚証，茯苓飲と半夏厚朴湯の合方で，尿量減少・胃内停水\*・胃部の不快感に，咽頭部違和感（咽中炙臠(インチュウシャレン)）を伴う神経不安症状が加わった場合に使用する方剤である．

**使用目標** 体力がふつう，またはそれ以下の人で，**胃腸虚弱，抑うつ状態**を呈し，**咽喉部の異物感，胃部膨満感**を訴え，めまい，**動悸，悪心・嘔吐，胃内停水，食欲不振，心窩部のつかえ，下痢傾向，尿量減少**，足の冷えなどを伴う場合に用いる．

**効能または効果** 気分がふさいで，咽喉，食道部に異物感があり，時に動悸，めまい，嘔気，胸やけなどがあり，尿量の減少するものの次の諸症：不安神経症，神経性胃炎，つわり，溜飲\*\*，胃炎

**用法・用量** 1日7.5gを2〜3回，食前または食間に経口投与する．

**副作用** 過敏症

**応用疾患** 妊娠悪阻（つわり）など

---

\***胃内停水** ➡ 胃内停水とは，心窩部に指頭で衝撃を与えると，ピッチャピッチャと水の音が聞こえる状態で，胃アトニー，胃下垂，胃拡張などのときにしばしば現れる．人参湯，六君子湯，五苓散，茯苓飲，苓桂朮甘湯などを用いるときの腹証である．

\*\***溜飲** ➡ 食物が胃に停滞し，酸性の胃液がのどに上がってくること．

## 32 人参湯 (ニンジントウ)

前述（p253 参照）

### 方剤ベスト30

| ツムラ製剤番号 | 方剤名 | 参照頁 | ツムラ製剤番号 | 方剤名 | 参照頁 |
|---|---|---|---|---|---|
| 1 | 葛根湯 | 解説 p215 | 37 | 半夏白朮天麻湯 | 解説 p259 |
| 7 | 八味地黄丸 | 解説 p271 | 40 | 猪苓湯 | 解説 p339 |
| 9 | 小柴胡湯 | 解説 p229 | 41 | 補中益気湯 | 解説 p248 |
| 10 | 柴胡桂枝湯 | 解説 p236 | 43 | 六君子湯 | 解説 p257 |
| 12 | 柴胡加竜骨牡蛎湯 | 解説 p232 | 47 | 釣藤散 | 解説 p293 |
| 14 | 半夏瀉心湯 | 解説 p282 | 48 | 十全大補湯 | 解説 p262 |
| 16 | 半夏厚朴湯 | 解説 p300 | 54 | 抑肝散 | 解説 p246 |
| 17 | 五苓散 | 解説 p338 | 62 | 防風通聖散 | 解説 p290 |
| 19 | 小青竜湯 | 解説 p217 | 68 | 芍薬甘草湯 | 解説 p354 |
| 20 | 防已黄耆湯 | 解説 p350 | 96 | 柴朴湯 | 解説 p234 |
| 23 | 当帰芍薬散 | 解説 p332 | 100 | 大建中湯 | 解説 p255 |
| 24 | 加味逍遙散 | 解説 p243 | 106 | 温経湯 | 解説 p333 |
| 25 | 桂枝茯苓丸 | 解説 p330 | 107 | 牛車腎気丸 | 解説 p272 |
| 29 | 麦門冬湯 | 解説 p294 | 114 | 柴苓湯 | 解説 p235 |
| 34 | 白虎加人参湯 | 解説 p314 | 137 | 加味帰脾湯 | 解説 p250 |

## 方剤群別 18 利水剤（③関節型・胸内型）

　関節型の水毒は関節などに水が停滞した状態で，関節リウマチにみられる朝のこわばりなどが症状として現れる．

　胸内型の水毒は呼吸器系に水の停滞がみられる状態で，喘息に多くみられ，水溶性喀痰・鼻汁，呼吸困難や胸水が現れることがある．

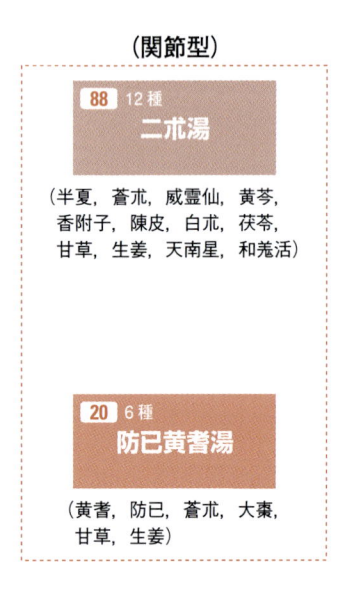

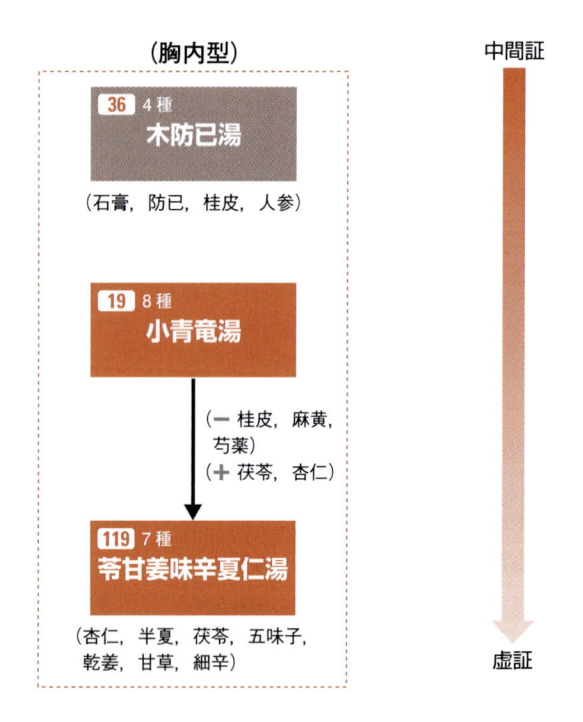

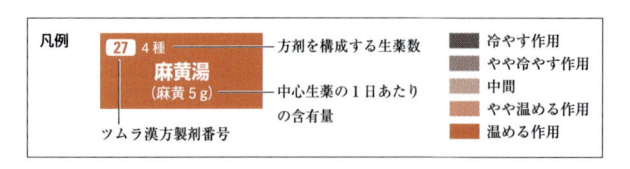

（関節型）

**88** 12種
**二朮湯**
（半夏，蒼朮，威霊仙，黄芩，香附子，陳皮，白朮，茯苓，甘草，生姜，天南星，和羌活）

**20** 6種
**防已黄耆湯**
（黄耆，防已，蒼朮，大棗，甘草，生姜）

（胸内型）

**36** 4種
**木防已湯**
（石膏，防已，桂皮，人参）

**19** 8種
**小青竜湯**

（− 桂皮，麻黄，芍薬）
（＋ 茯苓，杏仁）

**119** 7種
**苓甘姜味辛夏仁湯**
（杏仁，半夏，茯苓，五味子，乾姜，甘草，細辛）

中間証　→　虚証

【凡例】
**27** 4種
**麻黄湯**
（麻黄5g）
― ツムラ漢方製剤番号
― 方剤を構成する生薬数
― 中心生薬の1日あたりの含有量

- 冷やす作用
- やや冷やす作用
- 中間
- やや温める作用
- 温める作用

# 88 二朮湯（ニジュツトウ）

## 構成生薬

| 生薬名 | 読みがな | 薬能 | 含有量(g) |
|---|---|---|---|
| 黄芩 | オウゴン | 血 | 1.5 |
| 香附子 | コウブシ | 気 | 1.5 |
| 茯苓 | ブクリョウ | 血水 | 1.5 |
| 甘草 | カンゾウ | 気水 | 1 |
| 生姜 | ショウキョウ | 水 | 2 |
| 威霊仙 | イレイセン | 水 | 2 |
| 陳皮 | チンピ | 気 | 2 |
| 白朮 | ビャクジュツ | 水 | 2 |
| 天南星 | テンナンショウ | 水 | 2 |
| 和羌活 | ワキョウカツ | 気 | 2 |
| 蒼朮 | ソウジュツ | 気水 | 2.5 |
| 半夏 | ハンゲ | 水 | 3 |

**概要** 陰陽関係なく，**虚実中間証**．二陳湯に，白朮や蒼朮などの利水剤や，消炎作用のある黄芩を配合した方剤である．本方は白朮と蒼朮の両方を配合しているため，二朮湯と命名された．

**使用目標** 体力がふつうの人で，**水太り傾向**，**肩や上腕が痛み**，特に夜間に痛みが強くなる場合に用いる．胃腸がやや虚弱で水毒があり，筋肉のしまりのない人の**五十肩**に使用する．

**効能または効果** 五十肩

**用法・用量** 1日7.5gを2～3回，食前または食間に経口投与する．

**注意事項** 甘草を含むため，「注意を要する生薬一覧」p204 を参照すること．

**相互作用** 甘草を含むため，「相互作用」の項 p201 を参照すること．

**副作用** 偽アルドステロン症，ミオパチー，肝機能障害，黄疸

**応用疾患** 肩関節周囲炎（五十肩）など

## 20 防已黄耆湯（ボウイオウギトウ）

ベスト30

**構成生薬**

| 生薬名 | 読みがな | 薬能 | 含有量(g) |
|---|---|---|---|
| 防已 | ボウイ | 水 | 5 |
| 甘草 | カンゾウ | 気水 | 1.5 |
| 黄耆 | オウギ | 気 | 3 |
| 生姜 | ショウキョウ | 水 | 1 |
| 蒼朮 | ソウジュツ | 気水 | 3 |
| 大棗 | タイソウ | 気 | 3 |

*防已 ➡ 防已を含む方剤は，下半身に腫れを生ずる場合に用いられる．

**黄耆 ➡ 黄耆を含む方剤は，皮膚に湿気を帯びている場合に用いられる．

**概要** 陰虚証，防已*は蒼朮と協力して浮腫や関節にたまった水を取り，かつ鎮痛作用があるため関節痛を和らげ，黄耆**は皮膚の表面に生じた水滞を除き，多汗や盗汗（寝汗）を治す．特に関節痛に対しては，さほど痛みや炎症がひどくない場合に，本方剤が有効とされている．虚実中間証には麻杏薏甘湯があり，これは発汗がなく，関節への水滞が多いため，疼痛が激しく発熱を伴う場合に使用されることが多い．

**使用目標** 比較的体力が低下し，**色白で筋肉軟らかく，いわゆる水太り体質**（必ずしもすべてではない）で，全身倦怠感，**多汗傾向**を訴え，浮腫，軽度の口渇，尿量減少，**関節の腫脹**（下半身に多い）や疼痛，肩こり，足腰の冷えなどを伴う場合に用いる．

**効能または効果** 色白で筋肉軟らかく水太りの体質で疲れやすく，汗が多く，小便不利で下肢に浮腫をきたし，膝関節の腫痛するものの次の諸症：腎炎，ネフローゼ，妊娠腎，陰嚢水腫，肥満症，関節炎，癰，癤，筋炎，浮腫，皮膚病，多汗症，月経不順

**用法・用量** 1日7.5gを2～3回，食前または食間に経口投与する．

**注意事項** 甘草を含むため，「注意を要する生薬一覧」p204 を参照すること．

**相互作用** 甘草を含むため，「相互作用」の項 p201 を参照すること．

**副作用** 間質性肺炎，偽アルドステロン症，ミオパチー，肝機能障害・黄疸，過敏症など

**応用疾患** 変形性膝関節症，肥満症，虚血性心疾患，関節リウマチ，脂質異常症，慢性腎疾患，妊娠高血圧症候群など

**薬理作用** 尿蛋白抑制作用

## 36 木防已湯（モクボウイトウ）

**構成生薬**

| 生薬名 | 読みがな | 薬能 | 含有量(g) |
|---|---|---|---|
| 石膏 | セッコウ | 水 | 10 |
| 防已 | ボウイ | 水 | 6 |
| 人参 | ニンジン | 気 | 3 |
| 桂皮 | ケイヒ | 気 | 3 |

**概要** 陽証，中間〜虚証．本方剤は，石膏と防已が主薬として配合されている，いわゆる漢方の強心利尿剤である．体質的には中間証の人に用いるが，方剤としては瀉剤としての性質を有しており，心臓などの疾患による症状を強く改善させる効果があるとされている．

**使用目標** 体力がふつうの人が，心下痞堅\*，呼吸促迫，咳嗽，呼吸困難，胸内苦悶感，浮腫(特に下半身)，動悸などを訴え，口渇，尿量減少，夜間頻尿などを伴う場合に用いる．うっ血性心不全による肺水腫や胸水の改善に効果があるといわれている．

\*心下痞堅 ⇒ 心窩部が板のように堅く張っている状態．

**効能または効果** 顔色がさえず，咳を伴う呼吸困難があり，心臓下部に緊張圧重感があるものの心臓，あるいは，腎臓に基づく疾患，浮腫，心臓性喘息

**用法・用量** 1日7.5gを2〜3回，食前または食間に経口投与する．

**慎重投与** 胃腸虚弱の患者

**副作用** 過敏症，消化器症状

**応用疾患** 慢性心不全など

**薬理作用** 心不全に対する改善作用

## 19 小青竜湯（ショウセイリュウトウ） ベスト30

前述（p217）参照

## 119 苓甘姜味辛夏仁湯 (リョウカンキョウミシンゲニントウ)

**構成生薬**

| 生薬名 | 読みがな | 薬能 | 含有量(g) |
|---|---|---|---|
| 茯苓 | ブクリョウ | 血水 | 4 |
| 甘草 | カンゾウ | 気水 | 2 |
| 細辛 | サイシン | 水 | 3 |
| 五味子 | ゴミシ | 水 | 3 |
| 杏仁 | キョウニン | 水 | 4 |
| 半夏 | ハンゲ | 水 | 4 |
| 乾姜 | カンキョウ | 気水 | 3 |

**概要** **陰虚証**．小青竜湯から桂皮，麻黄，芍薬を除き，利水作用のある茯苓と，鎮咳・去痰作用のある杏仁を加えた方剤である．小青竜湯に比べ，胃腸が弱く，慢性化した場合に使用されるが，発熱や頭痛などの症状(表証)があるものには適さない．水毒症状の強いもの，薄い多量の鼻水があるものにも使用することがある．ただし，麻黄が配合されていないため，気管支拡張作用は弱い．

**使用目標** 比較的体力がない人で，胃内停水があって，**冷え症**で**貧血**傾向，喘鳴，**咳嗽**，**希薄な喀痰**，水様性鼻汁などを呈し，**疲労倦怠感**，動悸，息切れ，顔面浮腫，尿量減少などを伴う場合に用いる．本方剤は，麻黄剤によって胃腸障害を起こすものに適する．

**効能または効果** 貧血，冷え症で喘鳴を伴う喀痰の多い咳嗽があるもの．気管支炎，気管支喘息，心臓衰弱，腎臓病

**用法・用量** 1日7.5gを2～3回，食前または食間に経口投与する．

**注意事項** 甘草を含むため，「注意を要する生薬一覧」 p204 を参照すること．

**相互作用** 甘草を含むため，「相互作用」の項 p201 を参照すること．

**副作用** 偽アルドステロン症，ミオパチー

**応用疾患** アレルギー性鼻炎，気管支喘息，慢性心不全など

**薬理作用** 抗アレルギー作用

## 方剤群別 19 主に頓服的に用いられる方剤

頓服的に用いることができる方剤群で，急性症状の緩和に適している．

**68** 2種
**芍薬甘草湯**
（芍薬，甘草）

**110** 5種
**立効散**
（細辛，升麻，防風，甘草，竜胆）

**138** 2種
**桔梗湯**
（甘草，桔梗）

**21** 3種
**小半夏加茯苓湯**
（半夏，茯苓，生姜）

凡例：
**27** 4種 — 方剤を構成する生薬数
**麻黄湯**
（麻黄5g） — 中心生薬の1日あたりの含有量
ツムラ漢方製剤番号

- 冷やす作用
- やや冷やす作用
- 中間
- やや温める作用
- 温める作用

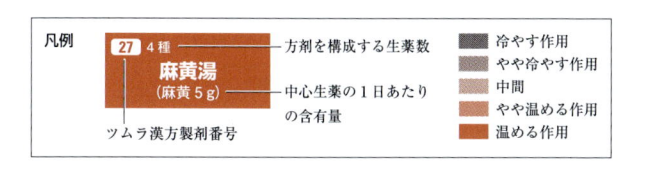

## 68 芍薬甘草湯（シャクヤクカンゾウトウ） ［ベスト30］

**構成生薬**

| 生薬名 | 読みがな | 薬能 | 含有量(g) 5　　　10 |
|---|---|---|---|
| 芍薬 | シャクヤク | 血 | ■■■■■ |
| 甘草 | カンゾウ | 気水 | ■■■■■ |

**概要** 陰陽虚実に関係なく頓服的に用いることができ，急激に生じた筋肉のけいれんを治す方剤である．鎮痙作用のある芍薬と，緩和作用のある甘草を等量配合したものである．他剤に比べ，甘草の含有量が多いため副作用に注意する必要があり，長期投与は控えるべきである．

**使用目標** 急激に起こる筋肉（主に下肢）の**けいれん性疼痛**ならびに腹部疝痛を訴える場合で，頓服あるいは他の処方と併用されることが多い．なお，**両側腹直筋は棒状に硬くなっていることが多い**．

**効能または効果** 急激に起こる筋肉のけいれんを伴う疼痛

**用法・用量** 1日7.5gを2～3回，食前または食間に経口投与する（1回2.5～5.0gを頓服で用いることが多い）．

**慎重投与** 高齢者

**禁忌** アルドステロン症の患者，ミオパチーのある患者，低カリウム血症のある患者

**注意事項** 甘草を含むため，「注意を要する生薬一覧」 p204 を参照すること．

**相互作用** 甘草を含むため，「相互作用」の項 p201 を参照すること．

**副作用** 偽アルドステロン症，うっ血性心不全，心室細動，心室頻拍，ミオパチー，肝機能障害・黄疸，過敏症，消化器症状

**応用疾患** **肝硬変に伴う腓腹筋けいれん（こむらがえり）**，腹痛，肛門疾患，透析患者の筋けいれん，月経困難症，月経異常，月経前症候群，高テストステロン血症，高プロラクチン血症，黄体血腫嚢胞，抗癌剤（パクリタキセル）による痛み，胆石症の腹痛発作時，クローン病の腹痛，胆道ジスキネジアの腹痛，吃逆（しゃっくり），尿路結石症の痛み，尿路不定愁訴（排尿痛など），痛風の痛み，腰痛症，四肢・関節痛，不妊症，坐骨神経痛，肩関節周囲炎，顎関節症など

**薬理作用** 筋疲労抑制作用，筋収縮抑制作用（芍薬の主成分であるペオニフロリンと甘草の主成分であるグリチルリチン酸の併用により細胞膜のCaイオンとNaイオンの移動抑制が起こるためと考えられている）

## 110 立効散（リッコウサン）

**構成生薬**

| 生薬名 | 読みがな | 薬能 | 含有量(g) |
|---|---|---|---|
| 竜胆 | リュウタン | 血 | 1.5 |
| 升麻 | ショウマ | 気 | 1.5 |
| 甘草 | カンゾウ | 気水 | 1.5 |
| 防風 | ボウフウ | 気 | 2 |
| 細辛 | サイシン | 水 | 2 |

**概要** 陰陽虚実に関係なく頓服的に用いることができ，口腔内の消炎鎮痛剤として適した方剤である．特に主薬の細辛には，鎮痛作用と麻酔作用がある．NSAIDsを投与できないアスピリン喘息の患者には，使いやすい方剤である．

**使用目標** 歯痛，歯齦痛および口腔内の腫れ・痛みに用いる．また，舌咽神経痛に使用する場合がある．

**効能または効果** 抜歯後の疼痛，歯痛

**用法・用量** 1日7.5 gを2～3回，食前または食間に，口に含んでゆっくり服用する．

**注意事項** 甘草を含むため，「注意を要する生薬一覧」 p204 を参照すること．

**相互作用** 甘草を含むため，「相互作用」の項 p201 を参照すること．

**副作用** 偽アルドステロン症，ミオパチー

**応用疾患** 舌痛症，抜歯後の疼痛，非定型歯痛など

## 138 桔梗湯（キキョウトウ）

**構成生薬**

| 生薬名 | 読みがな | 薬能 | 含有量(g) |
|---|---|---|---|
| 甘草 | カンゾウ | 気水 | 3 |
| 桔梗 | キキョウ | 気 | 2 |

**概要** 陰陽虚実に関係なく頓服的に用いることができ，激しい痛みを緩和する甘草と，去痰・排膿作用のある桔梗を配合した方剤である．

**使用目標** 咽・喉部の炎症で，疼痛，腫脹，発赤があり，発熱は無または軽度，咳嗽，喀痰，嚥下困難・嚥下痛を伴う場合に用いる．

**効能または効果** 咽喉が腫れて痛む次の諸症：扁桃炎，扁桃周囲炎

**用法・用量** 1日7.5 gを2～3回，食前または食間に経口投与する．温湯に溶か

して，少量ずつ喉を通過させるように服用すると効果的である．

**禁忌** アルドステロン症の患者，ミオパチーのある患者，低カリウム血症のある患者

**注意事項** 甘草を含むため，「注意を要する生薬一覧」p204 を参照すること．

**相互作用** 甘草を含むため，「相互作用」の項 p201 を参照すること．

**副作用** 偽アルドステロン症，ミオパチー

**応用疾患** 咽喉炎，急性扁桃炎，歯痛(抜歯後疼痛，非定型歯痛)など

## 21 小半夏加茯苓湯 (ショウハンゲカブクリョウトウ)

前述( p344 参照)

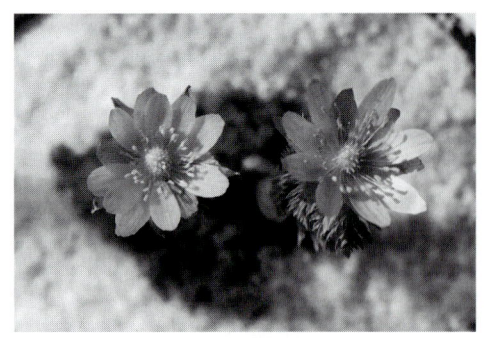

**身近な有毒植物⑨ フクジュソウ(キンポウゲ科)**
全草に毒成分としてシマリン，アドニン，アドニトキシンを含み，強心作用があると言われている．誤って経口摂取すると悪心・嘔吐，腹痛，頭痛，錯乱，不整脈，高カリウム血症，呼吸困難，心停止を生ずる．地面から芽を出したばかりの頃は，フキノトウとよく似ているため間違って摂取し中毒を起こすことがある．

# 方剤群別 ⑳ その他の方剤

**101** 5種
**升麻葛根湯**
(芍薬，升麻，葛根，甘草，生姜)

(＋ 葛根，升麻)
(− 桂皮，大棗)

**45** 桂枝湯
p220 参照

**103** 5種
**酸棗仁湯**
(酸棗仁，知母，川芎，茯苓，甘草)

**72** 3種
**甘麦大棗湯**
(甘草，小麦，大棗)

**53** 17種
**疎経活血湯**
(芍薬，地黄，川芎，蒼朮，当帰，桃仁，茯苓，威霊仙，羌活，牛膝，陳皮，防已，防風，竜胆，甘草，白芷，生姜)

**5** 7種
**安中散**
(桂皮，延胡索，牡蛎，茴香，甘草，縮砂，良姜)

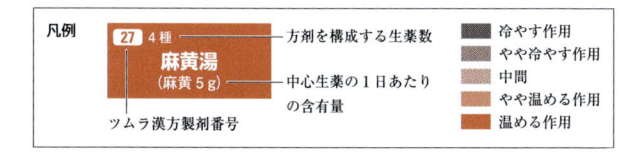

**31** 4種
**呉茱萸湯**
(大棗，人参，呉茱萸，生姜)

中間証 ↕ 虚証

凡例
**27** 4種
**麻黄湯**
(麻黄5g)
ツムラ漢方製剤番号
— 方剤を構成する生薬数
— 中心生薬の1日あたりの含有量

冷やす作用
やや冷やす作用
中間
やや温める作用
温める作用

## 101 升麻葛根湯 (ショウマカッコントウ)

**構成生薬**

| 生薬名 | 読みがな | 薬能 | 含有量(g) 1〜5 |
|---|---|---|---|
| 芍薬 | シャクヤク | 血 | 3 |
| 升麻 | ショウマ | 気 | 1.5 |
| 葛根 | カッコン | 気 | 5 |
| 甘草 | カンゾウ | 気水 | 1.5 |
| 生姜 | ショウキョウ | 水 | 0.5 |

**概要** 陽証, 実〜中間証, 葛根は発汗・解熱・筋弛緩作用, 升麻は発疹を十分に出現させ経過を短縮する作用を有し, 他の生薬は桂枝湯から桂皮と大棗を除いたもので, 発疹を伴う熱性疾患に使用される方剤である.

**使用目標** 感冒の初期で, **発熱**, 自然発汗がなく, **頭痛**, 口渇がある場合に用いる. 時に麻疹のごく初期で**発疹**の出現を早くして全体の経過を順調にする場合や, 皮膚炎にも用いる.

**効能または効果** 感冒の初期, 皮膚炎

**用法・用量** 1日7.5gを2〜3回, 食前または食間に経口投与する.

**注意事項** 甘草を含むため,「注意を要する生薬一覧」p204 を参照すること. 湿疹, 皮膚炎が悪化することがある.

**相互作用** 甘草を含むため,「相互作用」の項 p201 を参照すること.

**副作用** 偽アルドステロン症, ミオパチー

## 103 酸棗仁湯 (サンソウニントウ)

**構成生薬**

| 生薬名 | 読みがな | 薬能 | 含有量(g) 〜10 |
|---|---|---|---|
| 知母 | チモ | 水 | 3 |
| 酸棗仁 | サンソウニン | 気 | 10 |
| 茯苓 | ブクリョウ | 血水 | 5 |
| 甘草 | カンゾウ | 気水 | 1 |
| 川芎 | センキュウ | 気血 | 3 |

**概要** 陰陽関係なく, 虚証, 酸棗仁は中枢神経系を抑制し, 持続的な鎮静作用を有し, また知母は清熱作用を有し, 精神を安定させる効果がある. 高齢者の不眠に用いる代表的な方剤である.

（使用目標）比較的体力がない人で，**心身ともに疲労**して，**不眠**を訴え，精神不安，神経過敏，心悸亢進，めまい，手足のほてりなどを伴う場合に用いる．
（効能または効果）心身が疲れ弱って眠れないもの
（用法・用量）1日7.5gを2～3回，食前または食間に経口投与する．
（慎重投与）胃腸虚弱な患者，食欲不振・悪心・嘔吐のある患者
（注意事項）甘草を含むため，「注意を要する生薬一覧」p204 を参照すること．
（相互作用）甘草を含むため，「相互作用」の項 p201 を参照すること．
（副作用）偽アルドステロン症，ミオパチー，消化器症状
（応用疾患）不眠症など

## 72 甘麦大棗湯（カンバクタイソウトウ）

**構成生薬**

| 生薬名 | 読みがな | 薬能 | 含有量(g) |
|---|---|---|---|
| 小麦 | ショウバク | 気 | 20 |
| 甘草 | カンゾウ | 気水 | 5 |
| 大棗 | タイソウ | 気 | 6 |

（概要）陰陽関係なく，**中間～虚証**，甘草，小麦，大棗の3味からなる方剤で，いずれも個々には緩和剤であるが，3者の相乗作用により鎮静効果が現れるといわれている．甘草の含有量が多いため，長期に用いるときには，偽アルドステロン症などの副作用に注意する必要がある．
（使用目標）比較的体力がない人で，**精神興奮がはなはだしく**，**イライラ**，**頻繁な生あくび**，**抑うつ**，**不安**，不眠，ひきつけ，腹皮攣急（腹直筋の緊張）などがある場合に用いる．小児の夜泣きに使用する場合が多い．
（効能または効果）夜泣き，ひきつけ
（用法・用量）1日7.5gを2～3回，食前または食間に経口投与する．
（禁忌）アルドステロン症の患者，ミオパチーのある患者，低カリウム血症のある患者
（注意事項）甘草を含むため，「注意を要する生薬一覧」p204 を参照すること．
（相互作用）甘草を含むため，「相互作用」の項 p201 を参照すること．
（副作用）偽アルドステロン症，ミオパチー
（応用疾患）夜泣き・夜驚症，ひきつけ，てんかん，虚弱体質など

## 53 疎経活血湯（ソケイカッケツトウ）

**構成生薬**

| 生薬名 | 読みがな | 薬能 | 含有量(g) |
|---|---|---|---|
| 防已 | ボウイ | 水 | 約1.2 |
| 竜胆 | リュウタン | 血 | 約1.2 |
| 芍薬 | シャクヤク | 血 | 約2.5 |
| 桃仁 | トウニン | 血水 | 約2 |
| 茯苓 | ブクリョウ | 血水 | 約2 |
| 牛膝 | ゴシツ | 血 | 約1.5 |
| 甘草 | カンゾウ | 気水 | 約1 |
| 防風 | ボウフウ | 気 | 約1.5 |
| 地黄[熟] | ジオウ | 血水 | 約2 |
| 生姜 | ショウキョウ | 水 | 約0.5 |
| 白芷 | ビャクシ | 気血 | 約1 |
| 威霊仙 | イレイセン | 水 | 約1.5 |
| 羌活 | キョウカツ | 水 | 約1.5 |
| 陳皮 | チンピ | 気 | 約1.5 |
| 川芎 | センキュウ | 気血 | 約2 |
| 蒼朮 | ソウジュツ | 気水 | 約2 |
| 当帰 | トウキ | 血 | 約2 |

**概要** 陰証，虚実中間証．四物湯に駆瘀血剤，利水剤，補剤，緩和剤などの作用のある生薬が多数配合されており，経絡をよく疎通し，血を活かすという意味で命名された方剤である．筋肉経絡に停滞している血のめぐりをよくして，風湿*を去り，筋肉・神経痛を治す作用がある．特に冷えたときや夜間に痛みが強くなる場合に適しており，中でも坐骨神経痛に繁用される．

*風湿 ➡ 風湿とは，発汗した後，風に当たり，体を冷やしたために起きた関節痛や腰痛などを示す．

**使用目標** 体力がふつうの人で，**腰部より下肢にかけての筋肉・関節・神経の痛みや麻痺**（特に，これらの症状は左足に多く，夜間に増悪する），下肢の浮腫・うっ血，手足のこわばり，**冷え症**などがある場合に用いる．

**効能または効果** 関節痛，神経痛，腰痛，筋肉痛

**用法・用量** 1日7.5gを2〜3回，食前または食間に経口投与する．

**慎重投与** 著しく胃腸虚弱な患者，食欲不振・悪心・嘔吐のある患者

**注意事項** 甘草を含むため，「注意を要する生薬一覧」p204 を参照すること．

**相互作用** 甘草を含むため，「相互作用」の項 p201 を参照すること．

**副作用** 偽アルドステロン症，ミオパチー，消化器症状

**応用疾患** 関節リウマチ，腰痛症，坐骨神経痛，変形性膝関節症，肩関節周囲炎，四肢・関節痛など

## 31 呉茱萸湯 (ゴシュユトウ)

**構成生薬**

| 生薬名 | 読みがな | 薬能 | 含有量(g) 1　2　3　4　5 |
|---|---|---|---|
| 人参 | ニンジン | 気 | 3 |
| 生姜 | ショウキョウ | 水 | 1 |
| 大棗 | タイソウ | 気 | 4 |
| 呉茱萸 | ゴシュユ | 気水 | 3 |

**概要** 陰虚証．主薬の呉茱萸は苦味が強いが，強い温性作用を有する．したがって，本方は消化機能の低下により，頭痛，嘔吐，吃逆（しゃっくり），足の冷えなどが生じた場合に対し，裏を温めて治す方剤である．

**使用目標** 比較的体力のない人が，**反復性に起こる激しい頭痛**を訴える場合で，寒冷を嫌い，頂や肩のこり，悪心，**嘔吐**，**食欲不振**，**心下部膨満感**，**手足の冷え**などを伴う場合に用いる．ただし通常は，めまいを伴わない．

**効能または効果** 手足の冷えやすい中等度以下の体力のものの次の諸症：習慣性片頭痛，習慣性頭痛，嘔吐，脚気，衝心

**用法・用量** 1日7.5gを2～3回，食前または食間に経口投与する．なお，悪心・嘔吐があるときには，少量ずつ分けて服用する．

**副作用** 過敏症

**応用疾患** 片頭痛，吃逆（しゃっくり）など

> 本方剤は頭痛を主に治し，半夏白朮天麻湯はめまいを主に治す．

## 5 安中散 (アンチュウサン)

**構成生薬**

| 生薬名 | 読みがな | 薬能 | 含有量(g) 1　2　3　4　5 |
|---|---|---|---|
| 牡蛎 | ボレイ | 気 | 3 |
| 甘草 | カンゾウ | 気水 | 1 |
| 良姜 | リョウキョウ | 気 | 1 |
| 縮砂 | シュクシャ | 気 | 1 |
| 茴香 | ウイキョウ | 気 | 1.5 |
| 延胡索 | エンゴサク | 気血 | 3 |
| 桂皮 | ケイヒ | 気 | 3 |

**概要** 陰虚証．牡蛎と甘草以外はすべて温薬であり，**胃内停水**，胃酸過多のある虚寒証患者に適する温性健胃薬である．

> 中すなわち胃腸を安らかにするという意味から命名された方剤である．

**使用目標** やせ型で，比較的体力がなく神経質な人で，**慢性の胃痛**，胸やけ，悪心，嘔吐，食欲不振，上腹部の張り，四肢倦怠感，**冷え症**があって，体重減少が認められるときに用いる．また，**食物の消化が悪く**，胃に長時間停滞し，心窩部振水音が認められる場合が多い．平胃散よりも虚証で，**甘いものを好む人**に適している． **23** 当帰芍薬散（ p332 参照）で心窩部のつかえを訴える人には，本方剤の半量を併用するとよくなる場合が多い．

**効能または効果** やせ型で腹部筋肉が弛緩する傾向にあり，胃痛または腹痛があって，時に胸やけ，げっぷ，食欲不振，はきけなどを伴う次の諸症：神経性胃炎，慢性胃炎，胃アトニー

**用法・用量** 1日7.5gを2〜3回，食前または食間に経口投与する．

**注意事項** 甘草を含むため，「注意を要する生薬一覧」 p204 を参照すること．

**相互作用** 甘草を含むため，「相互作用」の項 p201 を参照すること．

**副作用** 偽アルドステロン症，ミオパチー，過敏症

**応用疾患** 逆流性食道炎，慢性胃炎・機能性ディスペプシア，クローン病など

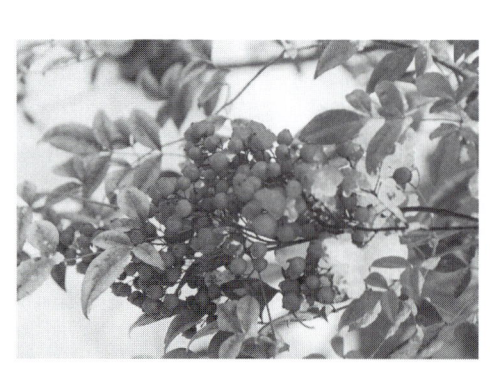

**身近な有毒植物⑩ナンテン(メギ科)**
難を転ずるとの語呂あわせから縁起のよい植物として庭に植えられることが多い．毒成分は，実にドメスチン，葉にナンディニンが多く含まれ，誤って多食すると知覚，運動麻痺(特に実)，呼吸麻痺(特に葉)などが生ずる．ただし適量は民間薬として，実は咳どめとして，葉は解毒薬(魚の中毒時や赤飯の上に置くなど)として用いられる．

## 引用・参考文献

相見三郎，石原　明，伊藤清夫，他：漢方で治る病気の話．臨床漢方研究会，1970
秋葉哲生：改訂 洋漢統合処方からみた漢方製剤保険診療マニュアル．ライフ・サイエンス，1997
秋葉哲生：活用自在の処方解説．ライフ・サイエンス，2009
医学堂研究会(訳)：処方理解のための漢方配合応用．じほう，1984
大田黒義郎：臨床の現場よりの漢方レポート．ミクス，1994
大塚敬節：症候による漢方治療の実際．南山堂，1972
大塚敬節，矢数道明，清水藤太郎：漢方診療医典，第6版．南山堂，2001
菊谷豊彦(監修)：漢方治療マニュアル．六法出版社，1996
菊谷豊彦：医療用漢方製剤の用い方．南山堂，1999
桑木崇秀：新版 漢方診療ハンドブック．創元社，1995
谿　忠人：現代医療と漢方薬．医薬ジャーナル社，1988
谿　忠人：漢方薬の薬能と薬理．南山堂，1991
後山尚久：女性診療科医のための漢方医学マニュアル．永井書店，2003
佐竹元吉，伊藤善光，根本幸夫(監修)：改訂　漢方210処方生薬解説．じほう，2009
指田　豊，三巻祥浩：薬学生のための漢方薬入門，第2版．廣川書店，2004
高山宏世(編著)：漢方の基礎と臨床，第6版．日本漢方振興会漢方三考塾，2008
高山宏世(編著)：腹証図解 漢方常用処方解説，第43版．日本漢方振興会漢方三考塾，2008
巽浩一郎：呼吸器疾患 漢方治療のてびき．協和企画，2006
千葉古方漢方研究会：漢方方意ノート．丸善，1993
塚本祐壮，那須正夫，米田該典：漢方マニュアル．南江堂，1986
ツムラ医療用漢方製剤添付文書集，2009
丁　宗鐵：最新漢方実用全書．池田書店，1994
丁　宗鐵(監修)：漢方処方のしくみと服薬指導．南山堂，2006
寺澤捷年：症例から学ぶ和漢診療学，第2版．医学書院，1998
寺澤捷年：絵でみる和漢診療学．医学書院，1996
寺澤捷年，喜多敏明，関矢信康(編)：EBM漢方，第2版．医歯薬出版，2007
永田勝太郎(編著)：体質・症状・病気で選ぶ漢方薬のてびき．小学館，1995
西岡一夫：解明 漢方処方．ナニワ社，1970
日本医師会(編)：漢方治療のABC．医学書院，1992
(財)日本漢方医学研究所(監修)：漢方医学テキスト治療編．医学書院，1995
日本東洋医学会(編)：漢方治療におけるEBM(中間報告)．日本東洋医学会雑誌，53，2002
日本東洋医学会(編)：漢方治療におけるエビデンスレポート．EBM別冊号，日本東洋医学会雑誌，56，2005
日本東洋医学会学術教育委員会(編)：入門漢方医学．南江堂，2002
日本東洋医学会学術教育委員会(編)：学生のための漢方医学テキスト．南江堂，2007
日本東洋医学会学術教育委員会(編)：専門医のための漢方医学テキスト．南江堂，2010
日本薬学会(編)：知っておきたい生薬100．東京化学同人，2004
長谷川弥人，大塚恭男(編)：臨床医の漢方治療指針．メジカルビュー社，1985
長谷川弥人，大塚恭男，山田光胤，他(編)：漢方製剤活用の手引き．臨床情報センター，1998
坂東正造：病名漢方治療の実際．メディカルユーコン，2002
坂東正造(編著)：漢方治療44の鉄則．メディカルユーコン，2006
広瀬滋之：0歳児からの漢方相談室．光雲社，1991
藤平　健：漢方処方類方鑑別便覧．リンネ，1982
藤平　健(監修)：ひと目でわかる図解・症状・病気別 からだに合った漢方薬選び．主婦と生活社，1994
松田邦夫，稲木一元：臨床医のための漢方［基礎編］．カレントテラピー，1987
松本克彦：今日の医療用漢方製剤，第2版．メディカルユーコン，2005
水野瑞夫(監修)：日本薬草全書．新日本法規，1995
三潴忠道：はじめての漢方診療15話．医学書院，2005
三潴忠道：はじめての漢方診療ノート．医学書院，2007
山田光胤，丁　宗鐵(監修)：生薬ハンドブック．ツムラ，1994
山田光胤：漢方処方応用の実際．南山堂，2000
米田該典(監修)：漢方のくすりの事典．医歯薬出版，1994

# 付録

**1** 漢方薬の寒熱分類一覧 —— 366

**2** 生薬一覧（五十音順）—— 367

**3** ツムラ漢方製剤一覧

　　五十音順 —— 375

　　番号順 —— 378

# 1 漢方薬の寒熱分類一覧

|  | | |
|---|---|---|
| **寒薬** | 15 黄連解毒湯<br>33 大黄牡丹皮湯<br>34 白虎加人参湯<br>62 防風通聖散 | 74 調胃承気湯<br>76 竜胆瀉肝湯<br>104 辛夷清肺湯<br>113 三黄瀉心湯 | 121 三物黄芩湯<br>133 大承気湯<br>135 茵蔯蒿湯 |
| **涼薬** | 3 乙字湯<br>8 大柴胡湯<br>12 柴胡加竜骨牡蛎湯<br>22 消風散<br>28 越婢加朮湯<br>35 四逆散<br>36 木防已湯<br>40 猪苓湯<br>47 釣藤散<br>50 荊芥連翹湯 | 55 麻杏甘石湯<br>56 五淋散<br>57 温清飲<br>58 清上防風湯<br>59 治頭瘡一方<br>61 桃核承気湯<br>67 女神散<br>80 柴胡清肝湯<br>84 大黄甘草湯<br>90 清肺湯 | 91 竹筎温胆湯<br>93 滋陰降火湯<br>95 五虎湯<br>101 升麻葛根湯<br>105 通導散<br>109 小柴胡湯加桔梗石膏<br>117 茵蔯五苓散<br>125 桂枝茯苓丸加薏苡仁<br>126 麻子仁丸 |
| **平薬** | 6 十味敗毒湯<br>9 小柴胡湯<br>14 半夏瀉心湯<br>17 五苓散<br>21 小半夏加茯苓湯<br>25 桂枝茯苓丸<br>54 抑肝散<br>68 芍薬甘草湯 | 72 甘麦大棗湯<br>73 柴陥湯<br>87 六味丸<br>88 二朮湯<br>89 治打撲一方<br>96 柴朴湯<br>103 酸棗仁湯<br>110 立効散 | 111 清心蓮子飲<br>112 猪苓湯合四物湯<br>114 柴苓湯<br>115 胃苓湯<br>122 排膿散及湯<br>124 川芎茶調散<br>134 桂枝加芍薬大黄湯<br>138 桔梗湯 |
| **微温薬** | 5 安中散<br>7 八味地黄丸<br>10 柴胡桂枝湯<br>11 柴胡桂枝乾姜湯<br>16 半夏厚朴湯<br>20 防已黄耆湯<br>24 加味逍遙散<br>26 桂枝加竜骨牡蛎湯<br>29 麦門冬湯<br>37 半夏白朮天麻湯<br>39 苓桂朮甘湯<br>43 六君子湯<br>45 桂枝湯 | 46 七物降下湯<br>51 潤腸湯<br>52 薏苡仁湯<br>53 疎経活血湯<br>60 桂枝加芍薬湯<br>64 炙甘草湯<br>66 参蘇飲<br>69 茯苓飲<br>70 香蘇散<br>71 四物湯<br>75 四君子湯<br>77 芎帰膠艾湯<br>78 麻杏薏甘湯 | 79 平胃散<br>81 二陳湯<br>83 抑肝散加陳皮半夏<br>92 滋陰至宝湯<br>98 黄耆建中湯<br>99 小建中湯<br>116 茯苓飲合半夏厚朴湯<br>120 黄連湯<br>123 当帰建中湯<br>128 啓脾湯<br>136 清暑益気湯<br>137 加味帰脾湯 |
| **温薬** | 1 葛根湯<br>2 葛根湯加川芎辛夷<br>18 桂枝加朮附湯<br>19 小青竜湯<br>23 当帰芍薬散<br>27 麻黄湯<br>30 真武湯<br>31 呉茱萸湯<br>32 人参湯 | 38 当帰四逆加呉茱萸生姜湯<br>41 補中益気湯<br>48 十全大補湯<br>63 五積散<br>65 帰脾湯<br>82 桂枝人参湯<br>85 神秘湯<br>86 当帰飲子<br>97 大防風湯 | 100 大建中湯<br>102 当帰湯<br>106 温経湯<br>107 牛車腎気丸<br>108 人参養栄湯<br>118 苓姜朮甘湯<br>119 苓甘姜味辛夏仁湯<br>127 麻黄附子細辛湯 |

## 2 生薬一覧(五十音順)

| 生薬名 | 基原(科名) | 性味 | 薬能 | 薬効 | 成分 | 薬理作用 |
|---|---|---|---|---|---|---|
| 阿膠(アキョウ) | 豚などの哺乳動物の皮・骨・靱帯からつくられたゼラチン | 平 | 血 | 補血, 止血, 滋陰, 潤燥 | コラーゲンなど | 血液凝固抑制作用, 抗腫瘍作用 |
| 阿仙薬(アセンヤク) | *Uncaria gambir* RoxB. の葉および若枝から得た乾燥水製エキス(アカネ科) | 平 | 血 | 収湿, 止血 | クェルセチンなど | 抗血栓作用, 止瀉作用 |
| 威霊仙(イレイセン) | サキシマボタンヅルの根および根茎(キンポウゲ科) | 温 | 水 | 利水, 鎮痛, 整腸 | プロサポゲニンなど | 降圧作用 |
| 茵蔯蒿(インチンコウ) | カワラヨモギの花穂(キク科) | 涼 | 気 | 清熱, 黄疸改善作用, 利尿, 消炎, 解熱, 利胆 | 6,7-ジメトキシクマリンなど | 利胆作用, 抗炎症作用, 血管拡張作用 |
| 茴香(ウイキョウ) | ウイキョウの果実(セリ科) | 温 | 気 | 健胃, 去痰 | アネトールなど | 腸蠕動運動の亢進作用, 利胆作用 |
| 烏薬(ウヤク) | テンダイウヤクの根(クスノキ科) | 温 | 気 | 健胃, 整腸, 鎮痙 | ボルネオールなど | 腸蠕動運動の亢進作用 |
| 延胡索(エンゴサク) | *Corydalis turtschaninovii* Besser forma Yanhusuo Y.H. Chou et C.C. Hsu, *Corydalis Ternate*, Nakai またはその同属植物の塊茎(ケシ科) | 温 | 気血 | 鎮痛, 駆瘀血, 鎮痙 | デヒドロコリダリンなど | 鎮静・鎮痛作用, 鎮痙作用, 抗消化性潰瘍作用 |
| 黄耆(オウギ) | ➡重要生薬 253 頁 | | | | | |
| 黄柏(オウバク) | キハダまたはその他同属植物の周皮を除いた樹皮(ミカン科) | 寒 | 血 | 健胃, 消炎, 整腸 | ベルベリン, オウバクノンなど | 健胃・抗消化性潰瘍作用, 止瀉作用, 抗炎症作用 |
| 黄連(オウレン) | ➡重要生薬 280 頁 | | | | | |
| 遠志(オンジ) | イトヒメハギの根(ヒメハギ科) | 温 | 気 | 鎮静, 去痰, 動悸の改善, 精神安定, 健忘症改善 | オンジサポニン, キサントン類など | 鎮静・催眠作用, 去痰作用, 利尿作用 |
| 艾葉(ガイヨウ) | ヨモギまたはヤマヨモギの葉および枝先(キク科) | 温 | 血 | 強壮, 止血 | ジカフェオイルキナ酸, シネオールなど | 高脂血症・肝障害防御作用, 抗アレルギー作用など |
| 何首烏(カシュウ) | ツルドクダミの塊根(タデ科) | 温 | 気血 | 強壮, 強精, 瀉下 | アントラキノン類など | 抗高脂血症, 肝障害抑制作用 |
| 葛根(カッコン) | クズの周皮を除いた根(マメ科) | 平 | 気 | 発汗, 解熱, 鎮痛, 筋弛緩 | ダイゼイン, ゲニステインなど | 解熱, 鎮痙, 消化管運動亢進作用など |
| 滑石(カッセキ) | 天然含水ケイ酸アルミニウムおよび二酸化ケイ素など | 寒 | 水 | 利尿, 消炎 | 天然含水ケイ酸アルミニウムおよび二酸化ケイ素など | 抗腫瘍作用 |
| 栝楼根(カロコン) | キカラスウリまたはオオカラスウリの皮層を除いた根(ウリ科) | 寒 | 水 | 抗口渇, 解熱, 鎮咳, 去痰 | トリコサニン酸などの脂肪酸, 澱粉など | 抗消化性潰瘍, 血糖降下作用など |

| 生薬名 | 基原(科名) | 性味 | 薬能 | 薬効 | 成分 | 薬理作用 |
|---|---|---|---|---|---|---|
| 栝楼仁（カロニン） | キカラスウリまたはオオカラスウリの皮層を除いた種子（ウリ科） | 寒 | 水 | 鎮咳，去痰，便秘改善 | トリコサニン酸などの脂肪酸，蛋白質など | 抗消化性潰瘍，血小板凝集抑制，免疫賦活作用など |
| 乾姜（カンキョウ） | ショウガの根茎を湯通しした後，コルク皮を去り煮沸して乾燥したもの（ショウガ科） | 熱 | 気水 | 温補，鎮咳，去痰 | ショウガオール，ギンゲロールなど | 鎮静，解熱，鎮痛，抗けいれん，鎮咳，血圧降下，強心作用など |
| 甘草（カンゾウ） | Glycyrrhiza uralensis Fischer, Glycyrrhiza glabra Linne またはその他同属植物の根およびストロンで，時には周皮を除く（マメ科） | 平 | 気水 | 鎮静，鎮痙，鎮痛，去痰，鎮咳，動悸抑制 | グリチルリチン，グリチルレチン酸，フラボノイド類など | 鎮静，鎮痙，鎮咳，抗消化性潰瘍，肝保護，抗炎症，抗アレルギー，ステロイドホルモン様作用など |
| 桔梗（キキョウ） | キキョウの根（キキョウ科） | 平 | 気 | 排膿，去痰 | プラチコジン，イヌリンなど | 鎮咳，去痰，鎮痛，鎮静，解熱，抗炎症，抗腫瘍作用など |
| 枳実（キジツ） | ダイダイ，ナツミカンまたは近縁植物の未熟果実をそのまま，またはそれを半分に横切りしたもの（ミカン科） | 涼 | 気 | 健胃，鎮痛，排膿，止瀉 | ナリンギン，シネフリンなど | 胃腸運動亢進，子宮収縮抑制，抗炎症，抗アレルギー作用など |
| 菊花（キッカ） | キク，シマカンギクの頭花（キク科） | 涼 | 血 | 清熱，目の充血の除去 | クレサンテミン，フラボノイド類など | 解熱，心収縮力の増大，毛細血管抵抗性増強作用など |
| 羌活（キョウカツ） | Notopterygium incisum Ting ex H.T. Chang または Notopterygium forbesii Boissieu の根茎および根（セリ科） | 温 | 水 | 発汗，解熱，鎮痛，利尿 | ノトプテロール | 抗炎症作用，血管透過性亢進抑制作用 |
| 杏仁（キョウニン） | ホンアンズ，アンズまたはその他近縁植物の種子（バラ科） | 温 | 水 | 鎮咳，去痰，利尿，潤腸，通便 | アミグダリン，オレイン酸，エストロン，エストラジオール-17-β-オール | 鎮咳作用，解熱作用，摘出回腸自動運動亢進作用 |
| 苦参（クジン） | クララの根で，そのまま，または大部分周皮を除いたもの（マメ科） | 寒 | 水 | 健胃，利尿，解熱，鎮痛，駆虫 | マトリン，オキシマトリン，フラボノイド類など | 血圧降下または上昇作用，抗消化性潰瘍作用，肝障害抑制作用 |
| 荊芥（ケイガイ） | ケイガイの花穂（シソ科） | 微温 | 血 | 発汗，解熱，解毒，止血，抗化膿 | d-メントン，ℓ-プレゴン，フラボノイド類など | 鎮痛作用，抗炎症作用，血管透過性亢進作用 |
| 桂皮（ケイヒ）（桂枝）（ケイシ） | ➡ 重要生薬 220 頁 | | | | | |
| 決明子（ケツメイシ） | Cassia tora L. およびエビスグサの種子を乾燥したもの（マメ科） | 涼 | 水 | 緩下，整腸，利尿，眼症状の改善 | エモジン，オブツシホリンなど | 血圧降下作用，血糖降下作用，血小板凝集抑制作用，抗菌作用 |
| 膠飴（コウイ） | 粳米，小麦の種子に麦芽を加えて糖化させた飴（イネ科） | 微温 | 気水 | 滋養強壮 | マルトース，デキストリンなど | 緩下作用 |
| 紅花（コウカ） | ベニバナの花期の管状花をそのまま，または黄色色素の大部分を除き，圧搾して，板状にしたもの（キク科） | 温 | 血 | 駆瘀血，鎮痛 | カーサミン，リグナン，フラボノイド類など | 血小板凝集抑制作用，血管拡張作用，動脈血流増加作用 |
| 香附子（コウブシ） | ➡ 重要生薬 298 頁 | | | | | |

| 生薬名 | 基原（科名） | 性味 | 薬能 | 薬効 | 成分 | 薬理作用 |
|---|---|---|---|---|---|---|
| 粳米（コウベイ） | イネの殻粒で籾を去った玄米（イネ科） | 平 | 気 | 滋養，清涼，止瀉 | 澱粉，デキストリンなど | 抗腫瘍作用，血糖降下作用，脱水抑制作用 |
| 厚朴（コウボク） | ➡重要生薬 298 頁 | | | | | |
| 牛黄（ゴオウ） | ウシの胆嚢中に生じた結石（ウシ科） | 涼 | 血 | 強心，鎮痛，鎮痙，解熱，解毒 | コール酸，デオキシコール酸，ビリルビン色素など | 胆汁分泌促進作用，鎮静・鎮痙作用，強心作用，解熱・消炎作用 |
| 牛膝（ゴシツ） | ヒナタイノコズチまたは Achyranthes bidentata Blume の根（ヒユ科） | 平 | 血 | 駆瘀血，利尿，強精 | トリテルペノイドサポニン，昆虫変態ホルモン（イノコステロンなど）など | 解熱作用，鎮痛作用，抗アレルギー作用，血圧降下作用，抗腫瘍作用 |
| 呉茱萸（ゴシュユ） | ゴシュユの果実（ミカン科） | 熱 | 気水 | 健胃，利尿，鎮吐，鎮痛 | エボジアミン，ルテカルピン，レチニン，リモニンなど | 鎮痛作用，血流促進作用，強心作用，血圧降下作用，徐脈作用 |
| 牛蒡子（ゴボウシ） | ゴボウの果実（キク科） | 寒 | 気 | 消炎，解毒，排膿 | アルクチインなど | 抗菌作用，子宮収縮作用，血糖降下作用，抗けいれん作用（強直性），血管拡張作用 |
| 胡麻（ゴマ） | ゴマの種子（ゴマ科） | 平 | 気血 | 滋養，強壮，粘滑，解毒，瀉下 | セサミン，セサモリン，セサモールなど | 抗酸化作用，血清コレステロール降下作用，抗高血圧作用，肝障害抑制作用 |
| 五味子（ゴミシ） | チョウセンゴミシの果実（マツブサ科） | 温 | 水 | 滋養，強壮，鎮咳，収斂 | ゴミシン A など | 鎮静・鎮痙作用，鎮咳作用，鎮痛作用，抗胃潰瘍作用，肝障害改善作用 |
| 柴胡（サイコ） | ➡重要生薬 228 頁 | | | | | |
| 細辛（サイシン） | ウスバサイシンまたはケイリンサイシンの根および根茎（ウマノスズクサ科） | 温 | 水 | 温補，鎮咳，去痰，鎮痛，解熱，利尿 | メチルオイゲノール，l-アサリニン，オイカルボンなど | 解熱・鎮痛作用，抗アレルギー作用，鎮咳作用，抗腫瘍作用 |
| 山楂子（サンザシ） | サンザシまたはオオミサンザシの偽果（バラ科） | 微温 | 血 | 健胃，整腸 | フラボノイド類，トリテルペノイド，プロテアーゼ，アミラーゼなど | 鎮痛作用 |
| 山梔子（サンシシ） | クチナシまたはその他同属植物の果実（アカネ科） | 寒 | 気血 | 消炎，利尿，鎮痛，鎮静，止血 | ゲニピン，ゲニポシドなど | 鎮痛作用，瀉下作用，利胆作用，血圧降下作用，脂質代謝改善作用 |
| 山茱萸（サンシュユ） | サンシュユの偽果の果肉（ミズキ科） | 微温 | 気 | 滋養，強壮，強精，止瀉，寝汗改善，頻尿改善 | ロガニン，トラパインなど | 抗糖尿病作用，抗アレルギー作用，免疫賦活作用，抗腫瘍作用，抗ウイルス作用 |
| 山椒（サンショウ） | サンショウまたはその他同属植物の成熟果皮で，果皮から分離した種子をできるだけ除いたもの（ミカン科） | 温 | 気 | 健胃，駆虫，鎮痛，鎮痙 | シトロネラール，サンショオール，ヒドロキシ-α-サンショオールなど | 局所麻酔作用，蛋白質消化作用，血流増加作用，抗菌作用など |
| 酸棗仁（サンソウニン） | サネブトナツメの種子（クロウメモドキ科） | 平 | 気 | 神経系の強壮，不眠・寝汗の改善 | スピノシン，サンジョイニンなど | 中枢抑制作用，抗ストレス作用 |
| 山薬（サンヤク） | ヤマノイモまたはナガイモの根茎（ヤマノイモ科） | 平 | 気 | 滋養，強壮，鎮咳，止瀉，止渇 | ジオスゲニン，β-シトステロール，ヘテログリカンなど | 放射線障害防護作用，血糖降下作用，男性ホルモン増強作用 |

| 生薬名 | 基原(科名) | 性味 | 薬能 | 薬効 | 成分 | 薬理作用 |
|---|---|---|---|---|---|---|
| 地黄（ジオウ） | ➡ 重要生薬 265頁 | | | | | |
| 地骨皮（ジコッピ） | クコの根皮(ナス科) | 寒 | 血 | 解熱, 強壮, 鎮咳, 止汗 | ジモルフェコリック酸など | 解熱作用, 血圧降下作用 |
| 紫根（シコン） | ムラサキの根(ムラサキ科) | 寒 | 血 | 消炎, 鎮痛, 解毒 | シコニン, アセチルシコニン, イソブチルシコニンなど | 抗炎症作用, プロスタグランジン生合成阻害作用, 血糖降下作用, 抗腫瘍作用, 抗菌作用 |
| 蒺藜子（シツリシ） | ハマビシの果実(ハマビシ科) | 微温 | 気血 | 強壮 | ハルミン, ハルマン, フラボノイド類など | 鎮痙作用, 血管透過性抑制作用, 体温降下作用 |
| 炙甘草（シャカンゾウ） | Glycyrrhiza uralensis Fischer, Glycyrrhiza glabra Linneまたはその他同属植物の根およびストロンをあぶったもの(マメ科) | 平 | 気 | 鎮静, 鎮痙, 鎮痛, 去痰, 鎮咳, 動悸抑制 | トリテルペノイドサポニン, フラボノイド類など | 鎮静, 鎮痙, 鎮咳, 抗消化性潰瘍, 肝保護, 抗炎症, 抗アレルギー, ステロイドホルモン様作用など |
| 芍薬（シャクヤク） | ➡ 重要生薬 326頁 | | | | | |
| 車前子（シャゼンシ） | オオバコの種子(オオバコ科) | 寒 | 水 | 消炎, 利尿, 解熱, 止瀉, 鎮咳 | プランタゴームチラゲAなど | 腸管血流量増加作用, 利胆作用, 免疫賦活作用, 血糖降下作用 |
| 十薬（ジュウヤク） | ドクダミの花期の地上部(ドクダミ科) | 寒 | 水 | 利尿, 緩下, 解毒 | クエルシトリン, イソクエルシトリンなど | 中枢作用, 血小板凝集抑制作用, 抗炎症作用, 抗菌作用 |
| 縮砂（シュクシャ） | Amomum xanthioides Wallichの種子の塊(ショウガ科) | 温 | 気 | 健胃, 鎮痛, 止瀉 | リナロール, d-ボルネオールなど | 制酸作用, 利胆作用, 筋弛緩作用, プロスタグランジン生合成阻害作用 |
| 生姜（ショウキョウ） | ショウガの根茎(ショウガ科) | 温 | 水 | 健胃, 鎮吐, 鎮痛 | ショウガオール, ギンゲロールなど | 解熱作用, 鎮痛作用, 抗けいれん作用, 抗消化性潰瘍作用, 血圧下降作用, 鎮咳作用 |
| 小麦（ショウバク） | コムギの種子(イネ科) | 涼 | 気 | 消炎, 鎮静, 利尿 | 糖, 澱粉, デキストリン, 脂肪, 蛋白質など | 中枢抑制作用, 抗腫瘍作用, 筋弛緩作用 |
| 升麻（ショウマ） | サラシナショウマまたはその他同属植物の根茎(キンポウゲ科) | 涼 | 気 | 消炎, 解熱, 鎮痛, 止血, 発汗 | シミゲノール, O-メチルシミゲノールなど | 鎮痛作用, 鎮静・鎮痙作用, 解熱作用, 抗炎症作用, 免疫抑制作用, 降圧作用 |
| 辛夷（シンイ） | タムシバ, コブシまたはその他近縁植物のつぼみ(モクレン科) | 平 | 気 | 局所の収斂, 降圧, 鎮静, 鎮痛 | コクラウリン, マグノサリン, マグノシリンなど | 筋弛緩作用, 抗アレルギー作用, 抗炎症作用 |
| 石膏（セッコウ） | ➡ 重要生薬 313頁 | | | | | |
| 川芎（センキュウ） | センキュウの根茎を, 通例, 湯通ししたもの(セリ科) | 温 | 気血 | 増血, 温補, 強壮, 鎮静, 鎮痛 | クニジリドなど | 中枢抑制作用, 末梢血管拡張作用, 抗血栓作用, 鎮痙作用, 免疫賦活作用 |
| 前胡（ゼンコ） | Peucedanum praeruptorum Dunnまたはノダケの根(セリ科) | 涼 | 気水 | 鎮痛, 鎮咳, 去痰 | クマリン, クマリン誘導体 | 抗炎症作用, 抗浮腫作用, 腸管血流量増加作用 |

| 生薬名 | 基原(科名) | 性味 | 薬能 | 薬効 | 成分 | 薬理作用 |
|---|---|---|---|---|---|---|
| 川骨 (センコツ) | コウホネの根茎を縦割したもの(スイレン科) | 寒 | 血 | 補精 | デオキシヌファリジンなど | 鎮静作用, プロスタグランジン生合成阻害作用, 利尿作用 |
| 蝉退 (ゼンタイ) | スジアカクマゼミまたはその他セミ科の幼虫のぬけがら(セミ科) | 寒 | 気 | 解熱, 鎮静, 鎮痙 | キチン質など | 抗いれん・鎮静作用, インターフェロン誘起作用 |
| 蒼朮 (ソウジュツ) | ➡ 重要生薬 337 頁 | | | | | |
| 桑白皮 (ソウハクヒ) | クワまたはその他同属植物の根皮(クワ科) | 寒 | 水 | 利尿, 鎮咳, 去痰, 消炎, 緩下 | モルシン, クワノン A, 1-デオキシノジリマイシンなど | 鎮痛作用, 抗炎症作用, 鎮咳作用, 血糖降下作用, 抗腫瘍作用 |
| 蘇木 (ソボク) | Caesalpinia sappan Linne の心材(マメ科) | 平 | 血 | 止血, 鎮痛 | ブラジリン, ブテリンなど | 高脂血症改善作用, 肝細胞保護作用, 中枢抑制作用, 抗菌作用 |
| 蘇葉 (ソヨウ) | ➡ 重要生薬 299 頁 | | | | | |
| 大黄 (ダイオウ) | ➡ 重要生薬 308 頁 | | | | | |
| 大棗 (タイソウ) | ナツメまたはその他の近縁植物の果実(クロウメモドキ科) | 温 | 気 | 鎮痛, 鎮咳, 強壮, 緩和, 利尿 | サイクリック AMP, ジジフスサポニン I など | 抗アレルギー作用, 抗消化性潰瘍作用, 抗ストレス作用, 鎮静作用 |
| 沢瀉 (タクシャ) | ➡ 重要生薬 336 頁 | | | | | |
| 竹茹 (チクジョ) | Bambusa tuldoides Munro, ハチクまたはマダケの稈の内層(イネ科) | 涼 | 血 | 解熱, 鎮咳 | トリテルペノイドなど | 抗炎症作用 |
| 竹節人参 (チクセツニンジン) | 竹節三七の根を乾燥したもの(ウコギ科) | 温 | 気 | 強壮, 解熱, 去痰, 健胃 | サポニン | 抗腫瘍作用, 抗潰瘍作用, 中枢抑制作用, 抗炎症作用 |
| 知母 (チモ) | ➡ 重要生薬 313 頁 | | | | | |
| 茶葉 (チャヨウ) | Thea sinensis Linne の葉(ツバキ科) | 涼 | 水 | 利尿, 解毒 | カフェイン, テオフィリン, フラボノイド類など | 中枢興奮作用, 抗酸化作用, 抗動脈硬化作用, 血糖降下作用 |
| 丁子 (チョウジ) | Syzygium aromaticum Merrill et Perry の花蕾(フトモモ科) | 温 | 気 | 健胃 | オイゲノール, オイゲニン, チャビコールなど | 鎮静・鎮痙作用, 抗炎症作用, 抗菌・抗ウイルス作用 |
| 釣藤鈎 (チョウトウコウ) | カギカズラまたは Uncaria sinensis Oliver またはその他近縁植物の通例, 釣棘(アカネ科) | 涼 | 気 | 鎮静, 鎮痙 | ヒルスチン, ヒルステイン, リンコフィリンなど | 腸管血流量増加作用, 血圧降下作用, 鎮静作用, 抗セロトニン作用, カルシウム拮抗作用 |
| 猪苓 (チョレイ) | チョレイマイタケの菌核(サルノコシカケ科) | 平 | 水 | 鎮静, 解熱, 利尿, 止渇 | 多糖体, エルゴステロールなど | 利尿作用, 抗脂肪肝作用, 抗腫瘍作用, 血小板凝集増強作用 |
| 陳皮 (チンピ) | ウンシュウミカンまたはその他近縁植物の成熟した果皮(ミカン科) | 温 | 気 | 健胃, 鎮咳, 去痰, 発汗, 鎮吐 | リモネン, フラボン配糖体など | 中枢抑制作用, 抗けいれん作用, 健胃作用, 肝障害改善作用 |
| 天南星 (テンナンショウ) | マイヅルテンナンショウまたはその他同属植物のコルク層を除いた塊茎(サトイモ科) | 温 | 水 | 去痰, 抗けいれん | サポニン, 澱粉, アミノ酸, シウ酸, 蟻酸など | 抗けいれん作用, 鎮静・鎮痛作用, 去痰作用, 抗腫瘍作用 |
| 天麻 (テンマ) | オニノヤガラの塊茎を通例蒸したもの(ラン科) | 平 | 気 | 強壮, 鎮静 | バニリン, バニリンアルコールなど | 鎮静作用, 血小板凝集抑制作用, 脂質過酸化抑制作用 |

| 生薬名 | 基原(科名) | 性味 | 薬能 | 薬効 | 成分 | 薬理作用 |
|---|---|---|---|---|---|---|
| 天門冬 (テンモンドウ) | クサスギカズラのコルク化した外層の大部分を除いた根を通例蒸したもの(ユリ科) | 寒 | 血水 | 滋養, 強壮 | サポニンなど | 抗腫瘍作用, インターフェロン誘起作用, 放射線障害改善作用 |
| 冬瓜子 (トウガシ) | トウガまたは Benincasa cerifera Savi forma emarginata K.Kimura et Sugiyama の種子(ウリ科) | 寒 | 水 | 利尿, 消炎, 去痰 | トリゴネリン, アデニン, 脂肪油など | 免疫賦活作用, 抗腫瘍作用 |
| 当帰 (トウキ) | ➡ 重要生薬 327 頁 | | | | | |
| 桃仁 (トウニン) | ➡ 重要生薬 325 頁 | | | | | |
| 杜仲 (トチュウ) | トチュウの樹皮(トチュウ科) | 温 | 水 | 鎮痛, 鎮静, 強壮, 降圧 | ピノレシノール, ゲニポシド, アウクビンなど | 血圧降下作用, 抗ストレス作用, 利尿作用 |
| 独活 (ドッカツ) | シシウドの通例, 根茎(ウコギ科) | 温 | 水 | 解熱, 鎮痛, 発汗 | 精油, ジテルペン酸, ステロールなど | 抗潰瘍作用, 鎮痛作用, 鎮静・催眠作用, 血管収縮作用 |
| 人参 (ニンジン) | ➡ 重要生薬 252 頁 | | | | | |
| 忍冬 (ニンドウ) | スイカズラの葉および茎(スイカズラ科) | 寒 | 水 | 利尿 | タンニン, イリドイト配糖体など | 脂質代謝改善作用, 血小板凝集阻止作用 |
| 貝母 (バイモ) | アミガサユリの鱗茎(ユリ科) | 涼 | 水 | 鎮咳, 去痰, 解熱 | ペイミン, ペイミノサイドなど | 血圧降下作用, セロトニン・コリン・ヒスタミンに対する作用, 冠血管拡張作用 |
| 麦芽 (バクガ) | オオムギの発芽中の種子(イネ科) | 平 | 気 | 鎮痛, 鎮うん | 澱粉, 蛋白質, ジアスターゼ, 麦芽糖, ビタミン類など | 消化促進作用 |
| 麦門冬 (バクモンドウ) | ➡ 重要生薬 293 頁 | | | | | |
| 薄荷 (ハッカ) | ハッカまたはその種間雑種の地上部(シソ科) | 涼 | 気 | 健胃, 解熱, 発汗, 鎮痙 | $l$-メントール, $l$-メントンなど | 鎮痙・運動抑制作用, 末梢血管拡張作用, 利胆作用, 鎮痛作用 |
| 浜防風 (ハマボウフウ) | ハマボウフウの根および根茎(セリ科) | 涼 | 気 | 発汗, 解熱, 鎮痛, 鎮咳, 去痰, 強壮 | クマリンなど | 解熱作用, 鎮痛作用, 抗アレルギー作用 |
| 半夏 (ハンゲ) | ➡ 重要生薬 310 頁 | | | | | |
| 百合 (ビャクゴウ) | オニユリ, ハカタユリその他同属植物の鱗片を通例蒸したもの(ユリ科) | 涼 | 水 | 鎮咳 | 澱粉, 蛋白質, 脂肪, アルカロイドなど | ATP活性作用 |
| 白芷 (ビャクシ) | ヨロイグサまたはその変種の根(セリ科) | 温 | 気血 | 鎮痛, 鎮静, 止血, 解熱, 解毒, 排膿 | ビャクアンゲリシン, ビャクアンゲリコールなど | 中枢興奮作用, 脂質代謝改善作用, 育毛作用 |
| 白朮 (ビャクジュツ) | オケラまたはオオバナオケラの根茎(キク科) | 温 | 水 | 健胃, 利尿, 鎮痛, 発汗 | アトラクチロン, ジアセチルアトラクチロジオールなど | 利尿作用, 抗ストレス作用, 血糖降下作用, 血液凝固抑制作用, 抗炎症作用 |
| 枇杷葉 (ビワヨウ) | ビワの葉(バラ科) | 涼 | 気 | 鎮咳, 去痰, 利尿, 健胃, 鎮嘔 | ネロリドールなど | 抗炎症作用, 利尿作用, 鎮吐作用 |
| 檳榔子 (ビンロウジ) | ビンロウの種子(ヤシ科) | 温 | 水 | 健胃, 整腸, 消化機能改善 | アレコリン, アレコリディンなど | 中枢・副交感神経興奮作用, 記憶・学習などに関する作用 |

| 生薬名 | 基原(科名) | 性味 | 薬能 | 薬効 | 成分 | 薬理作用 |
|---|---|---|---|---|---|---|
| 茯苓 (ブクリョウ) | ➡ 重要生薬 336 頁 | | | | | |
| 附子 (ブシ) | ➡ 重要生薬 275 頁 | | | | | |
| 防已 (ボウイ) | オオツヅラフジのつる性の茎および根茎(ツヅラフジ科) | 寒 | 水 | 利尿, 鎮痛 | シノメニンなど | 抗炎症作用, 抗アレルギー作用, 血圧降下作用, 鎮痛作用 |
| 芒硝 (ボウショウ) | 天然の含水硫酸ナトリウム | 寒 | 血 | 緩下, 利尿 | 含水硫酸ナトリウム, 鉄, ケイ素, アルミニウムなど | 緩下作用, 血液凝固抑制作用 |
| 防風 (ボウフウ) | ボウフウの根および根茎(セリ科) | 微温 | 気 | 解熱, 鎮痛, 発汗, 解毒 | フラキシジン, ハマウドール, スコポレチン, イソフラキシジンなど | 抗炎症作用, 血圧降下作用, 中枢抑制作用, 抗潰瘍作用, 免疫抑制作用 |
| 樸樕 (ボクソク) | クヌギまたはその他近縁植物の樹皮(ブナ科) | 平 | 血 | 鎮痛 | タンニン, フラボノイド, 澱粉, ショ糖, 脂肪など | 昇圧作用, 収斂作用 |
| 牡丹皮 (ボタンピ) | ➡ 重要生薬 325 頁 | | | | | |
| 牡蛎 (ボレイ) | カキの貝がら(イタボガキ科) | 涼 | 気 | 健胃, 強壮, 鎮静 | 炭酸カルシウム, リン酸カルシウム, ケイ酸塩など | 免疫賦活作用, pH 調節作用(他の生薬成分の溶解補助) |
| 麻黄 (マオウ) | ➡ 重要生薬 209 頁 | | | | | |
| 麻子仁 (マシニン) | アサの果実(クワ科) | 平 | 血 | 鎮痛, 鎮咳, 緩下 | オレイン酸, リノレンなどの脂肪油など | 血糖降下作用, 血小板凝集阻止作用, 神経伝達物質様活性作用 |
| 木通 (モクツウ) | アケビまたはその他同属植物のつる性の茎を通例, 横切りしたもの(アケビ科) | 寒 | 水 | 消炎, 利尿, 鎮痛, 排膿 | アケボシドなど | 利尿作用, 抗炎症作用, 抗消化性潰瘍作用, 抗コレステロール血症作用 |
| 木香 (モッコウ) | Saussurea lappa Clarke の根(キク科) | 温 | 気 | 健胃, 整腸, 利尿など | コスツノリド, デヒドロコスツスラクトン | 中枢抑制作用, 抗コリン作用, 抗菌作用, 整腸作用 |
| 益母草 (ヤクモソウ) | メハジキの花期の地上部(シソ科) | 涼 | 血水 | 利尿 | レオヌリン, スチヒドリン | 昇圧作用, 呼吸運動促進作用, 利尿作用, 子宮収縮作用, 抗腫瘍作用 |
| 熊胆 (ユウタン) | Ursus arctos Linne またはその他近縁動物の胆汁を乾燥したもの(クマ科) | 寒 | 血 | 消炎, 利胆, 解熱, 鎮痛, 鎮痙, 健胃, 整腸 | タウロウルソデオキシコール酸, コール酸 | 利胆作用, 胆石溶解作用, 鎮痙作用 |
| 薏苡仁 (ヨクイニン) | ハトムギの種皮を除いた種子(イネ科) | 涼 | 血水 | 滋養, 強壮, 消炎, 鎮痛, 利尿 | 澱粉, 蛋白質, 脂肪油・脂肪酸 | 中枢抑制作用, 筋弛緩作用, 抗腫瘍作用, 排卵誘起作用, 抗炎症作用 |
| 竜眼肉 (リュウガンニク) | リュウガンの仮種皮(ムクロジ科) | 温 | 気血 | 滋養, 強壮 | 糖, 酒石酸など | 変異抑制作用 |
| 竜骨 (リュウコツ) | 大型ほ乳動物の化石化した骨で, 主として炭酸カルシウムからなる | 平 | 気 | 強壮, 鎮痛, 不眠改善, 動悸抑制 | 炭酸カルシウム, リン酸カルシウムなど | pH 調節作用(他の生薬成分の溶解補助) |

| 生薬名 | 基原(科名) | 性味 | 薬能 | 薬効 | 成分 | 薬理作用 |
|---|---|---|---|---|---|---|
| 竜胆（リュウタン） | トウリンドウまたはその他同属植物の根および根茎（リンドウ科） | 寒 | 血 | 健胃, 消炎, 解熱 | ゲンチジンなど | 抗アレルギー作用, 胃液分泌作用, 胃運動作用, 腸運動作用 |
| 良姜（リョウキョウ） | *Alpinia officinarum* Hance の根茎（ショウガ科） | 温 | 気 | 健胃, 鎮痛 | シネオレ, ガランギン | 抗潰瘍作用, プロスタグランジン生合成阻害作用, 抗腫瘍作用 |
| 連翹（レンギョウ） | レンギョウまたは *Forsythia koreana* Nakai の果実（モクセイ科） | 涼 | 血 | 消炎, 解毒, 利尿, 排膿 | アルクチイン, アルクチゲニン, ホルシチアシド, サスペンサシド | 抗アレルギー作用, 血圧降下作用, 脂質代謝作用, 鎮吐作用, 抗菌作用 |
| 蓮肉（レンニク） | ハスの種子（スイレン科） | 平 | 気 | 収斂, 鎮静, 軽度の滋養 | ラフィノーゼ | 平滑筋弛緩作用 |
| 和羌活（ワキョウカツ） | ウドの根（ウコギ科） | 温 | 気 | 発汗, 解熱, 鎮痛 | 精油, テルペノイド | 鎮痛作用, 体温下降作用 |

# 3 ツムラ漢方製剤一覧

## 五十音順

| 読みがな | ツムラ製剤番号 | 方剤名(漢字) | 参照頁 | |
|---|---|---|---|---|
| アンチュウサン | 5 | 安中散 | 解説 p361 | 図 p357 |
| イレイトウ | 115 | 胃苓湯 | 解説 p344 | 図 p343 |
| インチンコウトウ | 135 | 茵蔯蒿湯 | 解説 p317 | 図 p312 |
| インチンゴレイサン | 117 | 茵蔯五苓散 | 解説 p339 | 図 p335 |
| ウンケイトウ | 106 | 温経湯 | 解説 p333 | 図 p324 |
| ウンセイイン | 57 | 温清飲 | 解説 p321 | 図 p312 |
| エッピカジュツトウ | 28 | 越婢加朮湯 | 解説 p210 | 図 p208 |
| オウギケンチュウトウ | 98 | 黄耆建中湯 | 解説 p226 | 図 p219 |
| オウレンゲドクトウ | 15 | 黄連解毒湯 | 解説 p281 | 図 p279, p312 |
| オウレントウ | 120 | 黄連湯 | 解説 p283 | 図 p279 |
| オツジトウ | 3 | 乙字湯 | 解説 p242 | 図 p239 |
| カッコントウ | 1 | 葛根湯 | 解説 p215 | 図 p208 |
| カッコントウカセンキュウシンイ | 2 | 葛根湯加川芎辛夷 | 解説 p216 | 図 p208 |
| カミキヒトウ | 137 | 加味帰脾湯 | 解説 p250 | 図 p239 |
| カミショウヨウサン | 24 | 加味逍遙散 | 解説 p243 | 図 p239 |
| カンバクタイソウトウ | 72 | 甘麦大棗湯 | 解説 p359 | 図 p357 |
| キキョウトウ | 138 | 桔梗湯 | 解説 p355 | 図 p353 |
| キヒトウ | 65 | 帰脾湯 | 解説 p263 | 図 p251 |
| キュウキキョウガイトウ | 77 | 芎帰膠艾湯 | 解説 p267 | 図 p264 |
| ケイガイレンギョウトウ | 50 | 荊芥連翹湯 | 解説 p245 | 図 p239 |
| ケイシカシャクヤクダイオウトウ | 134 | 桂枝加芍薬大黄湯 | 解説 p223 | 図 p219 |
| ケイシカシャクヤクトウ | 60 | 桂枝加芍薬湯 | 解説 p222 | 図 p219 |
| ケイシカジュツブトウ | 18 | 桂枝加朮附湯 | 解説 p221 | 図 p219 |
| ケイシカリュウコツボレイトウ | 26 | 桂枝加竜骨牡蛎湯 | 解説 p222 | 図 p219 |
| ケイシトウ | 45 | 桂枝湯 | 解説 p220 | 図 p219 |
| ケイシニンジントウ | 82 | 桂枝人参湯 | 解説 p254 | 図 p251 |
| ケイシブクリョウガン | 25 | 桂枝茯苓丸 | 解説 p330 | 図 p324 |
| ケイシブクリョウガンカヨクイニン | 125 | 桂枝茯苓丸加薏苡仁 | 解説 p331 | 図 p324 |
| ケイヒトウ | 128 | 啓脾湯 | 解説 p258 | 図 p251 |
| コウジンマツ | 3020 | コウジン末 | 参考 p252 | |
| コウソサン | 70 | 香蘇散 | 解説 p305 | 図 p297 |
| ゴコトウ | 95 | 五虎湯 | 解説 p212 | 図 p208 |
| ゴシャクサン | 63 | 五積散 | 解説 p303 | 図 p297 |
| ゴシャジンキガン | 107 | 牛車腎気丸 | 解説 p272 | 図 p264 |
| ゴシュユトウ | 31 | 呉茱萸湯 | 解説 p361 | 図 p357 |

| 読みがな | ツムラ製剤番号 | 方剤名（漢字） | 参照頁 | |
|---|---|---|---|---|
| ゴリンサン | 56 | 五淋散 | 解説 p316 | 図 p312 |
| ゴレイサン | 17 | 五苓散 | 解説 p338 | 図 p335 |
| サイカントウ | 73 | 柴陥湯 | 解説 p238 | 図 p227 |
| サイコカリュウコツボレイトウ | 12 | 柴胡加竜骨牡蛎湯 | 解説 p232 | 図 p227 |
| サイコケイシカンキョウトウ | 11 | 柴胡桂枝乾姜湯 | 解説 p237 | 図 p227 |
| サイコケイシトウ | 10 | 柴胡桂枝湯 | 解説 p236 | 図 p227 |
| サイコセイカントウ | 80 | 柴胡清肝湯 | 解説 p241 | 図 p239 |
| サイボクトウ | 96 | 柴朴湯 | 解説 p234 | 図 p227 |
| サイレイトウ | 114 | 柴苓湯 | 解説 p235 | 図 p227 |
| サンオウシャシントウ | 113 | 三黄瀉心湯 | 解説 p280 | 図 p279 |
| サンソウニントウ | 103 | 酸棗仁湯 | 解説 p358 | 図 p357 |
| サンモツオウゴントウ | 121 | 三物黄芩湯 | 解説 p314 | 図 p312 |
| ジインコウカトウ | 93 | 滋陰降火湯 | 解説 p268 | 図 p264 |
| ジインシホウトウ | 92 | 滋陰至宝湯 | 解説 p244 | 図 p239 |
| シウンコウ | 501 | 紫雲膏 | — | |
| シギャクサン | 35 | 四逆散 | 解説 p233 | 図 p227 |
| シクンシトウ | 75 | 四君子湯 | 解説 p256 | 図 p251 |
| シチモツコウカトウ | 46 | 七物降下湯 | 解説 p266 | 図 p264 |
| シモツトウ | 71 | 四物湯 | 解説 p266 | 図 p264 |
| シャカンゾウトウ | 64 | 炙甘草湯 | 解説 p295 | 図 p292 |
| シャクヤクカンゾウトウ | 68 | 芍薬甘草湯 | 解説 p354 | 図 p353 |
| ジュウゼンタイホトウ | 48 | 十全大補湯 | 解説 p262 | 図 p251 |
| ジュウミハイドクトウ | 6 | 十味敗毒湯 | 解説 p240 | 図 p239 |
| ジュンチョウトウ | 51 | 潤腸湯 | 解説 p288 | 図 p286 |
| ショウケンチュウトウ | 99 | 小建中湯 | 解説 p225 | 図 p219 |
| ショウサイコトウ | 9 | 小柴胡湯 | 解説 p229 | 図 p227 |
| ショウサイコトウカキキョウセッコウ | 109 | 小柴胡湯加桔梗石膏 | 解説 p230 | 図 p227 |
| ショウセイリュウトウ | 19 | 小青竜湯 | 解説 p217 | 図 p208 |
| ショウハンゲカブクリョウトウ | 21 | 小半夏加茯苓湯 | 解説 p344 | 図 p343 |
| ショウフウサン | 22 | 消風散 | 解説 p318 | 図 p312 |
| ショウマカッコントウ | 101 | 升麻葛根湯 | 解説 p358 | 図 p357 |
| シンイセイハイトウ | 104 | 辛夷清肺湯 | 解説 p319 | 図 p312 |
| ジンソイン | 66 | 参蘇飲 | 解説 p301 | 図 p297 |
| シンピトウ | 85 | 神秘湯 | 解説 p218 | 図 p208 |
| シンブトウ | 30 | 真武湯 | 解説 p276 | 図 p274 |
| セイジョウボウフウトウ | 58 | 清上防風湯 | 解説 p284 | 図 p279 |
| セイショエッキトウ | 136 | 清暑益気湯 | 解説 p261 | 図 p251 |
| セイシンレンシイン | 111 | 清心蓮子飲 | 解説 p260 | 図 p251 |
| セイハイトウ | 90 | 清肺湯 | 解説 p320 | 図 p312 |

| 読みがな | ツムラ製剤番号 | 方剤名(漢字) | 参照頁 | |
|---|---|---|---|---|
| センキュウチャチョウサン | 124 | 川芎茶調散 | 解説 p302 | 図 p297 |
| ソケイカッケツトウ | 53 | 疎経活血湯 | 解説 p360 | 図 p357 |
| ダイオウカンゾウトウ | 84 | 大黄甘草湯 | 解説 p289 | 図 p286 |
| ダイオウボタンピトウ | 33 | 大黄牡丹皮湯 | 解説 p328 | 図 p324 |
| ダイケンチュウトウ | 100 | 大建中湯 | 解説 p255 | 図 p251 |
| ダイサイコトウ | 8 | 大柴胡湯 | 解説 p231 | 図 p227 |
| ダイジョウキトウ | 133 | 大承気湯 | 解説 p287 | 図 p286 |
| ダイボウフウトウ | 97 | 大防風湯 | 解説 p277 | 図 p274 |
| チクジョウンタントウ | 91 | 竹筎温胆湯 | 解説 p249 | 図 p239 |
| ヂダボクイッポウ | 89 | 治打撲一方 | 解説 p331 | 図 p324 |
| ヂヅソウイッポウ | 59 | 治頭瘡一方 | 解説 p317 | 図 p312 |
| チョウイジョウキトウ | 74 | 調胃承気湯 | 解説 p287 | 図 p286 |
| チョウトウサン | 47 | 釣藤散 | 解説 p293 | 図 p292 |
| チョレイトウ | 40 | 猪苓湯 | 解説 p339 | 図 p335 |
| チョレイトウゴウシモツトウ | 112 | 猪苓湯合四物湯 | 解説 p340 | 図 p335 |
| ツウドウサン | 105 | 通導散 | 解説 p329 | 図 p324 |
| トウカクジョウキトウ | 61 | 桃核承気湯 | 解説 p327 | 図 p324 |
| トウキインシ | 86 | 当帰飲子 | 解説 p269 | 図 p264 |
| トウキケンチュウトウ | 123 | 当帰建中湯 | 解説 p225 | 図 p219 |
| トウキシギャクカゴシュユショウキョウトウ | 38 | 当帰四逆加呉茱萸生姜湯 | 解説 p224 | 図 p219 |
| トウキシャクヤクサン | 23 | 当帰芍薬散 | 解説 p332 | 図 p324 |
| トウキトウ | 102 | 当帰湯 | 解説 p305 | 図 p297 |
| ニジュツトウ | 88 | 二朮湯 | 解説 p349 | 図 p348 |
| ニチントウ | 81 | 二陳湯 | 解説 p345 | 図 p343 |
| ニョシンサン | 67 | 女神散 | 解説 p304 | 図 p297 |
| ニンジントウ | 32 | 人参湯 | 解説 p253 | 図 p251 |
| ニンジンヨウエイトウ | 108 | 人参養栄湯 | 解説 p270 | 図 p264 |
| ハイノウサンキュウトウ | 122 | 排膿散及湯 | 解説 p322 | 図 p312 |
| バクモンドウトウ | 29 | 麦門冬湯 | 解説 p294 | 図 p292 |
| ハチミジオウガン | 7 | 八味地黄丸 | 解説 p271 | 図 p264 |
| ハンゲコウボクトウ | 16 | 半夏厚朴湯 | 解説 p300 | 図 p297 |
| ハンゲシャシントウ | 14 | 半夏瀉心湯 | 解説 p282 | 図 p279 |
| ハンゲビャクジュツテンマトウ | 37 | 半夏白朮天麻湯 | 解説 p259 | 図 p251 |
| ビャッコカニンジントウ | 34 | 白虎加人参湯 | 解説 p314 | 図 p312 |
| ブクリョウイン | 69 | 茯苓飲 | 解説 p255 | 図 p251 |
| ブクリョウインゴウハンゲコウボクトウ | 116 | 茯苓飲合半夏厚朴湯 | 解説 p346 | 図 p343 |
| ブシマツ | 3023 | ブシ末 | 参考 p275 | |
| ヘイイサン | 79 | 平胃散 | 解説 p300 | 図 p297 |
| ボウイオウギトウ | 20 | 防已黄耆湯 | 解説 p350 | 図 p348 |

| 読みがな | ツムラ製剤番号 | 方剤名(漢字) | 参照頁 | |
|---|---|---|---|---|
| ボウフウツウショウサン | 62 | 防風通聖散 | 解説 p290 | 図 p286 |
| ホチュウエッキトウ | 41 | 補中益気湯 | 解説 p248 | 図 p239 |
| マオウトウ | 27 | 麻黄湯 | 解説 p209 | 図 p208 |
| マオウブシサイシントウ | 127 | 麻黄附子細辛湯 | 解説 p213 | 図 p208 |
| マキョウカンセキトウ | 55 | 麻杏甘石湯 | 解説 p211 | 図 p208 |
| マキョウヨクカントウ | 78 | 麻杏薏甘湯 | 解説 p213 | 図 p208 |
| マシニンガン | 126 | 麻子仁丸 | 解説 p289 | 図 p286 |
| モクボウイトウ | 36 | 木防已湯 | 解説 p351 | 図 p348 |
| ヨクイニントウ | 52 | 薏苡仁湯 | 解説 p214 | 図 p208 |
| ヨクカンサン | 54 | 抑肝散 | 解説 p246 | 図 p239 |
| ヨクカンサンカチンピハンゲ | 83 | 抑肝散加陳皮半夏 | 解説 p247 | 図 p239 |
| リックンシトウ | 43 | 六君子湯 | 解説 p257 | 図 p251 |
| リッコウサン | 110 | 立効散 | 解説 p355 | 図 p353 |
| リュウタンシャカントウ | 76 | 竜胆瀉肝湯 | 解説 p315 | 図 p312 |
| リョウカンキョウミシンゲニントウ | 119 | 苓甘姜味辛夏仁湯 | 解説 p352 | 図 p348 |
| リョウキョウジュツカントウ | 118 | 苓姜朮甘湯 | 解説 p341 | 図 p335 |
| リョウケイジュツカントウ | 39 | 苓桂朮甘湯 | 解説 p341 | 図 p335 |
| ロクミガン | 87 | 六味丸 | 解説 p273 | 図 p264 |

## 番号順

| ツムラ製剤番号 | 方剤名(漢字) | 読みがな | 参照頁 | |
|---|---|---|---|---|
| 1 | 葛根湯 | カッコントウ | 解説 p215 | 図 p208 |
| 2 | 葛根湯加川芎辛夷 | カッコントウカセンキュウシンイ | 解説 p216 | 図 p208 |
| 3 | 乙字湯 | オツジトウ | 解説 p242 | 図 p239 |
| 5 | 安中散 | アンチュウサン | 解説 p361 | 図 p357 |
| 6 | 十味敗毒湯 | ジュウミハイドクトウ | 解説 p240 | 図 p239 |
| 7 | 八味地黄丸 | ハチミジオウガン | 解説 p271 | 図 p264 |
| 8 | 大柴胡湯 | ダイサイコトウ | 解説 p231 | 図 p227 |
| 9 | 小柴胡湯 | ショウサイコトウ | 解説 p229 | 図 p227 |
| 10 | 柴胡桂枝湯 | サイコケイシトウ | 解説 p236 | 図 p227 |
| 11 | 柴胡桂枝乾姜湯 | サイコケイシカンキョウトウ | 解説 p237 | 図 p227 |
| 12 | 柴胡加竜骨牡蛎湯 | サイコカリュウコツボレイトウ | 解説 p232 | 図 p227 |
| 14 | 半夏瀉心湯 | ハンゲシャシントウ | 解説 p282 | 図 p279 |
| 15 | 黄連解毒湯 | オウレンゲドクトウ | 解説 p281 | 図 p279 |
| 16 | 半夏厚朴湯 | ハンゲコウボクトウ | 解説 p300 | 図 p297, p312 |
| 17 | 五苓散 | ゴレイサン | 解説 p338 | 図 p335 |
| 18 | 桂枝加朮附湯 | ケイシカジュツブトウ | 解説 p221 | 図 p219 |
| 19 | 小青竜湯 | ショウセイリュウトウ | 解説 p217 | 図 p208 |

| ツムラ製剤番号 | 方剤名（漢字） | 読みがな | 参照頁 | |
|---|---|---|---|---|
| 20 | 防已黄耆湯 | ボウイオウギトウ | 解説 p350 | 図 p348 |
| 21 | 小半夏加茯苓湯 | ショウハンゲカブクリョウトウ | 解説 p344 | 図 p343 |
| 22 | 消風散 | ショウフウサン | 解説 p318 | 図 p312 |
| 23 | 当帰芍薬散 | トウキシャクヤクサン | 解説 p332 | 図 p324 |
| 24 | 加味逍遙散 | カミショウヨウサン | 解説 p243 | 図 p239 |
| 25 | 桂枝茯苓丸 | ケイシブクリョウガン | 解説 p330 | 図 p324 |
| 26 | 桂枝加竜骨牡蛎湯 | ケイシカリュウコツボレイトウ | 解説 p222 | 図 p219 |
| 27 | 麻黄湯 | マオウトウ | 解説 p209 | 図 p208 |
| 28 | 越婢加朮湯 | エッピカジュツトウ | 解説 p210 | 図 p208 |
| 29 | 麦門冬湯 | バクモンドウトウ | 解説 p294 | 図 p292 |
| 30 | 真武湯 | シンブトウ | 解説 p276 | 図 p274 |
| 31 | 呉茱萸湯 | ゴシュユトウ | 解説 p361 | 図 p357 |
| 32 | 人参湯 | ニンジントウ | 解説 p253 | 図 p251 |
| 33 | 大黄牡丹皮湯 | ダイオウボタンピトウ | 解説 p328 | 図 p324 |
| 34 | 白虎加人参湯 | ビャッコカニンジントウ | 解説 p314 | 図 p312 |
| 35 | 四逆散 | シギャクサン | 解説 p233 | 図 p227 |
| 36 | 木防已湯 | モクボウイトウ | 解説 p351 | 図 p348 |
| 37 | 半夏白朮天麻湯 | ハンゲビャクジュツテンマトウ | 解説 p259 | 図 p251 |
| 38 | 当帰四逆加呉茱萸生姜湯 | トウキシギャクカゴシュユショウキョウトウ | 解説 p224 | 図 p219 |
| 39 | 苓桂朮甘湯 | リョウケイジュツカントウ | 解説 p341 | 図 p335 |
| 40 | 猪苓湯 | チョレイトウ | 解説 p339 | 図 p335 |
| 41 | 補中益気湯 | ホチュウエッキトウ | 解説 p248 | 図 p239 |
| 43 | 六君子湯 | リックンシトウ | 解説 p257 | 図 p251 |
| 45 | 桂枝湯 | ケイシトウ | 解説 p220 | 図 p219 |
| 46 | 七物降下湯 | シチモツコウカトウ | 解説 p266 | 図 p264 |
| 47 | 釣藤散 | チョウトウサン | 解説 p293 | 図 p292 |
| 48 | 十全大補湯 | ジュウゼンタイホトウ | 解説 p262 | 図 p251 |
| 50 | 荊芥連翹湯 | ケイガイレンギョウトウ | 解説 p245 | 図 p239 |
| 51 | 潤腸湯 | ジュンチョウトウ | 解説 p288 | 図 p286 |
| 52 | 薏苡仁湯 | ヨクイニントウ | 解説 p214 | 図 p208 |
| 53 | 疎経活血湯 | ソケイカッケツトウ | 解説 p360 | 図 p357 |
| 54 | 抑肝散 | ヨクカンサン | 解説 p246 | 図 p239 |
| 55 | 麻杏甘石湯 | マキョウカンセキトウ | 解説 p211 | 図 p208 |
| 56 | 五淋散 | ゴリンサン | 解説 p316 | 図 p312 |
| 57 | 温清飲 | ウンセイイン | 解説 p321 | 図 p312 |
| 58 | 清上防風湯 | セイジョウボウフウトウ | 解説 p284 | 図 p279 |
| 59 | 治頭瘡一方 | ヂヅソウイッポウ | 解説 p317 | 図 p312 |
| 60 | 桂枝加芍薬湯 | ケイシカシャクヤクトウ | 解説 p222 | 図 p219 |
| 61 | 桃核承気湯 | トウカクジョウキトウ | 解説 p327 | 図 p324 |

## ツムラ漢方製剤一覧（番号順）

| ツムラ製剤番号 | 方剤名（漢字） | 読みがな | 参照頁 | |
|---|---|---|---|---|
| 62 | 防風通聖散 | ボウフウツウショウサン | 解説 p290 | 図 p286 |
| 63 | 五積散 | ゴシャクサン | 解説 p303 | 図 p297 |
| 64 | 炙甘草湯 | シャカンゾウトウ | 解説 p295 | 図 p292 |
| 65 | 帰脾湯 | キヒトウ | 解説 p263 | 図 p251 |
| 66 | 参蘇飲 | ジンソイン | 解説 p301 | 図 p297 |
| 67 | 女神散 | ニョシンサン | 解説 p304 | 図 p297 |
| 68 | 芍薬甘草湯 | シャクヤクカンゾウトウ | 解説 p354 | 図 p353 |
| 69 | 茯苓飲 | ブクリョウイン | 解説 p255 | 図 p251 |
| 70 | 香蘇散 | コウソサン | 解説 p305 | 図 p297 |
| 71 | 四物湯 | シモツトウ | 解説 p266 | 図 p264 |
| 72 | 甘麦大棗湯 | カンバクタイソウトウ | 解説 p359 | 図 p357 |
| 73 | 柴陥湯 | サイカントウ | 解説 p238 | 図 p227 |
| 74 | 調胃承気湯 | チョウイジョウキトウ | 解説 p287 | 図 p286 |
| 75 | 四君子湯 | シクンシトウ | 解説 p256 | 図 p251 |
| 76 | 竜胆瀉肝湯 | リュウタンシャカントウ | 解説 p315 | 図 p312 |
| 77 | 芎帰膠艾湯 | キュウキキョウガイトウ | 解説 p267 | 図 p264 |
| 78 | 麻杏薏甘湯 | マキョウヨクカントウ | 解説 p213 | 図 p208 |
| 79 | 平胃散 | ヘイイサン | 解説 p300 | 図 p297 |
| 80 | 柴胡清肝湯 | サイコセイカントウ | 解説 p241 | 図 p239 |
| 81 | 二陳湯 | ニチントウ | 解説 p345 | 図 p343 |
| 82 | 桂枝人参湯 | ケイシニンジントウ | 解説 p254 | 図 p251 |
| 83 | 抑肝散加陳皮半夏 | ヨクカンサンカチンピハンゲ | 解説 p247 | 図 p239 |
| 84 | 大黄甘草湯 | ダイオウカンゾウトウ | 解説 p289 | 図 p286 |
| 85 | 神秘湯 | シンピトウ | 解説 p218 | 図 p208 |
| 86 | 当帰飲子 | トウキインシ | 解説 p269 | 図 p264 |
| 87 | 六味丸 | ロクミガン | 解説 p273 | 図 p264 |
| 88 | 二朮湯 | ニジュツトウ | 解説 p349 | 図 p348 |
| 89 | 治打撲一方 | ヂダボクイッポウ | 解説 p331 | 図 p324 |
| 90 | 清肺湯 | セイハイトウ | 解説 p320 | 図 p312 |
| 91 | 竹筎温胆湯 | チクジョウンタントウ | 解説 p249 | 図 p239 |
| 92 | 滋陰至宝湯 | ジインシホウトウ | 解説 p244 | 図 p239 |
| 93 | 滋陰降火湯 | ジインコウカトウ | 解説 p268 | 図 p264 |
| 95 | 五虎湯 | ゴコトウ | 解説 p212 | 図 p208 |
| 96 | 柴朴湯 | サイボクトウ | 解説 p234 | 図 p227 |
| 97 | 大防風湯 | ダイボウフウトウ | 解説 p277 | 図 p274 |
| 98 | 黄耆建中湯 | オウギケンチュウトウ | 解説 p226 | 図 p219 |
| 99 | 小建中湯 | ショウケンチュウトウ | 解説 p225 | 図 p219 |
| 100 | 大建中湯 | ダイケンチュウトウ | 解説 p255 | 図 p251 |
| 101 | 升麻葛根湯 | ショウマカッコントウ | 解説 p358 | 図 p357 |

| ツムラ製剤番号 | 方剤名（漢字） | 読みがな | 参照頁 | |
|---|---|---|---|---|
| 102 | 当帰湯 | トウキトウ | 解説 p305 | 図 p297 |
| 103 | 酸棗仁湯 | サンソウニントウ | 解説 p358 | 図 p357 |
| 104 | 辛夷清肺湯 | シンイセイハイトウ | 解説 p319 | 図 p312 |
| 105 | 通導散 | ツウドウサン | 解説 p329 | 図 p324 |
| 106 | 温経湯 | ウンケイトウ | 解説 p333 | 図 p324 |
| 107 | 牛車腎気丸 | ゴシャジンキガン | 解説 p272 | 図 p264 |
| 108 | 人参養栄湯 | ニンジンヨウエイトウ | 解説 p270 | 図 p264 |
| 109 | 小柴胡湯加桔梗石膏 | ショウサイコトウカキキョウセッコウ | 解説 p230 | 図 p227 |
| 110 | 立効散 | リッコウサン | 解説 p355 | 図 p353 |
| 111 | 清心蓮子飲 | セイシンレンシイン | 解説 p260 | 図 p251 |
| 112 | 猪苓湯合四物湯 | チョレイトウゴウシモツトウ | 解説 p340 | 図 p335 |
| 113 | 三黄瀉心湯 | サンオウシャシントウ | 解説 p280 | 図 p279 |
| 114 | 柴苓湯 | サイレイトウ | 解説 p235 | 図 p227 |
| 115 | 胃苓湯 | イレイトウ | 解説 p344 | 図 p343 |
| 116 | 茯苓飲合半夏厚朴湯 | ブクリョウインゴウハンゲコウボクトウ | 解説 p346 | 図 p343 |
| 117 | 茵蔯五苓散 | インチンゴレイサン | 解説 p339 | 図 p335 |
| 118 | 苓姜朮甘湯 | リョウキョウジュツカントウ | 解説 p341 | 図 p335 |
| 119 | 苓甘姜味辛夏仁湯 | リョウカンキョウミシンゲニントウ | 解説 p352 | 図 p348 |
| 120 | 黄連湯 | オウレントウ | 解説 p283 | 図 p279 |
| 121 | 三物黄芩湯 | サンモツオウゴントウ | 解説 p314 | 図 p312 |
| 122 | 排膿散及湯 | ハイノウサンキュウトウ | 解説 p322 | 図 p312 |
| 123 | 当帰建中湯 | トウキケンチュウトウ | 解説 p225 | 図 p219 |
| 124 | 川芎茶調散 | センキュウチャチョウサン | 解説 p302 | 図 p297 |
| 125 | 桂枝茯苓丸加薏苡仁 | ケイシブクリョウガンカヨクイニン | 解説 p331 | 図 p324 |
| 126 | 麻子仁丸 | マシニンガン | 解説 p289 | 図 p286 |
| 127 | 麻黄附子細辛湯 | マオウブシサイシントウ | 解説 p213 | 図 p208 |
| 128 | 啓脾湯 | ケイヒトウ | 解説 p258 | 図 p251 |
| 133 | 大承気湯 | ダイジョウキトウ | 解説 p287 | 図 p286 |
| 134 | 桂枝加芍薬大黄湯 | ケイシカシャクヤクダイオウトウ | 解説 p223 | 図 p219 |
| 135 | 茵蔯蒿湯 | インチンコウトウ | 解説 p317 | 図 p312 |
| 136 | 清暑益気湯 | セイショエッキトウ | 解説 p261 | 図 p251 |
| 137 | 加味帰脾湯 | カミキヒトウ | 解説 p250 | 図 p239 |
| 138 | 桔梗湯 | キキョウトウ | 解説 p355 | 図 p353 |
| 501 | 紫雲膏 | シウンコウ | ― | |
| 3020 | コウジン末 | コウジンマツ | 参考 p252 | |
| 3023 | ブシ末 | ブシマツ | 参考 p275 | |

# 索引

## 数字

1,5-アンヒドロ-D-グルシトール　201
3,4-ジヒドロキシベンズアルデヒドジグルコシド　310

## 欧文

ACE 阻害剤　202
ACS(acute coronary syndrome)　94
AG　201
analytic medicine　24
$\beta$-オイデスモール　337
CAM(complementary and alternative medicine)　23
care の医学　25
CDDP　145
　――による食欲不振　257
　――による腎障害　235
COPD　61, 63, 67, 69, 103, 234, 244, 249, 295
cure の医学　25
dynamic な医学　11
EBM(evidence based medicine)　19
FD(functional gastrointestinal disorders)　105
GERD(gastroesophageal reflux disease)　104
Gn-RH アナログ療法による副作用　330
Hirschsprung 病　83
holistic medicine　24
IBS　107
IgA 腎症　235
ITP　118
mass の医学　25
MAO 剤　202
Meige 症候群　57
NBM(narrative based medicine)　19
NERD(non-erosive reflux disease)　204
NSAIDs による消化器症状　257
OD　130
PHN(postherpetic neuralgia)　171, 213, 221, 224, 226, 248
SLE　120
static な医学　11
Torsades de Pointes(副作用)　201

## あ

アカラシア　71, 73, 75
アグリコン　202
アコニチン　275
アトピー性皮膚炎　34, 35, 37, 164, 240, 241, 248, 282, 315, 319, 321
アトラクチロン　337
アミグダリン　325
アメリカ人参　252
アリソール　336
アレルギー性鼻炎　172, 212, 213, 216, 217, 320, 352
アントラキノン誘導体　205, 308
悪性腫瘍　47, 49
悪性貧血　43, 188
悪性リンパ腫　49
安中散　64, 72, 76, 82, 104, 105, 109, 357, 361

## い

イソプレナリン　202
イリノテカン塩酸塩　145
イレウス　71, 142, 224, 226
インターフェロン製剤　201
インターフェロン・リバビリン療法時の貧血　262
インフルエンザ　31, 33, 99, 132, 210, 213, 216, 217, 221
　――(亜急性期)　230, 236
　――(回復期)　248, 295
　――(初期)　306
医王湯　248
胃潰瘍　233
胃下垂症　248
胃癌　71, 73
胃酸過多　76
胃食道逆流症　104
胃・十二指潰瘍　236
胃切除後の消化器症状　257, 283
胃・腸管切除後の下痢　79
胃腸障害　201
胃内停水　255
胃苓湯　78, 343, 344
息切れ　62
咽喉炎　356
咽喉頭異常感症　176, 233, 234, 243, 300, 306
咽中炙臠　234, 300, 346
咽頭アレルギー　213
咽頭の腫れと痛み　230
茵蔯蒿湯　34, 111-113, 187, 307, 312, 317
茵蔯五苓散　335, 339
陰陽　5
陰陽論　3

## う

ウイルス感染症　132
ウイルス性腸炎　79
ウイルス性発疹症　31, 33, 35
うっ血性心不全　39, 41, 63, 201
うつ病　47, 75, 87
うつ病・神経症　51, 61, 222, 237, 246, 282, 306
うつ病・抑うつ状態　226, 233, 248, 250, 257, 270, 300
烏頭(ウズ)　275
兎の糞状　288, 290
温経湯　34, 146-149, 151, 155, 170, 292, 296, 324, 333
温清飲　34, 36, 50, 120, 146, 155, 164, 165, 169, 186, 187, 189, 203, 279, 282, 312, 321

## え

エピネフリン　202
エフェドリン　209
エフェドリン含有製剤　202
栄養障害　43, 47
越婢加朮湯　64, 119, 127, 157, 160, 162, 171, 185, 202, 203, 208, **210**, 311
円形脱毛症　**168**, 222, 233, 243

## お

オイデスモール　298
オオバナオケラ　337
オキサリプラチン　145
オケラ　337
オタネニンジン　252
オピオイド　145
オフィオポゴニン　293
悪心　70
瘀血症状　8, 330
黄耆　253, 350
黄耆建中湯　158, 171, 219, **226**
黄芩　204, 228
黄体血腫嚢胞　354
黄斑浮腫　235
黄連　280
黄連解毒湯　34, 44, 50, 60, 72, 87, 88, 89, 92, 105, 118, 152, 164, 171, 175, 178, 179, 186, 187, 189, 203, 279, **281**, 312, 323
黄連湯　78, 106, 187, 188, 202, 203, 279, **283**, 309, 323
黄疸　201, 318
嘔吐　70
横紋筋融解症（副作用）　201
乙字湯　143, 239, **242**, 307, 312
遠志　201

## か

カタルポール　265
カテコラミン製剤　202
カフェイン　202
カラスビシャク　310
ガラガラ声　181
かぜ症候群　31, 33, **97**, 132, 213, 230, 295, 306
　――に伴う鼻閉　210

下部消化管術後の下痢　276
加味帰脾湯　87, 88, 118, 144, 201, 239, **250**
加味逍遙散　44, 50, 54, 58, 60, 86-88, 119, 140, 146-148, 155, 158, 161, 166-168, 175, 176, 180, 182, 188, 191, 239, **243**, 323, 324, 333
加齢黄斑変性　186
過換気症候群　63, 69
過多月経　268
過敏性腸症候群　71, 77, 79, 81, 83, **107**, 223, 224, 226, 254, 256, 276, 283, 301
莪朮（ガジュツ）　205
回転性めまい　54
潰瘍性大腸炎　39, 77, 79, 81, 83, **108**, 223, 226, 235, 236, 254
外邪　6, 217
咳嗽　66
顎関節症　53, **191**, 216, 221, 234, 243, 354
肩関節周囲炎　59, **161**, 216, 221, 232, 243, 304, 328, 349, 354, 360
肩こり　58
肩こり・肩関節周囲炎　330
葛根湯　30, 32, 52, 58, 64, 98, 132, 133, 153, 154, 161, 162, 172, 174, 177, 191, 202, 203, 208, **215**
葛根湯加川芎辛夷　172, 173, 202, 208, **216**
滑石　202
広東人参　252
甘草　200, 204
　――を1日2.5g以上含有する方剤の投与禁忌患者　199
甘草含有漢方製剤　202
甘麦大棗湯　56, 90, 129, 134, 202, 323, 357, **359**
肝　9
肝癌　73
肝気　246
肝機能障害　201, 236
肝硬変　39, 47, 83, **111**, 248, 257, 262, 318, 338
　――からの肝癌移行　262
　――に伴う腓腹筋けいれん（こむらがえり）　271, 272, 354
肝疾患　47

肝切除後の高アンモニア血症・腸管麻痺　256
冠動脈疾患　94
乾咳　294
乾姜　204
乾地黄　265
「患者中心的」な医学　24
寒熱　6
寒冷じん麻疹　213
間質性肺炎　199, 200
感音難聴　178
感染症　47
感冒　**97**, 216, 217, 236, 248
　――（こじれて遷延した）　230
　――の初期　221
感冒性胃腸炎に伴う下痢　235, 338
漢方医学による診断　13
漢方薬の名前の由来　22
関節痛　162
関節リウマチ　**157**, 211, 214, 215, 221, 226, 235, 237, 243, 248, 262, 277, 333, 350, 360
含水硫酸カルシウム　313
眼瞼けいれん　57, 246
眼精疲労　55, **183**, 232, 236, 237, 248, 271, 341
眼底出血　**186**, 226, 268, 281, 282, 321, 330
癌術後の体力・免疫力低下　144, 250, 262, 270
癌術後・放射線治療後のリンパ浮腫　39
癌治療に伴う副作用　145
顔面けいれん　57

## き

キサンチン系製剤　202
ギックリ腰　156
キバナオウギ　253
気うつ　8, 323
気管支炎　**102**, 217, 218, 234, 295
気管支喘息　63, 67, 69, **100**, 212, 213, 217, 218, 234, 248, 249, 295, 320, 352
気管支喘息(非発作時)　100, 249
気逆　8, 323
気虚　7
気・血・水　*16*, 7

気剤　323
気の異常　7
枳実　202
起立性調節障害　65, 96, **130**, 234, 236, 248, 259, 341
───, 小児　226
起立性低血圧
　　43, 47, 55, **93**, 259, 276, 338, 341
帰脾湯　117, 118, 125, 179, 201, 251, **263**
桔梗　204
桔梗湯　174, 192, 202, 353, **355**
期外収縮　61, 296
機能性子宮出血　268
機能性消化管障害　72
機能性ディスペプシア　73, 75, 77, 83, **105**, 236, 255, 257, 282, 283, 301, 362
偽アルドステロン症　200
吃逆（しゃっくり）
　　**116**, 248, 283, 354, 361
逆流性食道炎　65, 71, 73, 75, 77, **104**, 255, 257, 283, 362
芎帰膠艾湯　143, 151, 179, 186, 202, 264, **267**
急性胃炎　283
急性胃腸炎　76
───に伴う嘔吐　235, 338
急性胃粘膜性病変　71, 75
急性壊死性潰瘍性歯肉炎　248
急性冠症候群　94
急性気管支炎　67
急性糸球体腎炎　39, 41
急性上気道炎　67
急性腎不全　39, 41
急性扁桃炎　213, 356
巨大結腸症　83
虚血性心疾患
　　94, 232, 233, 291, 350
虚血性大腸炎　256
虚血性腸炎　77
虚実　5
虚弱体質　43, 45, 49, **128**, 222, 226, 230, 234, 236, 241, 246, 248, 359
虚証　12
虚熱　312
狭心症　65, 71

狭心痛　305
胸郭出口症候群　59
胸脇苦満
　　17, 18, 229-233, 235, 238
胸痛　64
胸膜炎　63, 65, 67, 69
金匱要略　3
筋緊張性頭痛　53, 216, 254
筋肉痛・肋間神経痛　59, 65
筋攣縮（こむらがえりなど）　57
禁忌　199

## く

クローン病
　　39, 77, 81, **109**, 236, 333, 362
───における腸閉塞　256
───の腹痛　354
グレリン　258
苦参　204
駆瘀血剤　242, **324**
空気嚥下症　83

## け

ケイヒ油　220
けいれん　56
下薬　17
下痢　78
荊芥連翹湯　173, 174, 239, **245**, 279, 285, 312
桂枝　220
桂枝加芍薬大黄湯　80, 82, 107, 142, 219, **223**, 307
桂枝加芍薬湯　56, 78, 80, 82, 90, 107, 108, 112-115, 219, **222**
桂枝加朮附湯　58, 64, 119, 122, 156-162, 171, 188, 191, 219, **221**, 274, 278
桂枝加竜骨牡蛎湯　48, 50, 60, 86, 87, 126, 129, 133, 134, 139, 168, 219, **222**, 323
桂枝剤（桂枝湯類）　219
桂枝湯　98, 132, 153, 174, **219**, 220
桂枝人参湯　52, 60, 72, 76, 91, 202, 251, **254**, 323
桂枝茯苓丸　42, 44, 50, 52, 54, 58, 120, 124, 127, 135, 137, 143, 145-148, 155, 159-161, 165, 167, 184-186, 324, **330**

桂枝茯苓丸加薏苡仁　324, **331**
桂皮　204, 220
啓脾湯　78, 125, 251, **258**
経尿道的前立腺切除術後の疼痛・不快感　316
頸（肩）腕症候群　59
警告　199
血虚　8
血小板減少性紫斑病　35, 37
血中 AG　201
血熱　8
血の異常　8
血友病　282
結核　47, 49
厥陰病　9
月経異常　43, **146**, 243, 267, 281, 321, 328, 330, 333, 334, 354
月経困難症　**147**, 243, 304, 328, 330, 333, 334, 354
月経前症候群　**147**, 243, 304, 328, 330, 333, 334, 338, 354
月経不順　146
玄武湯　276

## こ

コウジン末　252
コガネバナ　228
こむらがえり　**163**, 235, 354
古方派　4
呼吸困難　68
呼吸不全　61
個の医学　25
五虎湯
　　62, 102, 202, 208, **212**, 311
五積散　147, 156, 159, 161, 202, 297, **303**
五十肩　161
五臓　9
五淋散　136, 141, 202, 312, **316**
五苓散　38, 40, 52, 54, 70, 74, 78, 91, 93, 95, 111, 136, 150, 152, 153, 175, 180, 190, 203, 335, **338**
牛膝　204
牛車腎気丸　38, 42, 122, 136, 138-141, 145, 156, 159, 163, 184, 264, **272**, 274, 278
呉茱萸　202

呉茱萸湯　52, 70, 91, 116, 202, 323, 357, **361**
口乾　237
口腔乾燥症　**190**, 235, 248, 270, 271, 295, 315, 338, 334
口内炎　**187**, 248, 257, 282-284, 321
甲状腺機能異常症　47, **126**
甲状腺機能亢進症　45, 49, 51, 61, 63, **126**, 222, 233, 296
甲状腺機能低下症　39, 41-43, 75, 81, **126**, 248, 254, 276
甲状腺製剤　202
交感神経刺激剤　202
向精神薬
　──による口渇　235, 295, 315, 338
　──による排尿障害　340
　──による便秘　256
更年期障害　43, 45, 47, 49, 51, 75, **155**, 233, 237, 243, 271, 281, 294, 304, 321, 330, 333, 334
　──, 男性　139
抗うつ剤のSSRIによる嘔気　338
抗癌剤
　──（塩酸イリノテカン）による下痢　283
　──（化学療法）による副作用　248, 262
　──（パクリタキセル）による痛み　354
　──による粘膜障害　230, 282
抗菌薬　203
肛門（痔）疾患　242, 354
肛門周囲膿瘍　143, 262
効果判定までの服用期間の目安　198
香蘇散　30, 87, 98, 132, 153, 176, 297, **305**, 323
香附子　298
紅花　204
厚朴　298
厚朴・香附子・蘇葉を含む主な方剤　297
後世派　4
咬合不全　53
高血圧　51, 55, 61, 124, 232, 233, 266, 271

高血圧症随伴症状　282, 294
高血圧性眼底　186
高テストステロン血症　354
高プロラクチン血症　354
高齢虚弱者　43
高齢者の四肢の冷えやしびれ　271
高齢者排尿障害　235, 271
降気作用　219
黄帝内経　3
膠飴　225
膠原病　119
　──（関節痛）　211, 214, 221
　──（レイノー症状）　224, 243
骨髄異形成症候群　270
骨折による腫脹　330
骨粗鬆症　221, 270, 272
骨盤内うっ血症候群　334
混合性結合織病におけるレイノー現象　270
芩連剤　279

## さ

サイアザイド系利尿剤　202
サイコサポニン　228
サジオモダカ　336
サルコイドーシスの眼病変　235
嗄声（しわがれ声）　**181**, 268, 295, 300
坐骨神経痛　**159**, 221, 224, 271, 272, 304, 330, 342, 354, 360
痤瘡　34, 240, 282
再生不良性貧血　270
柴陥湯　64, 227, **238**, 279, 284, 309
柴胡　228
　──を含む方剤（柴胡剤を除く）　239
柴胡加竜骨牡蛎湯　38, 56, 60, 62, 64, 86-88, 90, 92, 94, 96, 123, 126, 134, 135, 139, 168, 176, 178, 227, **232**, 323
柴胡桂枝乾姜湯　32, 48, 60, 86-88, 110, 120, 155, 158, 178, 183, 203, 227, **237**
柴胡桂枝湯　32, 48, 52, 56, 64, 72, 90, 98, 105, 106, 108-110, 112-115, 118, 129, 131, 133, 180, 183, 227, **236**

柴胡剤と関連方剤　227
柴胡清肝湯　36, 129, 164, 165, 174, 239, **241**, 279, 285, 312
柴朴湯　62, 101-103, 129, 176, 188, 191, 203, 227, **234**, 297, 299, 309, 323
柴苓湯　38, 40, 78, 108, 120, 135, 145, 149, 152, 157, 163, 171, 175, 177, 185, 190, 203, 227, **235**, 309
細辛　204
催奇形性　205
臍下不仁　271, 272
臍上悸　222
三陰三陽　9
三黄瀉心湯　80, 88, 143, 146, 155, 178-180, 184, 186, 279, **280**, 307, 312
三禁湯　229
三叉神経痛　53, 223, 230, 235, 338
三七人参　252
三大補剤の鑑別点　262
三物黄芩湯　44, 312, **314**
三稜　205
山梔子　204
山椒　202
産後の回復不全　154
産褥期の異常　154, 248, 267, 304, 328
産褥期乳腺炎　154
酸棗仁湯　88, 323, 357, **358**

## し

シェーグレン症候群　119, **121**, 188, 190, 248, 270, 295, 315
シソ　299
シソニン　299
シペレン　298
シペロール　298
シペロン　298
シャクヤク　326
シュウ酸　310
シンナムアルデヒド　220
ジヒドロピリジン系カルシウム拮抗剤　202
ジプロフィリン　202
ジベールバラ色粃糠疹　35
ジャノヒゲ　293

ジンゼノサイド　252
しもやけ　**170**, 267
しゃっくり　116
しわがれ声　181
じん麻疹
　　35, 37, **166**, 240, 243, 291, 319
子宮筋腫　330
子宮収縮抑制薬（塩酸リトドリン）による頻脈　232
四逆散
　　76, 106, 112, 173, 227, **233**
四君子湯
　　72, 74, 117, 144, 251, **256**
四肢・関節痛　**162**, 210, 211, 215, 216, 221, 271, 333, 354, 360
四物湯　117, 146, 149, 151, 154, 170, 264, **266**
糸球体腎炎　135
弛緩性便秘　81
脂質異常症（高脂血症）
　　**124**, 232, 271, 291, 330, 350
脂肪肝　232
紫雲膏　143, 170
歯周炎　189, 232
歯周病　**189**, 321
　　―― の急性発作　282, 322
歯痛（抜歯後疼痛，非定型歯痛）
　　**192**, 356
歯肉炎　189
自汗　236
自己免疫疾患　42, 43
自律神経失調症　45, 46, 51, 55, **86**, 222, 233, 237, 243, 246, 259, 300, 304, 341
自律神経障害・低血圧　61
耳鳴　**180**, 232, 236, 243, 266, 271, 281, 294, 328, 333, 338
地黄　204, 265
地黄剤　264
痔核　81, 143
痔疾　268, 281, 329, 330
痔疾患　143
痔瘻　143, 262
滋陰降火湯　66, 181, 182, 264, **268**, 292, 295
滋陰至宝湯
　　102, 103, 239, **244**, 292, 296
七物降下湯　92, 180, 264, **266**

失神性めまい　54
「疾患中心的」な医学　24
湿疹　35, 37, **165**, 240
実証　12
炙甘草　295
炙甘草湯　60, 96, 126, 151, 182, 202, 292, **295**
瀉剤　12, 20
瀉心湯類と関連方剤　279
麝香　205
芍薬　325
芍薬甘草湯　56, 58, 64, 109, 111, 113, 114, 116, 127, 137, 141, 145-148, 156, 159, 161-163, 191, 202, 353, **354**
手掌角化症　34
手掌のほてり　334
酒さ　**167**, 240, 243, 315, 330
授乳婦　205
修治ブシ末　275
習慣性流産　149
十全大補湯　46, 48, 111, 117, 118, 122, 125, 139, 144, 145, 153, 158, 251, **262**, 264, **269**
十二指腸癌　71
十味敗毒湯
　　34, 36, 164-167, 239, **240**, 312
宿便　81
熟地黄　265
術後イレウス・術後排便障害　256
術後せん妄　145, 246
術後の体力・免疫力低下
　　144, 230, 248, 254, 257, 271
術前自己血貯血　262, 270
順気　286
潤腸湯　80, 286, **288**, 307
女性ホルモン療法　145
小建中湯　46, 48, 76, 82, 107, 108, 129, 131, 133, 134, 142, 179, 186, 219, **225**
小柴胡湯　32, 56, 64, 90, 98, 110, 129, 144, 177, 178, 192, 199, 201-203, 227, **229**, 309
　　―― の投与禁忌患者　199
小柴胡湯加桔梗石膏
　　174, 227, **230**, 309, 311

小青竜湯　62, 66, 68, 98, 101, 132, 172, 177, 202, 203, 208, **217**, 309, 348, 351
小腸クローン病　79
小腸腫瘍　79
小児ウイルス感染症（回復期）
　　248, 295
小児ウイルス感染症（初期）
　　210, 216, 217, 221, 306
小児気管支喘息　217
小児用量　198
小半夏加茯苓湯　70, 74, 150, 309, 343, **344**, 353, 356
小腹急結　17, 18, 330, 331
小腹硬満　17, 18
小腹不仁　17, 18
少陰病　9
少陽病　9
生薬　21
　　―― の重複投薬　203
升麻葛根湯　36, 357, **358**
消化性潰瘍　71, 73, 77, 79, **106**, 281, 282-284
消風散　34, 36, 164, 165, 166, 311, 312, **318**
商陸　205
逍遙性多愁訴　243
掌蹠自汗　315
掌蹠膿疱症　282, 321
証　12
傷寒雑病論　3
傷寒論　3
上気道炎　231
上肢痛・しびれ　270, 338
上腹部不定愁訴　**72**, 257
上薬　17
承気湯類と関連方剤　286
食道癌　71, 73
食欲不振　74
心　9
心因性・過労　55
心因性疾患（神経症）　71
心因性頭痛　53
心下痞　17
心下痞堅　351
心下痞硬　17, 18, 229, 231-233, 238, 254, 255, 280, 282, 283, 306, 318

心下満　17
心筋梗塞　71
心室細動　201
心室頻拍　201
心身症・神経症での全身倦怠感
　　　　248
心煩　283
心不全　47, 61, 67, 69, 81, 83, **95**
辛夷清肺湯　172, 173, 292, 294,
　　311, 312, **319**
神経症　47, 49, 51, 61, 71, **87**, 233,
　　237, 243, 246, 247, 250, 282, 300,
　　306
　　──（産後の）　154
神経性胃炎　76
神農本草経　3
神秘湯　62, 101, 102, 202, 208,
　　**218**, 239, 242
真武湯　42, 46, 54, 76, 78, 93, 95,
　　107, 125, 126, 145, 175, 274,
　　**276**, 335, 342
慎重投与　199
滲出性中耳炎　211, 217, 235
人工膝関節置換術後感染　270
参耆剤　251
参蘇飲　297, **301**
尋常性痤瘡　240
腎　9
腎炎・ネフローゼ　75
腎虚　271
腎疾患　47
腎・尿管結石　340

**す**
頭汗　237
頭痛　**52**, 294, 302
水血症　153
水滞　8, 217
水蛭　205
水の異常　8
睡眠呼吸障害　248
膵炎　71
膵癌　73
膵腫瘍　79
膵胆道系悪性腫瘍　71
膵良性腫瘍　73
随証治療　20

**せ**
センノシド　308
生菌製剤　203
西洋人参　252
清上防風湯　165, 279, **284**, 312
清暑益気湯
　　46, 78, 251, **261**, 292, 296
清心蓮子飲　136-138, 141, 251,
　　**260**, 292, 295, 312
清熱　312
清熱剤　312
清肺湯　62, 101-103, 292, 296,
　　312, **320**
咳　66
脊柱管狭窄症　156, 159
石膏　202, 204, 313
石膏剤　311
切診　15
切迫流・早産
　　**151**, 267, 268, 333, 334
折衷派　4
舌炎　**187**, 248, 257, 282-284,
　　318, 321
舌診　14
舌痛症　**188**, 221, 234, 243, 283,
　　284, 355
舌弄癖　188
川芎　204
川芎茶調散　297, **302**
先虚後実　20
先表後裏　20
全身性エリテマトーデス　31, 33,
　　119, **120**, 232, 235, 237, 321
　　──（大柴胡湯と併用）　330
全身性硬化症　119
前立腺肥大症　**138**, 235, 260, 271-
　　273, 316, 329, 340
喘鳴　68

**そ**
素問　3
疎経活血湯
　　156, 157, 159-162, 357, **360**
蘇葉　299
相互作用　201
蒼朮　337
総合感冒薬　209

騒音性難聴　178
臓腑学説　3

**た**
ダンピング症候群　75
多囊胞性卵巣症候群　235, 334
多発性筋炎　119
太陰病　9
太陽病　9
帯状疱疹　35, 37, 53, 65, **171**, 211,
　　235, 282
帯状疱疹後神経痛
　　171, 213, 221, 224, 226, 248
大黄　200, 204, 308
大黄甘草湯　80, 286, **289**, 307
大黄剤　**307**
大黄牡丹皮湯　76, 80, 127, 136-
　　138, 143, 307, 324, **328**
大戟（ダイゲキ）　205
大建中湯　70, 76, 82, 107, 109,
　　142, 202, 251, **255**
大柴胡湯　52, 58, 70, 74, 92, 94,
　　110, 112, 113, 120, 122-124,
　　161, 178, 180, 182, 183, 189,
　　202, 203, 227, **231**, 307
大承気湯　286, **287**, 307
大腸癌　71, 73, 77, 79, 81, 83
大腸クローン病　79, 109
大腸腺腫　79, 81
大防風湯　127, 158, 160, 274, **277**
沢瀉　336
脱肛　248
胆管炎　65, 71, **112**
胆石症　65, 71, 73, 77, **113**, 223,
　　232, 236, 318
　　──の腹痛発作時　354
胆石膵炎　112
胆道系癌　73
胆道閉塞症術後の肝線維化　318
胆囊炎　65, **112**
胆囊炎・胆管炎
　　223, 232, 233, 236, 318
胆囊ジスキネジア
　　73, **114**, 223, 236, 257
　　──の腹痛　354
短腸症候群　79
男性更年期障害　**139**, 222, 233,
　　247, 248, 262, 271, 272, 300

男性不妊症
　　　140, 243, 248, 271-273

## ち

チモサポニン　313
知母　313
治打撲一方　307, 324, **331**
治頭瘡一方　307, 312, **317**
竹筎温胆湯　60, 66, 101-103, 239, 249, 292, 296, 309
竹参　252
竹節人参　252
中国医学の三大古典　3
中耳炎　**177**, 216, 230, 248
中焦　225
中毒性難聴　178
中薬　17
猪苓湯　135-138, 141, 202, 203, 335, **339**
猪苓湯合四物湯　136, 138, 141, 335, **340**
釣藤散　52, 54, 89, 92, 152, 175, 180, 185, 202, 292, **293**, 311, 323
腸間膜動脈　71
腸管癒着症　81, 83
腸閉塞症　71, **142**
調胃承気湯　80, 82, 286, **287**, 307
直腸癌術後の排尿障害　271
沈弱（脈）　213
陳皮　202

## つ

つわり　71, 150
椎間板ヘルニア　59, 156, 159
椎間板変形症　59
通導散　80, 124, 146, 155, 186, 307, 324, **329**
痛風　**127**, 211, 277, 291, 328-330
　――の痛み　354

## て

テオフィリン　202
てんかん　57, **90**, 223, 230, 233, 236, 246, 247, 359
手足のほてり　44, 314
低カリウム血症　81, 200, 202
低血圧　55, **93**

鉄欠乏性貧血
　　　43, 47, **117**, 188, 257, 270, 333
田七　252
伝音難聴　178

## と

トウキ　327
トリカブト　275
ドライアイ　**182**, 232, 243, 268, 270, 271, 295, 296
兎糞状　288, 290
当帰　204, 327
当帰飲子
　　　34, 36, 165, 169, 264, **269**
当帰建中湯　219, **225**
当帰四逆加呉茱萸生姜湯　36, 42, 52, 58, 76, 91, 119, 156, 159, 170, 171, 202, 219, **224**
当帰芍薬散　42, 46, 54, 58, 62, 109, 117, 137, 141, 146-149, 151-153, 155, 158, 162, 170, 175, 178, 180, 324, **332**
当帰芍薬湯　60, 93
当帰湯　64, 82, 94, 297, **305**, 309
東西医学結合　24
凍結肩　161
凍瘡（しもやけ）
　　　34, 43, **170**, 224, 267, 333, 334
透析患者の筋けいれん　354
透析患者の瘙痒症　282, 321
透析関連骨関節症　235
桃核承気湯　50, 80, 123, 127, 146, 147, 154, 156, 160, 161, 180, 286, 290, 307, 323, 324, **327**
桃仁　204, 325
統合失調症　271, 282
糖尿病　43, 45, 47, 49, 71, 75, 81, **122**, 232, 260, 262, 271, 273, 291, 315
糖尿病性角膜障害　272
糖尿病性神経障害　221, 272
糖尿病性腎症　235
糖尿病性末梢神経障害　42
糖尿病性網膜症　186
洞性頻脈　61
動悸　60
特発性血小板減少性紫斑病
　　　**118**, 236, 250, 262, 263, 282

特発性血尿　235, 268
特発性顕微鏡的血尿　235, 268
突発性難聴　55, **178**
突発性発疹　37

## な

夏バテ　261
夏負け　47
難聴　**178**, 230, 232, 233, 237, 271, 281, 282, 333, 341

## に

ニカルジピン　202
ニフェジピン　202
にきび　245
二朮湯
　　　58, 161, 297, 299, 348, **349**
二陳湯　70, 74, 150, 309, 343, **345**
日本の漢方医学　4
乳児の服薬方法　198
乳腺炎　154, 216
乳腺症　233, 243, 328, 330, 330
女神散　54, 86, 154, 155, 279, 284, 297, **304**, 323, 324, 333
尿道症候群　340
尿毒症　75
尿路感染症　31, 33, 75, **136**, 260, 271, 272, 316, 316, 329, 338, 340
尿路結石　260, 316, 329, 330, 333
尿路結石症　137
　――の痛み　354
尿路不定愁訴　**141**, 260, 271, 272, 316, 333, 340, 354
人参　204, 252
人参湯　76, 78, 107, 108, 126, 144, 150, 184, 202, 203, 251, **253**, 343, 347
人参湯類　251
人参養栄湯　46, 48, 117, 119, 121, 125, 144, 182, 201, 262, 264, **270**
妊娠　81
妊娠悪阻　71, 75, **150**, 254, 300, 338, 345, 346
妊娠高血圧症候群　**152**, 235, 282, 294, 333, 338, 350
妊娠中毒症　152
妊娠中の感冒　**153**, 221, 302, 306

妊娠中の咳　295
妊娠中の便秘　**153**, 290
妊娠貧血　**153**, 262, 333, 338
妊婦　205
認知症
　　　75, **89**, 246, 271, 282, 294, 333

## ね
ネフローゼ症候群
　　　39, 41, **135**, 235
寝汗・盗汗（ねあせ）　48
熱厥　233
熱中症　31, 33, 47, 51

## の
のぼせ　50
脳血管障害
　　　271, 276, 282, 294, 330, 333
脳血管障害患者の肺炎　300
脳梗塞　75
脳腫瘍　75

## は
ハナスゲ　313
ハナトリカブト　275
ハマスゲ　298
バイカリン　228
バイカレイン　228
パーキンソン病　257, 282, 302
パクリタキセル　145
　──による末梢神経障害　272
パニック障害　61, **87**
パヒマン　336
巴豆　205
肺　9
肺癌　63, 67, 69
肺結核　63, 67, 69
排膿散　322
排膿散及湯　189, 202, 312, **322**
排膿湯　322
白内障　**184**, 254, 271-273, 281, 291, 330
麦門冬　293
　──を含む方剤　292
麦門冬湯　62, 66, 68, 98, 101-103, 121, 132, 153, 173, 181, 182, 190, 292, **294**, 309

八味地黄丸　38, 40, 46, 82, 92, 122, 124, 135, 136, 138-141, 144, 145, 156, 159, 160, 162, 163, 169, 178, 180, 182-185, 190, **271**, 274, 278
発表剤　245
発熱（小児）　32
発熱（成人）　30
抜歯後疼痛　**192**, 230, 355
半夏　310
半夏厚朴湯　60, 62, 86, 87, 88, 139, 150, 176, 181, 297, **300**, 309, 323
半夏剤　309
半夏瀉心湯　70, 72, 74, 76, 78, 82, 104-107, 115, 116, 145, 187, 188, 202, 203, 279, **282**, 309
半夏白朮天麻湯　52, 54, 86, 91, 93, 131, 175, 251, **259**, 323
反復気道感染症　236
斑猫（ハンミョウ）　205

## ひ
ヒステリー　57
ヒネソール　337
ヒパコニチン　275
ビタミン$B_2$・$B_{12}$欠乏　188
ひきつけ　247, 359
皮膚炎　240
皮膚筋炎　119
皮膚障害　201
皮膚瘙痒症　**169**, 269, 321
冷え症　**42**, 334
非定型歯痛　**192**, 230, 355
非びらん性胃食道逆流症　104
疲労倦怠感　46
肥満症
　　　**123**, 232, 233, 291, 328, 350
脾　9
脾胃　225
鼻出血　**179**, 226, 268, 281, 282
白虎加人参湯　30, 44, 121, 122, 164, 165, 167, 190, 311, 312, **314**
白朮　337
表裏　6
貧血　55, 61, 63, **117**, 257, 262, 263, 267

頻尿改善薬（塩酸オキシブチニン）による口腔内乾燥症　270
頻脈性・徐脈性不整脈　61

## ふ
フェロジピン　202
フラノクマリン化合物　202
ブシ中毒　275
ブシ末　275
ぶどう膜炎　186
不育症・習慣性流産
　　　**149**, 235, 267, 333, 334
不整脈　55, 65, **96**, 233, 341
不全イレウス　83
不定愁訴　243
不妊症
　　　**148**, 243, 330, 333, 334, 354
不妊症（男性）　140
不眠症　**88**, 233, 237, 243, 246, 250, 281, 282, 300, 359
浮腫（小児）　40
浮腫（成人）　38
浮緊（脈）　210, 215
浮動性めまい　54
附子　200, 204, 275
附子剤　274
風湿　360
風疹　37
服用方法　198
副作用（漢方薬の）　200
副鼻腔炎　53
腹診　15
腹中雷鳴　256, 282
腹痛　**76**, 224, 354
腹皮拘急　17, 18
腹皮攣急　359
腹部腫瘤　81
腹部膨満　82
茯苓　336
茯苓飲　72, 104, 105, 203, 251, 255, 343, 346
茯苓飲合半夏厚朴湯
　　　150, 309, 343, **346**
二日酔い　281
粉末飴　225
糞塊　288, 290
聞診　14

## へ

ベーチェット病 321
ベルベリン 280
ペオニフロリゲノン 326
ペオニフロリン 325, 326
ペオノール 325
ペリルアルデヒド 299
平胃散 70, 72, 76, 105, 297, **300**
閉塞性黄疸 318
閉塞性動脈硬化症 42, 43
片頭痛 53, **91**, 224, 254, 259, 338, 341, 361
変形性頸椎症 59
変形性膝関節症 160, 211, 221, 235, 271, 277, 328, 330, 350, 360
変形性脊椎症 156, 159
扁桃炎 **174**, 231
扁桃腺炎 210, 216, 221
便秘 **80**, 83
便秘症 256, 289, 291

## ほ

ホウノキ 298
ホオノキオール 298
ホソバオケラ 337
ホルモネチン 253
ボタン 325
ほてり 44
保存期腎不全患者の瘙痒症 282, 321
補剤 12, 20
補腎剤 271
補中益気湯 46, 74, 93, 98, 101, 111, 116, 125, 126, 129, 131, 132, 135, 139, 140, 143–145, 154, 158, 171, 173, 177, 183, 187, 189, 190, 203, 239, **248**, 251, 259, 262
牡丹皮 204, 325
方剤の重複投与 203
放散痛 305
放射線療法による副作用 270, 295
芒硝 204
防風通聖散 38, 80, 92, 94, 122–124, 127, 166, 184, 202, 286, **290**, 307, 311
防已 350

防已黄耆湯 34, 38, 40, 48, 94, 123, 124, 135, 152, 158, 160, 348, **350**
虻虫 205
望診 14
膀胱炎様症状（副作用） 201
発作性頻脈 61
発疹 201
発疹（小児） 36
発疹（成人） 34
本態性高血圧 **92**, 291
本態性低血圧 **93**, 248, 276, 333

## ま

マタニティブルー 154
マツホド 336
麻黄 200, 204, 209
麻黄含有漢方製剤 202
麻黄剤 208
麻黄湯 30, 32, 66, 68, 98, 132, 162, 174, 202, 203, 208, **209**
麻黄附子細辛湯 30, 68, 98, 101, 166, 172, 174, 202, 208, **213**, 274, 278
麻杏甘石湯 62, 66, 68, 101, 133, 202, 208, **211**, 311
麻杏薏甘湯 119, 157, 202, 208, **213**
麻子仁丸 80, 153, 286, **289**, 307
麻疹 37
末梢神経障害 55, 145
末梢性顔面神経麻痺（Bell麻痺） 235
万病回春 4
慢性胃炎 71, **105**, 236, 255, 257, 281, 282, 283, 301, 362
慢性胃腸炎 76, 77
慢性ウイルス性肝炎 210, 230, 262
慢性肝炎 **110**, 232, 236, 237
慢性気管支炎 63, 67, 69, **102**, 212, 244, 249, 320
慢性糸球体腎炎 39, 41, 235
慢性湿疹 **165**, 240, 241, 269, 285, 315, 319, 321, 330
慢性心不全 **95**, 276, 338, 351, 352
慢性じん麻疹 34
慢性腎疾患 **135**, 233, 248, 271, 273, 330, 340, 350

慢性腎不全 39, 41
慢性膵炎 65, 73, 77, 79, **115**, 223, 236, 283
慢性胆囊炎 73
慢性肺疾患（肺気腫，肺線維症） 81, 234
慢性疲労症候群 47, 248
慢性副鼻腔炎 173, 233, 245, **248**, 295, 320
慢性閉塞性肺疾患（COPD，慢性肺気腫） 103, 230, 234, 248, 320
慢性扁桃腺炎 241, 245
慢性膀胱炎 **136**

## み

ミオパチー 201
ミシマサイコ 228
未病 25
脈診 15

## む

むずむず脚症候群 45
むちうち損傷 59
無排卵 235, 334

## め

メサコニチン 275
メタボリック症候群 291
メチエフ®散 209
メチルエフェドリン 209
メニエール病 55, 71, **175**, 178, 235, 243, 259, 276, 282, 294, 333, 338, 341
めまい **54**, 259
瞑眩 21, 205

## も

モノアミン酸化酵素阻害剤 202
モモ 325
盲管症候群 79
網膜中心静脈閉塞症 186
木防已湯 38, 60, 62, 95, 311, 348, **351**
問診 14

## や

やせ（るいそう） 43, **125**, 248, 257, 258, 262, 263, 270, 276

夜間頻尿　271, 272, 273
夜驚症　134
夜啼症　134
夜尿症
　　　　133, 216, 222, 226, 236, 273
薬効判定　17
薬剤アレルギー　31
薬剤性下痢　79
薬物学からの方剤選択　20
薬物中毒　75

## よ

予防医学　25
夜泣き
　　　　134, 222, 226, 233, 246, 359
用法・用量　192
洋参　252
陽明病　9
腰椎捻挫（ギックリ腰）　156
腰痛・下肢痛　271, 272
腰痛症　156, 221, 224, 304, 328,
　　　342, 354, 360
腰部脊柱管狭窄症　271
抑肝散　56, 86-90, 129, 134, 145,
　　　239, 246, 323
抑肝散加陳皮半夏　56, 90, 139,
　　　239, 247, 309, 323
薏苡仁湯　157, 162, 202, 208, 214

## り

リオチロニン　202
リグスチリド　327
リトドリン塩酸塩による動悸　296
リンパ浮腫　145, 272
利水剤（関節型・胸内型）　348
利水剤（心下型）　343
利水剤（全身型）　335
理気作用　297
理中丸　253
裏寒　253, 276
裏急後重　223
六君子湯　70, 72, 74, 76, 78, 82,
　　　104, 105, 111, 114, 125, 145,
　　　187, 251, 257, 343, 346
立効散　188, 192, 353, 355
竜胆瀉肝湯
　　　　136-138, 141, 312, 315
硫酸カルシウム　313
溜飲　255, 346
苓甘姜味辛夏仁湯
　　　　　　　　95, 101, 172, 348, 352
苓姜朮甘湯　156, 159, 335, 341
苓桂朮甘湯　54, 60, 86, 91, 93, 96,
　　　131, 175, 178, 183, 185, 323,
　　　335, 341

## る・れ

ループ利尿剤　202
レイノー現象　282
レイノー症候群　43
レイノー病　224
レボチロキシン　202
冷房病　303
霊枢　3
裂肛　81, 143

## ろ

老人性膣炎　273
老人性難聴　178
老人性皮膚瘙痒症
　　　　　　　　34, 271, 272, 282
老齢者排尿障害　272
六病位　10
六味丸　40, 122, 133, 135, 138,
　　　140, 184, 264, 273
六味地黄丸　264

## わ

和剤局方　4

緑内障　71, 185, 211, 235, 271,
　　　294, 330, 341